·传统医学师承人员出师和确有专长人员考核通关系列·

传统医学师承人员出师和确有专长人员考核考前冲刺 2500 题

（精解）

传统医学师承人员出师和确有专长人员考核命题研究组　编

全国百佳图书出版单位
中国中医药出版社
·北京·

图书在版编目（CIP）数据

传统医学师承人员出师和确有专长人员考核考前冲刺 2500 题．精解/传统医学师承人员出师和确有专长人员考核命题研究组编．—北京：中国中医药出版社，2022.4（2025.6重印）

传统医学师承人员出师和确有专长人员考核通关系列

ISBN 978 - 7 - 5132 - 7425 - 8

Ⅰ.①传…　Ⅱ.①传…　Ⅲ.①中医师 - 资格考试 - 题解　Ⅳ.①R2 - 44

中国版本图书馆 CIP 数据核字（2022）第 030253 号

中国中医药出版社出版

北京经济技术开发区科创十三街 31 号院二区 8 号楼

邮政编码　100176

传真　010 - 64405721

河北新华第二印刷有限责任公司印刷

各地新华书店经销

开本 787 × 1092　1/16　印张 19.5　字数 552 千字

2022 年 4 月第 1 版　2025 年 6 月第 5 次印刷

书号　ISBN 978 - 7 - 5132 - 7425 - 8

定价　79.00 元

网址　www.cptcm.com

服务热线　010 - 64405510

购书热线　010 - 89535836

维权打假　010 - 64405753

微信服务号　zgzyycbs

微商城网址　https：//kdt.im/LIdUGr

官方微博　http：//e.weibo.com/cptcm

天猫旗舰店网址　https：//zgzyycbs.tmall.com

如有印装质量问题请与本社出版部联系（010 - 64405510）

前　言

　　传统医学师承出师考核（以下简称出师考核）和传统医学医术确有专长考核（以下简称确有专长考核），是对传统医学师承和确有专长人员是否具有申请参加医师资格考试的资格评价和认定。

　　考核每年进行一次，其中，出师考核的具体时间由省级中医药管理部门确定；确有专长考核的具体时间由设区的市级卫生行政部门、中医药管理部门确定。一般考核工作开始前3个月在辖区内进行公告。

　　考核内容分为实践技能考试和综合笔试两部分。实践技能考试的内容包括中医基本操作与中医临床答辩；综合笔试包括中医基础理论、中医诊断学、中药学、方剂学、中医内科学、中医外科学、中医妇科学、中医儿科学、针灸学共9门学科的内容，采取闭卷考试，题目均为选择题，题型主要是A1、A2、A3、B1型题。

　　为更好地帮助广大考生顺利通过考核，中国中医药出版社组织了一批著名医学考试命题研究专家、医考培训讲师，根据《传统医学出师考核和确有专长考核大纲（试行）》的要求，精心研究历年考试命题规律及特点，编写了《传统医学师承人员出师和确有专长人员考核通关系列》丛书，包括《传统医学师承人员出师和确有专长人员考核拿分考典》《传统医学师承人员出师和确有专长人员考核表格速记》和《传统医学师承人员出师和确有专长人员考核考前冲刺2500题（精解）》。

　　本系列丛书紧扣大纲、重点突出、直击考点，编写团队拥有多年医考培训经验，在严格遵循并充分收集往届考生实战经验的基础上，其独创的记忆法深受学员好评。因此，本套丛书是传统医学师承人员和确有专长人员复习应考的必备辅导书。

　　最后，衷心祝愿广大考生在本书的帮助下顺利通过考试！

使 用 说 明

    传统医学师承人员出师考核和确有专长人员考核是国家制定的一项保障促进中医传承的重要政策，适用于以师承方式学习传统医学或者经多年传统医学临床实践医术确有专长、不具备医学专业学历的人员。

    为更好地帮助广大考生顺利通过考试，本书作者对历年考试命题规律和高频考点进行深入研究，按照最新大纲精心编写本书。

    本书按学科收录2500道精选试题，题量丰富、重点难点集中。题型包括A1、A2、A3、B1型题。对于高频考点及重难点的题目配有详细解析，便于考生查漏补缺，快速提高复习效率，顺利通过考试。

目　　录

中医基础理论

1. 中医学整体观念的内涵是

A. 人体是一个有内在联系的整体

B. 自然界是一个统一的整体

C. 人体是有机整体,并与自然界相统一

D. 五脏六腑是一个统一的整体

E. 时令晨昏对人体的整体影响

2. 中医理论体系的主要特点是

A. 阴阳五行和脏腑经络

B. 五脏为中心的整体观

C. 望闻问切和辨证论治

D. 整体观念和辨证论治

E. 辨证求因和审因论治

3. 下列哪项属于中医学的基本特点

A. 同病异治

B. 异病同治

C. 审因论治

D. 辨证论治

E. 标本同治

4. "同病异治,异病同治"的根本依据在于

A. 辨证论治

B. 对症治疗

C. 辨病治疗

D. 因人而异

E. 因病而异

5. 以下关于病、证、症的说法不正确的是

A. 疾病反映的是一种疾病全过程的总体属性、特征和规律

B. 证反映的是疾病某一阶段或某一类型的病理性质

C. 证具有时相性特征,也具有空间性特征

D. 症状和体征是构成病和证的基本要素

E. 症可以反映疾病或证候的本质特征

6. "风寒感冒"属于下列哪一项概念

A. 证候

B. 疾病

C. 体征

D. 病因

E. 症状

7. "肝阳上亢"属于下列哪一项概念

A. 症状

B. 疾病

C. 体征

D. 病因

E. 证候

8. 以下属于"体征"的是

A. 头痛

B. 胸闷

C. 恶心欲吐

D. 恶寒发热

E. 脉象沉迟

9. 因中气下陷所致的久痢、脱肛及子宫下垂,都可采用升提中气法治疗,此属于

A. 因人制宜

B. 同病异治

C. 异病同治

D. 审因论治

E. 虚则补之

10. 宇宙万物的共同构成本原是

A. 元气

B. 精气

C. 神气

D. 有形之气

E. 无形之气

11. 下列关于阴阳的概念,说法最确切的是

A. 阴阳是中国古代的两点论

B. 阴阳即是矛盾

C. 阴阳代表相互对立的事物

D. 阴阳代表相互对立又相互关联的事物属性

E. 阴阳代表相互关联的事物

12. 下列选项,能够体现事物阴阳属性相对性的是

A. 对立制约

B. 互根互用

C. 互为消长

D. 平衡协调

E. 互相转化

13. 属阳中之阳的脏是

A. 肺

B. 肝

C. 心

D. 脾

E. 肾

14. 阴中之至阴的脏是

A. 心

B. 肝

C. 脾

D. 肺

E. 肾

15. 以昼夜分阴阳,则前半夜为

A. 阴中之阳

B. 阳中之阴

C. 阳中之至阳

D. 阴中之阴

E. 阴中之至阴

16. 下列选项中,除哪项外均体现了阴阳互根互用的关系

A. 阴在内,阳之守也

B. 孤阴不生,独阳不长

C. 阳在外,阴之使也

D. 重阴必阳,重阳必阴

E. 阴损及阳,阳损及阴

17. "阴中求阳,阳中求阴"治法的理论依据是

A. 阴阳协调平衡

B. 阴阳对立制约

C. 阴阳互根互用

D. 阴阳相互转化

E. 阴阳互为消长

18. "孤阴不生,独阳不长"主要说明了阴阳关系的哪一方面

A. 对立

B. 互根

C. 消长

D. 转化

E. 动态平衡

19. "重阴必阳"所体现的阴阳关系是

A. 阴阳交感

B. 阴阳互根

C. 阴阳对立

D. 阴阳消长

E. 阴阳转化

20. "寒极生热,热极生寒"主要说明的是

A. 阴阳平衡

B. 阴阳对立

C. 阴阳消长

D. 阴阳互根

E. 阴阳转化

21. 从秋天到冬天的过程中,气候变化可以理解为

A. 阴消阳长

B. 阳消阴长

C. 由阴转阳

D. 由阳转阴

E. 热极生寒

22. 下列各项,可用阴阳消长来解释的是

A. 阳虚则寒

B. 阳长阴消

C. 寒者热之

D. 阴损及阳

E. 阴盛则阳病

23. "阴盛则阳病"所体现的阴阳关系是

A. 阴阳交感

B. 阴阳互根互用

C. 阴阳对立制约

D. 阴阳消长

E. 阴阳转化

24. 以阴阳概括说明事物,下列属阴的是

A. 黄、赤

B. 青、白

C. 鲜明

D. 呼吸有力

E. 声高气粗

25. 体表属阳,体内属阴,筋骨为

A. 阳中之阳

B. 阳中之阴

C. 阴中之阳

D. 阴中之阴

E. 阴中之至阴

26. 以脏腑部位及功能划分阴阳,则肾属

A. 阳中之阳

B. 阴中之阴

C. 阳中之阴

D. 阴中之阳

E. 阴中之至阴

27. 言人身之脏腑中之阴阳,则肺被称为

A. 阴中之阳

B. 阳中之阴

C. 阴中之阴

D. 阴中之至阴

E. 阳中之阳

28. 脉象分阴阳,属于阳的脉象是

A. 浮

B. 沉

C. 小

D. 涩

E. 细

29. 下述说法,哪一项不是"火"的特性

A. 炎上

B. 温热

C. 上升

D. 寒凉

E. 光明

30. 下述说法,哪一项不是"金"的特性

A. 从革

B. 沉降

C. 肃杀

D. 寒凉

E. 收敛

31. 下列哪一项属于"木"的特性

A. 炎上

B. 从革

C. 曲直

D. 稼穑

E. 润下

32. 与肺相表里的是

A. 胆

B. 胃

C. 大肠

D. 三焦

E. 膀胱

33. 五行中,"火"的"所不胜"之行是

A. 木

B. 水

C. 土

D. 金

E. 火

34. 下列何项归属五行之"土"

A. 目

B. 舌

C. 口

D. 鼻

E. 耳

35. 下列错误的说法为

A. 木为水之子

B. 水为金之子

C. 金为木之所胜

D. 土为水之所不胜

E. 金为水之母

36. 下列属于母子关系的是

A. 木和土

B. 火和金

C. 水和火

D. 木和金

E. 土和金

37. 土不足时,木对土的过度制约,属于

A. 相克

B. 相乘

C. 相侮

D. 母病及子

E. 子病犯母

38. 属于"相侮"的脏病传变是

A. 肝病及脾

B. 肝病及肾

C. 脾病及肝

D. 肝病及心

E. 脾病及心

39. 属于"子病犯母"的是

A. 肾病及肝

B. 肺病及肾

C. 脾病及心

D. 肝病及心

E. 脾病及肺

40. 下列不属于病理变化的是

A. 五行制化

B. 母病及子

C. 子病及母

D. 五行相侮

E. 五行相乘

41. 五行学说认为病情较重的色脉关系是

A. 色与脉的五行属性相符

B. 色与脉的五行属性相生

C. 客色胜主色

D. 色与脉的五行属性相克

E. 主色胜客色

42. 在疾病治疗方面,哪一项属于根据相克关系确定的治则

A. 培土生金法

B. 佐金平木法

C. 滋水涵木法

D. 益火补土法

E. 金水相生法

43. 对藏象学说"象"的认识,以下说法不正确的是

A. 指以五脏为中心的生理病理系统的外在现象

B. 指五脏生理系统与自然界相通应的事物和现象

C. 指内在以五脏为中心的五个生理病理系统

D. 指五脏病理系统与自然界相通应的事物和现象

E. 指表现于外的生理病理征象

44. 五脏的生理特点是

A. 受盛化物

B. 藏而不泄

C. 传化物而不藏

D. 实而不能满

E. 中空而贮藏精气

45. 下列各项,属心生理功能的是

A. 主藏气

B. 主藏神

C. 主藏血

D. 主藏精

E. 主藏津

46. 与精神意识思维活动关系最密切的是

A. 心主藏神

B. 肝主疏泄

C. 脾主运化

D. 肺主治节

E. 肾主藏精

47. 心脏的正常搏动,主要依赖于

A. 心神

B. 心血

C. 心阴

D. 心阳

E. 心气

48. 称"心为五脏六腑之大主"的根据是

A. 心开窍于舌,其华在面

B. 心主身之血脉

C. 心主神明

D. 心者,生之本

E. 心为火脏

49. 肺的通调水道功能主要依赖于

A. 主气

B. 司呼吸

C. 朝百脉

D. 主宣发肃降

E. 输精于皮毛

50. 说肺为娇脏的主要依据是

A. 肺主一身之气

B. 肺外合皮毛

C. 肺朝百脉

D.肺为水之上源

E.肺气通于天,不耐寒热

51.称作"华盖"的脏是

A.肝

B.心

C.脾

D.肺

E.肾

52."肺主一身之气"取决于

A.主宣发

B.主肃降

C.通调水道

D.主行水

E.主呼吸

53."后天之本"指的脏是

A.肝

B.心

C.脾

D.肺

E.肾

54."气血生化之源"是指

A.心

B.肺

C.肝

D.脾

E.肾

55.使血液循行于脉内,而不逸出脉外体现的是

A.肺朝百脉

B.脾主统血

C.脾主运化

D.心主神明

E.肝主升发

56.何脏在病理状态下会出现"清气在下,则生飧泄"

A.肝

B.心

C.脾

D.肺

E.肾

57.情绪与肝有关是因为

A.肝能藏血和调节血量

B.肝主升发

C.肝主疏泄能调节情志

D.肝能调节女子月经和男子排精

E.肝为刚脏

58.具有通调男子排精与女子排卵和月经作用的是

A.肝的功能

B.心的功能

C.脾的功能

D.肺的功能

E.肾的功能

59.在肝主疏泄的各种作用中,最根本的是

A.调畅情志

B.促进消化

C.调畅气机

D.调节血量

E.疏通水道

60.《临证指南医案》所说具有"体阴而用阳"特点的脏是

A.肝

B.心

C.脾

D.肺

E.肾

61."阴阳之根本"是指

A.肾

B.脾

C.胃

D.肝

E.肺

62.机体的生长发育主要取决于

A.血液的营养

B.津液的滋润

C.水谷精微的充养

D.肾中精气的充盈

E.脾气的升清

63.与髓海空虚关系最密切的脏器是

A.肝

B.脾

C.肺

D.大肠

E.肾

64. 主管生长发育是
　　A. 肝的功能
　　B. 心的功能
　　C. 脾的功能
　　D. 肺的功能
　　E. 肾的功能

65. 对全身水液的调节起着主宰作用的是
　　A. 胃的游溢精气
　　B. 肺的通调水道
　　C. 脾的运化水液
　　D. 肾的蒸腾气化
　　E. 肝的疏泄条达

66. 气血两虚的病变多见于哪两脏
　　A. 心与肺
　　B. 心与肾
　　C. 心与脾
　　D. 脾与肝
　　E. 肺与肝

67. 关系表现在血液生成和血液运行方面的两脏是
　　A. 肝与脾
　　B. 脾与肾
　　C. 心与肝
　　D. 心与脾
　　E. 心与肺

68. 有藏泄互用关系的两脏是
　　A. 心与肺
　　B. 肺与肾
　　C. 肾与肝
　　D. 肝与脾
　　E. 脾与心

69. 在调节女子月经和男子排精方面有密切关系的两脏是
　　A. 心与脾
　　B. 肝与肾
　　C. 心与肾
　　D. 脾与肾
　　E. 肝与脾

70. 肝藏血与脾统血的共同生理功能是
　　A. 贮藏血液
　　B. 调节血量
　　C. 统摄血液

D. 防止出血
E. 化生血液

71. 下列各脏中,其生理特性以升为主的是
　　A. 肺与脾
　　B. 肺与肝
　　C. 肝与肾
　　D. 心与肾
　　E. 肝与脾

72. 下列各项,与血液和神志关系最密切的是
　　A. 心与肾
　　B. 心与脾
　　C. 心与肺
　　D. 心与肝
　　E. 肝与肾

73. 心与肺的关系主要表现在
　　A. 气血互用方面
　　B. 气机升降方面
　　C. 血液运行方面
　　D. 精神互养方面
　　E. 化生气血方面

74. 在血的生成中起主要作用的两脏是
　　A. 心、肺
　　B. 肺、脾
　　C. 肝、脾
　　D. 肾、脾
　　E. 心、脾

75. "在窍为目"的脏是
　　A. 肝
　　B. 心
　　C. 脾
　　D. 肺
　　E. 肾

76. 心在志为
　　A. 怒
　　B. 喜
　　C. 思
　　D. 悲
　　E. 恐

77. 根据藏象理论,肝其华在
　　A. 面
　　B. 爪

C. 唇

D. 毛

E. 发

78. 五脏主五志,则忧属

A. 心

B. 肾

C. 肝

D. 肺

E. 脾

79. 既是六腑,又是奇恒之腑者是

A. 胆

B. 胃

C. 大肠

D. 小肠

E. 三焦

80. 哪一脏腑具有对事物进行判断、做出决定的功能

A. 肝

B. 胃

C. 胆

D. 脾

E. 三焦

81. "水谷之海"是指

A. 胆

B. 脾

C. 大肠

D. 小肠

E. 胃

82. 下列各项,属胃的生理功能的是

A. 主运化水谷

B. 主受纳腐熟

C. 主受盛化物

D. 主泌别清浊

E. 主传输降浊

83. 被称为"中精之府"的是

A. 脉

B. 骨

C. 胆

D. 胞宫

E. 脑

84. 胃的特性是

A. 喜燥

B. 喜满

C. 喜润

D. 喜升

E. 喜运

85. 下列哪项属于大肠的生理功能

A. 主液

B. 主津

C. 主腐熟水谷

D. 主泌别清浊

E. 主运化

86. 被称为"受盛之官"的是

A. 胆

B. 胃

C. 小肠

D. 大肠

E. 三焦

87. 具有"泌别清浊"生理功能的脏腑是

A. 胆

B. 胃

C. 小肠

D. 大肠

E. 膀胱

88. 下列哪项是小肠的功能

A. 主受盛

B. 主运化

C. 主传化

D. 主受纳

E. 主腐熟水谷

89. 三焦的生理功能是

A. 通行元气

B. 传化水谷

C. 化生精气

D. 调畅气机

E. 宣发肃降

90. 三焦被称为"孤腑"的原因是

A. 无表里配合

B. 形态似腑,功能似脏

C. 有名而无形

D. 十二脏腑中惟它最大

E. 总司人体气机与气化

91. "中焦如沤"是比喻

A. 胃主受纳的功能状态

B. 脾气散精的功能状态

C. 小肠泌别清浊的功能状态

D. 水谷精微的弥漫布散状态

E. 消化过程中腐熟水谷的状态

92. 全身气机升降的枢纽为

A. 心、肾

B. 肝、肺

C. 脾、肾

D. 脾、胃

E. 肝、肾

93. "一运一纳,化生精气" 指的是

A. 脾与胃的关系

B. 肺与大肠的关系

C. 肝与胆的关系

D. 肾与膀胱的关系

E. 肺与肾的关系

94. "元神之府" 指的是

A. 心

B. 肾

C. 脑

D. 头

E. 肝

95. 与女子月经来潮关系最密切的是

A. 肾阳

B. 脾阳

C. 天癸

D. 肾阴

E. 任脉

96. 生理病理统归于心而分属于五脏的奇恒之腑是

A. 脑

B. 髓

C. 骨

D. 脉

E. 胆

97. 与气的生成密切相关的脏是

A. 心、肝、脾

B. 肺、肾、肝

C. 肺、脾、肾

D. 肝、脾、肾

E. 心、肺、肾

98. 下列气的作用,能维持人体正常体温恒定的是

A. 推动

B. 温煦

C. 防御

D. 固摄

E. 气化

99. 下列各项,与机体易感外邪的原因有关的是

A. 气推动的功能减弱

B. 气温煦的功能减弱

C. 气营养的功能减弱

D. 气固摄的功能减弱

E. 气防御的功能减弱

100. 自汗,多尿,滑精,是因气的何种作用失常所致

A. 推动

B. 温煦

C. 防御

D. 固摄

E. 气化

101. 下列气的生理功能,能控制汗液、唾液等液态物质分泌、排泄的是

A. 推动作用

B. 固摄作用

C. 防御作用

D. 气化作用

E. 中介作用

102. 气的固摄作用主要表现在

A. 维持血液在脉管内运行

B. 维持体内水液代谢的相对平衡

C. 维持脏腑组织器官位置的稳定

D. 维持胎儿在胞宫内的安定和正常发育

E. 维持体温的正常恒定

103. 具有推动和调控各脏腑、经络、形体和官窍生理活动功能的气是

A. 宗气

B. 元气

C. 营气

D. 卫气

E. 脏腑之气

104. 人体生命活动的原动力是

A. 宗气

B. 营气

C.元气

D.卫气

E.中气

105.具有行气血作用的气是

A.元气

B.宗气

C.营气

D.卫气

E.脏腑之气

106.联结心和肺两脏使其功能协调平衡的中心环节是

A.元气

B.心气

C.肝气

D.肺气

E.宗气

107.营气的作用是

A.营养全身

B.推动人体的生长发育

C.走息道而行呼吸

D.护卫肌表,防御外邪入侵

E.调节腠理开合

108.影响宗气盛衰的因素是

A.心与肺的功能活动

B.肝与肾的功能活动

C.肺与肾的功能活动

D.肺与脾的功能活动

E.肝与脾的功能活动

109.生成血液的基本物质是

A.肺之津

B.肝之阴

C.心之阴

D.胃之津液

E.水谷之精

110.与血液生成无直接关系的是

A.脾

B.肺

C.胃

D.心

E.肝

111.藏失统摄而致出血的两脏是

A.心、脾

B.肝、脾

C.肺、脾

D.心、肺

E.肝、肾

112.与津液生成关系密切的脏腑是

A.脾、胃、小肠、大肠

B.肺、肾、三焦、大肠

C.胃、肾、小肠、大肠

D.心、肺、膀胱、小肠

E.脾、肺、小肠、膀胱

113.下列各项,不属津布散部位的是

A.皮肤

B.肌肉

C.孔窍

D.血脉

E.脑髓

114.下列各项与津液的代谢关系最为密切的是

A.脾、胃、肾

B.心、脾、肾

C.肝、脾、肾

D.肺、脾、肾

E.肺、肝、肾

115.对津液代谢起主宰作用的脏是

A.心

B.肺

C.脾

D.肝

E.肾

116.对关节起润泽和滑利作用的主要是

A.精

B.气

C.血

D.津

E.液

117.依据气能生血理论确立的治疗方法是

A.治疗血虚常配用补气药

B.治疗津亏常配用补气药

C.治疗出血常配用补气药

D.治疗血瘀常配用补气、行气药

E.治疗痰饮常配用补气、行气药

118. 治疗血行瘀滞,多配用补气、行气药,是由于
    A. 气能生血
    B. 气能行血
    C. 气能摄血
    D. 血能生气
    E. 血能载气

119. 血能养气指的是
    A. 气的充盛和功能的发生离不开血的濡养
    B. 血能生气
    C. 血能行气
    D. 血能载气
    E. 气能行血

120. "吐下之余,定无完气"的生理基础是
    A. 气能生津
    B. 气能行津
    C. 气能摄津
    D. 津能载气
    E. 津能生气

121. "津血同源"的理论依据是
    A. 同为营气化生
    B. 同为元气化生
    C. 同为宗气化生
    D. 同为水谷精微化生
    E. 可属阴液,生理功能相同

122. "夺血者无汗"的生理基础是
    A. 精血同源
    B. 津血同源
    C. 乙癸同源
    D. 肝肾同源
    E. 气能生血

123. 手三阳经与足三阳经交接的部位是
    A. 四肢部
    B. 肩胛部
    C. 头面部
    D. 胸部
    E. 背部

124. 十二经脉中循行于腹部的经脉,自内向外的顺序是
    A. 足少阴、足阳明、足太阴、足厥阴
    B. 足少阴、足阳明、足厥阴、足太阴
    C. 足太阴、足阳明、足少阴、足厥阴
    D. 足阳明、足少阴、足太阴、足厥阴
    E. 足阳明、足太阴、足厥阴、足少阴

125. 分布于上肢外侧前缘的经脉是
    A. 手少阴心经
    B. 手阳明大肠经
    C. 手厥阴心包经
    D. 手少阳三焦经
    E. 手太阳小肠经

126. 六经由表入里传变的次序是
    A. 太阳→阳明→少阳→太阴→少阴→厥阴
    B. 太阴→少阴→厥阴→太阳→阳明→少阳
    C. 太阴→太阳→少阴→阳明→厥阴→少阳
    D. 太阳→太阴→阳明→少阳→少阴→厥阴
    E. 太阳→阳明→厥阴→太阴→少阴→少阳

127. 手阳明大肠经在何处交于何经
    A. 在鼻翼旁交于足阳明胃经
    B. 在拇指端交于手太阴肺经
    C. 在小指端交于手太阳小肠经
    D. 在无名指端交于手少阳三焦经
    E. 在足大趾端交于足太阴脾经

128. 循行于人体腹面正中线,具有调节阴经气血作用的经脉是
    A. 任脉
    B. 冲脉
    C. 督脉
    D. 带脉
    E. 阳维脉

129. 按照十二经脉气血流注次序,心包经下交的经脉是
    A. 手少阳三焦经
    B. 手少阴心经
    C. 足厥阴肝经
    D. 足少阳胆经
    E. 足少阴肾经

130. 奇经八脉中既称血海又称经脉之海者是
    A. 冲脉
    B. 任脉
    C. 督脉
    D. 带脉
    E. 阳维脉

131. 称为"阴脉之海"的是

A. 胞脉

B. 冲脉

C. 带脉

D. 督脉

E. 任脉

132. 具有加强十二经脉相为表里两经在体表联系的是

A. 经别

B. 经筋

C. 别络

D. 皮部

E. 奇经

133. 所谓"得气",体现的经络功能是

A. 沟通联络作用

B. 运输渗灌作用

C. 感应传导作用

D. 调节平衡作用

E. 运行气血作用

134. 下列各项中,不属于经络的生理功能的是

A. 沟通联络作用

B. 运输气血作用

C. 营养支配作用

D. 感应传导作用

E. 调节功能活动作用

135. "六淫"是指

A. 六种自然界的气候变化

B. 六种时令疫邪

C. 六种外感病邪的总称

D. 六种病理产物

E. 六种致病因素

136. 下列各项,不属于六淫共同致病特点的是

A. 季节性

B. 相兼性

C. 外感性

D. 流行性

E. 地域性

137. 暑邪、火邪、燥邪的共同致病特点是

A. 耗气

B. 炎热

C. 伤津

D. 动血

E. 生风

138. 患者突发皮肤瘙痒,红疹发无定处,此起彼伏,是因感受哪种邪气引起

A. 寒

B. 湿

C. 火

D. 暑

E. 风

139. 六淫之中只有外感而无内生的邪气是

A. 寒

B. 风

C. 湿

D. 燥

E. 暑

140. 下列各项,与疼痛关系最密切的是

A. 寒

B. 风

C. 湿

D. 暑

E. 燥

141. 致病后可出现各种秽浊症状的邪气是

A. 风邪

B. 寒邪

C. 火(热)邪

D. 湿邪

E. 燥邪

142. 六淫致病,季节性最强的邪气是

A. 风

B. 寒

C. 暑

D. 湿

E. 燥

143. 易于导致干咳少痰,或痰黏难咳,或喘息胸痛等症的邪气是

A. 风邪

B. 寒邪

C. 暑邪

D. 湿邪

E. 燥邪

144. 趋下,易袭阴位,致病后病程较长,反复发作,缠绵难愈的邪气是

A. 风

B. 寒

C. 湿

D. 暑

E. 燥

145. 六淫中具有燔灼趋上性质的邪气是

　　A. 风

　　B. 暑

　　C. 湿

　　D. 寒

　　E. 火

146. 以下不属于疠气致病特点的是

　　A. 发病急骤,病情重

　　B. 高热持续不退

　　C. 一气一病,症状相似

　　D. 易于流行

　　E. 传染性强

147. 疠气与六淫邪气的主要区别是

　　A. 多与季节气候有关

　　B. 多与地理环境有关

　　C. 体外入侵

　　D. 具有强烈传染性

　　E. 多从皮毛口鼻而入

148. 七情刺激,易导致心气涣散的是

　　A. 喜

　　B. 怒

　　C. 悲

　　D. 恐

　　E. 惊

149. 大怒易损伤的脏腑是

　　A. 心

　　B. 肺

　　C. 肾

　　D. 肝

　　E. 脾

150. 过度思虑易导致

　　A. 精神失常

　　B. 晕厥

　　C. 意志消沉

　　D. 食欲不振

　　E. 肾精不固

151. 以下哪种情志伤脾

　　A. 怒

　　B. 忧

　　C. 悲

　　D. 思

　　E. 恐

152. 恐伤

　　A. 肾

　　B. 脾

　　C. 肝

　　D. 肺

　　E. 心

153. 根据《素问·五脏生成》所说,多食咸可致

　　A. 脉凝泣而变色

　　B. 皮槁而毛拔

　　C. 筋急而爪枯

　　D. 肉胝而唇揭

　　E. 骨痛而发落

154. 《素问·五脏生成》说:多食辛,则

　　A. 肉胝而唇揭

　　B. 筋急而爪枯

　　C. 骨痛而发落

　　D. 脉凝泣而变色

　　E. 皮槁而毛拔

155. 下列关于劳逸损伤与疾病发生关系的叙述,错误的是

　　A. 久视伤血

　　B. 久坐伤肉

　　C. 久立伤骨

　　D. 久思伤心

　　E. 久行伤筋

156. 痰饮的病机特点错误的是

　　A. 致病广泛,变幻多端

　　B. 阻滞气机运行

　　C. 病程较短

　　D. 影响水液代谢的进行

　　E. 易于蒙蔽心神

157. 下列各项,与痰饮形成关系不密切的是

　　A. 肾

　　B. 肺

　　C. 脾

D. 心

E. 三焦

158. 以下各项,不是瘀血常见症状的是

A. 肿块

B. 胀痛

C. 出血

D. 唇甲青紫

E. 肌肤甲错

159. 下列哪项与瘀血的形成无关

A. 气虚

B. 血虚

C. 气滞

D. 血寒

E. 血热

160. 结石致病特点错误的是

A. 病情轻重不一

B. 易阻滞气机,损伤脉络

C. 病程较短

D. 易损伤脉络

E. 多发于肝、肾、胆、胃、膀胱等脏腑

161. 导致疾病发生的关键因素是

A 邪气偏盛

B. 正气不足

C. 邪胜正衰

D. 正胜邪退

E. 邪正相持

162. 发病的内在根据是

A. 邪正相搏

B. 邪气亢盛

C. 正胜邪负

D. 邪胜正负

E. 正气不足

163. 下列关于与疾病发生有关的外环境的叙述,错误的是

A. 气候因素

B. 地域因素

C. 生活环境

D. 工作场所

E. 外界精神刺激

164. 感邪后某一部位病证未了,又出现另一部位病证的发病类型是

A. 感邪即发

B. 徐发

C. 继发

D. 合病

E. 并病

165. "冬伤于寒,春必病温"的发病类型是

A. 合病

B. 伏而后发

C. 感邪即发

D. 徐发

E. 继发

166. 肝阳上亢所致的中风,所属发病类型是

A. 感邪即发

B. 徐发

C. 伏而后发

D. 继发

E. 复发

167. 哮喘所致的心血瘀阻属于哪种发病类型

A. 伏而后发

B. 徐发

C. 继发

D. 感邪即发

E. 复发

168. 下列关于实的病机概念的叙述,错误的是

A. 外感邪盛

B. 肌肤经络闭塞

C. 气机升降失调

D. 脏腑功能亢进

E. 气血壅滞瘀结

169. "阴盛则寒"的证候性质是

A. 假热证

B. 假寒证

C. 虚寒证

D. 实寒证

E. 阴盛伤阳证

170. "大实有羸状"的证候性质是

A. 真实假虚证

B. 实中夹虚证

C. 由实转虚证

D. 真虚假实证

E. 虚实错杂证

171. 阴阳偏盛形成的是
　　A. 实证
　　B. 里证
　　C. 表证
　　D. 寒证
　　E. 热证

172. 阴偏衰的主要病机是
　　A. 阳气亢盛，阴气相对不足
　　B. 阳热盛极，格阴于外
　　C. 阳气亢盛，耗伤精血津液
　　D. 人体阴气不足，机能虚性亢奋
　　E. 阴液亏损，阳气化生亦不足

173. "至虚有盛候"是指
　　A. 正气虚极
　　B. 真实假虚
　　C. 真虚假实
　　D. 阳热亢盛
　　E. 阴虚阳盛

174. 阳偏衰常见于
　　A. 肝、心、肾
　　B. 脾、心、肾
　　C. 肺、心、肾
　　D. 肝、脾、肾
　　E. 脾、肺、肝

175. 以阴阳失调来阐释真寒假热或真热假寒，其病机是
　　A. 阴阳偏盛
　　B. 阴阳偏衰
　　C. 阴阳格拒
　　D. 阴阳互损
　　E. 阴阳离决

176. 邪热内伏，反见四肢厥冷的病机特点是
　　A. 阳盛则阴病
　　B. 阴盛则寒
　　C. 阳虚则寒
　　D. 阴损及阳
　　E. 阳盛格阴

177. 湿浊内生的主要机理是
　　A. 肺气不足，寒饮内停
　　B. 胸阳不振，阴寒内盛
　　C. 恣食生冷，内伤脾胃

　　D. 脾肾阳虚，阴寒内盛
　　E. 痰湿内阻，从阴化寒

178. 热极生风的发病机理是
　　A. 肝气郁结，郁而化火，郁火伤阴，肝阳浮动不潜，升而无制，形成风气内动
　　B. 肝肾阴亏，水不涵木，浮阳不潜，阴不制阳，导致肝之阳气升动无制，亢而化风
　　C. 血液虚亏，导致肝血不足，筋脉失养，或血虚不能荣络，所产生的虚风内动
　　D. 机体阴液枯竭，无以濡养筋脉，筋脉失养而变生内风
　　E. 邪热炽盛，煎灼津液，伤及营血，燔灼肝经，使筋脉失于濡养

179. 下列关于火热内生机理的叙述，错误的是
　　A. 气有余便是火
　　B. 邪郁化火
　　C. 五志过极化火
　　D. 精亏血少，阴虚阳亢
　　E. 外感暑热阳邪

180. 下列各项，属未病先防的预防措施是
　　A. 增强正气和慎避邪气
　　B. 增强正气和控制病传
　　C. 早期诊断与早期治疗
　　D. 早期诊治和防止传变
　　E. 先安未受邪之地

181. 适用于"寒者热之"的是
　　A. 热病见热象
　　B. 寒病见寒象
　　C. 阴虚见热象
　　D. 热病见寒象
　　E. 寒病见热象

182. 正治指的是
　　A. 正确的治疗法则
　　B. 顺从疾病的某些假象而治的原则
　　C. 逆其疾病证候性质而治的原则
　　D. 扶助正气而治的原则
　　E. 祛除邪气而治的原则

183. 阳偏盛而导致的实热证，其治疗方法为
　　A. 阴病治阳
　　B. 热因热用
　　C. 热者寒之

D. 寒者热之

E. 阳中求阴

184. 属于从治的是

A. 治热以寒

B. 寒者热之

C. 阳病治阴

D. 用热远热

E. 以通治通

185. 阴邪盛而导致的实寒证,其治疗方法是

A. 虚者补之

B. 寒者热之

C. 热者寒之

D. 阴病治阳

E. 阳病治阴

186. 热因热用适用于

A. 实热证

B. 虚热证

C. 真热假寒证

D. 真寒假热证

E. 寒热错杂证

187. 可用寒因寒用法治疗的证候是

A. 实寒证

B. 虚寒证

C. 真热假寒证

D. 真寒假热证

E. 寒热错杂证

188. 虚人感冒应选用的方法是

A. 急则治其标

B. 缓则治其本

C. 标本同治

D. 先扶正后祛邪

E. 先祛邪后扶正

189. 大出血的治则是

A. 扶正兼祛邪

B. 祛邪兼扶正

C. 急则治标

D. 缓则治本

E. 标本同治

190. 二便不利应选用的方法是

A. 急则治其标

B. 缓则治其本

C. 标本同治

D. 先扶正后祛邪

E. 先祛邪后扶正

191. 正虚不甚,邪势方张,正气尚能耐攻者应用以下哪一项治法

A. 扶正

B. 祛邪

C. 扶正兼祛邪

D. 先扶正后祛邪

E. 先祛邪后扶正

192. 阴病治阳的病理基础是

A. 阳偏衰

B. 阴偏衰

C. 阴阳两虚

D. 阳偏盛

E. 阴偏盛

193. 浊邪外阻出现突然闭厥,采用开窍之法,体现

A. 气逆则降

B. 气闭则开

C. 气虚则补

D. 因时制宜

E. 阴阳并补

194. 患者大量出血,补血的同时加补气药属于哪种治则

A. 先扶正后祛邪

B. 气病治血

C. 血病治气

D. 因人制宜

E. 先祛邪后扶正

195. 根据患者年龄、性别、体质、生活习惯等不同特点,来考虑治疗用药的原则,叫作

A. 因人制宜

B. 因时制宜

C. 因地制宜

D. 辨证论治

E. 异病同治

196. 下列属于因地制宜治则的是

A. 用温远温

B. 用热远热

C. 用凉远凉

D. 用寒远寒

E. 地势高而寒冷,其病多寒,治宜辛温

197. 重阴必阳,重阳必阴,说明了阴阳之间的哪种关系
A. 相互交感
B. 对立制约
C. 互根互用
D. 消长平衡
E. 相互转化

198. 按五行生克规律,五味入五脏,多食苦则伤
A. 心
B. 肺
C. 肝
D. 脾
E. 肾

199. 五行相乘,下列哪种说法是正确的
A. 母气有余而乘其子
B. 子气有余而乘其母

C. 气有余则乘己所胜
D. 气有余则乘己所不胜
E. 气不及则己所胜侮而乘之

200. 属于相生关系的是
A. 泻南补北法
B. 扶土抑木法
C. 滋水涵木法
D. 培土制水法
E. 佐金平木法

201. 《素问·上古天真论》记述了肾气由稚嫩到充盛,由充盛到衰少继而耗竭的演变过程,"女子七七"可见的变化是
A. 筋骨坚,发长极,身体盛壮
B. 三阳脉衰于上,面皆焦,发始白
C. 任脉虚,太冲脉衰少,天癸竭
D. 阳明脉衰,面始焦,发始堕
E. 肾气平均,真牙生而长极

B1 型题

两道试题共用 A、B、C、D、E 五个备选答案,备选答案在上,题干在下。每题请从中选择一个最佳答案。每个备选答案可能被选择一次、多次或不被选择。

(202 ~ 203 题共用备选答案)
A. 疾病
B. 证候
C. 症状
D. 病症
E. 体征

202. 机体阴阳失调后的一个完整的异常生命过程,指的是
203. 疾病过程中某一阶段或某一类型的病理概括,指的是

(204 ~ 205 题共用备选答案)
A. 疾病
B. 症状
C. 体征
D. 证候
E. 病机

204. "恶寒发热"属于以上哪一项概念
205. "脉象弦滑"属于以上哪一项概念

(206 ~ 207 题共用备选答案)
A. 八纲辨证
B. 精气血津液辨证
C. 脏腑辨证
D. 整体观念
E. 辨证论治

206. 中医学理论体系的指导思想是
207. 中医学治疗疾病的基本原则是

(208 ~ 209 题共用备选答案)
A. 痢疾
B. 恶心呕吐
C. 心血不足
D. 恶寒发热
E. 脉象滑数

208. 以上属于证候范畴的是
209. 以上属于体征范畴的是

(210 ~ 211 题共用备选答案)
A. 互根互用

B. 阴阳转化

C. 阴阳消长

D. 阴阳互藏

E. 对立相反

210. 阳虚日久导致阴气化生不足,反映的阴阳关系是

211. 统一体中的阴阳双方,每一方都包含有另一方的阴阳关系是

(212~213题共用备选答案)

A. 寒者热之

B. 热者寒之

C. 寒因寒用

D. 阴病治阳

E. 阳病治阴

212. 阳虚证的治法是

213. 阴虚证的治法是

(214~215题共用备选答案)

A. 青

B. 赤

C. 黄

D. 白

E. 黑

214. 属于"金"的色是

215. 属于"水"的色是

(216~217题共用备选答案)

A. 目

B. 舌

C. 口

D. 鼻

E. 耳

216. 属于"水"的官是

217. 属于"土"的官是

(218~219题共用备选答案)

A. 酸

B. 苦

C. 甘

D. 辛

E. 咸

218. 属于"水"的味是

219. 属于"木"的味是

(220~221题共用备选答案)

A. 目

B. 舌

C. 口

D. 鼻

E. 耳

220. 脾开窍于

221. 肺开窍于

(222~223题共用备选答案)

A. 肝

B. 心

C. 脾

D. 肺

E. 肾

222. "在液为涎"的脏是

223. "在液为泪"的脏是

(224~225题共用备选答案)

A. 风

B. 暑

C. 湿

D. 燥

E. 寒

224. 属于"水"的气是

225. 属于"火"的气是

(226~227题共用备选答案)

A. 筋

B. 脉

C. 肉

D. 皮

E. 骨

226. 属于"水"的体是

227. 属于"火"的体是

(228～229 题共用备选答案)

A. 相克

B. 相乘

C. 相侮

D. 母病及子

E. 子病及母

228. 肝火犯肺,属于

229. 脾病传肾,属于

(230～231 题共用备选答案)

A. 筋

B. 脉

C. 肉

D. 皮

E. 骨

230. 属于"金"的体是

231. 属于"木"的体是

(232～233 题共用备选答案)

A. 泻南补北

B. 扶土抑木

C. 滋水涵木

D. 培土生金

E. 佐金平木

232. 心肾不交的治法是

233. 肝阳上亢的治法是

(234～235 题共用备选答案)

A. 母病及子

B. 相乘传变

C. 子病犯母

D. 相侮传变

E. 制化传变

234. 水气凌心属于

235. 木火刑金属于

(236～237 题共用备选答案)

A. 心

B. 肝

C. 脾

D. 肺

E. 肾

236. 君主之官指的是

237. 将军之官指的是

(238～239 题共用备选答案)

A. 心

B. 肝

C. 脾

D. 肺

E. 肾

238. 依据《内经》所论,具有主蛰守位生理特性的脏是

239. 依据《内经》所论,被称为"生之本"的脏是

(240～241 题共用备选答案)

A. 心

B. 肺

C. 脾

D. 肝

E. 肾

240. "气之根"是指

241. "气之主"是指

(242～243 题共用备选答案)

A. 肝肾

B. 肺脾

C. 心肺

D. 脾肾

E. 肝脾

242. 与五更泄泻的形成关系最密切的两脏是

243. 具有阴阳互滋互制关系的两脏是

(244～245 题共用备选答案)

A. 脉

B. 皮

C. 肉

D. 筋

E. 骨

244. 五体中与脾相合的是

245. 五体中与肺相合的是

(246～247 题共用备选答案)

A. 肝病及心

B. 肝病及肾

C. 肝病及肺

D. 肝病及脾

E. 脾病及心

246. 属五行相乘传变的是

247. 属五行相侮传变的是

(248～249 题共用备选答案)

A. 母病及子

B. 子病及母

C. 相乘传变

D. 相侮传变

E. 母子同病

248. 脾病及肾,体现的关系是

249. 土壅木郁,体现的关系是

(250～251 题共用备选答案)

A. 心、脾

B. 肝、肺

C. 脾、肾

D. 心、肾

E. 肝、肾

250. "乙癸同源"的"乙癸"所指的脏是

251. "水火既济"的"水火"所指的脏是

(252～253 题共用备选答案)

A. 泪

B. 汗

C. 涎

D. 涕

E. 唾

252. 肾在液为

253. 心在液为

(254～255 题共用备选答案)

A. 爪

B. 面

C. 唇

D. 毛

E. 发

254. 脾在华为

255. 肾在华为

(256～257 题共用备选答案)

A. 喜

B. 怒

C. 悲

D. 思

E. 恐

256. 脾在志为

257. 肝在志为

(258～259 题共用备选答案)

A. 胆

B. 胃

C. 小肠

D. 三焦

E. 膀胱

258. 具有受纳水谷功能的是

259. 具有受盛化物功能的是

(260～261 题共用备选答案)

A. 肺与肾

B. 肺与脾

C. 肺与肝

D. 肺与心

E. 脾与肾

260. 具有先后天关系的两脏是

261. 与呼吸关系密切的两脏是

(262～263 题共用备选答案)

A. 胆

B. 胃

C. 小肠

D. 大肠

E. 膀胱

262. 具有"主津"功能的是

263. 具有"主液"功能的是

（264～265 题共用备选答案）

　A. 心

　B. 肝

　C. 胆

　D. 脾

　E. 胃

264. 主决断的是

265. 主谋略的是

（266～267 题共用备选答案）

　A. 督脉

　B. 任脉

　C. 冲脉

　D. 带脉

　E. 维脉

266. 与女子妊娠关系密切,主胞胎的是

267. 与妇女月经关系密切的是

（268～269 题共用备选答案）

　A. 气能生血

　B. 气能摄血

　C. 气能行血

　D. 血能载气

　E. 血能生气

268. 治疗血虚,常配伍补气药,其根据是

269. 气随血脱的生理基础是

（270～271 题共用备选答案）

　A. 卫气

　B. 宗气

　C. 营气

　D. 中气

　E. 元气

270. 与语言、呼吸、心搏强弱有关的气是

271. 行于脉外具有剽疾滑利之性的气是

（272～273 题共用备选答案）

　A. 从胸走手

　B. 从手走头

　C. 从头走足

　D. 从足走腹

　E. 从腹走胸

272. 手三阳经的走向是

273. 足三阳经的走向是

（274～275 题共用备选答案）

　A. 上肢内侧前缘

　B. 上肢外侧前缘

　C. 上肢内侧后缘

　D. 上肢外侧中线

　E. 上肢外侧后缘

274. 手阳明大肠经分布在

275. 手少阳三焦经分布在

（276～277 题共用备选答案）

　A. 手指端

　B. 足趾端

　C. 头面部

　D. 胸部

　E. 腹部

276. 手三阴经与足三阴经交接的部位是

277. 足三阳经与足三阴经交接的部位是

（278～279 题共用备选答案）

　A. 足厥阴肝经

　B. 足阳明胃经

　C. 足太阳膀胱经

　D. 手太阴肺经

　E. 足少阳胆经

278. 起于中焦的经脉是

279. 起于目内眦的经脉是

（280～281 题共用备选答案）

　A. 约束纵行诸经

　B. 加强了十二经脉中相为表里的两经在体表
　　的联系

　C. 加强了十二经脉中相为表里的两经之间的
　　联系

　D. 调节十二经脉的气血

　E. 分主一身左右之阴阳

280. 经别的生理功能为

281. 别络的生理功能为

（282～283 题共用备选答案）

A. 足少阴肾经

B. 足厥阴肝经

C. 足阳明胃经

D. 足太阳膀胱经

E. 足太阴脾经

282. 分布于下肢内侧后缘的是

283. 分布于下肢外侧后缘的是

（284～285 题共用备选答案）

A. 阴跷脉、阳跷脉

B. 阴维脉、阳维脉

C. 督脉、任脉

D. 冲脉、任脉

E. 阴跷脉、阴维脉

284. 患者，女。因流产而失血过多，导致月经不调，久不怀孕。其病在

285. 患者久病，眼睑开合失司，下肢运动不利。其病在

（286～287 题共用备选答案）

A. 加强了足三阴、足三阳经脉与心脏的联系

B. 加强了十二经脉中相为表里的两经在四肢的联系

C. 加强了十二经脉中相为表里的两经在体内的联系

D. 调节十二经脉的气血

E. 交通一身阴阳之气

286. 冲脉的功能是

287. 跷脉的功能是

（288～289 题共用备选答案）

A. 心烦脉洪

B. 气短乏力

C. 四肢困倦

D. 尿赤短少

E. 头昏目眩

288. 暑性炎热，故致病可出现的症状是

289. 暑性夹湿，故致病可出现的症状是

（290～291 题共用备选答案）

A. 风

B. 寒

C. 火

D. 湿

E. 燥

290. 最易伤肺的病邪是

291. 易伤津耗气的病邪是

（292～293 题共用备选答案）

A. 热

B. 寒

C. 风

D. 气

E. 虚

292. 疼痛而皮色不红、不热，得暖则痛缓。其痛的原因是

293. 攻痛无常，时感抽掣，喜缓怒甚。其痛的原因是

（294～295 题共用备选答案）

A. 火邪

B. 湿邪

C. 暑邪

D. 燥邪

E. 风邪

294. 六淫邪气中，最易损伤人体阳气的是

295. 具有明显季节性的邪气是

（296～297 题共用备选答案）

A. 风邪

B. 寒邪

C. 湿邪

D. 燥邪

E. 暑邪

296. 具有易袭阳位致病特点的邪气是

297. 具有易袭阴位致病特点的邪气是

（298～299 题共用备选答案）

A. 惊

B. 怒

C. 喜

D. 恐

E. 悲

298. 七情内伤,易伤肺的是

299. 七情内伤,易伤肾的是

(300~301 题共用备选答案)

A. 气下

B. 气上

C. 气乱

D. 气消

E. 气结

300. 七情致病,恐则

301. 七情致病,怒则

(302~303 题共用备选答案)

A. 精神不集中,甚则失神狂乱

B. 精神萎靡不振,气短乏力

C. 二便失禁,昏厥,遗精

D. 纳呆,腹胀

E. 心悸,惊恐不安

302. 暴喜可引起

303. 过度悲伤可引起

(304~305 题共用备选答案)

A. 肝

B. 心

C. 脾

D. 肺

E. 肾

304. 生痰之源是指

305. 贮痰之器是指

(306~307 题共用备选答案)

A. 体质因素

B. 精神刺激

C. 工作环境

D. 气候因素

E. 精神状态

306. "恬淡虚无,真气从之,精神内守,病安从来",指出与防病关系密切的因素是

307. "肉不坚,腠理疏,则善病风",指出与发病关系密切的因素是

(308~309 题共用备选答案)

A. 正胜邪退

B. 邪去正虚

C. 邪盛正衰

D. 邪正相持

E. 正虚邪恋

308. 疾病治疗及时,趋于好转痊愈的病机是

309. 疾病后期遗留某些后遗症的主要病机是

(310~311 题共用备选答案)

A. 真寒假热

B. 上热下寒

C. 真实假虚

D. 因实致虚

E. 里虚寒证

310. 属转化关系的是

311. 属错杂关系的是

(312~313 题共用备选答案)

A. 实热证

B. 虚热证

C. 实寒证

D. 虚寒证

E. 寒热错杂证

312. 阴偏盛所致的证候是

313. 阴偏衰所致的证候是

(314~315 题共用备选答案)

A. 火

B. 寒

C. 燥

D. 湿

E. 风

314. 易致肿疡的邪气是

315. 易阻遏气机的邪气是

(316~317 题共用备选答案)

A. 气滞血瘀

B. 气不摄血

C. 气随血脱

D. 气血两虚

E. 气血失和

316. 肝病日久,两胁胀满疼痛,并见舌质瘀斑、瘀点。其病机是

317. 产后大出血,继则冷汗淋漓,甚则晕厥。其病机是

(318～319题共用备选答案)

A. 眩晕欲仆

B. 目睛上吊

C. 手足蠕动

D. 手足拘挛不伸

E. 咳嗽咽痒

318. 阴虚风动可见

319. 血虚生风可见

(320～321题共用备选答案)

A. 风气内动

B. 寒从中生

C. 湿浊内生

D. 津伤化燥

E. 火热内生

320. 久病累及脾肾,以致脾肾阳虚,温煦气化失司,可以形成

321. 邪热炽盛,煎灼津液,伤及营血,燔灼肝经,可以形成

(322～323题共用备选答案)

A. 先祛邪后扶正

B. 先扶正后祛邪

C. 扶正与祛邪同用

D. 单纯扶正

E. 单纯祛邪

322. 正虚而邪不盛,其治则是

323. 正虚邪实,其治则是

(324～325题共用备选答案)

A. 气滞

B. 气逆

C. 气陷

D. 气闭

E. 气脱

324. 上述各项,以突然昏厥、不省人事为特点的病理变化是

325. 上述各项,以全身机能突然衰竭为特点的病理变化是

(326～327题共用备选答案)

A. 治未病

B. 扶助正气

C. 因人制宜

D. 因时制宜

E. 因地制宜

326. 用寒远寒,用热远热,属于

327. 治病时考虑年龄,属于

(328～329题共用备选答案)

A. 热因热用

B. 寒因寒用

C. 塞因塞用

D. 通因通用

328. 用热性药治疗具有假热症状的病证,属于

329. 用补益药治疗闭塞不通症状的病证,属于

(330～331题共用备选答案)

A. 热因热用

B. 寒因寒用

C. 通因通用

D. 塞因塞用

E. 寒者热之

330. 适用于脾虚腹胀的治则治法是

331. 适用于真热假寒的治则治法是

(332～333题共用备选答案)

A. 阳偏衰

B. 阳偏盛

C. 阴偏盛

D. 阴偏衰

E. 阴阳两虚

332. "壮水之主,以制阳光"适用的病证是

333. "益火之源,以消阴翳"适用的病证是

中医诊断学

1. 中医诊断的基本原则是
   A. 整体审察,四诊合参,病证结合
   B. 辨证求因,审因论治,脉症合参
   C. 证候真假,证候错杂,诊法合参
   D. 证候转化,病证结合,辨证求因
   E. 司外揣内,见微知著,以常衡变

2. 久病畏寒主要与下列哪种因素有关
   A. 风寒袭表
   B. 寒邪内侵
   C. 感受风邪
   D. 风湿外袭
   E. 阳气虚衰

3. 疾病初期恶寒与发热同时并见,应属
   A. 里热证
   B. 表热里寒证
   C. 外感表证
   D. 半表半里证
   E. 表寒里热证

4. 下列除哪项外均为阴虚潮热的表现
   A. 午后低热
   B. 午后热甚
   C. 夜间低热
   D. 五心烦热
   E. 骨蒸发热

5. 自汗、盗汗并见,其病机是
   A. 精血亏虚
   B. 阴阳两虚
   C. 阳气不足
   D. 津液不足
   E. 肾阴不足

6. 外感热病中,正邪相争提示病变发展转折点的是
   A. 自汗
   B. 盗汗
   C. 战汗
   D. 绝汗
   E. 热汗

7. 有形实邪闭阻气机所致疼痛的性质是
   A. 胀痛
   B. 灼痛
   C. 冷痛
   D. 绞痛
   E. 隐痛

8. 病势较缓,尚可忍耐,但绵绵不休的症状是
   A. 空痛
   B. 刺痛
   C. 胀痛
   D. 重痛
   E. 隐痛

9. 阳明经头痛的特征是
   A. 前额连眉棱骨痛
   B. 头两侧太阳穴处痛
   C. 后头部连项痛
   D. 头痛连齿
   E. 颠顶痛

10. 头两侧疼痛,属
    A. 太阳经
    B. 阳明经
    C. 少阳经
    D. 太阴经
    E. 少阴经

11. 少腹作痛拒按的临床意义是
    A. 小肠和脾的病变
    B. 肝经不畅或大肠的病变
    C. 脾胃及肝胆病变
    D. 肾、大小肠、膀胱等病变
    E. 虫积

12. 下列可导致嗜睡的是
    A. 心脾两虚
    B. 心肾阳衰
    C. 营血亏虚
    D. 心肾不交
    E. 胆郁痰扰

13. 下列不会导致失眠的是
    A. 痰湿内盛
    B. 食滞胃脘
    C. 阴虚火旺
    D. 痰热内心
    E. 心胆气虚

14. 饭后困倦嗜睡,少气懒言,食量减少的临床意义是
    A. 痰湿困脾
    B. 脾气不足
    C. 心肾阳虚
    D. 邪闭心神
    E. 热入营血

15. 消谷善饥的临床意义是
    A. 脾胃虚弱
    B. 湿热蕴脾
    C. 肝胆湿热
    D. 胃阴不足
    E. 胃强脾弱

16. 饥不欲食可见于
    A. 胃火亢盛
    B. 胃强脾弱
    C. 脾胃湿热
    D. 胃阴不足
    E. 肝胃蕴热

17. 善饥多食的病机是
    A. 脾失健运
    B. 胃强脾弱
    C. 胃阴不足

    D. 胃气将绝
    E. 胃火炽盛

18. 口中黏腻不爽,其临床意义是
    A. 胃火炽盛
    B. 湿热蕴脾
    C. 胆火上炎
    D. 心火上炎
    E. 脾胃气虚

19. 肝胃蕴热的口味是
    A. 口中泛酸
    B. 口中酸馊
    C. 口甜黏腻
    D. 口中味苦
    E. 口中味咸

20. 下列各项,口苦的临床意义是
    A. 湿热蕴脾
    B. 痰热内盛
    C. 心血不足
    D. 心火上炎
    E. 胃火炽盛

21. 大便溏结不调,其临床意义是
    A. 胃肠积热
    B. 湿热蕴脾
    C. 气血瘀滞
    D. 肝郁脾虚
    E. 食滞胃肠

22. 下列各项,不属于排尿感异常的临床表现是
    A. 尿道涩痛
    B. 小便失禁
    C. 尿道涩痛
    D. 完谷不化
    E. 遗尿

23. 望神的重点是
    A. 目光
    B. 面色
    C. 体态
    D. 意识
    E. 语言

24. 得神的面部特征是
    A. 面色荣润,含蓄不漏
    B. 面色少华,暗淡不荣

C. 面色无华, 晦暗暴露

D. 面似有华, 泛红如妆

E. 面色无华, 青如草兹

25. 假神的病机是

A. 气血不足, 精神亏损

B. 机体阴阳严重失调

C. 脏腑虚衰, 功能低下

D. 精气衰竭, 虚阳外越

E. 阴盛于内, 格阳于外

26. 邪盛神乱的表现是

A. 形体羸瘦, 精神萎靡

B. 神识清醒, 颧赤如妆

C. 神昏谵语, 循衣摸床

D. 精神不振, 倦怠乏力

E. 神志清楚, 两目精彩

27. 精亏神衰的表现提示

A. 正气不足, 神气不旺

B. 精充气足神旺, 或虽病精气未伤

C. 精气大伤, 机能衰减

D. 热扰神明, 邪陷心包

E. 精气衰竭, 阴不敛阳, 虚阳浮越

28. 其面色随气候生活条件的改变而改变的称为

A. 病色

B. 主色

C. 客色

D. 常色

E. 善色

29. 下列各项, 属常色的是

A. 枯槁晦暗

B. 鲜明暴露

C. 明润而不应时应位

D. 红黄隐隐, 荣润光泽

E. 独呈一色而无血色相间

30. 赤色主

A. 瘀血

B. 痛证

C. 寒证

D. 热证

E. 湿证

31. 虚热证的面色是

A. 满面通红

B. 两颧潮红

C. 面色青灰

D. 面红如妆

E. 面黄带晦

32. 白色主

A. 受惊

B. 湿证

C. 水饮

D. 痛证

E. 寒证

33. 下列各项, 不属青色所主病证的是

A. 寒证

B. 惊风

C. 血瘀

D. 疼痛

E. 热证

34. 肾虚水饮的面色特征是

A. 面黑暗淡

B. 面黑干焦

C. 眼眶周围色黑

D. 面色黧黑

E. 面色晦暗如烟熏

35. 除了哪一项外, 均可导致小儿发生囟陷

A. 脑髓失充

B. 吐泻伤津

C. 气血不足

D. 极度消瘦

E. 温病火邪上攻

36. 头皮瘙痒, 多脂多屑, 头发脱落, 其临床意义是

A. 肾精亏损

B. 血虚受风

C. 肝经风热

D. 血热化燥

E. 脾胃蕴热

37. 在 "五轮学说" 中, 白睛为

A. 血轮

B. 气轮

C. 水轮

D. 肉轮

E. 风轮

38. 脾肾两亏的目态是

A. 戴眼反折

B. 目睛微定

C. 昏睡露睛

D. 双睑下垂

E. 横目斜视

39. "五轮学说"认为,白睛所属的是

A. 心

B. 肺

C. 肝

D. 肾

E. 脾

40. 在"五轮学说"中,黑睛为

A. 血轮

B. 气轮

C. 水轮

D. 肉轮

E. 风轮

41. 齿燥如枯骨者,属

A. 热盛伤津

B. 阳明热盛

C. 肾阴枯涸

D. 胃阴不足

E. 肾气虚乏

42. 咽喉溃烂处上覆白腐,形如白膜者,称为

A. 乳蛾

B. 喉痈

C. 鹅口疮

D. 咽喉成脓

E. 伪膜

43. 疹的主要特点是

A. 色深红或青紫

B. 平铺于皮肤

C. 抚之碍手

D. 压之不褪色

E. 点大成片

44. 发热而痰黄稠有块者,多属

A. 湿痰

B. 热痰

C. 燥痰

D. 肺痈

E. 寒痰

45. 痰少而黏,难于咯出者,多属

A. 湿痰

B. 热痰

C. 燥痰

D. 肺痈

E. 寒痰

46. 鼻鼽患者,可见的症状是

A. 鼻孔咽喉干燥

B. 鼻塞流浊涕

C. 鼻流浊涕腥臭

D. 鼻血鲜红

E. 阵发性清涕,量多如注,伴喷嚏频作

47. 小儿指纹鲜红,其临床意义是

A. 外感表证、寒证

B. 里热证

C. 疼痛、惊风

D. 脾虚、疳积

E. 血络郁闭

48. 小儿指纹浅淡而纤细者属

A. 表证

B. 里证

C. 虚证

D. 实证

E. 寒证

49. 舌根所候的脏腑一般是

A. 肝胆

B. 肾

C. 脾胃

D. 三焦

E. 心肺

50. 邪入营血证的舌象是

A. 舌色淡红

B. 舌质淡白

C. 舌质绛红

D. 舌质紫暗

E. 舌起红刺

51. 舌体小,有裂纹,舌鲜红少苔,其临床意义是

A. 虚热证

B. 实热证

C. 热盛津伤

D. 风热表证

E. 寒邪入里化热

52. 阴寒内盛,血行瘀滞的舌象表现是

A. 舌淡红润泽

B. 舌红绛少苔

C. 舌绛紫而干

D. 舌淡白光莹

E. 舌淡紫湿润

53. 舌淡白胖嫩,苔白滑者,常提示的是

A. 阴虚夹湿

B. 脾胃湿热

C. 气分有湿

D. 阳虚水停

E. 瘀血内阻

54. 伸舌偏左或偏右是

A. 强硬舌

B. 痿软舌

C. 颤动舌

D. 歪斜舌

E. 吐弄舌

55. 下列各项,属颤动舌临床意义的是

A. 湿热蕴脾

B. 肝阳化风

C. 气虚血瘀

D. 气滞血瘀

E. 阳气虚弱

56. 舌质淡白光莹,舌体瘦薄的临床意义是

A. 阳虚水停

B. 气血两亏

C. 气血调和

D. 外感风热初期

E. 实热证

57. 观察舌苔以辨别病邪浅深的主要依据是

A. 舌苔的有无

B. 苔质的厚薄

C. 苔色的黄白

D. 苔质的润燥

E. 舌苔的真假

58. 舌苔干燥,扪之无津,甚则干裂的舌象是

A. 滑苔

B. 燥苔

C. 糙苔

D. 润苔

E. 腻苔

59. 胃阴枯竭的舌象是

A. 淡红舌

B. 紫舌

C. 绛舌

D. 镜面舌

E. 鲜红舌

60. 外感风寒或风热之邪,或痰湿壅肺,肺失宣肃,导致的音哑或失音,称为

A. 子喑

B. 金破不鸣

C. 金实不鸣

D. 少气

E. 短气

61. 大病、久病之人音哑或失音,称为

A. 子喑

B. 金破不鸣

C. 金实不鸣

D. 少气

E. 短气

62. 声高有力,语无伦次,称为

A. 郑声

B. 谵语

C. 错语

D. 夺气

E. 独语

63. 独语、错语的共同病因是

A. 风痰阻络

B. 热扰心神

C. 心气大伤

D. 心气不足

E. 痰火扰心

64. 郑声的病因多为

A. 心气大伤

B. 心气不足

C. 痰火扰心

D. 风痰阻络

E. 热扰心神

65. 哮与喘的主要鉴别点是

A. 呼吸困难

B. 短促急迫

C. 喉中痰鸣

D. 鼻翼扇动

E. 张口抬肩

66. 咳声如犬吠样,可见于

A. 百日咳

B. 白喉

C. 感冒

D. 肺痨

E. 肺痿

67. 顿咳常见于

A. 青年

B. 老年

C. 小儿

D. 女性

E. 男性

68. 白喉咳嗽的特点是

A. 干咳

B. 顿咳

C. 咳声清脆

D. 咳声重浊

E. 咳如犬吠

69. 久病、重病呃逆不止,声低气怯者属

A. 胃气衰败

B. 脾胃气虚

C. 脾胃阳虚

D. 寒邪客胃

E. 热邪客胃

70. 热邪犯胃其呕吐的特点是

A. 呕声壮厉,吐黏稠黄水

B. 呕吐呈喷射状

C. 呕吐酸腐食糜

D. 朝食暮吐

E. 暮食朝吐

71. 呕吐呈喷射状者多为

A. 热伤胃肠

B. 脾胃阳虚

C. 热扰神明

D. 食滞胃脘

E. 饮邪犯胃

72. 嗳气酸腐者,多属

A. 肝胃不和

B. 肝脾不调

C. 脾胃虚弱

D. 宿食停积

E. 寒客于胃

73. 病室中有尸臭气多为

A. 患者失血

B. 瘟疫发作

C. 脏腑衰败

D. 肾衰

E. 消渴病重

74. 当瘟疫类疾病发生时病室中气味为

A. 腐臭气

B. 臭气触人

C. 尿臊气

D. 蒜臭气

E. 烂苹果气

75. 痰湿内阻所致头晕的特征,是伴有

A. 胀痛

B. 刺痛

C. 眼花

D. 耳鸣

E. 昏沉

76. 下列哪项一般不属于实性病理反应

A. 壮热

B. 精神亢奋

C. 脉实有力

D. 五心烦热

E. 二便不通

77. 下列各项,可见口干但欲漱水不欲咽症状的是

A. 湿热

B. 阴虚

C. 痰饮

D. 瘀血

E. 温病营分证

78. 渴不多饮的临床意义不正确的是

A. 热入营血证

B. 湿热证

C. 痰饮内停证

D. 瘀血内阻证

E. 阴虚火旺证

79. 口渴不多饮,兼见身热不扬,头身困重,胸闷纳呆,舌苔黄腻,其临床意义是

  A. 湿热内蕴

  B. 饮停胃肠

  C. 瘀血内阻

  D. 热入营分

  E. 阴虚火旺

80. 表现为心胸憋闷刺痛,痛处不移的心脉痹阻证,其病因是

  A. 寒凝

  B. 瘀阻

  C. 气滞

  D. 痰阻

  E. 气虚

81. 医生用重指力按至筋骨之间以体察脉象的手法称为

  A. 扣法

  B. 触法

  C. 按法

  D. 摸法

  E. 压法

82. 切脉时指力从轻到重,左右推寻的是

  A. 举法

  B. 按法

  C. 寻法

  D. 总按

  E. 单按

83. 按寸口脉分候脏腑,左关脉可候

  A. 心与膻中

  B. 肾与小腹

  C. 脾与胃

  D. 肝、胆与膈

  E. 肺与胸中

84. 脉幅宏大,充实有力,来盛去衰的脉为

  A. 洪脉

  B. 滑脉

  C. 弦脉

  D. 大脉

  E. 数脉

85. 往来流利,应指圆滑,如盘走珠的脉为

  A. 洪脉

  B. 滑脉

  C. 弦脉

  D. 数脉

  E. 大脉

86. 结脉与代脉的主要区别在于

  A. 节律不同

  B. 至数不同

  C. 脉力不同

  D. 脉位不同

  E. 流利度不同

87. 痛证与痰饮均可见的脉象是

  A. 滑脉

  B. 紧脉

  C. 数脉

  D. 牢脉

  E. 弦脉

88. 既主气滞血瘀,又主精伤血少的脉象是

  A. 细脉

  B. 虚脉

  C. 涩脉

  D. 滑脉

  E. 弦脉

89. 以下不属结脉所主病证的是

  A. 阴盛气结

  B. 气血虚衰

  C. 寒痰

  D. 食积

  E. 瘀血

90. 以下不属代脉所主病证的是

  A. 脏气衰微

  B. 痰湿

  C. 疼痛

  D. 惊恐

  E. 跌仆损伤

91. 极细而软,按之欲绝,若有若无的脉为

  A. 细脉

  B. 微脉

  C. 濡脉

  D. 代脉

  E. 涩脉

92. 诊断疼痛虚实的方法是

A.疼痛的部位

B.痛时姿势

C.痛处喜按或拒按

D.痛处的颜色

E.痛处皮肤温度

93.按肌肤甲错者属

A.血虚失荣

B.气血两虚

C.津液不足

D.湿热蕴结

E.阴虚不润

94.久病肌肤枯涩者属

A.气血两伤

B.津液不足

C.血虚不荣

D.瘀血内停

E.血虚气虚

95.按诊中,按之凹陷,举手即起者为

A.气肿

B.风肿

C.水肿

D.血肿

E.湿肿

96.疮疡已成脓表现为

A.边硬顶软

B.患处坚硬

C.漫肿平塌

D.肿处烙手

E.红肿热痛

97.表证与里证的鉴别要点是

A.表证多为新病,里证多为久病

B.表证病较轻浅,里证病较深重

C.表证恶寒发热,里证或寒或热

D.表证起病较急,里证起病较缓

E.表证多为外感,里证皆属内伤

98.久病畏寒,多见于哪种证候

A.气虚

B.阳虚

C.表寒

D.实寒

E.实热

99.恶寒发热并见,常见的病证是

A.虚证

B.实证

C.表证

D.里证

E.寒证

100.寒热往来见于下列哪种证候

A.表寒

B.里寒

C.表热

D.里热

E.半表半里

101.下列关于实证和虚证鉴别的描述,错误的是

A.实证疼痛拒按,虚证疼痛喜按

B.实证多发热,虚证多恶寒

C.实证声高气粗,虚证声低息微

D.实证舌质老,虚证舌质嫩

E.实证脉有力,虚证脉无力

102.按肌肤尚温,汗出如油,脉躁疾无力的临床意义是

A.亡阳证

B.实热证

C.亡阴证

D.阴虚证

E.气虚证

103.危重患者,突然头额冷汗大出,四肢厥冷,属于

A.亡阴

B.亡阳

C.阳虚

D.阴虚

E.血虚

104.下列症状不属戴阳证的是

A.下利清谷

B.手足厥冷

C.里寒外热

D.五心烦热

E.脉微欲绝

105.脉象特征形细而行迟,往来不畅,脉势不匀,如轻刀刮竹,其临床意义是

A.气血两虚

B.阳气虚衰

C. 气滞血瘀

D. 痰湿内停

E. 阴盛气结

106. 下列哪项不是亡阳证的表现

A. 面色苍白

B. 汗出而热

C. 呼吸微弱

D. 脉微欲绝

E. 四肢厥冷

107. 下列哪项不是气虚证的表现

A. 自汗

B. 神倦乏力

C. 头晕目眩

D. 耳鸣如蝉

E. 语声低微

108. 气滞证的特征是

A. 头昏眼花

B. 手足发麻

C. 嗳气恶心

D. 腹部坠胀

E. 胀闷疼痛

109. 血虚必有的特征性证候是

A. 心悸失眠

B. 经少经闭

C. 肢体麻木

D. 头晕眼花

E. 肌肤黏膜淡白

110. 血热证的表现,不包括下列哪项

A. 月经量多而色淡

B. 身热面赤而发斑

C. 肌肤生疮疖疔痈

D. 温热病之血分证

E. 迫血妄行而出血

111. 下列哪项不是血瘀证的表现

A. 面色黧黑

B. 肌肤甲错

C. 局部刺痛

D. 唇甲青紫

E. 头晕目眩

112. 下列哪项不是血热证的临床表现

A. 身热夜甚,或潮热,口渴,面赤

B. 心烦,失眠,躁扰不宁,甚或狂乱、神昏谵语

C. 或见各种出血色深红,或斑疹显露,或为疮痈

D. 舌绛,脉数疾

E. 唇舌青紫,苔白滑,脉沉迟弦涩

113. 下列哪项不是血寒证的临床表现

A. 舌绛,脉数疾

B. 畏寒,手足或少腹等患处冷痛拘急、得温痛减

C. 肤色紫暗发凉,或为痛经

D. 月经愆期、经色紫暗、夹有血块

E. 唇舌青紫,苔白滑,脉沉迟弦涩

114. 心悸失眠,头晕眼花等可见于

A. 心气虚

B. 心血虚

C. 肝血虚

D. 脾气虚

E. 肺气虚

115. 下列哪项是燥邪犯肺证与肺阴虚证的鉴别要点

A. 有无发热恶寒

B. 有无胸痛咳血

C. 有无口干咽燥

D. 痰量的多少

E. 咯痰的难易

116. 肝气郁结常见的临床表现是

A. 少气

B. 太息

C. 呃逆

D. 噫气

E. 气喘

117. 下列哪项是热极生风证的表现

A. 手足震颤

B. 肢体麻木

C. 手足蠕动

D. 角弓反张

E. 肌肉动

118. 下列各项,属于痰蒙心神证和痰火扰神证共有症状的是

A. 心悸心烦

B. 失眠多梦

C. 神志异常

D.面色淡白

E.潮热盗汗

119.诊断肾虚证最有意义的临床表现是

    A.小便频数,滑精早泄

    B.大便稀薄,完谷不化

    C.下肢水肿,凹陷不起

    D.畏寒肢冷,精神萎靡

    E.腰膝冷痛,精冷不育

120.下列哪项不是肾阴虚证的表现

    A.阳强易举

    B.遗精

    C.崩漏

    D.经少、经闭

    E.滑精早泄

121.以下症状由于肾气虚导致的是

    A.畏寒

    B.小便失禁

    C.呼多吸少

    D.男子精少不育

    E.腰膝酸软

122.下列哪项不属于心肾不交证症状的是

    A.心烦心悸

    B.多梦健忘

    C.腰膝酸软

    D.惊悸不宁

    E.五心烦热

123.以胸胁胃脘胀痛,急躁易怒,嗳气吞酸,不思饮食,舌淡红,脉弦为特征的证候是

    A.肝胃不和证

    B.胃肠气滞证

    C.脾气虚证

    D.肝郁气滞证

    E.肝脾不调证

124.鉴别肝阳上亢证与肝火炽盛证最有意义的临床表现是

    A.失眠多梦

    B.急躁易怒

    C.头重脚轻

    D.面红耳赤

    E.头晕胀痛

125.肠燥津亏证的主症是

    A.口干咽燥

    B.口臭头晕

    C.便干难以排出

    D.舌红苔白干

    E.脉象细涩

126.下列各项,不是血虚证临床表现的是

    A.经少经闭

    B.头晕眼花

    C.心烦失眠

    D.面色淡白

    E.肢体麻木

A2 型题

    每道试题由两个以上相关因素组成或以一个简要病历形式出现,其下面都有 A、B、C、D、E 五个备选答案。请从中选择一个最佳答案。

127.患者,男,69 岁。神昏谵语,躁扰不宁,循衣摸床,撮空理线。应首先考虑

    A.得神

    B.失神

    C.假神

    D.少神

    E.神乱

128.患者,男,45 岁。干咳无痰,胸痛,午后颧红,夜间低热,盗汗,口干咽燥,形体消瘦,脉细数。其典型的舌象应是

    A.舌苔白滑

    B.舌红少苔乏津

    C.舌尖红,苔薄黄

    D.舌红苔黄腻

    E.舌淡苔白

129.患者身热,胸腹灼热,烦渴喜冷饮,神昏谵语,便秘溲赤,手足逆冷,舌红苔黄而干,脉数有力。其证候是

    A.表热里寒

    B.表寒里热

    C.真热假寒

    D.真寒假热

E.上热下寒

130.患者泻痢日久，头晕目花，脱肛，气短疲乏，脘腹坠胀的临床意义是
A.气虚证
B.气陷证
C.气血两虚证
D.气滞证
E.气逆证

131.患者，男，58 岁。素患眩晕，因与家人怄气而突发头痛而胀，继则昏厥仆倒，呕血，不省人事，舌红苔黄，脉弦。其病机是
A.气郁证
B.气逆证
C.气结证
D.气脱证
E.气陷证

132.患者左胸前区刺痛，常于夜间发作，面色略暗，舌尖有紫色斑点，脉弦涩的临床意义是
A.气逆证
B.气滞证
C.血虚证
D.血热证
E.血瘀证

133.患者，女，55 岁。近半年来胁肋部胀满疼痛，情志抑郁，经期见乳房胀痛，腹中可扪及积块，刺痛，固定不移，经血紫暗有块，舌紫暗，脉弦涩。其证候是
A.肝气郁滞
B.瘀血内结
C.气滞血瘀
D.气滞痰阻
E.气虚血瘀

134.患者，女，42 岁。眩晕昏蒙，伴视物旋转，胸闷恶心，食少多寐，舌苔白腻，脉濡滑。其病机是
A.风湿
B.气虚
C.血虚
D.痰浊
E.肾虚

135.症见猝然仆倒，不省人事，四肢强痉拘挛，口中有声，口吐白沫，烦躁不安，气高息短，痰鸣漉

漉，口臭便干。舌红或暗红，舌苔黄腻，脉弦滑。证属
A.痰火扰神
B.痰蒙心神
C.痰阻心脉
D.痰气郁结
E.痰热壅肺

136.患者，女，45 岁。心悸，失眠多梦，头晕目眩，面色㿠白而无华，唇淡白，舌淡，脉细弱的临床意义是
A.心气虚
B.心脾气血虚
C.心血虚
D.心脉痹阻
E.肝血虚

137.患者，女，23 岁。心烦失眠 1 个月。心情烦躁，入夜难以入睡，心悸多梦，自觉手足心发热，口燥咽干，舌红苔薄而干，脉细数的临床意义是
A.心阴虚证
B.肝阴虚证
C.心火上炎证
D.肝火上炎证
E.肝气郁结证

138.患者，男，45 岁。神昏谵语，狂躁妄动，打人毁物，不避亲疏，胡言乱语，哭笑无常，面赤，舌质红，苔黄腻，脉滑数。应首先考虑
A.痰蒙心神证
B.痰火扰神证
C.心火亢盛证
D.瘀阻心脉证
E.寒凝心脉证

139.患者，男，65 岁。咳嗽，痰黄稠，恶寒重发热轻，鼻塞，流黄浊涕，舌尖红，苔薄黄，脉浮数。应首先考虑
A.燥邪伤肺
B.风热犯肺
C.风寒犯肺
D.痰热壅肺
E.热邪壅肺

140.患者，男，66 岁。长期吸烟，患慢性支气管炎 20余年，近年来常咳喘，晨起时咳吐大量清稀涎

沫,伴畏寒,胸闷气短,声低息微,呼吸气冷,舌
淡苔白,脉弱的临床意义是

A.肺气虚

B.风寒犯肺

C.燥邪犯肺

D.痰湿阻肺

E.肺阴虚

141.患者,女,21岁。昨天因受凉,出现鼻塞流清
涕,今天又现咳嗽,痰色白,恶寒,不发热,舌淡
苔薄,脉浮的临床意义是

A.寒痰阻肺

B.风寒犯肺

C.肺阴虚

D.痰湿阻肺

E.肺气虚

142.患者,男,54岁。近日咳嗽气粗,痰多黄稠,胸
闷胸痛,面赤身热,口干欲饮,舌红苔黄,脉滑
数。其证候是

A.痰热壅肺证

B.燥邪犯肺证

C.肺阴亏耗证

D.肺热炽盛证

E.风热犯肺证

143.患者,女,36岁,已婚。面色萎黄,神疲乏力,气
短懒言,食少便溏,月经淋漓不断,经血色淡,舌
淡无苔,脉沉细无力。其病机是

A.脾不统血

B.脾肾阳虚

C.气血两虚

D.脾肺气虚

E.肝血不足

144.患者,男,32岁。胸胁灼痛,急躁易怒,头胀头
晕,面红目赤,口苦口干,咳嗽阵作,痰黄稠黏,
舌红,苔薄黄,脉弦数。属于

A.肝胃不和

B.心肾不交

C.肝郁脾虚

D.肝火犯肺

E.心脾气血虚

145.患者,女,41岁。近2年来常感两目干涩,视力
减退,口咽干燥,时觉胁肋隐隐灼痛,面部烘热,

舌红少津,脉弦细数的临床意义是

A.肝阴虚

B.肝血虚

C.肝火炽盛

D.心血虚

E.气血不足

146.患者,女,18岁。常感少腹冷痛,行经时痛经,
得温痛减,伴形寒肢冷,舌淡苔白滑,脉弦紧的
临床意义是

A.寒滞肝脉

B.寒滞胃脘

C.肝郁气滞

D.瘀血阻络

E.大肠气滞

147.患者,男,50岁。眩晕欲仆,头重脚轻,筋惕肉
瞤,肢麻震颤,腰膝酸软,舌红苔薄白,脉弦细。
其病机是

A.肝阳上亢

B.肝肾阴虚

C.肝阳化风

D.阴虚风动

E.肝血不足

148.患者,男,60岁。素有眩晕耳鸣史,平日急躁易
怒。近日出现头目胀痛,面红目赤,腰膝酸软,
头重足轻,舌红,脉弦细数。其证候是

A.肝火炽盛

B.肝阳上亢

C.肝气郁结

D.肝阴不足

E.肝阳化风

149.患者,男,45岁。平日急躁易怒,今天因事与人
争吵时突感头晕,站立不住,面赤如醉,舌体颤
动,脉弦。其证候是

A.肝火上炎

B.肝阳上亢

C.热极生风

D.肝阳化风

E.肝气郁结

150.患者,男,51岁。近2个月来常感耳内肿痛流
脓,口苦咽干,耳鸣如潮,便秘尿黄,舌红苔黄,
脉弦数的临床意义是

A.肝火炽盛

B.肾火

C.脾胃湿热

D.肝阳上亢

E.心火亢盛

151.患者,女,32 岁。近来常感胸胁胀闷窜痛,易怒,月经不能按时,舌淡红苔薄白,脉弦的临床意义是

A.肝阴虚

B.肝血虚

C.肝郁气滞

D.肝阳上亢

E.肝火炽盛

152.患者,女,30 岁,已婚。产后乳汁少、浓稠,情志抑郁,胸胁胀闷,舌质正常,苔薄白,脉弦。该病辨证为

A.肝郁气滞

B.气血虚弱

C.肝郁化火

D.肝阳上亢

E.气阴两虚

153.患者,男,42 岁。常感口苦咽干,头痛目赤,便秘尿黄,诊其舌红苔黄,脉弦数的临床意义是

A.肝火炽盛

B.胃热

C.肝胃不和

D.肝郁气滞

E.肝阳上亢

154.患者,女,27 岁。常感视物模糊,眩晕耳鸣,爪甲不荣,肢体麻木,月经量少,面白无华,舌淡,脉细的临床意义是

A.肝阴虚

B.肝血虚

C.肝火炽盛

D.心血虚

E.气血不足

155.患者,男,41 岁。每天晨起之前出现腹痛腹泻,平素畏寒,手脚不温,伴小便清长,舌淡苔白,脉沉细无力,尺部尤甚。属于

A.肾气不固

B.肾精不足

C.肾阳虚

D.肾虚水泛

E.肾阴虚

156.患者,女,31 岁。3 年来怀孕 3 次,均不足 3 个月而流产,听力减退,带下清稀,腰部酸痛,舌淡苔白,脉弱。其证候是

A.肾气不固

B.肾精不足

C.肾阳虚

D.中气下陷

E.脾肾阳虚

157.患儿,3 岁。发育迟缓,坐、立、行走、牙齿的发育都迟于同龄小儿,骨骼痿软,不能行走,舌淡,脉弱。其证候是

A.气血两虚证

B.脾肾气虚证

C.肾精不足证

D.肾气不固证

E.肾阳虚证

158.患者,男,21 岁。暴食致胃脘痛,呕恶,口气酸腐,苔黄腻,脉滑数的临床意义是

A.湿热蕴脾

B.食滞胃脘

C.肝胃不和

D.胃热

E.胃阴虚

159.患者,女,26 岁。已婚。胃脘痞满,灼热,不思饮食,频频泛恶,干呕,大便秘结,舌红少津,脉细数。其病机是

A.脾阴不足

B.胃阴不足

C.胃燥津亏

D.胃热炽盛

E.肝胃不和

160.患者,男,45 岁。心烦不寐,眩晕耳鸣健忘,腰酸梦遗,舌红少津,脉细数。其病变所在脏腑为

A.心

B.肾

C.肝

D.心、肾

E.肝、胃

161. 患者,男,65 岁。眩晕,耳鸣如蝉,健忘失眠,胁痛,腰膝酸痛,盗汗,舌红少苔,脉细数。其证候是
    A. 肾精不足
    B. 肾阴虚
    C. 肝阴虚
    D. 肝肾阴虚
    E. 肝阳上亢

162. 患者心悸怔忡,胸闷气短,困倦易睡,畏寒肢冷,肢体浮肿,腰膝酸冷,小便不利,舌淡暗,苔白滑,脉弱。其证候是
    A. 痰湿困脾
    B. 脾气虚弱
    C. 心肾阳虚
    D. 脾肾阳虚
    E. 心肾不交

163. 患者,男,50 岁。咳嗽喘促,呼多吸少,动则益甚,声低息微,腰膝酸软,舌淡,脉沉细的是
    A. 肺气虚损
    B. 肺阴虚亏
    C. 肺肾气虚
    D. 肺肾阴虚
    E. 肾气虚衰

164. 患者,男,50 岁。咳喘 20 日余,现咳嗽痰少,口燥咽干,形体消瘦,腰膝酸软,颧红盗汗,舌红少苔,脉细数。其病机是
    A. 肺气虚损
    B. 肺阴虚亏
    C. 肺肾阴虚
    D. 肺肾气虚
    E. 肾气虚衰

165. 患者咳嗽,少痰难咳,痰中带血,发热恶风寒,少汗,苔薄干,脉浮数。其辨证是
    A. 风热犯肺证
    B. 风寒束肺证
    C. 肺阴虚证
    D. 燥邪犯肺证
    E. 肺热炽盛证

166. 患者,男,45 岁。素喜食肥腻,有胆石症病史,今天突感上腹剧烈疼痛,伴恶心呕吐。检查:右上腹压痛明显,两目黄染,舌质红苔黄腻,脉弦数。其临床意义是
    A. 肝火炽盛
    B. 湿热蕴脾
    C. 肝郁气滞
    D. 肝胆湿热
    E. 膀胱湿热

167. 患者头晕目眩,乏力少气,自汗,面色萎黄,心悸多梦,舌淡瘦薄,脉细无力。其辨证是
    A. 气虚血瘀证
    B. 气血两虚证
    C. 气滞血瘀证
    D. 气虚证
    E. 血虚证

168. 患者,女,56 岁。咳喘 10 年,伴见胸闷心悸,咯痰清稀,声低乏力,面白神疲,舌质淡白,脉弱。其证候是
    A. 心肺气虚
    B. 肺气虚
    C. 寒邪客肺
    D. 脾肺气虚
    E. 肾不纳气

169. 患者发热口渴,小便灼热涩痛,小腹胀痛,舌红苔黄腻,脉濡数。其辨证是
    A. 膀胱湿热证
    B. 肺胃实热证
    C. 湿热蕴脾证
    D. 肝胆湿热证
    E. 肾气不固证

170. 患者于今晨小便时突发腰腹绞痛,小便中断,呼吸气粗,舌淡红苔薄白,脉沉实。其辨证是
    A. 气滞证
    B. 血瘀证
    C. 气脱证
    D. 血寒证
    E. 气闭证

B1 型题

两道试题共用 A、B、C、D、E 五个备选答案，备选答案在上，题干在下。每题请从中选择一个最佳答案。每个备选答案可能被选择一次、多次或不被选择。

（171～172题共用备选答案）

A. 恶寒重发热轻

B. 发热重恶寒轻

C. 发热轻而恶风

D. 但恶寒不发热

E. 但发热不恶寒

171. 风寒表证的寒热特点是

172. 风热表证的寒热特点是

（173～174题共用备选答案）

A. 胀痛

B. 绞痛

C. 刺痛

D. 重痛

E. 隐痛

173. 湿邪侵袭

174. 寒邪侵袭

（175～176题共用备选答案）

A. 瘀血

B. 痰饮

C. 癥积

D. 瘕聚

E. 痞满

175. 痛有定处，按之有形，推之不移的是

176. 痛无定处，按之无形，聚散不定的是

（177～178题共用备选答案）

A. 肾气不固证

B. 膀胱湿热证

C. 脾虚气陷证

D. 肾虚水泛证

E. 脾阳虚证

177. 尿后余沥不尽见于

178. 小便浑浊如米泔见于

（179～180题共用备选答案）

A. 面色淡白

B. 面色㿠白

C. 面色萎黄

D. 面色苍白

E. 面赤如妆

179. 心阳虚脱证的面色是

180. 心阳虚证的面色是

（181～182题共用备选答案）

A. 咽部溃烂，分散表浅

B. 咽部溃烂成片或凹陷

C. 咽部溃腐日久，周围苍白

D. 咽部溃烂，其上所覆白腐松厚

E. 咽部溃烂，其上所覆白腐坚韧

181. 上述各项，属虚证的是

182. 上述各项，属疫喉的是

（183～184题共用备选答案）

A. 鼻孔咽喉干燥

B. 鼻塞流浊涕

C. 鼻流浊涕腥臭

D. 鼻血鲜红

E. 鼻塞流清涕

183. 外感风热患者，可见的症状是

184. 鼻渊患者，可见的症状是

（185～186题共用备选答案）

A. 显于风关

B. 达于气关

C. 达于命关

D. 透关射甲

E. 未超风关

185. 邪入脏腑，病情严重者，指纹的表现是

186. 病情凶险者，指纹的表现是

（187～188题共用备选答案）

A. 指纹淡白

B. 指纹色青

C. 指纹鲜红

D. 指纹紫红

E. 指纹紫黑

187. 小儿外感风寒常见到的指纹是

188. 小儿疳积常见到的指纹是

（189～190 题共用备选答案）

A. 舌强硬红绛少津

B. 舌强硬语言謇涩

C. 舌强硬舌苔厚腻

D. 舌痿软淡白无华

E. 舌痿软红绛少苔

189. 气血两虚多见

190. 邪热炽盛多见

（191～192 题共用备选答案）

A. 青紫舌

B. 淡紫舌

C. 绛紫舌

D. 点刺舌

E. 瘦薄舌

191. 热毒炽盛，气血两燔证所见的舌象是

192. 阳气虚弱，气血运行不畅所见的舌象是

（193～194 题共用备选答案）

A. 伸舌时舌体歪向一侧

B. 舌体紧缩，不能伸长

C. 舌体震颤抖动，不能自主

D. 舌伸出口外，不即回缩或立即收回

E. 舌体软弱，无力伸缩，痿废不用

193. 颤动舌的舌象特征是

194. 吐弄舌的舌象特征是

（195～196 题共用备选答案）

A. 舌苔的润燥

B. 舌苔的腐腻

C. 舌苔的颜色

D. 舌苔的偏全

E. 舌苔的薄厚

195. 判断邪气在表在里，主要观察的舌苔变化是

196. 判断津液盈亏，主要观察的舌苔变化是

（197～198 题共用备选答案）

A. 燥苔

B. 类剥苔

C. 花剥苔

D. 糙苔

E. 地图舌

197. 舌苔不规则脱落，边缘突起，界限清楚的是

198. 舌苔干燥粗糙津液全无的是

（199～200 题共用备选答案）

A. 厚苔化薄

B. 腻苔化松

C. 厚苔骤剥

D. 燥苔转润

E. 黄苔转白

199. 胃气衰败的舌象是

200. 热邪已退的舌象是

（201～202 题共用备选答案）

A. 咳声不扬，痰黄质稠

B. 咳声重浊紧闷

C. 干咳少痰或无痰

D. 咳有痰声，痰多易咯

E. 咳声如犬吠，声音嘶哑

201. 痰湿阻肺的特征是

202. 燥邪犯肺的特征是

（203～204 题共用备选答案）

A. 谵语

B. 独语

C. 郑声

D. 错语

E. 狂言

203. 以自言自语，喃喃不休，见人则止为特征的是

204. 以神志清楚，但语言有时错乱，语后自知言错为特征的是

（205～206 题共用备选答案）

A. 脘腹胀满，嗳腐吞酸

B. 脘腹胀痛，痛而欲吐

C. 脘腹冷痛，泛吐清水

D. 脘腹硬满,大便秘结

E. 腹冷痛,痛势急剧

205. 胃阳虚证可见

206. 胃肠气滞证可见

(207~208题共用备选答案)

A. 燥邪犯肺

B. 痰湿阻肺

C. 热邪犯肺

D. 肺气虚损

E. 肺阴不足

207. 咳嗽,咳声不扬,痰稠色黄,不易咯出,其临床意义是

208. 咳嗽,咳有痰声,痰多色白易咯,其临床意义是

(209~210题共用备选答案)

A. 咳嗽,咳痰稀白

B. 咳嗽,痰多泡沫

C. 咳喘,咯痰黄稠

D. 咳嗽,痰少难咳

E. 咳喘,痰多易咳

209. 热邪壅肺证,可见

210. 燥邪犯肺证,可见

(211~212题共用备选答案)

A. 口气臭秽

B. 口气酸臭

C. 口气酒臭

D. 口气腐臭

E. 口中散发烂水果气味

211. 胃有宿食,可闻到

212. 消渴重证,可闻到

(213~214题共用备选答案)

A. 涩脉

B. 数脉

C. 细脉

D. 濡脉

E. 弦脉

213. 上述各项,痰饮或疼痛者多见的脉象是

214. 上述各项,精伤血少者多见的脉象是

(215~216题共用备选答案)

A. 寒证或实热证

B. 邪闭

C. 阴寒内盛

D. 气虚

E. 虚热证

215. 迟脉见于

216. 数脉见于

(217~218题共用备选答案)

A. 血分

B. 水分

C. 阴分

D. 阳分

E. 气分

217. 腹部肿块推之不移,痛有定处者病属

218. 腹部肿块推之可移,痛无定处者病属

(219~220题共用备选答案)

A. 里证

B. 半表半里证

C. 表证

D. 半表半里证或疟疾

E. 疟疾

219. 肝胆湿热为

220. 寒热往来为

(221~222题共用备选答案)

A. 肺气虚证

B. 脾肺气虚证

C. 肺肾气虚证

D. 肺肾阴虚证

E. 心肺气虚证

221. 症见心悸咳喘无力,胸闷气短,舌淡脉弱者属

222. 症见气短而喘,咯痰清稀,食少,腹胀,便溏者属

(223~224题共用备选答案)

A. 刺痛拒按,固定不移,舌暗,脉涩

B. 气短疲乏,脘腹坠胀,舌淡,脉弱

C. 胸胁胀闷窜痛,时轻时重,脉弦

D. 面色淡白,口唇爪甲色淡,舌淡,脉细

E.少气懒言,疲乏无力,自汗,舌淡,脉虚

223.血瘀证可见的症状是

224.气陷证可见的症状是

(225～226题共用备选答案)

A.血虚证

B.血脱证

C.血热证

D.血寒证

E.血瘀证

225.身热,吐血色鲜红质稠属于

226.手足冷痛,肤色紫暗属于

(227～228题共用备选答案)

A.唇甲淡紫,胁下痞块,拒按,舌暗,脉沉涩

B.胸胁胀闷窜痛,时轻时重,脉弦

C.两胁闷窜痛,胁下痞块,舌淡,脉涩

D.面唇色淡白,疲乏无力,自汗,舌淡,脉弱

E.少气懒言,疲乏无力,自汗,舌淡,脉弱

227.属气滞血瘀证临床表现的是

228.属气血两虚证临床表现的是

(229～230题共用备选答案)

A.面色苍白,口唇青紫

B.头晕眼花,气短疲乏

C.脘腹坠胀,便意频频,久泄脱肛

D.神疲乏力,气短,汗出不止,劳累后加重

E.全身瘫软,神志朦胧

229.气不固证的临床表现是

230.脾虚气陷证的临床表现是

(231～232题共用备选答案)

A.阴虚动风

B.血虚生风

C.肝阳化风

D.热极生风

E.外感风邪

231.颈项强直,角弓反张多见于

232.眩晕欲仆,肢体麻木多见于

(233～234题共用备选答案)

A.两目上视,手足抽搐

B.肢体麻木,皮肤瘙痒

C.眩晕耳鸣,五心烦热

D.眩晕欲仆,头目胀痛

E.突然昏仆,口眼歪斜

233.阴虚动风证的表现是

234.血虚生风证的表现是

(235～236题共用备选答案)

A.肝阳化风证

B.阴虚动风证

C.血虚生风证

D.热极生风证

E.肝阳上亢证

235.可见步履不稳,眩晕欲仆症状的是

236.可见眩晕肢体震颤,面白无华症状的是

(237～238题共用备选答案)

A.肾气不固

B.肾虚水泛

C.肾精不足

D.肾阳虚

E.肾阴虚

237.患者,女,31岁。妊娠3个月,精神不振,今天突感腰痛难忍,小腹坠痛,舌质淡白,脉弱。其证候是

238.患者,男,30岁。结婚3年不育,脱发,腰软无力,舌质淡白,尺脉弱。其证候是

(239～240题共用备选答案)

A.心肾不交

B.胆郁痰扰

C.心脾两虚

D.心阳亏虚

E.心脉痹阻

239.睡眠时时惊醒,不易安卧多见于

240.不易入睡,甚至彻夜不眠,兼心烦不寐、腰酸耳鸣多见于

(241 ~ 242 题共用备选答案)

A. 肺胃热毒

B. 虚火上炎

C. 下焦热盛

D. 风热痰火

E. 痰湿凝聚

241. 咽部深红,肿痛明显多为

242. 咽喉淡红漫肿多为

(243 ~ 244 题共用备选答案)

A. 肝火犯肺证

B. 心肾阴虚证

C. 肝胃不和证

D. 心肾不交证

E. 心脾气血虚证

243. 心悸怔忡,纳呆腹胀,便溏乏力,舌淡嫩,脉弱,其证候是

244. 心烦失眠,腰膝酸软,遗精盗汗,舌红少苔,脉细数,其证候是

(245 ~ 246 题共用备选答案)

A. 血瘀

B. 阳虚

C. 寒证

D. 热证

E. 湿困

245. 脉沉细无力而软的临床意义是

246. 脉浮细无力而软的临床意义是

中药学

A1 型题

每道试题下面有 A、B、C、D、E 五个备选答案,请从中选择一个最佳答案。

1. 下列各项,属温热药作用的是
   A. 引火归原
   B. 凉血解毒
   C. 滋阴除蒸
   D. 清热利尿
   E. 凉肝息风

2. 下列除哪项外均为苦味药的作用
   A. 清泄火热
   B. 泄降气逆
   C. 引药下行
   D. 通泻大便
   E. 燥湿坚阴

3. 下列哪项属于药性升浮药物的功效
   A. 止咳平喘
   B. 渗湿利尿
   C. 息风潜阳
   D. 祛风散寒
   E. 清热泻下

4. 治疗痉挛抽搐,将全蝎与蜈蚣同用,其配伍关系是
   A. 相反
   B. 相恶
   C. 相须
   D. 相使
   E. 相杀

5. 甘草与芫花配伍,属于
   A. 相须
   B. 相使
   C. 相畏
   D. 相杀
   E. 相反

6. 妊娠禁用的药物不包括
   A. 巴豆
   B. 红花
   C. 砒霜
   D. 雄黄
   E. 麝香

7. 下列配伍中属于"十九畏"的药物是
   A. 大戟与甘草
   B. 贝母与乌头
   C. 乌头与瓜蒌
   D. 官桂与赤石脂
   E. 芍药与藜芦

8. 白豆蔻入汤剂宜
   A. 先煎
   B. 后下
   C. 另煎
   D. 包煎
   E. 烊化

9. 青黛入汤剂时应
   A. 先煎
   B. 另煎
   C. 后下
   D. 作散剂冲服
   E. 包煎

10. 下列各项中,用药方法错误的是
    A. 薄荷后下
    B. 蒲黄包煎
    C. 龙骨先煎
    D. 阿胶烊化

E. 旋覆花另煎

11. 入汤剂宜包煎的药物是

A. 蒲黄

B. 麻黄

C. 大黄

D. 姜黄

E. 雄黄

12. 入汤剂宜另煎的药物是

A. 西洋参

B. 太子参

C. 沙参

D. 党参

E. 玄参

13. 下列药物用法不正确的是

A. 青黛作散剂冲服或入丸剂服用

B. 巴豆榨汁,冷开水调服

C. 鸦胆子装胶囊服用

D. 芦荟入丸剂服用

E. 番泻叶开水泡服,入汤剂后下

14. 既治风寒表实无汗,又治风寒表虚有汗的药物是

A. 麻黄

B. 紫苏

C. 桂枝

D. 香薷

E. 荆芥

15. 紫苏不具有的功效是

A. 发汗解表

B. 行气宽中

C. 行气安胎

D. 解鱼蟹毒

E. 平喘利水

16. 夏月感冒,发热恶寒,头痛无汗当选

A. 薄荷

B. 藿香

C. 佩兰

D. 香薷

E. 扁豆

17. 具有透疹消疮功效的药物是

A. 紫苏

B. 荆芥

C. 香薷

D. 白芷

E. 防风

18. 细辛具有的功效是

A. 温助阳气

B. 祛风胜湿

C. 消肿排脓

D. 温肺化饮

E. 温中和胃

19. 知母除了哪一项外均可应用

A. 肺热咳嗽

B. 阴虚燥咳

C. 阴虚消渴

D. 肺胃实热

E. 疮疡肿毒

20. 既能清热泻火,又能生津润燥的药物是

A. 石膏

B. 芦根

C. 知母

D. 葛根

E. 决明子

21. 肺热壅盛,喘促气急,治疗宜与平喘药配伍的是

A. 栀子

B. 芦根

C. 石膏

D. 夏枯草

E. 淡竹叶

22. 栀子具有的功效是

A. 清热除烦,泻火解毒,利尿

B. 泻火除烦,清热利湿,凉血解毒

C. 泻火解毒,利尿

D. 清热燥湿,泻火解毒,止血

E. 清热解毒,除烦止渴,消肿止痛

23. 芦根、淡竹叶的共同功效,除清热除烦外,还有

A. 利尿

B. 止呕

C. 生津

D. 排脓

E. 凉血

24. 既能清热解毒,又能疏散风热的药物是

A. 连翘

B. 薄荷

C. 紫花地丁

D. 蒲公英

E. 鱼腥草

25. 具有疏散风热功效的药物是

    A. 金银花

    B. 大青叶

    C. 鱼腥草

    D. 穿心莲

    E. 淡竹叶

26. 贯众具有的功效是

    A. 止血

    B. 止泻

    C. 止呕

    D. 止咳

    E. 止痒

27. 具有消痈排脓,祛瘀止痛功效的药物是

    A. 金银花

    B. 败酱草

    C. 黄连

    D. 黄芩

    E. 栀子

28. 玄参具有的功效是

    A. 解毒

    B. 止血

    C. 活血

    D. 利尿

    E. 养血

29. 功能凉血,解毒,养阴的药物是

    A. 生地黄

    B. 玄参

    C. 牡丹皮

    D. 紫草

    E. 大青叶

30. 下列各项,不属玄参主治病证的是

    A. 温毒发斑

    B. 津伤便秘

    C. 经闭痛经

    D. 痈肿疮毒

    E. 目赤咽痛

31. 既善清虚热,又可清泄肺热的药物是

    A. 黄芩

B. 地骨皮

C. 穿心莲

D. 石膏

E. 鱼腥草

32. 既能退虚热,又能除疳热的药物是

    A. 柴胡、银柴胡

    B. 银柴胡、胡黄连

    C. 牡丹皮、赤芍

    D. 黄连、胡黄连

    E. 白薇、秦艽

33. 具有凉血解毒功效的药物是

    A. 大黄

    B. 芒硝

    C. 郁李仁

    D. 火麻仁

    E. 桃仁

34. 大黄的功效不包括

    A. 泻下攻积

    B. 逐瘀通经

    C. 清热泻火

    D. 软坚散结

    E. 凉血解毒

35. 具有泻下、软坚、清热功效的药物是

    A. 大黄

    B. 芒硝

    C. 火麻仁

    D. 郁李仁

    E. 番泻叶

36. 治疗肠燥便秘,水肿腹满者,应选用的药物是

    A. 火麻仁

    B. 杏仁

    C. 桃仁

    D. 郁李仁

    E. 松子仁

37. 具有泻水逐饮,消肿散结功效的药物是

    A. 大黄

    B. 芒硝

    C. 巴豆

    D. 牵牛子

    E. 甘遂

38. 甘遂入丸散的用量是

A. 0.5～1g

B. 0.5～3g

C. 0.6～0.9g

D. 3～9g

E. 0.1～0.3g

39. 木瓜具有的功效是

A. 活血通经

B. 舒筋活络

C. 行气化湿

D. 温里散寒

E. 软坚散结

40. 尤其善治下半身风湿痹痛的药物是

A. 威灵仙

B. 白花蛇

C. 羌活

D. 独活

E. 防己

41. 威灵仙除能祛风湿，通经络，止痹痛外，还具有的功效是

A. 清虚热

B. 补肝肾

C. 治骨鲠

D. 消积平喘

E. 行气温中

42. 独活可用治

A. 阳明头痛

B. 厥阴头痛

C. 太阳头痛

D. 少阳头痛

E. 少阴头痛

43. 川乌的用法是

A. 后下

B. 包煎

C. 先煎

D. 另煎

E. 煎汤代水

44. 善于治疗筋急项强不可转侧的药物是

A. 桑寄生

B. 独活

C. 木瓜

D. 防己

E. 五加皮

45. 秦艽的归经是

A. 脾经

B. 肝、胆经

C. 胃、肝、胆经

D. 肾经

E. 三焦经

46. 肝肾不足所致之胎动不安，应首选

A. 紫苏

B. 狗脊

C. 黄芩

D. 桑寄生

E. 五加皮

47. 桑寄生、五加皮除均可祛风湿外，还具有的功效是

A. 清热安胎

B. 利尿消肿

C. 定惊止痉

D. 温通经络

E. 补肝肾、强筋骨

48. 具有祛风湿、补肝肾、强筋骨、利水消肿功效的药物是

A. 薏苡仁

B. 桑寄生

C. 五加皮

D. 威灵仙

E. 桑白皮

49. 下列药物除哪项以外均有止呕作用

A. 半夏

B. 藿香

C. 佩兰

D. 白豆蔻

E. 竹茹

50. 治疗痰饮喘咳，应选用的药物是

A. 佩兰

B. 苍术

C. 藿香

D. 砂仁

E. 厚朴

51. 具有行气安胎作用的药物是

A. 砂仁

B. 厚朴

C. 佩兰

D. 苍术

E. 白豆蔻

52. 下列各项中属于消除脘腹胀满之要药的是

A. 藿香

B. 佩兰

C. 苍术

D. 厚朴

E. 砂仁

53. 可用于治疗夜盲症的药物是

A. 砂仁

B. 苍术

C. 豆蔻

D. 木香

E. 藿香

54. 既能化湿,又能解暑的药物是

A. 藿香、佩兰

B. 苍术、厚朴

C. 砂仁、白豆蔻

D. 陈皮、青皮

E. 茯苓、玉竹

55. 既可用治水肿,又可用治肺痈、肠痈的药物是

A. 海金沙

B. 茯苓

C. 猪苓

D. 车前子

E. 薏苡仁

56. 下列不具有健脾祛湿作用的药物是

A. 茯苓

B. 猪苓

C. 白术

D. 薏苡仁

E. 苍术

57. 脾虚湿盛之食少泄泻、水肿腹胀、脚气浮肿,首选

A. 猪苓

B. 泽泻

C. 车前子

D. 石韦

E. 薏苡仁

58. 治疗脾虚湿盛的水肿,宜选用

A. 海金沙

B. 猪苓

C. 车前子

D. 滑石

E. 薏苡仁

59. 茯苓与薏苡仁的共同功效是

A. 利水渗湿,安神

B. 利水渗湿,除痹

C. 利水渗湿,通乳

D. 利水渗湿,解毒

E. 利水渗湿,健脾

60. 治疗脾虚泄泻,应选用的药物是

A. 泽泻

B. 猪苓

C. 滑石

D. 海金沙

E. 薏苡仁

61. 性微寒,可用治淋证,目赤肿痛的药物是

A. 薏苡仁

B. 海金沙

C. 车前子

D. 泽泻

E. 石韦

62. 具有清肝明目功效的药物是

A. 车前子

B. 滑石

C. 石韦

D. 海金沙

E. 萆薢

63. 能利尿通淋,清热解暑,收湿敛疮的药是

A. 滑石

B. 车前子

C. 海金沙

D. 萆薢

E. 石韦

64. 能上助心阳、中温脾阳、下补肾阳,为"回阳救逆第一品药"的是

A. 附子

B. 干姜

C. 丁香

D. 吴茱萸

E. 小茴香

65. 治疗命门火衰的要药是
   A. 肉桂
   B. 附子
   C. 干姜
   D. 吴茱萸
   E. 高良姜

66. 治疗亡阳证,寒饮喘咳,应选用的药物是
   A. 附子
   B. 肉桂
   C. 干姜
   D. 吴茱萸
   E. 小茴香

67. 附子的归经为
   A. 心、肝、脾
   B. 心、脾、肾
   C. 心、肝、肾
   D. 心、脾、肺
   E. 心、肾、肺

68. 既能温中止痛,又能杀虫,可用于蛔虫腹痛、呕吐或吐蛔的药物是
   A. 干姜
   B. 吴茱萸
   C. 砂仁
   D. 小茴香
   E. 花椒

69. 肉桂入煎剂、研末冲服时的剂量分别是
   A. 0.1～0.3g,0.5～1g
   B. 1～2g,0.1～1g
   C. 1～4.5g,1～2g
   D. 5～15g,3～6g
   E. 0.5～1g,0.5～1g

70. 元气大亏,阳气暴脱,亡阳与气脱并见,应选下列哪一对药物
   A. 附子、黄芪
   B. 附子、人参
   C. 白术、附子
   D. 附子、干姜
   E. 附子、肉桂

71. 治疗肝郁气滞证,久疟痞块,应选用的药物是
   A. 陈皮

B. 木香
   C. 枳实
   D. 青皮
   E. 乌药

72. 下列关于陈皮的性味及归经,叙述正确的是
   A. 辛、苦,温,归肺、脾经
   B. 甘、苦,温,归肺、肾经
   C. 辛、酸,温,归肺、胃经
   D. 辛、酸,温,归脾、胃经
   E. 辛、苦,温,归脾、大肠经

73. 苦寒有小毒,不宜持续及过量服用的药物是
   A. 全蝎
   B. 苦参
   C. 花椒
   D. 吴茱萸
   E. 川楝子

74. 以下除哪项外均是木香的主治病证
   A. 三焦气滞
   B. 肺气阻滞
   C. 肝胆气郁
   D. 脾胃气滞
   E. 大肠气滞

75. 下列各药,常用治疗肝气郁结所致月经不调的药物是
   A. 香附
   B. 木香
   C. 枳实
   D. 陈皮
   E. 川楝子

76. 薤白的主治病证是
   A. 肝郁气滞
   B. 肺热咳嗽
   C. 虫积腹痛
   D. 胸痹心痛
   E. 胃寒呕吐

77. 鸡内金具有的功效是
   A. 除痰浊
   B. 化湿浊
   B. 行气血
   D. 化结石
   E. 散郁结

78. 消化油腻肉食积滞的要药是
　　A. 山楂
　　B. 麦芽
　　C. 莱菔子
　　D. 鸡内金
　　E. 厚朴

79. 炒用多用于回乳消胀的药物是
　　A. 山楂
　　B. 神曲
　　C. 麦芽
　　D. 莱菔子
　　E. 鸡内金

80. 下列药物中能用于治疗泻痢腹痛及疝气痛的是
　　A. 神曲
　　B. 山楂
　　C. 麦芽
　　D. 莱菔子
　　E. 鸡内金

81. 治疗食积气滞,喘咳痰多,应选用的药物是
　　A. 山楂
　　B. 神曲
　　C. 麦芽
　　D. 莱菔子
　　E. 鸡内金

82. 既能消食健胃,又能涩精止遗,还可治疗小儿脾虚疳积的药物是
　　A. 银柴胡
　　B. 麦芽
　　C. 乌梅
　　D. 莱菔子
　　E. 鸡内金

83. 下列既能运脾消食,又能化坚消石的药物是
　　A. 山楂
　　B. 神曲
　　C. 麦芽
　　D. 鸡内金
　　E. 莱菔子

84. 下列具有杀虫、疗癣功效的药物是
　　A. 槟榔
　　B. 雷丸
　　C. 使君子
　　D. 苦楝皮
　　E. 鹤草芽

85. 下列各项,不属槟榔功效的是
　　A. 消积
　　B. 行气
　　C. 利水
　　D. 截疟
　　E. 止血

86. 下列关于地榆的叙述正确的是
　　A. 伤科之要药
　　B. 妇科调经要药
　　C. 温经之要药
　　D. 治烫伤之要药
　　E. 活血行气之要药

87. 下列为伤科要药的是
　　A. 地榆
　　B. 三七
　　C. 艾叶
　　D. 炮姜
　　E. 延胡索

88. 三七、茜草、蒲黄的共同功效是
　　A. 凉血止血
　　B. 收敛止血
　　C. 温经止血
　　D. 化瘀止血
　　E. 补气摄血

89. 三七具有的功效是
　　A. 凉血消痈
　　B. 活血定痛
　　C. 养血安神
　　D. 温经通脉
　　E. 解毒敛疮

90. 下列为治妇科经寒腹痛要药的是
　　A. 茜草
　　B. 艾叶
　　C. 三七
　　D. 川芎
　　E. 乳香

91. 治疗瘀血证,肠痈,咳嗽气喘,应选用的药物是
　　A. 丹参
　　B. 桃仁

C. 红花

D. 益母草

E. 延胡索

92. 具有利水消肿功效的药物是

A. 益母草

B. 鸡血藤

C. 丹参

D. 川芎

E. 郁金

93. 牛膝的归经是

A. 肝经、脾经、肾经

B. 脾经、肾经

C. 肝经、肾经

D. 肝经、胃经、肾经

E. 肾经、三焦经

94. 具有利气散结,通络止痛功效的药物是

A. 川贝母

B. 天南星

C. 白芥子

D. 天竺黄

E. 桑白皮

95. 竹茹的功效是

A. 止咳化痰,降逆和胃

B. 化痰行水,降逆止呕

C. 清热化痰,除烦止呕

D. 燥湿化痰,降逆止呕

E. 温肺止咳,和胃止呕

96. 苦杏仁的归经是

A. 肺经、心经、大肠经

B. 肺经、大肠经

C. 胃经、肺经

D. 脾经、大肠经、心经

E. 肺经、脾经

97. 苦杏仁和苏子均能

A. 止咳平喘,润肠通便

B. 降气化痰,止咳平喘

C. 润肺化痰,止咳平喘

D. 利水消肿,止咳平喘

E. 清肺止咳,降逆平喘

98. 治疗咳嗽,头虱,应选用的药物是

A. 百部

B. 紫菀

C. 苦杏仁

D. 桑白皮

E. 葶苈子

99. 治疗咳喘,水肿,应选用的药物是

A. 百部

B. 紫菀

C. 五加皮

D. 桑白皮

E. 紫苏子

100. 既能泻肺平喘,又能利水消肿的是

A. 桑白皮、枇杷叶

B. 紫菀、款冬

C. 海藻、昆布

D. 川贝母、浙贝母

E. 桑白皮、葶苈子

101. 具有潜阳安神,纳气平喘功效的药物是

A. 磁石

B. 龙骨

C. 牡蛎

D. 远志

E. 朱砂

102. 下列能收敛固涩,治疗滑脱诸证的是

A. 磁石

B. 珍珠母

C. 代赭石

D. 龙骨

E. 海蛤壳

103. 具有定惊安神,活血散瘀,利尿通淋作用的药物是

A. 朱砂

B. 磁石

C. 龙骨

D. 牡蛎

E. 琥珀

104. 治疗气分热证,症见壮热、烦渴、脉洪大等,最佳的配伍是

A. 芦根、天花粉

B. 栀子、淡豆豉

C. 夏枯草、决明子

D. 石膏、知母

E. 竹叶、淡竹叶

105. 具有安神,敛汗功效的药物是
A. 朱砂
B. 磁石
C. 远志
D. 合欢皮
E. 酸枣仁

106. 具有平肝潜阳,降逆,止血功效的药是
A. 石决明
B. 珍珠母
C. 刺蒺藜
D. 代赭石
E. 牡蛎

107. 具有平肝疏肝,祛风明目功效的药物是
A. 珍珠母
B. 代赭石
C. 刺蒺藜
D. 钩藤
E. 牡蛎

108. 治疗心神不安,惊悸失眠,应选用的药物是
A. 刺蒺藜
B. 石决明
C. 羚羊角
D. 钩藤
E. 牡蛎

109. 地龙具有的功效是
A. 解毒,通络
B. 平喘,利尿
C. 息风,止血
D. 活血,平喘
E. 降逆,止呕

110. 常与党参、白术配伍,用治脾胃虚寒腹痛的药物是
A. 干姜
B. 附子
C. 肉桂
D. 生姜
E. 吴茱萸

111. 治疗闭证神昏,湿阻中焦,应选用的药物是
A. 石菖蒲
B. 羚羊角
C. 牛黄
D. 远志
E. 麝香

112. 下列各项,具有大补元气功效的药物是
A. 人参
B. 党参
C. 黄芪
D. 甘草
E. 太子参

113. 下列具有透疹功效的药物是
A. 桂枝、柴胡、辛夷
B. 升麻、葛根、香薷
C. 升麻、柴胡、藁本
D. 薄荷、葛根、升麻
E. 荆芥、麻黄、薄荷

114. 具有益卫固表,利尿功效的药物是
A. 山药
B. 党参
C. 浮小麦
D. 麻黄根
E. 黄芪

115. 白术、苍术共同具有的功效是
A. 固表止汗
B. 益气安胎
C. 健脾燥湿
D. 发汗解表
E. 祛风除湿

116. 既治肝肾不足,目暗不明,又治胎动不安的药物是
A. 杜仲
B. 巴戟天
C. 狗脊
D. 桑寄生
E. 菟丝子

117. 炒炭后可用于治疗便血的药物是
A. 防风
B. 香薷
C. 羌活
D. 黄连
E. 荆芥

118. 当归的归经是

A. 肝、心、脾经

B. 脾、胃、大肠经

C. 肝、心、肾经

D. 大肠、胃、肾经

E. 心、小肠、肺经

119. 治疗四肢挛急疼痛,应选用的药物是

　　A. 人参

　　B. 当归

　　C. 白芍

　　D. 阿胶

　　E. 黄芪

120. 下列解表药中兼有化湿和中功效的是

　　A. 紫苏

　　B. 香薷

　　C. 生姜

　　D. 白芷

　　E. 防风

121. 主要用于肺胃阴虚证的药物是

　　A. 北沙参

　　B. 百合

　　C. 石斛

　　D. 墨旱莲

　　E. 女贞子

122. 下列各药中,入汤剂宜包煎的药物是

　　A. 砂仁

　　B. 沉香

　　C. 磁石

　　D. 五灵脂

　　E. 天南星

123. 能涩肠止泻,温中行气,用治虚泻、冷痢的是

　　A. 乌梅

　　B. 五倍子

　　C. 白豆蔻

　　D. 肉豆蔻

　　E. 诃子

124. 一般幼儿的用药剂量是成人的

　　A. 1/6

　　B. 1/3

　　C. 1/2

　　D. 2/3

　　E. 1/4

125. 具有敛肺止咳功效的药物是

　　A. 肉豆蔻

　　B. 赤石脂

　　C. 乌梅

　　D. 莲子

　　E. 芡实

126. "十九畏"中,人参"畏"的是

　　A. 三棱

　　B. 朴硝

　　C. 硫黄

　　D. 五灵脂

　　E. 密陀僧

127. 桑螵蛸的主治病证是

　　A. 自汗盗汗

　　B. 遗精滑精

　　C. 中气下陷

　　D. 久咳虚喘

　　E. 久泻久痢

128. 下列各项,与乌头相反的药物是

　　A. 甘草

　　B. 海藻

　　C. 人参

　　D. 藜芦

　　E. 天花粉

129. 下列各项中,不属于槟榔主治病证的是

　　A. 疟疾

　　B. 水肿

　　C. 胆结石

　　D. 食积气滞

　　E. 肠道寄生虫病

130. 既可用治外感风寒,又可用于外感风热的药物是

　　A. 麻黄

　　B. 防风

　　C. 桂枝

　　D. 紫苏

　　E. 羌活

131. 下列药物中,能燥湿止带的是

　　A. 防风

　　B. 白芷

　　C. 羌活

D. 苍耳子

E. 藁本

132. 下列各项不属于细辛功效的是

A. 宣通鼻窍

B. 温肺化饮

C. 祛风止痛

D. 解表散寒

E. 燥湿止带

133. 关于栀子的应用,下列不正确的是

A. 热病心烦

B. 目赤肿痛

C. 骨蒸潮热

D. 淋证涩痛

E. 血热吐衄

134. 黄芩具有而黄柏不具有的功效是

A. 燥湿

B. 泻火

C. 解毒

D. 清肺热

E. 退虚热

135. 既能清热燥湿,又能泻火解毒,尤善治疗痈疽疗疮的药物是

A. 决明子

B. 生地黄

C. 大血藤

D. 黄连

E. 马勃

136. 下列具有清热燥湿,杀虫,利尿功效的药物是

A. 茯苓

B. 槟榔

C. 猪苓

D. 苦参

E. 秦皮

137. 可用于治疗小便不利的药物是

A. 金银花

B. 大青叶

C. 苦参

D. 秦皮

E. 龙胆

138. 连翘用治热淋涩痛的机理是

A. 凉血止血

B. 渗湿止痛

C. 利湿去浊

D. 收涩止痛

E. 清心利尿

139. 大青叶具有的功效是

A. 清热燥湿,泻火解毒

B. 清热解毒,凉血消斑,清肝泻火,定惊

C. 清热解毒,凉血消斑

D. 清热解毒,凉血,利咽

E. 清热解毒,利咽喉,散肿止痛

140. 具有养阴生津功效的药物是

A. 生地黄

B. 牡丹皮

C. 赤芍

D. 紫草

E. 金银花

141. 青蒿的功效是

A. 退虚热,除疳热,清湿热

B. 清热凉血,活血解毒,透疹消斑

C. 清热凉血,解毒,定惊

D. 清虚热,除骨蒸,解暑热

E. 清热凉血,利尿通淋,解毒疗疮

142. 郁李仁具有的功效是

A. 活血祛瘀

B. 清肝泻火

C. 下气利水

D. 软坚散结

E. 凉血解毒

143. 甘遂与京大戟的共同功效是

A. 泻水逐饮

B. 去积杀虫

C. 峻下冷积

D. 活血化瘀

E. 润燥软坚

144. 具有燥湿健脾,祛风湿,发汗,明目功效的药物是

A. 苍术

B. 厚朴

C. 广藿香

D. 佩兰

E. 砂仁

145. 具有燥湿健脾功效的药组是

A. 山药、大枣

B. 苍术、白术

C. 广藿香、佩兰

D. 砂仁、草果

E. 厚朴、茯苓

146. 治疗夏伤暑湿，身热烦渴，小便不利，泄泻者，应首选

A. 茯苓

B. 猪苓

C. 金钱草

D. 滑石

E. 泽泻

147. 金钱草具有的功效是

A. 清肺润燥

B. 清肺化痰

C. 泄热通便

D. 解毒消肿

E. 清热解暑

148. 具有清热利湿功效的药物是

A. 丹参

B. 牛膝

C. 苏木

D. 姜黄

E. 虎杖

149. 可应用治疗肾虚作喘，虚阳上浮的药物是

A. 吴茱萸

B. 小茴香

C. 肉桂

D. 干姜

E. 花椒

150. 均能治疗蛔虫、蛲虫证，小儿疳积的药物是

A. 使君子

B. 苦楝皮

C. 麦芽

D. 稻芽

E. 槟榔

151. 白茅根具有的功效是

A. 解毒敛疮

B. 消肿生肌

C. 清热利尿

D. 祛痰止咳

E. 活血祛瘀

152. 具有收敛止血、止痢、截疟、补虚功效的药物是

A. 苦楝皮

B. 沙苑子

C. 侧柏叶

D. 仙鹤草

E. 三七

153. 具有活血，凉血功效的药组是

A. 延胡索、姜黄

B. 土鳖虫、乳香

C. 郁金、丹参

D. 姜黄、红花

E. 水蛭、莪术

154. 性平，可治疗经闭，腰膝酸痛，淋证的药物是

A. 牛膝

B. 桃仁

C. 川芎

D. 益母草

E. 鸡血藤

155. 破血行气首选

A. 黄连

B. 莪术

C. 益母草

D. 红花

E. 柴胡

156. 下列有消癥功效的中药是

A. 水蛭

B. 莪术

C. 丹参

D. 红花

E. 白花蛇舌草

157. 具有行水止呕功效的药物是

A. 白前

B. 旋覆花

C. 桔梗

D. 前胡

E. 芥子

158. 治疗胸痹结胸，乳痈，应选用的药物是

A. 半夏

B. 瓜蒌

C. 薤白

D. 桂枝

E. 枳实

159. 桔梗的功效是

A. 润肺,止咳,下气,化痰

B. 宣肺,利咽,清肺,化痰

C. 宣肺,利咽,祛痰,排脓

D. 降气,止咳,祛痰,排脓

E. 降气,止呕,祛痰,排脓

160. 治疗外感风热,咳嗽痰多,咽痛音哑,胸闷不舒者,应首选

A. 百部

B. 川贝母

C. 桔梗

D. 苦杏仁

E. 旋覆花

161. 葶苈子的性能是

A. 甘,寒

B. 辛、苦,大寒

C. 辛、微苦,平

D. 甘、苦、涩,平

E. 辛,温

162. 具有息风镇痉、攻毒散结、通络止痛功效的药物是

A. 全蝎、蜈蚣

B. 地龙、僵蚕

C. 龙骨、牡蛎

D. 石决明、决明子

E. 天麻、钩藤

163. 热闭、寒闭神昏,均常选用的药物是

A. 石菖蒲

B. 麝香

C. 牛黄

D. 羚羊角

E. 苏合香

164. 具有缓急止痛、清热解毒功效的药物是

A. 山药

B. 白术

C. 黄芪

D. 甘草

E. 党参

A2 型题

每道试题由两个以上相关因素组成或以一个简要病历形式出现,其下面都有 A、B、C、D、E 五个备选答案。请从中选择一个最佳答案。

165. 患者,女,50 岁。体弱多病,形体消瘦,气短乏力,纳食不香,头晕心慌,面色苍白,时嗳气,腹胀,经查诊断为胃下垂。应选用的药物是

A. 味辛、升浮药

B. 味甘、沉降药

C. 味甘、升浮药

D. 味酸、沉降药

E. 味苦、沉降药

166. 患者,男,45 岁。咳嗽,咯吐痰涎,色白清稀,鼻塞流涕,用药应首选的药物的归经是

A. 归肺经

B. 归心经

C. 归肝经

D. 归膀胱经

E. 归脾经

167. 患者,男,40 岁。有头部外伤史,头刺痛如锥,颠顶部位尤甚,舌质暗,脉弦数。治疗拟采用活血化瘀法,应选用的引经药是

A. 柴胡

B. 白芷

C. 藁本

D. 葛根

E. 细辛

168. 患者,男,51 岁。胸阳不振,血脉受寒,胸痹胸痛。应首选

A. 麻黄

B. 桂枝

C. 细辛

D. 生姜

E. 白芷

169. 患者,男,20 岁。外感风寒,恶寒发热,头身疼痛,无汗,喘咳,治疗宜选用

A. 麻黄

B. 桂枝

C. 细辛

D. 杏仁

E. 白前

170. 患者外感风寒，恶寒发热，头身疼痛，无汗，喘咳。治疗宜选用

A. 麻黄

B. 桂枝

C. 细辛

D. 杏仁

E. 白前

171. 患者，女，32 岁。素有头痛病史，经常前额疼痛，昨天生气后，眉棱骨痛伴有左侧头部胀痛，用药应首选的是

A. 白芷、防风

B. 白芷、羌活

C. 白芷、藁本

D. 白芷、柴胡

E. 白芷、升麻

172. 患者，女，42 岁。患感冒已经 5 天，现胸胁苦满，口苦咽干目眩，不欲饮食，舌边赤，脉弦。用药应选的是

A. 荆芥、防风

B. 桑叶、菊花

C. 柴胡、黄芩

D. 葛根、升麻

E. 柴胡、葛根

173. 患者，男，24 岁。鼻渊头痛，香臭不闻，浊涕常流。用药应首选的是

A. 薄荷

B. 藿香

C. 辛夷

D. 紫苏

E. 荆芥

174. 患者，男，50 岁。素有高血压病史，服降压药可基本维持血压正常。但时有头痛、眩晕、耳鸣、项强等不适。用药应首选的是

A. 菊花

B. 决明子

C. 夏枯草

D. 葛根

E. 牛膝

175. 患儿，男，1 岁。夜卧不宁，时有啼哭，白昼如常。用药应首选的是

A. 石膏

B. 黄连

C. 全蝎

D. 蝉蜕

E. 防风

176. 患者痨嗽，干咳无痰，颧红，盗汗，午后及夜间低热，治疗方中不应出现的药物是

A. 知母

B. 麦冬

C. 鳖甲

D. 地骨皮

E. 石膏

177. 患者，男，23 岁。阴虚肺燥，干咳无痰，应首选

A. 石膏

B. 芦根

C. 天花粉

D. 黄芩

E. 知母

178. 患者，男，35 岁。外感风寒治疗 1 周未愈，昨起体温升高达 39℃，发热不恶寒，周身有汗，烦渴，脉洪大，用药应首选的是

A. 黄连、黄芩

B. 连翘、淡竹叶

C. 石膏、知母

D. 知母、黄柏

E. 牡丹皮、赤芍

179. 患者，男，25 岁。咳黄稠痰，予以清热药，以下药中长于清肺热的是

A. 黄芩

B. 黄连

C. 黄柏

D. 苦参

E. 龙胆草

180. 患者，女，25 岁。患风湿病已有 3 年，出现双膝关节疼痛，渐有腰痛，脚弱无力，妊娠 8 周，舌淡红，苔薄腻，脉细。治疗该患者的首选药物是

A. 桑寄生

B. 狗脊

C. 秦艽

D. 五加皮

E. 防己

181. 患者,男,35 岁。腰膝酸软,下肢麻木不仁、活动受限,受凉则痛势加剧,用药应首选的是

A. 独活、僵蚕

B. 羌活、葛根

C. 桑寄生、川牛膝

D. 秦艽、木瓜

E. 威灵仙、鸡血藤

182. 患者,女,30 岁。膝足肿胀,屈伸不利,大便溏泻,身倦乏力。用药应首选的是

A. 桑叶

B. 桂枝

C. 秦艽

D. 薏苡仁

E. 木瓜

183. 患者,女,50 岁。近期常感腰痛,且有小便不畅症状。尿常规检查见红细胞 1~2 个。B 超检查示肾盂结石。用药应首选的是

A. 连翘

B. 车前子

C. 泽泻

D. 金钱草

E. 木通

184. 患者,男,58 岁。每日清晨即腹胀泄泻,白昼如常人,喜热饮食,舌质淡,脉沉细。用药应首选的是

A. 附子

B. 干姜

C. 肉桂

D. 吴茱萸

E. 山药

185. 患者,男,89 岁。久病卧床,近日来冷汗自出,四肢厥逆,面色苍白,舌淡苔白,脉微欲绝。用药应首选的是

A. 肉桂、桂枝

B. 干姜、高良姜

C. 附子、干姜

D. 细辛、小茴香

E. 吴茱萸、丁香

186. 患者,女,40 岁。脘腹冷痛,恶心欲吐,大便溏泻,舌淡苔白,舌体胖大,边有齿痕,脉象沉细。用药应首选的是

A. 附子

B. 肉桂

C. 干姜

D. 吴茱萸

E. 小茴香

187. 患者,男,48 岁。形体消瘦,脘腹胀痛,有时隐隐作痛,纳食不香。诊断为胃下垂,用药应首选的是

A. 陈皮

B. 青皮

C. 枳实

D. 木香

E. 香附

188. 患者,男,42 岁。胁肋胀痛,脘腹灼热疼痛,口苦,舌质红,脉弦数,用药应首选的是

A. 木香

B. 香附

C. 乌药

D. 川楝子

E. 佛手

189. 患者,女,15 岁。吃瓜果后,出现腹痛,下痢脓血,泻痢不爽,应选用的与黄连配伍的药物是

A. 黄柏

B. 木香

C. 白头翁

D. 黄芩

E. 吴茱萸

190. 患者胁肋胀痛,常因情志变动而痛有增减,胸闷不舒,嗳气吞酸,饮食减少,舌红苔薄黄,脉弦数。治疗应选用

A. 川楝子

B. 陈皮

C. 木香

D. 佛手

E. 枳实

191. 患者,男,50 岁。素体肥胖,胸闷憋气,时感胸痛,甚则胸痛彻背,舌质紫暗,苔薄腻,脉弦滑。

治疗应首选

A. 青皮

B. 乌药

C. 薤白

D. 木香

E. 香附

192. 患者,男,63 岁。痰壅气逆,咳嗽喘逆,痰多胸闷,食少难消,舌苔白腻,脉滑。治疗宜选用

A. 山楂

B. 莱菔子

C. 神曲

D. 鸡内金

E. 麦芽

193. 患者,女,26 岁。产后 20 天,乳房胀痛,乳漏不止,要求回乳,用药应选用的是

A. 炒麦芽

B. 炒鸡内金

C. 炒神曲

D. 炒山楂

E. 炒槟榔

194. 患者,男,34 岁。午间食涮羊肉 0.5kg,午后脘腹胀痛,嗳腐吞酸,恶心欲吐。用药应首选的是

A. 炒麦芽

B. 炒鸡内金

C. 炒神曲

D. 炒山楂

E. 炒槟榔

195. 患者,女,28 岁。经来淋漓不尽,经色鲜红,诊为崩漏,近日颜面长有痤疮,色红肿痛,舌红苔略黄,脉细数。治疗应首选

A. 白茅根、芦根

B. 大蓟、小蓟

C. 地榆、白及

D. 艾叶、地榆

E. 三七、茜草

196. 患者,女,20 岁。月经提前 1 周,经量多,紫暗有块,心烦急躁,大便秘结,舌质红,舌苔黄,脉弦数。下列各项,哪组药不可选用

A. 当归、丹参

B. 生地黄、白芍

C. 仙鹤草、白及

D. 赤芍、牡丹皮

E. 大黄、益母草

197. 患者,女,30 岁。妊娠 3 个月,胎漏下血,面色不华,手足不温,用药应首选的是

A. 仙鹤草

B. 白及

C. 艾叶

D. 侧柏叶

E. 黄芩

198. 患者,女,30 岁。产后 5 天,右侧乳房红肿胀痛,触摸到硬块,大便如常,小便色黄。治疗应首选

A. 大青叶

B. 蒲公英

C. 淡竹叶

D. 栀子

E. 知母

199. 患者自幼患有痫证,近期发作较频,并见心神不安,心悸,失眠,健忘,舌淡白,脉滑。治疗应选用

A. 远志

B. 茯苓

C. 琥珀

D. 党参

E. 竹茹

200. 患者,男,21 岁。外感风邪,头痛较甚,伴恶寒发热,目眩鼻塞,舌苔薄白,脉浮。治疗宜选用

A. 川芎

B. 丹参

C. 郁金

D. 牛膝

E. 益母草

201. 患者,男,53 岁。发热恶寒,头身疼痛,无汗,脉浮紧。伴咳喘日久,咳痰稀白量多。应选用

A. 桂枝、白芍

B. 紫苏、生姜

C. 白芷、杏仁

D. 荆芥、防风

E. 麻黄、细辛

202. 患者,女,28 岁。发热恶风,咽喉肿痛,头痛目

赤,脉浮而数。用药应首选的是

A. 僵蚕、蜈蚣

B. 羚羊角、全蝎

C. 全蝎、菊花

D. 荆芥、金银花

E. 地龙、荆芥

203. 患者,男,72 岁。中风后气虚血滞,经络不利致半身不遂,口眼歪斜,宜选用

A. 天麻

B. 全蝎

C. 蜈蚣

D. 地龙

E. 僵蚕

204. 患者阳痿,滑精,腰膝冷痛,尿频,宜选用

A. 西洋参

B. 枸杞子

C. 熟地黄

D. 补骨脂

E. 山药

205. 患者,男,38 岁。形体消瘦,倦怠乏力,脘腹隐隐作痛,大便溏薄,一日三行,舌质淡,脉沉细无力。用药应首选的是

A. 党参、白术

B. 党参、升麻

C. 山药、柴胡

D. 黄芪、升麻

E. 党参、柴胡

206. 患者,女,47 岁。畏寒肢冷,腰膝酸痛,小便频数,精神疲乏,并见疮疡不敛者,应首选

A. 党参

B. 黄芪

C. 鹿茸

D. 续断

E. 何首乌

207. 患者,女,26 岁。产后 20 天,发热,头痛,汗出恶风,肩背酸痛,舌苔薄白,脉浮缓。用药应首选的是

A. 麻黄、桂枝

B. 桂枝、白芍

C. 紫苏、生姜

D. 黄芪、防风

E. 苍术、独活

208. 患者,男,30 岁。长期在电脑前工作,近一年时感视力疲劳,两目干涩,头昏脑涨,腰膝酸痛,舌质略红,脉细涩。用药应首选的是

A. 夏枯草、决明子

B. 龙胆草、夏枯草

C. 桑叶、菊花

D. 菊花、枸杞子

E. 菊花、决明子

209. 患者,男,33 岁。久咳,近期又患蛔虫腹痛。治疗宜选用

A. 诃子

B. 芡实

C. 乌梅

D. 肉豆蔻

E. 桑螵蛸

B1 型题

两道试题共用 A、B、C、D、E 五个备选答案,备选答案在上,题干在下。每题请从中选择一个最佳答案。每个备选答案可能被选择一次、多次或不被选择。

(210~211 题共用备选答案)

A. 苦寒

B. 甘寒

C. 辛苦温

D. 甘苦温

E. 甘辛温

210. 清热燥湿药的性味多为

211. 理气药的性味多为

(212~213 题共用备选答案)

A. 相畏

B. 相须

C. 相使

D. 相恶

E. 相杀

212. 一种药物能减轻另一种药物的毒烈性,这种配伍关系是

213. 一种药物的毒烈性能被另一种药物消除,这种
配伍关系是

(214~215题共用备选答案)
A. 贝壳、甲壳、化石及多种矿物药
B. 芳香性药物
C. 某些粉末状药物及细小的植物种子药物
D. 较贵重的药物
E. 胶质类药物
214. 入汤剂宜后下的药物是
215. 入汤剂宜另行烊化的药物是

(216~217题共用备选答案)
A. 夏枯草
B. 淡竹叶
C. 马齿苋
D. 地骨皮
E. 龙胆草
216. 治疗瘰疬,瘿瘤,应选用的药物是
217. 治疗湿热黄疸,应选用的药物是

(218~219题共用备选答案)
A. 白头翁
B. 大青叶
C. 穿心莲
D. 射干
E. 鱼腥草
218. 具有祛痰功效的药物是
219. 具有利尿功效的药物是

(220~221题共用备选答案)
A. 地骨皮
B. 青蒿
C. 白薇
D. 银柴胡
E. 胡黄连
220. 具有凉血退蒸,清泄肺热功效的药物是
221. 具有退虚热,凉血,解暑功效的药物是

(222~223题共用备选答案)
A. 巴豆

B. 芫花
C. 大黄
D. 甘遂
E. 芒硝
222. 治疗湿热黄疸,应选用的药物是
223. 治疗瘀血经闭,应选用的药物是

(224~225题共用备选答案)
A. 独活
B. 防己
C. 秦艽
D. 木瓜
E. 威灵仙
224. 具有解表功效的药物是
225. 具有利水功效的药物是

(226~227题共用备选答案)
A. 川乌
B. 桑寄生
C. 木瓜
D. 威灵仙
E. 五加皮
226. 具有祛风湿、温经止痛作用的药物是
227. 具有祛风湿、通络止痛、消骨鲠作用的药物是

(228~229题共用备选答案)
A. 五加皮
B. 桑寄生
C. 狗脊
D. 木瓜
E. 川乌
228. 具有舒筋活络功效的药物是
229. 具有温经止痛功效的药物是

(230~231题共用备选答案)
A. 桑寄生
B. 地龙
C. 五加皮
D. 威灵仙
E. 木瓜
230. 具有祛风湿、补肝肾、强筋骨、安胎作用的药

物是

231. 具有祛风湿、补肝肾、强筋骨、利水作用的药物是

(232～233 题共用备选答案)

A. 威灵仙

B. 防己

C. 狗脊

D. 独活

E. 木瓜

232. 既能祛风湿,又能消骨鲠的药物是

233. 既能祛风湿,又能强腰膝的药物是

(234～235 题共用备选答案)

A. 妊娠恶阻,胎动不安证

B. 妊娠胎漏下血,胎动欲坠

C. 妊娠胎热,胎动不安证

D. 妊娠肝肾亏虚,胎动不安证

E. 妊娠脾虚气弱,胎动不安证

234. 白术的主治病证是

235. 桑寄生的主治病证是

(236～237 题共用备选答案)

A. 藿香

B. 佩兰

C. 白豆蔻

D. 厚朴

E. 苍术

236. 功能化湿、止呕、解暑的药物是

237. 功能化湿行气、温中止呕的药物是

(238～239 题共用备选答案)

A. 苍术

B. 厚朴

C. 白豆蔻

D. 木瓜

E. 川乌

238. 能燥湿下气的药物是

239. 能燥湿健脾的药物是

(240～241 题共用备选答案)

A. 茯苓

B. 薏苡仁

C. 猪苓

D. 白术

E. 泽泻

240. 既能利水又可泄热的药物是

241. 既能健脾止泻又可除痹的药物是

(242～243 题共用备选答案)

A. 茯苓

B. 猪苓

C. 泽泻

D. 薏苡仁

E. 滑石

242. 具有利水渗湿、排脓作用的药物是

243. 具有利水通淋、解暑作用的药物是

(244～245 题共用备选答案)

A. 茵陈

B. 滑石

C. 茯苓

D. 草薢

E. 车前子

244. 治疗膏淋小便混浊,色白如米泔,宜选用的药物是

245. 治疗小便不利,伴大便水泻,宜选用的药物是

(246～247 题共用备选答案)

A. 利水渗湿

B. 利尿通淋,健脾

C. 利尿通淋,止痛

D. 利水渗湿,安神

E. 利湿退黄

246. 海金沙的功效是

247. 猪苓的功效是

(248～249 题共用备选答案)

A. 利水通淋,通气下乳

B. 利水渗湿,祛风除痹

C. 利尿通淋,清肺止咳,凉血止血

D. 利水渗湿,泄热

E. 利湿退黄,止痒

248. 石韦的功效是

249. 泽泻的功效是

(250～251题共用备选答案)

　　A. 茵陈

　　B. 萆薢

　　C. 虎杖

　　D. 地肤子

　　E. 金钱草

250. 具有利湿退黄,解毒消肿功效的药物是

251. 具有利湿退黄,散瘀止痛功效的药物是

(252～253题共用备选答案)

　　A. 寒疝腹痛

　　B. 寒凝肝脉疼痛

　　C. 胸痹心痛

　　D. 脘腹刺痛

　　E. 虫积腹痛

252. 小茴香尤善于治疗的病证是

253. 吴茱萸尤善于治疗的病证是

(254～255题共用备选答案)

　　A. 祛风通痹

　　B. 补火助阳

　　C. 温胃止呕

　　D. 发汗平喘

　　E. 温中散寒

254. 上述各项中,属于肉桂功效的是

255. 上述各项中,属于干姜功效的是

(256～257题共用备选答案)

　　A. 肉桂

　　B. 吴茱萸

　　C. 细辛

　　D. 丁香

　　E. 白术

256. 为治命门火衰之要药的是

257. 治疗脾肾虚寒,久泻,五更泄泻者,宜选用的药物是

(258～259题共用备选答案)

　　A. 细辛

　　B. 花椒

　　C. 丁香

　　D. 小茴香

　　E. 高良姜

258. 具有温中降逆、温肾助阳作用的药物是

259. 具有散寒止痛、理气和胃作用的药物是

(260～261题共用备选答案)

　　A. 附子

　　B. 干姜

　　C. 肉桂

　　D. 吴茱萸

　　E. 小茴香

260. 既治亡阳证,又治阳虚外感风寒的药物是

261. 既治厥阴头痛,又治脾肾阳虚之五更泄泻的药物是

(262～263题共用备选答案)

　　A. 干姜

　　B. 附子

　　C. 肉桂

　　D. 丁香

　　E. 吴茱萸

262. 治疗寒饮咳喘,痰多清稀,宜选用的药物是

263. 治疗元阳亏虚,虚阳上浮的面赤、虚喘、汗出、心悸、失眠、脉微弱者,选用

(264～265题共用备选答案)

　　A. 附子、干姜

　　B. 附子、肉桂

　　C. 细辛、吴茱萸

　　D. 细辛、干姜

　　E. 高良姜、干姜

264. 均具有补火助阳作用的药物是

265. 均具有温肺化饮作用的药物是

(266～267题共用备选答案)

　　A. 丁香

　　B. 肉桂

C.吴茱萸

D.干姜

E.花椒

266.治疗中焦虚寒,肝气上逆之颠顶头痛,宜选用

267.治疗蛔虫引起的腹痛、呕吐,宜选用

(268~269题共用备选答案)

A.丁香

B.细辛

C.花椒

D.小茴香

E.高良姜

268.治疗睾丸偏坠胀痛,应选用

269.治疗阳痿肾阳不足证,应选用

(270~271题共用备选答案)

A.乌药

B.沉香

C.川楝子

D.香附

E.薤白

270.具有行气止痛、杀虫疗癣作用的药物是

271.为疏肝解郁,行气止痛要药的是

(272~273题共用备选答案)

A.陈皮

B.青皮

C.枳实

D.香附

E.乌药

272.具有破气消积、化痰除痞作用的药物是

273.具有疏肝理气、调经止痛作用的药物是

(274~275题共用备选答案)

A.小蓟

B.青皮

C.艾叶

D.三七

E.陈皮

274.具有理气调中、燥湿化痰作用的药物是

275.具有疏肝破气、消积化滞作用的药物是

(276~277题共用备选答案)

A.行气止痛,温肾纳气

B.行气止痛,杀虫,解毒消肿

C.行气止痛,杀虫

D.行气止痛,温肾纳气,降逆调中

E.行气止痛,温肾散寒

276.乌药的功效是

277.川楝子的功效是

(278~279题共用备选答案)

A.本品有一定毒性,不宜持续和过量服用

B.脾虚便溏者不宜服用

C.大量服用能引起呃逆、眩晕、呕吐等反应

D.与热茶同服可致呃逆、腹泻

E.本品与乌头相反

278.使用苦楝皮时应注意

279.使用槟榔时应注意

(280~281题共用备选答案)

A.侧柏叶

B.地榆

C.大蓟

D.槐花

E.小蓟

280.既善于治疗吐衄便血,又善于治疗肝火上炎之头痛目赤的药物是

281.既善于治疗吐衄便血,又善于治疗肺热咳嗽有痰的药物是

(282~283题共用备选答案)

A.肺热咳嗽

B.肠燥便秘

C.肺虚久咳

D.瘀血痛证

E.胃寒呕吐

282.白茅根的主治病证是

283.蒲黄的主治病证是

(284~285题共用备选答案)

A.凉血止血

B.收敛止血

C. 化瘀止血

D. 温经止血

E. 补虚止血

284. 地榆的功效长于

285. 艾叶的功效长于

（286~287题共用备选答案）

A. 既能凉血止血，又能散瘀解毒消痈

B. 既能凉血止血，又能清热安胎

C. 既能凉血止血，又能祛痰止咳

D. 既能凉血止血，又能泻火除烦

E. 既能凉血止血，又能泻下通便

286. 栀子的功效是

287. 大蓟的功效是

（288~289题共用备选答案）

A. 蒲黄

B. 地榆

C. 大蓟

D. 三七

E. 白茅根

288. 宜治尿血、血淋涩痛的药物是

289. 宜治下焦血热出血证的药物是

（290~291题共用备选答案）

A. 三七

B. 蒲黄

C. 茜草

D. 白及

E. 白茅根

290. 既能凉血止血，又能活血祛瘀的药物是

291. 既能化瘀止血，又能利尿通淋的药物是

（292~293题共用备选答案）

A. 炒炭用收敛止血，生用化瘀利尿

B. 炒炭用收敛止血，生用解表透疹

C. 炒炭用凉血止血，生用清热杀虫

D. 炒炭用凉血止血，生用养阴生津

E. 炒炭用凉血止血，生用化瘀止血

292. 蒲黄的功效是

293. 荆芥的功效是

（294~295题共用备选答案）

A. 白及

B. 艾叶

C. 小蓟

D. 白茅根

E. 侧柏叶

294. 治疗痈肿疮疡，手足皲裂，应选用的药物是

295. 治疗肺热咳嗽，须发早白，应选用的药物是

（296~297题共用备选答案）

A. 川芎、延胡索

B. 桃仁、红花

C. 益母草、牛膝

D. 水蛭、川芎

E. 乳香、姜黄

296. 皆能活血行气的药组是

297. 皆能活血通经、利水的药组是

（298~299题共用备选答案）

A. 活血行气，祛风止痛

B. 活血行气，清心凉血

C. 活血调经，除烦安神

D. 活血通经，清热解毒

E. 活血通经，祛瘀止痛

298. 郁金具有的功效是

299. 红花具有的功效是

（300~301题共用备选答案）

A. 风湿痹痛

B. 湿热黄疸

C. 血虚失眠

D. 肾虚腰痛

E. 肠燥便秘

300. 川芎可用于治疗的病证是

301. 郁金可用于治疗的病证是

（302~303题共用备选答案）

A. 白芥子

B. 杏仁

C. 半夏

D. 桔梗

E.竹茹

302.治疗寒饮呕吐,宜选用

303.治疗湿阻胸脘痞闷,宜选用

(304~305题共用备选答案)

A.半夏

B.海藻

C.白芥子

D.川贝母

E.桔梗

304.治疗虚劳咳嗽、肺热燥咳,宜选用的药物是

305.治疗肺痈吐脓,宜选用的排脓药物是

(306~307题共用备选答案)

A.既能够治疗肠燥便秘,又能够治疗胸痹、结胸

B.既能够治疗肠燥便秘,又能够治疗咳嗽气喘

C.既能够治疗肠燥便秘,又能够治疗声音嘶哑

D.既能够治疗肠燥便秘,又能够治疗水肿

E.既能够治疗肠燥便秘,又能够治疗目赤肿痛

306.瓜蒌治疗的病证是

307.苦杏仁治疗的病证是

(308~309题共用备选答案)

A.既能敛肺平喘,又能止带缩尿

B.既能泻肺平喘,又能利水消肿

C.既能止咳平喘,又能止痛

D.既能止咳平喘,又能润肠通便

E.既能止咳平喘,又能清肺化痰

308.白果的功效是

309.桑白皮的功效是

(310~311题共用备选答案)

A.平喘

B.通便

C.敛汗

D.消食

E.利尿

310.柏子仁除养心安神外,还具有的功效是

311.酸枣仁除养心安神外,还具有的功效是

(312~313题共用备选答案)

A.合欢皮

B.酸枣仁

C.远志

D.琥珀

E.磁石

312.既能活血消肿,又能解郁安神的药物是

313.既能活血散瘀,又能镇惊安神的药物是

(314~315题共用备选答案)

A.黄芩

B.甘草

C.白术

D.大枣

E.党参

314.具有利尿,止汗,安胎功效的药物是

315.具有祛痰,止痛,解毒功效的药物是

(316~317题共用备选答案)

A.阿胶

B.白芍

C.当归

D.熟地黄

E.何首乌

316.治疗血瘀证,应选用的药物是

317.治疗出血证,应选用的药物是

(318~319题共用备选答案)

A.肺、胃、肾经

B.肺、脾、肾经

C.心、脾、肾经

D.心、肝、肾经

E.心、肝、脾经

318.知母的主要归经是

319.龟甲的主要归经是

(320~321题共用备选答案)

A.西洋参

B.大枣

C.麦冬

D.山药

E. 女贞子

320. 具有滋补肝肾功效的药物是

321. 具有养血安神功效的药物是

（322～323题共用备选答案）

　　A. 桑螵蛸

　　B. 海螵蛸

　　C. 金樱子

　　D. 芡实

　　E. 山茱萸

322. 善于治疗大汗不止、体虚欲脱的药物是

323. 善于治疗胃痛吐酸、湿疮湿疹的药物是

（324～325题共用备选答案）

　　A. 泻痢

　　B. 血热出血证

　　C. 食积气滞，腹胀便秘

　　D. 蛔虫病

　　E. 疟疾

324. 青蒿能够治疗的病证是

325. 使君子能够治疗的病证是

（326～327题共用备选答案）

　　A. 独活

　　B. 川乌

　　C. 防己

　　D. 桑寄生

　　E. 络石藤

326. 具有祛风湿，利水消肿功效的药物是

327. 具有祛风湿，补肾安胎功效的药物是

（328～329题共用备选答案）

　　A. 杀虫，疗癣

　　B. 清热解毒，凉血止血，杀虫

　　C. 杀虫，解暑

　　D. 杀虫消积，行气利水，截疟

　　E. 杀虫，润肺下气止咳

328. 槟榔的功效是

329. 百部的功效是

（330～331题共用备选答案）

　　A. 独活

　　B. 川乌

　　C. 防己

　　D. 桑寄生

　　E. 豨莶草

330. 具有利水消肿功效的药物是

331. 具有补肾安胎功效的药物是

（332～333题共用备选答案）

　　A. 肝、脾经

　　B. 肝、肾经

　　C. 肺、肝、肾

　　D. 心、脾经

　　E. 肝、心、肾经

332. 熟地黄的归经是

333. 白芍的归经是

方剂学

A1 型题
每道试题下面有 A、B、C、D、E 五个备选答案,请从中选择一个最佳答案。

1. 散剂的特点中不包括的是
 A. 节省药材
 B. 吸收缓慢
 C. 不易变质
 D. 制作简便
 E. 便于携带

2. 下列各项中不属于和法范畴的是
 A. 透达膜原
 B. 消食和胃
 C. 分消上下
 D. 调和营卫
 E. 舒肝和胃

3. 下列各项中,不属消法适用范围的是
 A. 活血化瘀
 B. 消疳杀虫
 C. 行气散滞
 D. 通导大便
 E. 化痰祛水

4. 反佐药的表述,正确的是
 A. 针对主病或主证起主要治疗作用
 B. 针对重要的兼病或兼证起主要治疗作用
 C. 针对次要兼证起直接治疗作用
 D. 消减或制约君、臣药的毒性和峻烈之性
 E. 防止病重邪甚时药病格拒

5. 解表药使用注意,表述错误的是
 A. 疮疡日久、淋证、失血患者慎用
 B. 表虚自汗、阴虚盗汗者慎用
 C. 注意因时因地制宜
 D. 入汤剂不宜久煎
 E. 用量宜大

6. 止嗽散的组成中不含有
 A. 紫菀
 B. 白前
 C. 杏仁
 D. 荆芥
 E. 陈皮

7. 下列各项,不属麻黄汤功用的是
 A. 解表
 B. 发汗
 C. 解肌
 D. 平喘
 E. 宣肺

8. 麻杏石膏汤的功用是
 A. 散风除湿,宣痹止痛
 B. 疏风通络,散寒除湿
 C. 辛凉疏表,清肺平喘
 D. 疏风清热,宣痹止痛
 E. 发汗解表,祛风胜湿

9. 桂枝汤中桂枝与芍药的比例是
 A. 1:1
 B. 1:2
 C. 1:3
 D. 1:4
 E. 1:5

10. 症见身热,鼻塞恶风,汗出,脉浮缓,宜选用的方剂是
 A. 桂枝汤
 B. 麻黄汤
 C. 桑菊饮
 D. 小青龙汤

E. 止嗽散

11. 桑菊饮的功用是
A. 宣肺解表，止咳平喘
B. 疏风清热，宣肺止咳
C. 宣肺化痰，止嗽定喘
D. 疏风清热，止咳化痰
E. 宣降肺气，化痰止嗽

12. 下列具有宣肺疏风，止咳化痰功效的方剂是
A. 银翘散
B. 杏苏散
C. 桑杏汤
D. 桑菊饮
E. 止嗽散

13. 下列各项，可增强银翘散辛散透表之功的是
A. 薄荷
B. 牛蒡子
C. 连翘
D. 荆芥
E. 竹叶

14. 以"疏风清热，宣肺止咳"为功用的方剂是
A. 银翘散
B. 桑菊饮
C. 麻黄汤
D. 小青龙汤
E. 麻杏甘石汤

15. 以下哪味药物为麻子仁丸的组成药物
A. 蔓荆子
B. 赤芍
C. 知母
D. 麻黄
E. 杏仁

16. 以下哪味药物不是麻子仁丸的组成药物
A. 枳实
B. 大黄
C. 厚朴
D. 芒硝
E. 杏仁

17. 温脾汤的功用是
A. 攻下寒积，温补脾阳
B. 温肾益精，润肠通便
C. 攻下通便，补气养血

D. 健脾和胃，消食止泻
E. 润肠泄热，行气通便

18. 具有润肠泄热，行气通便功用的方剂是
A. 大承气汤
B. 济川煎
C. 大黄牡丹汤
D. 麻子仁丸
E. 十枣汤

19. 大承气汤配伍枳实的意义是
A. 泄热通便
B. 行气消痞
C. 补血调经
D. 下气除满
E. 引血归经

20. 麻子仁丸主治脾约证的临床表现是
A. 大便稀溏，小便短少
B. 大便干结，小便频数
C. 大便黏滞，小便短少
D. 大便泄泻，小便频数
E. 大便不通，小便清长

21. 麻子仁丸的主治证候中有
A. 大便稀溏
B. 腰膝酸软
C. 小便频数
D. 久痢赤白
E. 手足厥逆

22. 药物组成中含有柴胡、人参的方剂是
A. 小柴胡汤
B. 半夏泻心汤
C. 大柴胡汤
D. 四逆散
E. 蒿芩清胆汤

23. 逍遥散的组成中有
A. 当归、川芎
B. 白芍、茯苓
C. 香附、陈皮
D. 薄荷、防风
E. 白术、半夏

24. 小柴胡汤中"和解少阳"的主要药物是
A. 柴胡与半夏
B. 黄芩与人参

C. 半夏与生姜

D. 柴胡与黄芩

E. 黄芩与半夏

25. 主治肝郁血虚脾弱证的方剂是

A. 蒿芩清胆汤

B. 痛泻要方

C. 逍遥散

D. 小柴胡汤

E. 大柴胡汤

26. 逍遥散的主治病证不包括

A. 月经不调

B. 神疲食少

C. 头晕眼花

D. 两胁作痛

E. 口燥咽干

27. 下列除哪项外均是蒿芩清胆汤的组成药物

A. 猪苓、枳实

B. 青蒿、黄芩

C. 陈皮、碧玉散

D. 枳壳、赤茯苓

E. 竹茹、半夏

28. 下列方剂中含有干姜、半夏的是

A. 逍遥散

B. 枳术丸

C. 半夏泻心汤

D. 桂枝汤

E. 橘皮竹茹汤

29. 清热剂应用时需注意

A. 热邪在气可先治血

B. 真寒假热证,可用清热剂清解在表之热

C. 清热剂中忌配用醒脾和胃之品,以免伤阳碍胃

D. 采用热药凉服的反佐法

E. 屡用清热之剂而热势不退者,可改用甘寒滋阴壮水之法

30. 具有清胃凉血功用的方剂是

A. 玉女煎

B. 清气化痰丸

C. 蒿芩清胆汤

D. 温胆汤

E. 清胃散

31. 主治壮热面赤,汗出恶热的首选方剂是

A. 竹叶石膏汤

B. 犀角地黄汤

C. 黄连解毒汤

D. 白虎汤

E. 清营汤

32. 组成药物中含有牛膝的方剂是

A. 芍药汤

B. 龙胆泻肝汤

C. 清营汤

D. 导赤散

E. 玉女煎

33. 具有"透热转气"之功的方剂是

A. 白头翁汤

B. 黄连解毒汤

C. 清瘟败毒饮

D. 清营汤

E. 犀角地黄汤

34. 清营汤主治证的热型是

A. 夜热早凉

B. 身热夜甚

C. 日晡潮热

D. 往来寒热

E. 皮肤蒸热

35. 清心利水养阴的方剂是

A. 导赤散

B. 清胃散

C. 龙胆泻肝汤

D. 泻白散

E. 清暑益气汤

36. 具有清热生津功用的方剂是

A. 普济消毒饮

B. 犀角地黄丸

C. 黄连解毒汤

D. 白虎汤

E. 清营汤

37. 黄连解毒汤中泻心火兼泻中焦火的是

A. 黄连

B. 黄芩

C. 黄柏

D. 栀子

E. 犀角

38. 组成药物中含有官桂的方剂是

A. 乌梅丸

B. 桂枝汤

C. 猪苓汤

D. 麻黄汤

E. 芍药汤

39. 下列为当归六黄汤主治的是

A. 阴虚火旺盗汗

B. 肾虚腰酸膝软

C. 小便不利

D. 阴虚口干

E. 气虚乏力

40. 仙方活命饮中的君药是

A. 赤芍

B. 当归

C. 陈皮

D. 天花粉

E. 金银花

41. 竹叶石膏汤组成中不含有的药物是

A. 半夏

B. 麦冬

C. 人参

D. 甘草

E. 知母

42. 龙胆泻肝汤与蒿芩清胆汤中均含有的药物是

A. 半夏

B. 木通

C. 黄芩

D. 栀子

E. 泽泻

43. 香薷散的功用是

A. 祛暑解表,化湿和中

B. 祛暑解表,清热化湿

C. 清暑解热,化气利湿

D. 清暑化湿,理气和中

E. 祛暑化湿,健脾和中

44. 清暑益气汤的君药是

A. 粳米、竹叶

B. 石斛、麦冬

C. 西洋参、石斛

D. 荷梗、知母

E. 西瓜翠衣、西洋参

45. 小建中汤中含有的药物是

A. 人参、桂枝

B. 甘草、干姜

C. 生姜、桂枝

D. 白术、芍药

E. 大枣、人参

46. 小建中汤中饴糖配伍桂枝的用意是

A. 养血润燥

B. 化瘀生新

C. 补血和营

D. 温中补脾

E. 下气止逆

47. 以下哪味是吴茱萸汤的组成药物

A. 干姜

B. 人参

C. 甘草

D. 党参

E. 肉桂

48. 理中丸的配伍特点是

A. 温中与降逆并施,寓补益于温降之中

B. 温补并用,以温为主

C. 温阳与散寒并用,养血与通脉兼施

D. 温清消补并用,但以温经化瘀为主

E. 温补脾阳与攻下寒积并用

49. 四逆汤的组成药物是

A. 人参、干姜、炙甘草

B. 人参、肉桂、炙甘草

C. 生附子、人参、炙甘草

D. 生附子、肉桂、炙甘草

E. 生附子、干姜、炙甘草

50. 主治阴疽的方剂是

A. 大黄牡丹汤

B. 黄芪桂枝五物汤

C. 阳和汤

D. 半夏厚朴汤

E. 仙方活命饮

51. 甘温除热的代表方剂是

A. 小建中汤

B. 补中益气汤

C. 四君子汤

D. 黄芪桂枝五物汤

E. 升阳益胃汤

52. 参苓白术散中具有芳香醒脾之功的药物是

A. 桔梗

B. 砂仁

C. 藿香

D. 佩兰

E. 厚朴

53. 治疗肝肾阴虚,肝气郁滞证的方剂是

A. 一贯煎

B. 百合固金汤

C. 六味地黄丸

D. 地黄饮子

E. 肾气丸

54. 补中益气汤中用量最大的药物是

A. 人参

B. 升麻

C. 甘草

D. 黄芪

E. 白术

55. 下列各项,不属于补中益气汤组成的药物是

A. 黄芪

B. 当归

C. 柴胡

D. 白术

E. 茯苓

56. 下列哪项是六味地黄丸的组成药物

A. 熟地黄、山萸肉、山药、泽泻、牡丹皮、茯苓

B. 熟地黄、山萸肉、山药、人参、牡丹皮、茯苓

C. 生地黄、山萸肉、山药、泽泻、牡丹皮、茯苓

D. 熟地黄、山萸肉、山药、党参、牡丹皮、茯苓

E. 熟地黄、山萸肉、山药、甘草、牡丹皮、茯苓

57. 炙甘草汤和归脾汤均可用治

A. 脾肺气虚,自汗易感者

B. 脾胃气虚,食少脘胀者

C. 气血不足,心悸怔忡者

D. 脾阳不足,吐衄便血者

E. 肝肾不足,腰膝酸软者

58. 肾气丸所治消渴的病机是

A. 肾阴不足

B. 肾阳不足

C. 阴阳两虚

D. 虚火上炎

E. 肾精虚衰

59. 参苓白术散主治的病证是

A. 脾虚湿盛证

B. 脾胃气虚证

C. 脾虚气陷证

D. 心脾两虚证

E. 脾肾两虚证

60. 玉屏风散和补中益气汤均可用治

A. 脾肺气虚,自汗易感者

B. 脾胃气虚,食少脘胀者

C. 气血不足,心悸怔忡者

D. 脾阳不足,吐衄便血者

E. 肝肾不足,腰膝酸软者

61. 具有益气生津,敛阴止汗功用的方剂是

A. 生脉散

B. 清暑益气汤

C. 六一散

D. 竹叶石膏汤

E. 白虎汤

62. 四物汤主治证候的病机要点是

A. 气血不足

B. 精血匮乏

C. 阴血亏虚

D. 营血虚滞

E. 血失统摄

63. 当归补血汤重用黄芪为君,意在

A. 补气固表

B. 补气行血

C. 补气生血

D. 补气行水

E. 补气托毒

64. 当归补血汤主治证候中可见

A. 寒热往来

B. 夜热早凉

C. 身热不扬

D. 憎寒壮热

E. 肌热面赤

65. 炙甘草汤中具有补血作用的药物是

A.熟地黄

B.白芍

C.龙眼肉

D.当归

E.阿胶

66.下列方剂组成药物中含有地黄的是

A.一贯煎

B.芍药汤

C.归脾汤

D.当归补血汤

E.当归四逆汤

67.一贯煎的药物组成正确的是

A.北沙参、麦冬、熟地黄、当归身、枸杞子、川楝子

B.北沙参、麦冬、生地黄、当归身、枸杞子、川楝子

C.北沙参、天冬、生地黄、当归身、枸杞子、川楝子

D.北沙参、麦冬、生地黄、当归身、黄芪、川楝子

E.北沙参、麦冬、生地黄、当归身、枸杞子、五味子

68.固涩剂使用时应注意

A.固涩剂治疗耗散滑脱之证,不可使用补益剂,以免留邪

B.不论有无外邪,均可使用固涩剂

C.元气大虚,亡阳欲脱所致的崩中不止者,宜兼顾重用回阳固脱之品

D.热病多汗、痰饮咳嗽等证,可用固涩剂

E.实热崩漏、伤食泄泻等证,首选固涩剂

69.下列方剂具有益气固表,敛阴止汗功效的是

A.生脉散

B.玉屏风散

C.参苓白术散

D.桑螵蛸散

E.牡蛎散

70.桑螵蛸散中配伍龙骨、龟甲的意义是

A.补肾助阳,固精缩尿

B.滋养肾阴,补心安神

C.收敛固涩,镇心安神

D.滋阴潜阳,固精缩尿

E.固涩止遗,补肾益精

71.牡蛎散中功专收敛止汗的药物是

A.煅牡蛎

B.麻黄根

C.生黄芪

D.小麦

E.白术

72.具有补肾健脾,益气摄血功用的方剂是

A.固冲汤

B.归脾汤

C.四物汤

D.黄土汤

E.桑螵蛸散

73.血府逐瘀汤的臣药为

A.桃仁、生地黄

B.桔梗、枳壳

C.桃仁、红花

D.生地黄、当归

E.赤芍、川芎

74.补阳还五汤的组成药物中不含

A.地龙

B.红花

C.黄芪

D.生地黄

E.赤芍

75.治疗五更泄泻的首选方剂是

A.吴茱萸汤

B.理中丸

C.真人养脏汤

D.四神丸

E.桑螵蛸散

76.天王补心丹的主治证候中有

A.高热

B.头痛

C.虚烦

D.便溏

E.胸闷

77.下列各项,属天王补心丹组成药物的是

A.西洋参

B.玄参

C.沙参

D.党参

E. 苦参

78. 朱砂安神丸组成中不含有的药物是
A. 黄连
B. 生地黄
C. 白芍
D. 当归
E. 甘草

79. 组成中含有生地黄、当归、甘草的安神剂是
A. 清营汤
B. 天王补心丹
C. 酸枣仁汤
D. 清燥救肺汤
E. 朱砂安神丸

80. 酸枣仁汤中含有的药物是
A. 知母、远志
B. 川芎、柏子仁
C. 茯苓、朱砂
D. 知母、川芎
E. 甘草、石菖蒲

81. 肝血不足,虚热内扰而心悸失眠者,治宜选用
A. 归脾汤
B. 酸枣仁汤
C. 天王补心丹
D. 朱砂安神丸
E. 龙胆泻肝汤

82. 桑杏汤主治
A. 风邪犯肺的咳嗽证
B. 凉燥犯肺的咳嗽证
C. 温燥犯肺的咳嗽证
D. 风热犯肺的咳嗽证
E. 风寒犯肺的咳喘证

83. 三仁汤主治证中,身热的特点是
A. 身热夜甚
B. 身热不扬
C. 皮肤蒸热
D. 壮热不休
E. 往来寒热

84. 开窍剂在使用时需注意
A. 热闭者宜温开
B. 寒闭者宜凉开
C. 若见汗出肢冷、呼吸气微、口开目合、脉微欲

绝者,急用开窍剂
D. 阳明腑实证见神昏谵语者,可选用温里剂合开窍剂
E. 开窍剂多用于急救,中病即止

85. 紫雪的功用是
A. 辟秽解毒,清热开窍
B. 辟秽解毒,化痰开窍
C. 清热开窍,息风止痉
D. 清热开窍,化浊解毒
E. 芳香开窍,行气止痛

86. 苏合香丸的主治病证不包括
A. 猝然昏仆
B. 高热神昏
C. 心腹卒痛
D. 苔白脉迟
E. 中寒昏厥

87. 适宜用开窍剂治疗的证候是
A. 阳明腑实,神昏谵语
B. 阴虚风动,神倦瘛疭
C. 痰热扰神,谵语如狂
D. 热陷心包,窍闭神昏
E. 火毒扰神,错语不眠

88. 下列各项,不属苏合香丸主治证候的是
A. 心腹卒痛
B. 高热烦躁
C. 牙关紧闭
D. 苔白
E. 脉迟

89. 半夏厚朴汤中体现"治痰不理脾胃非其治"的药物是
A. 茯苓
B. 半夏
C. 厚朴
D. 生姜
E. 苏叶

90. 具有行气散结,降逆化痰功用的方剂是
A. 枳实薤白桂枝汤
B. 越鞠丸
C. 半夏厚朴汤
D. 苏子降气汤
E. 天台乌药散

91. 越鞠丸中以行气为主的药物是
    A. 木香
    B. 沉香
    C. 香附
    D. 枳壳
    E. 厚朴

92. 以下哪味是半夏泻心汤和苏子降气汤都含有的药物
    A. 厚朴
    B. 生甘草
    C. 半夏
    D. 干姜
    E. 生姜

93. 苏子降气汤用于
    A. 虚寒呃逆。呃逆不已，胸脘痞闷，舌淡苔白，脉沉迟
    B. 上实下虚之咳喘证。痰涎壅盛，咳喘短气，胸膈满闷，或腰痛脚软，或肢体浮肿，舌苔白滑或白腻，脉弦滑
    C. 胃虚有热之呃逆。呃逆或干呕，舌红嫩，脉虚数
    D. 胃气虚弱，痰浊内阻证。心下痞硬，噫气不除，或反胃呕逆，吐涎沫，舌淡，苔白滑，脉弦而虚
    E. 哮喘。咳嗽痰多气急，痰稠色黄，微恶风寒，舌苔黄腻，脉滑数

94. 旋覆代赭汤证的病因病机是
    A. 痰热内阻，胃失和降
    B. 食积内停，胃失和降
    C. 胃虚痰阻，气逆不降
    D. 胃虚有热，气逆不降
    E. 胃中虚冷，气逆不降

95. 旋覆代赭汤中用量最重的药物是
    A. 旋覆花
    B. 代赭石
    C. 甘草
    D. 半夏
    E. 生姜

96. 主治梅核气的常用方剂是
    A. 苏子降气汤
    B. 枳实薤白桂枝汤

C. 越鞠丸
D. 半夏厚朴汤
E. 旋覆代赭汤

97. 以下哪味不是越鞠丸的组成药物
    A. 香附
    B. 白术
    C. 川芎
    D. 栀子
    E. 神曲

98. 具有疏肝行气止痛功用的方剂是
    A. 越鞠丸
    B. 半夏厚朴汤
    C. 暖肝煎
    D. 旋覆代赭汤
    E. 天台乌药散

99. 具有温补肝肾、行气止痛功用的方剂是
    A. 暖肝煎
    B. 苏合香丸
    C. 半夏厚朴汤
    D. 苏子降气汤
    E. 旋覆代赭汤

100. 二陈汤与半夏白术天麻汤二方中均含有的药物是
    A. 半夏、杏仁
    B. 枳实、橘皮
    C. 半夏、茯苓
    D. 白术、半夏
    E. 橘红、乌梅

101. 大黄牡丹汤的功用是
    A. 攻下冷积，温补脾阳
    B. 润肠泄热，行气通便
    C. 温里散寒，通便止痛
    D. 泄热破瘀，散结消肿
    E. 泄热通便，补益气血

102. 复元活血汤中有
    A. 鳖甲
    B. 地黄
    C. 银柴胡
    D. 大黄
    E. 益母草

103. 主治胸中血瘀证的是

A.复元活血汤

B.血府逐瘀汤

C.十灰散

D.温经汤

E.生化汤

104.组成药物中含有桂枝、吴茱萸的方剂是

A.生化汤

B.温经汤

C.血府逐瘀汤

D.复元活血汤

E.补阳还五汤

105.补阳还五汤中的君药是

A.桃仁

B.红花

C.川芎

D.当归尾

E.黄芪

106.血府逐瘀汤中有

A.白芍

B.熟地黄

C.牛膝

D.三棱

E.水蛭

107.槐花散的功用是

A.清肠止血,养阴清热

B.养血止血,清肠祛风

C.益气健脾,养血止血

D.清肠止血,疏风行气

E.养阴清热,凉血止血

108.补阳还五汤的功用是

A.补气活血,通络

B.活血祛瘀,疏肝通络

C.活血化瘀,缓消癥块

D.活血祛瘀,散结止痛

E.活血祛瘀,温经止痛

109.生化汤的作用为

A.补血益气,和营退热

B.养血祛风,疏解表邪

C.养血化瘀,温经止痛

D.清热解毒,凉血化瘀

E.养血健脾,疏肝清热

110.咳血方的功用是

A.清热解毒,凉血散瘀

B.凉血止血,利水通淋

C.清肝宁肺,凉血止血

D.清热泻火,利水通淋

E.清热凉血,活血散瘀

111.黄土汤主要用于治疗

A.尿中带血,小便频数,赤涩热痛,舌红,脉数

B.大便下血,面色萎黄,舌淡苔白,脉沉细无力

C.痔疮出血,血色鲜红或晦暗

D.咳嗽痰稠带血,胸胁作痛,颊赤便秘,舌红苔黄,脉弦数

E.吐血,色鲜红,口干咽燥,舌红,弦数

112.组成中含有茵陈、川楝子、生麦芽的方剂是

A.越鞠丸

B.茵陈蒿汤

C.保和丸

D.一贯煎

E.镇肝熄风汤

113.主治肝阳偏亢,肝风上扰证的首选方剂是

A.消风散

B.地黄饮子

C.大定风珠

D.羚角钩藤汤

E.天麻钩藤饮

114.下列方剂组成药物中含有石膏与知母的是

A.大定风珠

B.消风散

C.川芎茶调散

D.地黄饮子

E.羚角钩藤汤

115.川芎茶调散主治

A.外感风邪头痛

B.肝阳上亢头痛

C.瘀血阻络头痛

D.血虚不荣头痛

E.气虚不升头痛

116.牛膝在天麻钩藤饮中的主要作用是

A.活血祛瘀

B.补肝肾,强筋骨

C.利尿通淋

D. 引血下行

E. 排脓止痛

117. 消风散的组成药物中含有

A. 防风、羌活

B. 荆芥、白芷

C. 防风、细辛

D. 白芍、木通

E. 知母、石膏

118. 下列各项,不属于清燥救肺汤组成的药物是

A. 石膏

B. 香豉

C. 桑叶

D. 阿胶

E. 人参

119. 麦门冬汤中体现培土生金的药物是

A. 白术,茯苓

B. 山药,甘草

C. 粳米,大枣

D. 人参,大枣

E. 白术,甘草

120. 以下哪项是清燥救肺汤含有的药物

A. 桑叶、杏仁、沙参

B. 阿胶、人参、麦冬

C. 桑叶、杏仁、浙贝母

D. 半夏、人参、麦冬

E. 玄参、麦冬、枇杷叶

121. 下列不属于清燥救肺汤功效的是

A. 清肺

B. 养阴

C. 益气

D. 降气

E. 润燥

122. 组成药物中含有麦冬、杏仁、桑叶的方剂是

A. 麦门冬汤

B. 桑杏汤

C. 清燥救肺汤

D. 杏苏散

E. 青蒿鳖甲汤

123. 桑杏汤的主治证候中有

A. 咽喉肿痛

B. 痰稠色黄

C. 干咳无痰

D. 气喘短气

E. 咳嗽痰稀

124. 下列药物为麦门冬汤组成部分的是

A. 人参、生姜、甘草、大枣

B. 人参、干姜、甘草、大枣

C. 人参、大枣、甘草、粳米

D. 人参、干姜、甘草、粳米

E. 人参、生姜、甘草、粳米

125. 治疗湿滞脾胃证的基础方剂是

A. 藿香正气散

B. 平胃散

C. 四君子汤

D. 理中丸

E. 三仁汤

126. 藿香正气散组成中含有的药物是

A. 白术、陈皮

B. 苍术、半夏

C. 大腹皮、人参

D. 桔梗、山药

E. 猪苓、白芷

127. 平胃散与藿香正气散组成中均含有的药物是

A. 陈皮、白术

B. 陈皮、厚朴

C. 陈皮、苍术

D. 厚朴、苍术

E. 白术、厚朴

128. 甘露消毒丹除清热解毒外,还具有的功用是

A. 利水通淋

B. 利湿化浊

C. 分清化浊

D. 利水消肿

E. 利水渗湿

129. 下列方剂中含有杏仁、白蔻仁、薏苡仁的是

A. 三子养亲汤

B. 杏苏散

C. 桑杏汤

D. 三仁汤

E. 定喘汤

130. 实脾散的组成药物中含有

A. 草豆蔻

B. 人参

C. 苍术

D. 干姜

E. 吴茱萸

131. 实脾散的功用是

　A. 健脾和胃,消食止泻

　B. 益气健脾,渗湿止泻

　C. 健脾和胃,消痞除满

　D. 温阳健脾,行气利水

　E. 燥湿运脾,行气和胃

132. 八正散的主治证是

　A. 湿热外感

　B. 暑温夹湿

　C. 湿热黄疸

　D. 湿热淋证

　E. 湿温初起

133. 二陈汤的功用是

　A. 燥湿化痰,理气和中

　B. 理气化痰,清胆和胃

　C. 清热化痰,理气止咳

　D. 清热化痰,宽胸散结

　E. 燥湿行气,软坚化痰

134. 往来寒热,胸胁苦满,默默不欲饮食,心烦喜呕,口苦,咽干,目眩,舌苔薄白,脉弦者,治疗宜用

　A. 逍遥散

　B. 四逆散

　C. 大柴胡汤

　D. 小柴胡汤

　E. 半夏泻心汤

135. 蒿芩清胆汤的功用是

　A. 和解少阳

　B. 清胆利湿,和胃化痰

　C. 透邪解郁,疏肝理脾

　D. 寒热平调,散结除痞

　E. 清热生津,益气和胃

136. 温胆汤的功用是

　A. 清热化痰

　B. 温肺化痰

　C. 燥湿化痰

　D. 涤痰息风

　E. 清胆和胃

137. 气喘咳嗽,皮肤蒸热,日晡尤甚,舌红苔黄,脉细数,治疗应首选的方剂是

　A. 桑菊饮

　B. 泻白散

　C. 桑杏汤

　D. 清燥救肺汤

　E. 百合固金汤

138. 芍药汤中大黄苦寒沉降,其泻下通腑可导湿热积滞从大便而去,此法为

　A. 塞因塞用

　B. 通因通用

　C. 热因热用

　D. 火郁发之

　E. 逆流挽舟

139. 二陈汤中燥湿化痰的药物是

　A. 半夏、茯苓

　B. 半夏、橘红

　C. 半夏、生姜

　D. 半夏、甘草

　E. 茯苓、甘草

140. 二陈汤组成中加乌梅一个,其用意是

　A. 收敛肺气,以助排痰之力

　B. 生津润燥,以防辛燥伤阴

　C. 收敛肺气,以防燥散伤正

　D. 润肺止咳,以增止咳之效

　E. 敛肺涩肠,以防肺气下泄

141. 半夏白术天麻汤主治证的病机是

　A. 阳虚阴盛,水饮内停

　B. 实热老痰,上蒙清窍

　C. 胆胃不和,痰浊内扰

　D. 脾湿生痰,风痰上扰

　E. 邪热内陷,痰热结胸

142. 败毒散的组成药物中不包括

　A. 柴胡、前胡

　B. 羌活、独活

　C. 桔梗、枳壳

　D. 人参、甘草

　E. 当归、芍药

143. 不属于麻子仁丸组成药物的是

　A. 芍药

　B. 杏仁

C. 大黄

D. 厚朴

E. 甘草

144. 温胆汤组成中含有的药物是

A. 瓜蒌、杏仁

B. 贝母、瓜蒌

C. 枳实、竹茹

D. 白术、天麻

E. 干姜、细辛

145. 主治痰热咳嗽的方剂是

A. 桑杏汤

B. 温胆汤

C. 清气化痰丸

D. 清燥救肺汤

E. 贝母瓜蒌散

146. 贝母瓜蒌散的功用是

A. 润肺清热,理气化痰

B. 理气化痰,和胃利胆

C. 清热化痰,理气止咳

D. 化痰息风,健脾祛湿

E. 燥湿化痰,理气和中

147. 麻黄杏仁甘草石膏汤中,石膏与麻黄的比例为

A. 7 : 1

B. 1 : 1

C. 2 : 1

D. 3 : 1

E. 5 : 1

148. 下列不是保和丸组成药物的是

A. 麦芽

B. 山楂

C. 神曲

D. 连翘

E. 茯苓

149. 银翘散中辛而微温,协君药开皮毛以助祛邪的药物是

A. 薄荷、桔梗

B. 芦根、竹叶

C. 薄荷、牛蒡子

D. 荆芥穗、淡豆豉

E. 金银花、连翘

150. 保和丸中连翘的主要作用是

A. 清热散结

B. 清热解毒

C. 轻宣透表

D. 消痈散结

E. 疏风清热

151. 止嗽散的功用是

A. 宣肺解表,止咳平喘

B. 宣肺利气,疏风止咳

C. 宣肺化痰,止嗽定喘

D. 疏风清热,止咳化痰

E. 宣降肺气,化痰止嗽

152. 乌梅丸证可出现的临床表现是

A. 久泻久痢

B. 渴欲饮冷

C. 赤多白少

D. 里急后重

E. 肛门灼热

153. 四君子汤和理中丸均含有的药物是

A. 白术、茯苓、炙甘草

B. 茯苓、干姜、白术

C. 人参、干姜、白术

D. 干姜、白术、炙甘草

E. 人参、白术、炙甘草

154. 理中丸除温中祛寒外,还具有的功用是

A. 和中缓急

B. 和胃止呕

C. 降逆止痛

D. 养血通脉

E. 补气健脾

155. 吴茱萸汤中吴茱萸的作用是

A. 温胃暖肝,降逆止呕

B. 温中补虚,和胃止呕

C. 疏肝解郁,和胃止呕

D. 温肾暖肝,降逆止呕

E. 温中补虚,疏肝解郁

156. 手足厥寒,或腰、股、腿、足、肩臂疼痛,口不渴,舌淡苔白,脉沉细或细而欲绝,治疗宜选

A. 参附汤

B. 当归四逆汤

C. 金匮肾气丸

D. 活血逐瘀汤

E. 六味地黄汤

157. 主治少阳阳明合病的方剂是

A. 当归四逆汤

B. 小柴胡汤

C. 蒿芩清胆汤

D. 大柴胡汤

E. 葛根芩连汤

158. 酸枣仁汤中养肝血,安心神的药物是

A. 知母

B. 川芎

C. 茯苓

D. 甘草

E. 酸枣仁

159. 下列各项,不属血府逐瘀汤组成的药物是

A. 牛膝

B. 柴胡

C. 地黄

D. 白芍

E. 枳壳

160. 咳血方主治证的病机是

A. 肝火犯肺,灼伤肺络

B. 脾阳不足,统血失常

C. 阴虚火旺,损伤肺络

D. 血热妄行,损伤肺络

E. 心脾两虚,气不摄血

161. 下列除哪项外,均为川芎茶调散的主治病证

A. 目眩鼻塞

B. 口眼歪斜

C. 偏正头痛

D. 颠顶头痛

E. 恶寒发热

162. 用于治疗肝热生风证的方剂是

A. 天麻钩藤饮

B. 大定风珠

C. 羚角钩藤汤

D. 镇肝熄风汤

E. 川芎茶调散

163. 镇肝熄风汤中清泻肝热,疏理肝气的药物是

A. 玄参、天冬

B. 龟甲、白芍

C. 生麦芽、川楝子

D. 怀牛膝、代赭石

E. 龙骨、牡蛎

164. 三仁汤中具有"宣上、畅中、渗下"作用的药物是

A. 杏仁、草蔻仁、薏苡仁

B. 杏仁、白蔻仁、冬瓜仁

C. 杏仁、白蔻仁、薏苡仁

D. 杏仁、桃仁、薏苡仁

E. 桃仁、白蔻仁、薏苡仁

165. 下列哪项为八正散的组成药物

A. 车前子、淡竹叶

B. 瞿麦、山栀子仁

C. 石膏、滑石

D. 木通、蒲黄

E. 白术、泽泻

166. 五苓散中用桂枝的意义是

A. 发汗解肌,外散风寒

B. 温阳化气以助利水

C. 温通经脉,散寒止痛

D. 助心阳,通血脉,止悸动

E. 利水渗湿

A2 型题

每道试题由两个以上相关因素组成或以一个简要病历形式出现,其下面都有 A、B、C、D、E 五个备选答案。请从中选择一个最佳答案。

167. 患者,男,28 岁,农民。患者发热恶寒,咳嗽,咯白黏痰,痰量由少渐多,胸痛剧烈,呼吸不利,苔薄黄,脉浮滑数,方药宜选用

A. 桑菊饮

B. 银翘散

C. 止嗽散

D. 败毒散

E. 麻黄汤

168. 患者外感风寒,发热,汗出恶风,鼻鸣干呕,舌苔薄白,脉浮缓者,治疗应选用

A. 桂枝汤

B. 小青龙汤

C. 麻黄汤

D. 麻杏石甘汤

E. 竹叶石膏汤

169. 患者素有水饮，复感风寒，见恶寒发热，喘咳痰多，舌苔白滑，脉浮。治宜选用的方为

A. 小青龙汤

B. 苏子降气汤

C. 参苏散

D. 桂枝汤

E. 止嗽散

170. 患者，男，68 岁。近日大便秘结，小便清长，头目眩晕，腰膝酸软。治宜选用

A. 温脾汤

B. 十枣汤

C. 麻子仁丸

D. 济川煎

E. 真人养脏汤

171. 患者肠胃燥热，津液不足，大便干结，小便频数，治宜用

A. 济川煎

B. 麻子仁丸

C. 温脾汤

D. 增液汤

E. 大承气汤

172. 患者肝郁血虚而致两胁作痛，寒热往来，头痛目眩，口燥咽干，神疲食少，或月经不调，乳房胀痛，脉弦而虚，治宜用

A. 逍遥散

B. 龙胆泻肝汤

C. 小柴胡汤

D. 四逆散

E. 蒿芩清胆汤

173. 患者，男，36 岁。数日大便不解，胸胁苦满，呕吐不止，郁郁微烦，寒热往来，心下痞硬，舌苔黄，脉弦而有力。治疗应首选

A. 大柴胡汤

B. 防风通圣散

C. 大承气汤

D. 小柴胡汤

E. 温脾汤

174. 患者壮热面赤，汗出恶热，烦渴引饮，脉洪大有

力。治疗应首选

A. 竹叶石膏汤

B. 白虎汤

C. 黄连解毒汤

D. 麻黄杏仁甘草石膏汤

E. 大承气汤

175. 患者，女，30 岁。平素形体消瘦，性情急躁，突病胁痛口苦，纳呆泛恶，目黄尿赤，舌苔黄而腻，脉弦滑，前医用茵陈蒿汤治疗未效，此时治疗的首选方

A. 桃核承气汤

B. 血府逐瘀汤

C. 痛泻要方

D. 逍遥散

E. 龙胆泻肝汤

176. 患者头面红肿焮痛，咽喉不利，身热恶寒，口干舌燥，舌红苔黄，脉数有力。治宜用

A. 仙方活命饮

B. 导赤散

C. 清瘟败毒饮

D. 黄连解毒汤

E. 普济消毒饮

177. 患者，女，干部，呃声洪亮有力，冲逆而出，口臭烦渴，多喜冷饮，大便秘结，小便短赤，苔黄燥，脉滑数。治疗应选下列何方

A. 暖肝煎

B. 竹叶石膏汤加减

C. 逍遥散

D. 藿香正气散加减

E. 白虎汤

178. 患者，女，30 岁。烦热干渴，头痛，牙痛，牙龈出血，舌红苔黄而干。治疗应首选

A. 泻白散

B. 白虎汤

C. 龙胆泻肝汤

D. 玉女煎

E. 芍药汤

179. 患者喘急鼻扇，咳痰稠黄，伴有胸痛、烦闷、口渴、身热、汗出、恶风，苔薄黄，脉浮数。治选何方最佳

A. 桑菊饮

B. 桑杏汤

C. 银翘散

D. 小青龙汤

E. 麻杏石甘汤

180. 患者阳痿,阴囊潮湿,下肢酸困,小便黄赤,苔黄腻,脉弦数有力。宜选用

A. 导赤散

B. 龙胆泻肝汤

C. 补阳还五汤

D. 天王补心丹

E. 真武汤

181. 急性盆腔炎患者,下腹部疼痛拒按,寒热往来,带下量多、色黄、质稠、味臭秽,经量增多,经期延长,淋漓不止,大便燥结,小便短赤;舌红有瘀点,苔黄厚,脉弦滑。治疗首选

A. 五味消毒饮

B. 清营汤

C. 大黄牡丹汤

D. 仙方活命饮

E. 犀角地黄汤

182. 患者腹痛,便脓血,里急后重,肛门灼热,苔黄腻。治宜用

A. 木香槟榔丸

B. 芍药汤

C. 白头翁汤

D. 青蒿鳖甲汤

E. 真人养脏汤

183. 患者,女,50岁。时有低热,入睡后出汗,形体消瘦,面赤心烦,口干、手足心灼热,大便干结小便黄,舌红,脉细数。治疗应首选

A. 青蒿鳖甲汤

B. 六味地黄丸

C. 当归六黄汤

D. 白头翁汤

E. 牡蛎散

184. 患者,男,35岁。自诉腹痛绵绵,时作时止,喜热恶冷,痛时喜按,饥饿劳累后更甚,得食或休息后稍减,大便溏薄,兼有神疲、气短、怯寒等症,舌淡苔白,脉象沉细。治疗应选下列何方

A. 良附丸合正气天香散加减

B. 大承气汤加减

C. 血府逐瘀汤加减

D. 小建中汤加减

E. 龙胆泻肝汤加减

185. 患者,女,45岁。因情志不畅而致咽中如有物梗阻,咯吐不出,吞咽不下,胸胁满闷。治疗应首选

A. 暖肝煎

B. 半夏厚朴汤

C. 苏子降气汤

D. 天台乌药散

E. 越鞠丸

186. 患者,男,35岁。自诉患饮食稍有不慎即易呕吐,时作时止,纳呆,面色㿠白,倦怠乏力,喜暖畏寒,四肢不温,口干而不欲饮,大便溏薄;舌质淡,苔薄白,脉濡弱。治疗应选下列何方

A. 龙胆泻肝汤加减

B. 保和丸加减

C. 理中汤加减

D. 丹参饮加减

E. 一贯煎合芍药甘草汤加减

187. 患者食后泛泛欲吐,呕吐酸水,或干呕,或呕吐痰涎,胸满脘痛,最适宜的方剂是

A. 理中丸

B. 四逆汤

C. 吴茱萸汤

D. 阳和汤

E. 小建中汤

188. 患者腹中时痛,温按则痛减,心中时感悸动,虚烦不宁,面色无华,舌淡苔白,脉细弦而缓。治宜选用

A. 理中丸

B. 小建中汤

C. 归脾汤

D. 吴茱萸汤

E. 酸枣仁汤

189. 患者面色萎黄,遍体轻度浮肿,晨起头面较甚,动则下肢肿胀,能食而倦怠乏力,小便反多,舌苔薄腻,脉软弱,其最佳选方是

A. 防己黄芪汤

B. 实脾饮

C. 参苓白术散

D. 五苓散

E. 猪苓汤

190. 患者大失血后,肌热面赤,烦渴欲饮,舌质淡,脉洪大而虚。治宜选用

A. 归脾汤

B. 炙甘草汤

C. 白虎汤

D. 当归六黄汤

E. 当归补血

191. 患者石淋日久,症见神疲乏力,少腹坠胀者,其主方为

A. 补中益气汤加减

B. 无比山药丸加减

C. 参苓白术散

D. 大补元煎

E. 举元煎

192. 某患者肺痨迁延年余,咳嗽痰白质稀,声低气怯,午后潮红,面颧红赤,神疲,纳少,大便溏薄,自汗,盗汗,偶有痰中带血,面色少华,舌光,边有齿印,脉细弱。方选

A. 百合固金汤

B. 参苓白术散

C. 四君子汤

D. 补中益气汤

E. 青蒿鳖甲汤

193. 患者,患血淋数月,症见小便涩滞不畅,尿色淡红如洗肉色,并见神疲乏力,面色少华,证属脾虚气不摄血者,宜用何方加减治疗

A. 炙甘草汤

B. 补中益气汤

C. 当归补血汤

D. 十灰散

E. 归脾汤

194. 患者诸虚不足,身常汗出,夜卧尤甚。久而不止,心悸惊惕,短气烦倦,治宜用

A. 当归六黄汤

B. 桂枝汤

C. 牡蛎散

D. 玉屏风散

E. 生脉散

195. 患者,女,36 岁。漏下不止,血色暗淡,四肢不

温,面色萎黄,舌淡苔白,脉沉细。治疗应首选

A. 归脾汤

B. 四物汤

C. 黄土汤

D. 槐花散

E. 小蓟饮子

196. 患者,女,38 岁。月经来潮,量多、色淡,肌热面赤,烦渴欲饮,脉洪大而虚。治疗应选用

A. 四物汤

B. 当归补血汤

C. 归脾汤

D. 温经汤

E. 黄土汤

197. 患者,男,50 岁。胁痛如刺,痛处不移,入夜尤甚,舌质紫暗,脉沉弦。其治疗宜用

A. 桃核承气汤

B. 补阳还五汤

C. 血府逐瘀汤

D. 复元活血汤

E. 生化汤

198. 患者少腹急结,小便自利,谵语烦渴,至夜发热。治疗应首选

A. 猪苓汤

B. 桃核承气汤

C. 黄连解毒汤

D. 小蓟饮子

E. 大承气汤

199. 患者尿中带血,小便频数,赤涩热痛,舌红脉数,治宜用

A. 小蓟饮子

B. 黄土汤

C. 槐花散

D. 八正散

E. 导赤散

200. 患者大便干结,如羊屎状,形体消瘦,头晕耳鸣,心烦失眠,潮热盗汗,腰酸膝软,舌红少苔,脉细数,治疗首选的方剂是

A. 麻子仁丸

B. 大承气汤

C. 养阴清肺汤

D. 麦门冬汤

E. 增液汤

201. 患者头痛身热,干咳无痰,气逆而喘,咽喉干燥,鼻燥,心烦口渴,舌干无苔,脉虚大而数,治宜用
    A. 竹叶石膏汤
    B. 麦门冬汤
    C. 桑杏汤
    D. 养阴清肺汤
    E. 清燥救肺汤

202. 聚证患者,食滞痰阻,痰湿较重,服六磨汤后,腑气虽通,但症状未减,舌苔白腻而不化。治疗应首选
    A. 二陈汤
    B. 藿香正气散
    C. 平胃散
    D. 五苓散
    E. 八正散

203. 患者上吐下泻,恶寒发热,头痛,脘腹疼痛,舌苔白腻。治宜首选
    A. 平胃散
    B. 三仁汤
    C. 八正散
    D. 茵陈蒿汤
    E. 藿香正气散

204. 患者一身面目俱黄,黄色鲜明,腹微满。口中渴,小便不利,舌苔黄腻,脉沉数,治宜用
    A. 三仁汤
    B. 茵陈蒿汤
    C. 龙胆泻肝汤
    D. 黄连解毒汤
    E. 甘露消毒丹

205. 患者,女,42岁。小便不利,肢体浮肿,伴四肢沉重疼痛,腹痛下利,苔白不渴,脉沉。治宜选用
    A. 实脾散
    B. 苓桂术甘汤
    C. 真武汤
    D. 五苓散
    E. 防己黄芪汤

206. 患者汗出恶风,身重,小便不利,舌淡苔白,脉浮。治宜选用
    A. 玉屏风散

B. 消风散
C. 桂枝汤
D. 防己黄芪汤
E. 猪苓汤

207. 患者身目俱黄,其色鲜明,发热微恶风寒,全身不适,身痛,小便短少而黄,大便秘结,舌苔黄腻,脉弦数。治疗的主方为
    A. 茵陈蒿汤
    B. 八正散
    C. 三仁汤
    D. 甘露消毒丹
    E. 五苓散

208. 患者午后身热,其热不扬,身重胸闷,苔白腻,脉濡缓。治宜用
    A. 青蒿鳖甲汤
    B. 清营汤
    C. 三仁汤
    D. 六味地黄汤
    E. 大补阴丸

209. 患者因风痰上扰而致眩晕头痛,胸闷呕恶,苔白腻,脉弦滑。治宜用
    A. 龙胆泻肝汤
    B. 半夏白术天麻汤
    C. 天麻钩藤饮
    D. 镇肝熄风汤
    E. 六味地黄丸

210. 患者脘腹胀痛,嗳腐吞酸,恶食呕逆,舌苔厚腻,脉滑。治宜用
    A. 木香槟榔丸
    B. 藿香正气散
    C. 保和丸
    D. 枳实导滞丸
    E. 健脾丸

211. 患者食少难消,脘腹痞闷,大便溏薄,倦怠乏力,苔腻微黄,脉虚弱。治疗应首选
    A. 麻子仁丸
    B. 温脾汤
    C. 枳实导滞丸
    D. 健脾丸
    E. 保和丸

B1 型题

两道试题共用 A、B、C、D、E 五个备选答案,备选答案在上,题干在下。每题请从中选择一个最佳答案。每个备选答案可能被选择一次、多次或不被选择。

(212~213 题共用备选答案)

A. 辅助君药加强治疗主病或主证的药物

B. 减轻或消除君、臣药毒性的药物

C. 引方中诸药以达病所的药物

D. 针对兼病或兼证起治疗作用的药物

E. 协助君、臣药以加强治疗作用

212. 佐助药指

213. 引经药指

(214~215 题共用备选答案)

A. 具有调和方中诸药作用的药物

B. 引方中诸药至特定病所的药物

C. 针对主病或主证起主要治疗作用的药物

D. 针对兼病或兼证起主要治疗作用的药物

E. 直接治疗次要兼证的药物

214. 上述各项,君药指的是

215. 上述各项,臣药指的是

(216~217 题共用备选答案)

A. 麻黄、桂枝

B. 桂枝、细辛

C. 细辛、干姜

D. 细辛、麻黄

E. 干姜、半夏

216. 小青龙汤中主要起发汗散寒解表作用的配伍药物是

217. 小青龙汤中主要起温肺散寒化饮作用的配伍药物是

(218~219 题共用备选答案)

A. 恶风发热

B. 恶寒发热

C. 但热不寒

D. 往来寒热

E. 骨蒸潮热

218. 桂枝汤证发热的临床表现是

219. 麻黄汤证发热的临床表现是

(220~221 题共用备选答案)

A. 益气补虚

B. 开腠畅营

C. 缓峻护正

D. 化痰止咳

E. 实卫合营

220. 麻黄汤中配伍炙甘草的主要用意是

221. 桂枝汤中配伍炙甘草的主要用意是

(222~223 题共用备选答案)

A. 散寒祛湿,益气解表

B. 辛凉透表,清热解毒

C. 助阳散寒,祛风除湿

D. 益气解表,祛风散寒

E. 滋阴益气,发汗解表

222. 银翘散的功用是

223. 败毒散的功用是

(224~225 题共用备选答案)

A. 麻黄汤

B. 桑菊饮

C. 银翘散

D. 麻杏石甘汤

E. 败毒散

224. 主治风温初起,表热轻证的方剂是

225. 主治外感风寒表实证的方剂是

(226~227 题共用备选答案)

A. 大黄、芒硝、赤芍

B. 桃仁、丹皮、芒硝

C. 大黄、桃仁、甘草

D. 赤芍、丹皮、甘草

E. 大黄、赤芍、丹皮

226. 大黄牡丹汤的组成中含有的药物是

227. 桃核承气汤的组成中含有的药物是

(228~229 题共用备选答案)

A. 温肾益精,润肠通便

B. 滋阴增液,通便泄热

C. 润肠泄热,行气通便

D. 养阴清热,润肠通便

E. 滋阴养血,润肠通便

228. 济川煎的功用是

229. 麻子仁丸的功用是

(230～231 题共用备选答案)

A. 肉苁蓉

B. 甘遂

C. 大黄

D. 附子

E. 芒硝

230. 大承气汤的君药是

231. 济川煎的君药是

(232～233 题共用备选答案)

A. 益气健脾,渗湿止泻

B. 寒热平调,消痞散结

C. 疏风解表,清热通便

D. 清胆利湿,和胃化痰

E. 补脾柔肝,祛湿止泻

232. 半夏泻心汤的功用是

233. 参苓白术散的功用是

(234～235 题共用备选答案)

A. 四逆散

B. 逍遥散

C. 大柴胡汤

D. 葛根芩连汤

E. 小柴胡汤

234. 和解少阳的代表方剂是

235. 和解少阳,内泄热结的代表方剂是

(236～237 题共用备选答案)

A. 疏散肺经风热

B. 疏达肝经郁热

C. 疏散头面风热

D. 辛凉透表散邪

E. 辛凉解表疏肝

236. 薄荷在逍遥散中的主要作用是

237. 薄荷在普济消毒饮中的主要作用是

(238～239 题共用备选答案)

A. 疏利肝胆

B. 升清阳

C. 疏肝解郁

D. 和解少阳

E. 透邪疏郁

238. 逍遥散中柴胡的配伍意义是

239. 小柴胡汤中柴胡的配伍意义是

(240～241 题共用备选答案)

A. 白术

B. 黄芪

C. 当归

D. 柴胡

E. 茯苓

240. 补中益气汤的组成药物中不含

241. 逍遥散的组成药物中不含

(242～243 题共用备选答案)

A. 清营汤

B. 白虎汤

C. 当归六黄汤

D. 青蒿鳖甲汤

E. 芍药汤

242. 身热夜甚,神烦少寐,时有谵语,脉数,舌绛而干者,治宜选用

243. 发热盗汗,面赤心烦,口干唇燥,大便干结,小便黄赤,舌红脉数者,治宜选用

(244～245 题共用备选答案)

A. 夜热早凉

B. 高热不退

C. 身热夜甚

D. 长期低热

E. 白天高热

244. 清营汤证发热的特点是

245. 羚角钩藤汤证发热的特点是

（246～247 题共用备选答案）

　A. 湿热下注证

　B. 湿热壅盛证

　C. 湿热中阻证

　D. 湿热黄疸证

　E. 湿热痢疾证

246. 龙胆泻肝汤治疗的病证是

247. 茵陈蒿汤治疗的病证是

（248～249 题共用备选答案）

　A. 龙胆泻肝汤

　B. 玉女煎

　C. 清胃散

　D. 芍药汤

　E. 凉膈散

248. 齿松牙衄，烦热干渴，舌红苔黄而干者，治宜选用

249. 牙痛龈肿，口气热臭，舌红苔黄，脉滑数者，治宜选用

（250～251 题共用备选答案）

　A. 玉女煎

　B. 导赤散

　C. 六一散

　D. 黄连解毒汤

　E. 竹叶石膏汤

250. 心经热盛，治疗应选用

251. 胃热阴虚证，治疗应选用

（252～253 题共用备选答案）

　A. 阳和汤

　B. 逍遥散

　C. 桂枝汤

　D. 小建中汤

　E. 痛泻要方

252. 方中芍药与桂枝配伍以调和营卫的方剂是

253. 方中芍药与甘草配伍以和里缓急的方剂是

（254～255 题共用备选答案）

　A. 肝、脾

　B. 脾、胃

　C. 脾、肾

　D. 肝、胃

　E. 肝、肾

254. 吴茱萸汤主证病机涉及的主要脏腑是

255. 理中丸主证病机涉及的主要脏腑是

（256～257 题共用备选答案）

　A. 健脾养心

　B. 健脾

　C. 健脾温胃

　D. 健脾益阴

　E. 健脾温阳

256. 归脾汤除益气补血外，还具有的功用是

257. 四君子汤除益气外，还具有的功用是

（258～259 题共用备选答案）

　A. 人参

　B. 黄芪

　C. 当归

　D. 麦冬

　E. 枸杞

258. 生脉散的君药是

259. 玉屏风散的君药是

（260～261 题共用备选答案）

　A. 当归、黄芪

　B. 熟地黄、泽泻

　C. 人参、当归

　D. 熟地黄、当归

　E. 山药、茯苓

260. 六味地黄丸和参苓白术散两方组成中均含有

261. 归脾汤和当归补血汤两方组成药物中均含有

（262～263 题共用备选答案）

　A. 表虚自汗证

　B. 气阴两虚证

　C. 心脾两虚证

　D. 脾虚气陷证

　E. 脾虚夹湿证

262. 补中益气汤的主治证是

263. 玉屏风散的主治证是

(264 ~ 265 题共用备选答案)

A. 气阴两伤,久咳自汗者
B. 疮疡溃后,久不收口者
C. 阴虚火旺,骨蒸盗汗者
D. 虚火灼金,咳嗽咯血者
E. 虚劳肺痿,干咳无痰者

264. 生脉散适用于
265. 当归补血汤适用于

(266 ~ 267 题共用备选答案)

A. 一贯煎
B. 四神丸
C. 桑螵蛸散
D. 牡蛎散
E. 真人养脏汤

266. 治疗久泻久痢,脾肾虚寒证的方剂是
267. 治疗体虚自汗、盗汗证的方剂是

(268 ~ 269 题共用备选答案)

A. 一贯煎
B. 四神丸
C. 真人养脏汤
D. 桑螵蛸散
E. 止嗽散

268. 治虚寒泻痢、滑脱不禁之良方是
269. 主治脾肾阳虚之肾泻证的方剂是

(270 ~ 271 题共用备选答案)

A. 白术、茯苓
B. 人参、白术
C. 甘草、生姜
D. 茯苓、干姜
E. 干姜、甘草

270. 理中丸和四君子汤组成中均含有的药物是
271. 理中丸和四逆汤组成中均含有的药物是

(272 ~ 273 题共用备选答案)

A. 桂枝汤
B. 十枣汤
C. 吴茱萸汤
D. 小建中汤

E. 当归四逆汤

272. 原方生姜用量较大的是
273. 原方大枣用量最大的是

(274 ~ 275 题共用备选答案)

A. 大枣、生姜
B. 大黄、干姜
C. 甘草、生姜
D. 白术、芒硝
E. 干姜、甘草

274. 理中丸和温脾汤中均含有的药物是
275. 吴茱萸汤和小建中汤中均含有的药物是

(276 ~ 277 题共用备选答案)

A. 四逆汤
B. 当归四逆汤
C. 温脾汤
D. 真武汤
E. 阳和汤

276. 组成药物中不含附子的方剂是
277. 组成药物中不含甘草的方剂是

(278 ~ 279 题共用备选答案)

A. 越鞠丸
B. 酸枣仁汤
C. 天王补心丹
D. 朱砂安神丸
E. 半夏厚朴汤

278. 心火亢盛,阴血不足而失眠多梦、惊悸怔忡、心神烦乱者,治宜选用
279. 阴亏血少,心火偏旺而失眠多梦、心悸怔忡、神疲健忘者,治宜选用

(280 ~ 281 题共用备选答案)

A. 安神定惊,化痰开窍
B. 化浊开窍,清热解毒
C. 辟秽解毒,化痰开窍
D. 清热解毒,开窍醒神
E. 清热解毒,开窍安神

280. 安宫牛黄丸的功用是
281. 至宝丹的功用是

(282～283 题共用备选答案)

A. 紫雪

B. 至宝丹

C. 苏合香丸

D. 羚角钩藤汤

E. 安宫牛黄丸

282. 高热烦躁,神昏谵语,舌红或绛,脉数有力。治宜选用

283. 突然昏倒,牙关紧闭,不省人事,苔白,脉迟。治宜选用

(284～285 题共用备选答案)

A. 清热开窍,息风止痉

B. 辟秽解毒,化痰开窍

C. 清热开窍,化浊解毒

D. 辟秽解毒,清热开窍

E. 芳香开窍,行气止痛

284. 紫雪的功用是

285. 苏合香丸的功用是

(286～287 题共用备选答案)

A. 干姜、茯苓

B. 当归、大黄

C. 半夏、生姜

D. 柴胡、苏叶

E. 干姜、半夏

286. 旋覆代赭汤的组成药物中含有

287. 苏子降气汤的组成药物中含有

(288～289 题共用备选答案)

A. 当归

B. 木香

C. 厚朴

D. 栀子

E. 木通

288. 越鞠丸的组成药物中含有

289. 暖肝煎的组成药物中含有

(290～291 题共用备选答案)

A. 复元活血汤

B. 补阳还五汤

C. 温经汤

D. 血府逐瘀汤

E. 桃核承气汤

290. 主治跌打损伤,瘀血阻滞证的方剂是

291. 主治下焦蓄血证的方剂是

(292～293 题共用备选答案)

A. 活血祛瘀,行气止痛

B. 活血祛瘀,温经止痛

C. 活血祛瘀,通络止痛

D. 活血祛瘀,疏肝通络

E. 活血祛瘀,凉血止痛

292. 血府逐瘀汤的功用是

293. 复元活血汤的功用是

(294～295 题共用备选答案)

A. 血府逐瘀汤

B. 温经汤

C. 生化汤

D. 桃核承气汤

E. 补阳还五汤

294. 具有养血祛瘀、温经散寒功用的方剂是

295. 具有养血祛瘀、温经止痛功用的方剂是

(296～297 题共用备选答案)

A. 大定风珠

B. 镇肝熄风汤

C. 羚角钩藤汤

D. 天麻钩藤饮

E. 阿胶鸡子黄汤

296. 功能凉肝息风、增液舒筋的方剂是

297. 功能镇肝息风、滋阴潜阳的方剂是

(298～299 题共用备选答案)

A. 羚角钩藤汤

B. 大定风珠

C. 天麻钩藤饮

D. 消风散

E. 镇肝熄风汤

298. 患者高热不退,手足抽搐,有时神昏,舌绛而干,脉弦数。治疗应选用

299. 患者皮肤疹出色红,瘙痒,抓破后渗出津水,舌苔白,脉浮数有力。治疗应选用

(300~301 题共用备选答案)
A. 阴虚风动证
B. 热极动风证
C. 血虚生风证
D. 风痰眩晕证
E. 痰厥头痛证

300. 羚角钩藤汤主治
301. 大定风珠主治

(302~303 题共用备选答案)
A. 龙骨、牡蛎、鳖甲
B. 龙骨、龟甲、鳖甲
C. 牡蛎、鳖甲、石决明
D. 龙骨、牡蛎、龟甲
E. 鳖甲、牡蛎、龟甲

302. 大定风珠的组成中含有的药物是
303. 镇肝熄风汤组成中含有的药物是

(304~305 题共用备选答案)
A. 荆芥
B. 细辛
C. 白芷
D. 川芎
E. 羌活

304. 川芎茶调散中偏于治阳明头痛的药物是
305. 川芎茶调散中偏于治太阳头痛的药物是

(306~307 题共用备选答案)
A. 气分热盛证
B. 热入营分证
C. 热入血分证
D. 三焦火毒证
E. 上中二焦热聚证

306. 清营汤的主治证是
307. 黄连解毒汤的主治证是

(308~309 题共用备选答案)
A. 2 : 1

B. 3 : 1
C. 5 : 1
D. 6 : 1
E. 7 : 1

308. 麦门冬汤原方中麦冬与半夏的配伍比例是
309. 竹叶石膏汤原方中麦冬与半夏的配伍比例是

(310~311 题共用备选答案)
A. 青皮
B. 地骨皮
C. 粉丹皮
D. 橘皮
E. 梨皮

310. 杏苏散中含有的药物是
311. 泻白散中含有的药物是

(312~313 题共用备选答案)
A. 凉燥外袭,营卫受邪
B. 温燥外袭,肺津被灼
C. 温燥伤肺,气阴两伤
D. 肺肾阴虚,虚火上炎
E. 肝肾阴虚,虚火上炎

312. 清燥救肺汤证的病因病机是
313. 杏苏散证的病因病机是

(314~315 题共用备选答案)
A. 五苓散
B. 猪苓散
C. 八正散
D. 导赤散
E. 小蓟饮子

314. 湿热下注,症见尿频尿急,热涩刺痛,苔黄腻,脉滑数者,宜首选
315. 下焦瘀热,症见尿中带血,赤涩热痛,舌红,脉数者,宜首选

(316~317 题共用备选答案)
A. 芍药、大腹子
B. 白术、炮附子
C. 生姜、草豆蔻
D. 肉桂、炮干姜

E.桂枝、茯苓皮

316.真武汤的组成药物中含有

317.实脾散的组成药物中含有

(318~319题共用备选答案)

A.木通、滑石

B.滑石、白蔻仁

C.通草、滑石

D.通草、竹叶

E.滑石、山栀

318.甘露消毒丹与三仁汤的组成药物中均含有

319.甘露消毒丹与八正散的组成药物中均含有

(320~321题共用备选答案)

A.泽泻、丹参

B.茯苓、牡丹皮

C.阿胶、白术

D.滑石、山药

E.茯苓、滑石

320.六味地黄丸组成中含有的药物是

321.猪苓汤组成中含有的药物是

(322~323题共用备选答案)

A.宣畅气机,清利湿热

B.清热化湿,理气和中

C.清热泻火,利水通淋

D.利湿化浊,清热解毒

E.利水渗湿,温阳化气

322.八正散的功用是

323.三仁汤的功用是

(324~325题共用备选答案)

A.白术、甘草

B.滑石、阿胶

C.白术、生姜

D.茯苓、桂枝

E.茯苓、甘草

324.猪苓汤中含有的药物是

325.五苓散中含有的药物是

(326~327题共用备选答案)

A.当归、桂枝

B.桂枝、茯苓

C.甘草、白术

D.白术、防风

E.防风、当归

326.防己黄芪汤的组成药物中含有

327.独活寄生汤的组成药物中含有

(328~329题共用备选答案)

A.白术

B.泽泻

C.猪苓

D.滑石

E.桂枝

328.五苓散中起补气健脾作用的药物是

329.猪苓汤中起清热利水作用的药物是

(330~331题共用备选答案)

A.止嗽散

B.泻白散

C.清气化痰丸

D.苏子降气汤

E.贝母瓜蒌散

330.热痰咳嗽。症见胸膈痞闷,气急呕恶,咯痰不爽,苔黄而腻者,治宜选用

331.燥痰咳嗽。症见呛咳气急,咯痰不爽,咽喉干燥,苔白而干者,治宜选用

(332~333题共用备选答案)

A.保和丸

B.健脾丸

C.乌梅丸

D.枳实导滞丸

E.木香槟榔丸

332.治疗伤食积滞的代表方剂是

333.治疗脾虚食积的代表方剂是

(334~335题共用备选答案)

A.舟车丸

B.保和丸

C. 枳实消痞丸

D. 木香槟榔丸

E. 枳实导滞丸

334. 具有消食导滞、清热祛湿功用的方剂是

335. 具有行气导滞,攻积泄热功用的方剂是

(336~337 题共用备选答案)

A. 祛风湿止泻

B. 祛风湿止痛

C. 祛风胜湿清热

D. 祛风胜湿化痰

E. 祛风湿,补肝肾

336. 九味羌活汤和羌活胜湿汤的共同点是

337. 羌活胜湿汤和独活寄生汤的共同点是

中医内科学

A1 型题
每道试题下面有 A、B、C、D、E 五个备选答案,请从中选择一个最佳答案。

1. 感冒的主要病机是
　　A. 肺气失宣
　　B. 肺失肃降
　　C. 卫表失和
　　D. 营卫不和
　　E. 肺虚不固

2. 下列各项,不属于感冒常见病因的是
　　A. 风寒
　　B. 风热
　　C. 暑湿
　　D. 食滞
　　E. 时行病毒

3. 常人感冒暑湿伤表证的主症特点是
　　A. 恶寒重,发热轻,鼻涕、痰液清稀色白,咽不痛
　　B. 身热不扬,恶风少汗,头昏身重,胸闷纳呆
　　C. 恶寒轻,发热重,鼻涕、痰液稠厚色黄,咽痛
　　D. 除感冒症状外,兼有平素神疲体弱,气短懒言
　　E. 除感冒症状外,兼有口干咽燥,干咳少痰,舌红少苔

4. 治疗气虚感冒,应首选的方剂是
　　A. 银翘散
　　B. 参苏饮
　　C. 新加香薷饮
　　D. 加减葳蕤汤
　　E. 葱豉桔梗汤

5. 治疗咳嗽,除直接治肺外,还需注意调治的脏腑是
　　A. 心脾肾
　　B. 心肝肾
　　C. 脾肝肾
　　D. 胃脾肾
　　E. 脾胃肾

6. 外感咳嗽以下列何邪为先导而夹他邪
　　A. 风邪
　　B. 寒邪
　　C. 热邪
　　D. 燥邪
　　E. 湿邪

7. 外感咳嗽与内伤咳嗽的鉴别,下列哪项无意义
　　A. 病程的长短
　　B. 起病的缓急
　　C. 咳嗽的多少
　　D. 疾病的新久
　　E. 是否伴恶寒

8. 下列关于哮病的各项叙述中,错误的是
　　A. 呈反复发作,常为突然发作,平时可一如常人
　　B. 发作时,喉中有明显哮鸣音,呼吸困难,可于数分钟或数小时后缓解
　　C. 可见鼻痒、喷嚏、咳嗽、胸闷等先兆症状
　　D. 与先天禀赋有关,全体家族都有哮病史
　　E. 常因气候突变、环境因素、饮食不当、情志失调等诱发

9. 治疗哮病之肺脾气虚证宜选用
　　A. 金匮肾气丸合参蛤散
　　B. 参附汤
　　C. 生脉散合补肺汤
　　D. 生脉地黄汤合金水六君煎
　　E. 六君子汤

10. 下列除哪一项外均为喘证的特征
　　A. 呼吸困难

B. 张口抬肩

C. 胸高胀满

D. 鼻翼扇动

E. 不能平卧

11. 喘证实喘的主要病位在

A. 心

B. 肝

C. 肺

D. 脾

E. 肾

12. 虚喘的病位主要在

A. 肺、肾

B. 肺、脾

C. 肺、心

D. 脾、肾

E. 心、肾

13. 不属于实喘的是

A. 风寒壅肺

B. 肾虚不纳

C. 表寒肺热

D. 痰浊阻肺

E. 肺气郁痹

14. 下列关于喘证治疗的各项叙述中,错误的是

A. 实喘以祛邪利气为主

B. 虚喘以培补摄纳为主

C. 实喘可采用温化宣肺、清化肃肺、化痰理气的方法

D. 虚喘或补肺、或健脾、或益肾

E. 实喘难治,虚喘易疗

15. 虚喘之肺气虚证治宜选用

A. 生脉散合补肺汤

B. 生脉散

C. 补肺汤

D. 玉屏风散

E. 参附汤

16. 下列关于肺痈治疗的各项叙述中,错误的是

A. 溃脓期宜选用桔梗作为排脓主药,且用量宜大

B. 不可早予补敛,以免留邪

C. 恢复期应以清、补为主,扶正以托邪

D. 恢复期多用温补保肺药

E. 应注意保持大便通畅,以利于肺气肃降,邪热易解

17. 治疗心悸心阳不振证,若心动过缓,应加用

A. 乳香、没药

B. 瓜蒌、薤白

C. 煅龙骨、煅牡蛎

D. 炙麻黄、补骨脂

E. 合欢皮、夜交藤

18. 心悸心阳不振证的主症特点是

A. 心悸不宁,善惊易恐

B. 心悸气短,倦怠乏力

C. 心悸不安,面白肢冷

D. 心悸气急,胸闷痞满

E. 心悸时作,胸闷烦躁

19. 心悸不论虚实应酌情配伍的治法是

A. 滋补肝肾

B. 培土生金

C. 镇心安神

D. 补益心脾

E. 温补脾肾

20. 胸痹的主要病机是

A. 肺气不足

B. 气滞血瘀

C. 痰热壅肺

D. 阴寒痹阻

E. 心脉痹阻

21. 下列各项,不属于胸痹寒凝心脉证症状的是

A. 心痛如绞,心痛彻背

B. 气候骤冷发病或加重

C. 时欲太息,暴怒加重

D. 手足不温,冷汗自出

E. 苔薄白,脉沉紧

22. 针对胸痹标实的治法是

A. 益气固脱

B. 活血化瘀

C. 补气温阳

D. 滋阴益肾

E. 补益心气

23. 下列关于胸痹患者调护的各项措施,错误的是

A. 要避免突然受寒

B. 食勿过饱

C.避免临厕努挣

D.避免情绪过度兴奋

E.发作期患者应坚持适当活动

24.不寐的病位主要在

A.心

B.脑

C.肝

D.脾

E.肾

25.治疗不寐肝火扰心证,应首选

A.六味地黄丸合交泰丸

B.龙胆泻肝汤

C.归脾汤

D.安神定志丸合酸枣仁汤

E.黄连温胆汤

26.不寐的辨证,应首辨的要点是

A.寒热

B.久暂

C.病位

D.虚实

E.标本

27.癫证的治疗应以下列哪项为主

A.清心泻火,涤痰醒神

B.理气化痰,活血化瘀

C.理气解郁,化痰醒神

D.镇心祛痰,安神定志

E.健脾养心,益气安神

28.下列各项,与癫狂发病无关的病因病机是

A.阴阳失调

B.情志抑郁

C.痰气上扰

D.气血凝滞

E.外感风寒

29.治疗痰气郁结之癫证,应首选

A.癫狂梦醒汤

B.二阴煎

C.顺气导痰汤

D.柴胡疏肝散

E.生铁落饮

30.下列各项中,属于痫病临床特征的是

A.多发生于老年,有家族史

B.两目上视,四肢抽搐,口吐涎沫

C.典型发作时突然昏仆,半身不遂,口眼歪斜

D.突然发作,毫无征兆

E.面色苍白,四肢厥冷

31.痫证发生以下列何项最为重要

A.脏腑失调

B.气机逆乱

C.气滞血瘀

D.痰邪作祟

E.风阳内动

32.风痰闭阻之痫病的治法应为

A.清肝泻火,化痰开窍

B.涤痰息风,开窍定痫

C.平肝息风,安神定惊清肝

D.清热泻火,顺气豁痰

E.舒肝和里,健脾化瘀

33.胃痛的病机是

A.胃失和降,逆气动膈

B.胃失和降,胃气上逆

C.胃气阻滞,胃失和降

D.脾胃虚寒,胃中无火

E.痰瘀互结,食道狭窄

34.下列各项,对于鉴别胃痛与真心痛无意义的是

A.有无反复发作史

B.疼痛性质

C.有无恶寒、发热

D.有无嗳气、泛酸、嘈杂等脾胃证候

E.有无心悸气短、汗出肢冷

35.胃痛瘀血停胃证的疼痛特点是

A.隐痛

B.灼痛

C.胀痛

D.暴痛

E.刺痛

36.胃痛的治疗,主要是

A.调肝理气止痛

B.调肝和胃止痛

C.理气和胃止痛

D.调理脾胃止痛

E.调理脾胃止痛

37.下列哪项不是胃阴亏虚之胃痛的主症

A.胃脘隐痛

B.泛酸嘈杂

C.口燥咽干

D.大便干燥

E.舌红少津,脉细数

38.胃痛胃阴亏耗证的治法是

A.滋养阴血,润燥生津

B.养阴益胃,调中消痞

C.养阴益胃,和中止痛

D.滋养胃阴,降逆止呕

E.温中健脾,和胃止痛

39.胃脘隐痛,喜温喜按,得食痛减,神疲乏力,手足欠温,纳差便溏,舌淡苔白,脉迟缓者,治疗选用

A.良附丸

B.理中丸

C.小建中汤

D.黄芪建中汤

E.大建中汤

40.呕吐的病机是

A.胃失和降,逆气动膈

B.胃失和降,胃气上逆

C.胃气阻滞,胃失和降

D.脏腑失和,气血不畅

E.脾虚湿盛,致肠道功能失司

41.呕吐与呃逆在病理上主要相同点为

A.脾胃受损,湿浊中阻

B.胃失和降,气逆于上

C.痰饮内停,胃失和降

D.清浊相干,乱于胃肠

E.邪气壅滞,传导失司

42.呕吐的治疗原则是

A.健脾化湿

B.温养脾胃

C.补中益气

D.养阴和胃

E.和胃降逆

43.下列哪项不是实证呕吐的特点

A.发病较急

B.病程较短

C.多由外邪及饮食所伤而发

D.有邪实之象

E.时发时止

44.下列均是腹痛的常见病因,除哪项外

A.外感时邪

B.饮食不节

C.情志失调

D.阳气素虚

E.外感风燥

45.下列各项,与腹痛发病无关的经脉是

A.冲、任、带脉

B.足三阴经

C.足太阳经

D.足少阳经

E.足阳明经

46.腹痛的基本病机是

A.肝脾不和,胃气郁滞

B.肝气郁结,胃失和降

C.肝脾湿热,络脉不和

D.脏腑失和,气血不畅

E.脾胃失和,瘀血阻滞

47.虚寒腹痛的证候特点是

A.遇寒痛甚,得温痛减

B.腹痛拒按,胀满不舒

C.腹痛畏寒,喜温喜按

D.腹痛胀满,攻窜不定

E.腹部刺痛,固定不移

48.下列各项,属泄泻特点的是

A.里急后重

B.便下脓血

C.吐泻并作

D.便稀溏如水

E.便下米泔水

49.治疗泄泻脾胃虚弱证,应首选的方剂是

A.葛根芩连汤

B.参苓白术散

C.理中丸

D.补中益气汤

E.保和丸

50.治疗久泻不止,不宜过用

A.健脾

B.补肾

C.升提

D. 固涩

E. 分利

51. 下列各项,不属保和丸主治的疾病是

A. 呕吐

B. 痞满

C. 泄泻

D. 痢疾

E. 胃痛

52. 痢疾的特异性表现是

A. 里急后重

B. 腹部疼痛

C. 恶心呕吐

D. 大便溏泻

E. 肛门灼热

53. 治疗痢疾寒湿痢,应首选的方剂是

A. 参苓白术散

B. 藿香正气散

C. 不换金正气散

D. 平胃散

E. 正气天香散

54. 根据刘河间治疗痢疾的理论,里急后重症状显著者可加用

A. 补气药

B. 升提中气药

C. 养血药

D. 活血药

E. 理气药

55. 便秘冷秘的临床特征是

A. 大便干结,口干口臭

B. 大便干结,欲便不得

C. 大便不干,努挣乏力

D. 大便艰涩,手足不温

E. 大便不干,腰膝酸冷

56. 冷秘的首选方是

A. 麻子仁丸

B. 六磨汤

C. 温脾汤

D. 黄芪汤

E. 润肠丸

57. 气虚便秘的首选方是

A. 济川煎

B. 黄芪汤

C. 麻子仁丸

D. 增液汤

E. 温脾汤

58. 下列哪项不属于胁痛的病理因素

A. 肝气郁结

B. 胃气上逆

C. 肝胃不和

D. 肝胆湿热

E. 肝阴不足

59. 与胁痛发病关系最为密切的脏腑是

A. 心、肺

B. 脾、胃

C. 肝、胆

D. 肝、肾

E. 脾、肾

60. 胁痛的基本治则是

A. 疏肝理气止痛

B. 清热利湿止痛

C. 祛瘀通络止痛

D. 养阴柔肝止痛

E. 疏肝和络止痛

61. 黄疸的辨证要点是

A. 气血

B. 阴阳

C. 寒热

D. 虚实

E. 脏腑

62. 下列何法为治疗黄疸的重要治则

A. 通便泄热

B. 清泄热邪

C. 祛湿利小便

D. 清热解毒

E. 温化寒湿

63. 下列各项,不属黄疸辨证要点的是

A. 辨阳黄、阴黄

B. 辨阳黄湿热轻重

C. 辨阴黄之病因

D. 辨黄疸之部位

E. 辨黄疸病势轻重

64. 鼓胀的病位是

A.心、肝、肾

B.肝、脾、肾

C.肝、脾、胃

D.肺、肝、肾

E.胃、脾、肾

65.头痛的病理因素有

A.痰湿、风火、血瘀

B.风毒、水湿、气滞

C.血瘀、寒湿、气滞

D.风火、水湿、气滞

E.湿浊、气滞、血瘀

66.头痛牵引项背多属

A.太阳经头痛

B.厥阴经头痛

C.少阳经头痛

D.阳明经头痛

E.少阴经头痛

67.内伤头痛的主症特点多是

A.灼痛

B.胀痛

C.空痛

D.跳痛

E.掣痛

68.风湿头痛胸闷脘痞、腹胀便溏显著者,应加用

A.黄芩、竹茹、枳实

B.知母、黄柏、生地黄

C.麻黄、桂枝、生姜

D.党参、黄芪、白术

E.厚朴、陈皮、藿香梗

69.治疗风热头痛,应首选的方剂是

A.芎芷石膏汤

B.天麻钩藤饮

C.大补元煎

D.龙胆泻肝汤

E.半夏白术天麻汤

70.痰浊头痛若痰湿久郁化热,口苦便秘,舌红苔黄腻者,应加用

A.黄芩、竹茹、枳实

B.知母、黄柏、生地黄

C.麻黄、桂枝、生姜

D.党参、黄芪、白术

E.厚朴、陈皮、藿香梗

71.治疗瘀血头痛,应首选

A.通窍活血汤

B.桃红四物汤

C.血府逐瘀汤

D.丹参饮

E.失笑散

72.治疗太阳经头痛的引经药是

A.柴胡、黄芩、川芎

B.杜仲、桑寄生、续断

C.羌活、蔓荆子、川芎

D.葛根、白芷、知母

E.吴茱萸、藁本

73.下列关于眩晕主症特点的叙述中,错误的是

A.眩是指眼花或眼前发黑

B.晕是指头晕甚或感觉自身或外界景物旋转

C.轻者闭目即止,重者如坐车船,旋转不定,不能站立

D.突然昏仆,不省人事,四肢厥冷

E.可伴有恶心、呕吐、汗出,甚则昏倒等症状

74.与眩晕发病关系密切的脏腑是

A.肺、脾、肾

B.心、肝、肾

C.肺、心、肾

D.肝、脾、肾

E.肺、肝、肾

75.中风的基本病机是

A.阴阳失调,神机逆乱

B.阴阳失调,气血逆乱,上犯于脑

C.脑髓空虚,清窍失养

D.痰火上逆,扰动清窍

E.外邪阻滞经络,脑窍失养

76.下列各项,属于中风与痉证鉴别要点的是

A.发作时有无神志昏迷

B.发作时有无四肢抽搐

C.发作时有无口中怪叫

D.发作时有无四肢厥冷

E.发作时有无口吐白沫

77.下列各项,对于鉴别水肿与鼓胀无意义的是

A.有无胁下癥积坚硬

B.有无浮肿

C. 有无腹壁青筋暴露
D. 目睛黄染
E. 水肿与腹水出现的先后

78. 水肿的治疗原则是
A. 发汗、利尿、逐水
B. 温肾、健脾、养心
C. 发汗、利尿、消肿
D. 健脾、舒肝、温肾
E. 发汗、利尿、舒肝

79. 水肿风水相搏证日久，表证已解，身重而水肿，下肢明显，按之没指，小便短少，其治法是
A. 温肾助阳，化气行水
B. 健脾温阳，利水消肿
C. 疏风清热，宣肺利水
D. 运脾化湿，通阳利水
E. 宣肺解毒，利湿消肿

80. 下列关于采用攻逐法治疗水肿的各项叙述中，错误的是
A. 用于病初水肿严重，正气尚旺者
B. 用发汗、利水法无效
C. 用十枣汤治疗
D. 疗程宜长，用药宜重
E. 水肿退后，即行调补脾胃

81. 血淋与尿血的鉴别要点是
A. 有无发热
B. 有无尿痛
C. 有无腹痛
D. 有无排尿困难
E. 出血量的多少

82. 不寐实证，其病位多在
A. 心、肾
B. 心、小肠
C. 心、大肠
D. 心、脾
E. 肝、心

83. 治疗淋证气淋，应首选的方剂是
A. 石韦散
B. 通关散
C. 沉香散
D. 妙香散
E. 八正散

84. 石淋，腰腹绞痛者，应加用
A. 黄芪、党参、白术
B. 杜仲、续断、补骨脂
C. 川楝子、小茴香、广郁金
D. 桃仁、红花、皂角刺
E. 芍药、甘草

85. 气淋，少腹胀满，上及于胁者，应加用
A. 黄芪、党参、白术
B. 杜仲、续断、补骨脂
C. 川楝子、小茴香、广郁金
D. 桃仁、红花、皂角刺
E. 芍药、甘草

86. 下列哪一项不是呕血与咳血的鉴别要点
A. 血来源于肺，还是胃
B. 出血混有痰涎，还是食物残渣
C. 出血前有咳嗽咽痒胸闷症状，还是有胃脘不适、胃痛恶心症状
D. 出血后是否痰中带血，是否有便血
E. 大便潜血是否阳性

87. 治疗咳血燥热伤肺证，应首选的方剂是
A. 黛蛤散
B. 泻白散
C. 桑杏汤
D. 泻心汤
E. 玉女煎

88. 消渴的病位主要在
A. 肝、脾、肾
B. 肺、脾、肾
C. 肺、胃、肾
D. 肝、肾
E. 肺、肾

89. 关于消渴病的防治，下列哪项不正确
A. 药物治疗
B. 避免精神紧张
C. 饮食清淡
D. 可不限肉类等油腻食物
E. 可适量进食谷物、蔬菜、豆类、瘦肉、鸡蛋等

90. 痹证与痿证的鉴别要点首先在于
A. 肢体活动情况
B. 有无肌肉萎缩
C. 痛与不痛

D. 有无外感

E. 关节肿与不肿

91. 着痹的临床特点是

A. 疼痛游走不定

B. 痛势较剧,痛有定处

C. 关节酸痛、重着、漫肿

D. 关节肿胀局限,见皮下结节

E. 关节肿胀僵硬,疼痛不移

92. 下列关于川乌、草乌在痹证治疗中的用法哪项不正确

A. 两药皆为祛风除湿、温经止痛之品

B. 应用时,应从小剂量开始服用,逐渐增加

C. 适用于风寒湿痹疼痛剧烈者

D. 久煎或与甘草同煎可以缓和毒性

E. 服药后患者若出现唇舌麻木或手足麻木、恶心、心悸等症状时,可不减量继续服用

93. 下列哪项不是时行感冒的特征

A. 传染性强

B. 证候相似

C. 集中发病

D. 老幼易感

E. 流行性强

94. 治疗咳嗽之风寒袭肺证,应首选的方剂是

A. 桑菊饮

B. 三拗汤合止嗽散

C. 桑杏汤

D. 荆防达表汤

E. 沙参麦冬汤

95. 哮病夙根的形成原因是

A. 禀赋不足,病后体弱

B. 肝气郁结,气机不畅

C. 过食生冷,寒饮内停

D. 外感风寒或风热之邪

E. 津液运化失常,凝聚成痰

96. 治疗肺痈初期,应首选

A. 银翘散

B. 千金苇茎汤

C. 加味桔梗汤

D. 沙参清肺汤

E. 桔梗杏仁煎

97. 治疗肺痈成痈期,应首选的方剂是

A. 银翘散

B. 千金苇茎汤

C. 加味桔梗汤

D. 沙参清肺汤

E. 桔梗杏仁煎

98. 治疗肺痈溃脓期,应首选

A. 千金苇茎汤

B. 加味桔梗汤

C. 如金解毒散

D. 桔梗杏仁煎

E. 桔梗白散

99. 胸痹之气阴两虚证的胸痛类型为

A. 心胸隐痛

B. 心痛憋闷

C. 心痛彻背

D. 胸闷重而心痛微

E. 心痛如绞

100. 不寐的病机总属

A. 阴虚火旺,心肾不交

B. 脾虚不运,心神失养

C. 阳盛阴衰,阴阳失交

D. 邪扰心神,心神不宁

E. 气血阴阳亏虚,心失所养

101. 不寐实证,其病位多在

A. 心、脾、肾

B. 心、肝、小肠

C. 心、肺、大肠

D. 心、脾、肝

E. 肝、胃、心

102. 治疗不寐痰热扰心证,应首选

A. 黄连温胆汤

B. 朱砂安神丸

C. 安神定志丸

D. 六味地黄丸

E. 甘麦大枣汤

103. 不寐之心胆气虚证,治疗首选

A. 六味地黄丸

B. 安神定志丸合酸枣仁汤

C. 黄连温胆汤

D. 归脾汤

E. 交泰丸

104. 内伤头痛的发生,与下列哪些脏腑关系密切
    A. 心、脾、肾
    B. 肺、胃、肾
    C. 心、肺、肾
    D. 心、肝、肾
    E. 肝、脾、肾

105. 治疗肝阳头痛,首选的方剂是
    A. 加味四物汤
    B. 天麻钩藤饮
    C. 通窍活血汤
    D. 半夏白术天麻汤
    E. 芎芷石膏汤

106. 中风脱证的临床表现除下列哪项外均是
    A. 突然昏仆,不省人事
    B. 目合口开,汗多不止
    C. 手撒肢冷,二便自遗
    D. 口噤不开,牙关紧闭
    E. 舌痿,脉微欲绝

A2 型题

每道试题由两个以上相关因素组成或以一个简要病历形式出现,其下面都有 A、B、C、D、E 五个备选答案。请从中选择一个最佳答案。

107. 患者,男,23 岁。发热,微恶风,鼻塞喷嚏,流稠涕,咽痛,咳嗽痰稠,舌苔薄黄,脉浮数。其治法是
    A. 辛温解表
    B. 辛凉解表
    C. 清暑解表
    D. 益气解表
    E. 滋阴解表

108. 患者,男,35 岁。干咳,连声作呛,喉痒,咽喉干痛,唇鼻干燥,痰少而粘连成丝,不宜咯出,初起或伴鼻塞、头痛、微寒、身热等,口干,舌苔薄,质红,干而少津,脉浮数。其证候是
    A. 凉燥伤肺
    B. 风燥伤肺
    C. 风热犯肺
    D. 风寒袭肺
    E. 肺阴虚

109. 患者咳嗽,咯痰色黄黏稠,咯之不爽,伴鼻流黄涕,汗出恶风,舌苔薄黄,脉浮数。治疗应首选
    A. 杏苏散
    B. 桑菊饮
    C. 止嗽散
    D. 二陈汤
    E. 清金化痰汤

110. 患者,男,25 岁。气粗息涌,喉中痰鸣,胸高胁胀,咳痰色黄,口渴,舌红苔黄,脉弦滑。治疗应首选
    A. 麻杏石甘汤
    B. 桑白皮汤
    C. 越婢加半夏汤
    D. 清金化痰汤
    E. 定喘汤

111. 患者,女,62 岁。喘咳,喉中哮鸣 8 年。近半年来,短气息促,呼多吸少,动则尤甚,腰膝酸软,舌淡苔白,脉沉弱。治疗应首选
    A. 生脉地黄汤合金水六君煎
    B. 生脉散
    C. 补肺汤
    D. 苏子降气汤
    E. 参苏饮

112. 患者,男,28 岁。2 天来,喘逆上气,息粗鼻扇,咳而不爽,痰吐稠黏,形寒身热,身痛无汗,口渴,舌质红,苔薄黄,脉浮数。治疗应首选
    A. 麻黄汤合华盖散
    B. 桑白皮汤
    C. 麻杏甘石汤加味
    D. 二陈汤合三子养亲汤
    E. 五磨饮子

113. 患者,女,32 岁。喘促,气逆 2 天。胸闷咳嗽,咯痰色白清稀,口不渴,恶寒发热,头痛无汗。舌苔薄白,脉浮紧。治疗应首选
    A. 麻黄汤
    B. 麻杏石甘汤
    C. 定喘汤
    D. 杏苏散
    E. 苏子降气汤

114. 患者,男,56岁。喘咳气急,胸部胀闷,不得卧,痰稀白,恶寒发热,无汗,舌苔薄白,脉浮紧。治疗应首选
    A. 木防己汤
    B. 苓桂术甘汤
    C. 葶苈大枣泻肺汤
    D. 麻黄汤合华盖散
    E. 越婢加半夏汤

115. 患者,女,42岁。身热较著。时时振寒,咳嗽气急,胸痛烦闷,咳时尤甚,痰色黄绿、有腥味,舌红苔黄腻,脉滑数。辨证应属肺痈何期
    A. 初期
    B. 成痈期
    C. 溃脓期
    D. 恢复期
    E. 发作期

116. 患者,女,27岁。心悸,善惊易恐,坐卧不安,多梦易醒,舌苔薄白,脉虚数。其证候是
    A. 心脾两虚
    B. 阴虚火旺
    C. 心虚胆怯
    D. 心血不足
    E. 水饮凌心

117. 患者心悸气短,头晕目眩,失眠健忘,面色无华,倦怠乏力,纳呆食少,舌淡红,脉细弱。治疗应首选的方剂是
    A. 安神定志丸
    B. 归脾汤
    C. 天王补心丹
    D. 桂枝甘草龙骨牡蛎汤
    E. 桃仁红花煎合桂枝甘草龙骨牡蛎汤

118. 患者心悸不宁,心烦少寐,头晕目眩,手足心热,耳鸣腰酸,舌红少苔,脉细数。其治法是
    A. 滋养肝肾,镇惊安神
    B. 滋阴清火,养心安神
    C. 滋阴益肾,定志安神
    D. 益肾养心,镇惊安神
    E. 滋阴养心,定志宁神

119. 患者,女,45岁。不寐多梦,易惊,胆怯心悸,遇事善惊,舌淡苔白,脉虚弦。其治法是
    A. 交通心肾

B. 养血安神
C. 安神定志
D. 清心安神
E. 育阴潜阳

120. 患者胸闷重而心痛微,痰多气短,肢体沉重,形体肥胖,倦怠乏力,纳呆便溏,舌体胖大,苔白滑,脉滑。其治法是
    A. 温补阳气,振奋心阳
    B. 疏肝理气,活血通络
    C. 通阳泄浊,豁痰宣痹
    D. 辛温散寒,宣通心阳
    E. 益气养阴,活血通脉

121. 患者,男,41岁。胸闷隐痛,时作时止,心悸气短,倦怠懒言,面色少华,头晕目眩,遇劳则甚,舌偏红或有齿印,脉细弱无力或结代。治疗应首选
    A. 枳实薤白桂枝汤
    B. 参附汤合右归饮
    C. 瓜蒌薤白半夏汤
    D. 血府逐瘀汤
    E. 生脉散合人参养营汤

122. 患者心悸而痛,胸闷,汗出,畏寒,肢冷,腰酸,乏力,面色苍白,舌质淡苔白,脉沉微欲绝。其证候是
    A. 心血瘀阻
    B. 心肾阴虚
    C. 心肾阳衰
    D. 寒凝心脉
    E. 气阴两虚

123. 患者,女,53岁。症见胸痛彻背,感寒痛甚,胸闷气短,心悸,面色苍白,四肢厥冷,舌苔白,脉沉细。其证候是
    A. 心血瘀阻
    B. 痰浊闭阻
    C. 寒凝心脉
    D. 心肾阴虚
    E. 气滞心胸

124. 患者,男,60岁。症见心痛彻背,感寒痛甚,胸闷气短,心悸,重则喘息,不能平卧,面色苍白,四肢厥冷,舌苔白,脉沉细。治疗应首选
    A. 血府逐瘀汤加减

B.瓜蒌薤白半夏汤加味

C.左归饮加减

D.瓜蒌薤白白酒汤加枳实、桂枝、附子、丹参、檀香

E.柴胡疏肝散加减

125.患者,男,65岁。体胖,症见胸闷如窒而痛,痰多,苔浊腻,脉滑。治疗应首选

　A.参附汤合右归饮加减

　B.瓜蒌薤白半夏汤加味

　C.生脉散合人参养营汤加减

　D.瓜蒌薤白白酒汤加枳实、桂枝、附子、丹参、檀香

　E.柴胡疏肝散加减

126.患者,女,50岁。心烦不寐,头重目眩,胸闷痰多,恶心口苦,嗳气吞酸,舌红苔黄腻,脉滑数。治疗应首选

　A.顺气导痰汤

　B.半夏秫米汤

　C.黄连温胆汤

　D.丹栀逍遥散

　E.朱砂安神丸

127.患者表情淡漠,神志痴呆,喃喃独语,精神抑郁,不思饮食,舌苔白腻,脉弦滑。其治法是

　A.养心健脾,益气安神

　B.理气化痰,活血通络

　C.理气解郁,化痰开窍

　D.镇心涤痰,安神定志

　E.化痰健脾,养心宁神

128.患者突然昏倒仆地,神志不清,牙关紧闭,两目上视,手足抽搐,口吐涎沫,不久渐醒,醒后疲乏无力,舌苔白腻,脉滑,其治法是

　A.涤痰息风,开窍定痫

　B.理气化痰,活血化瘀

　C.镇心祛痰,安神定痫

　D.清肝泻火,养血安神

　E.清肝泻火,化痰开窍

129.患者,女,44岁。平时情绪急躁,心烦失眠,咳痰不爽,口苦而干,便秘,发作时昏仆,抽搐吐涎,两目上视,如作猪羊叫声,舌红苔黄腻,脉弦滑数。治疗应首选

　A.二阴煎

B.至宝丸

C.苏合香丸

D.龙胆泻肝汤合涤痰汤

E.定痫丸

130.患者平时情绪急躁,心烦失眠,咯痰不爽;口苦而干,便秘。发作时昏仆,抽搐吐涎,两目上视,如作猪羊叫声,舌红苔黄腻,脉弦滑数。其治法是

　A.涤痰息风,开窍定痫

　B.清肝泻火,化痰开窍

　C.豁痰开窍,清心定痫

　D.理气解郁,化痰开窍

　E.化痰息风,安神定志

131.患者胃脘刺痛,痛有定处而拒按,食后痛甚,舌质紫暗,脉涩。其证候是

　A.气机阻滞

　B.食积气阻

　C.瘀血停滞

　D.血瘀血虚

　E.气虚血瘀

132.患者,女,43岁。胃脘疼痛,如针刺刀割,痛有定处,按之痛甚,食后加剧,入夜尤甚,舌质紫暗有瘀斑,脉涩。其治法是

　A.养阴和胃

　B.消食导滞

　C.活血化瘀

　D.健脾益气

　E.调理肝脾

133.患者,男,35岁。胃脘灼热疼痛,痛势急迫,易怒,口苦,泛吐酸水,舌红苔薄黄,脉弦数。其治法是

　A.疏肝理气止痛

　B.清肝泄热化湿

　C.疏肝泄热和胃

　D.疏肝理气和胃

　E.理气和胃止痛

134.患者胃脘疼痛反复发作,隐痛为主,喜温喜按,劳累、受凉后加重,空腹痛甚,进食后稍缓解,神疲乏力,四肢倦怠,手足不温,大便溏薄,舌淡苔白,脉虚弱,治疗应首选的方剂是

　A.藿香正气散

B. 黄芪建中汤

C. 芍药甘草汤

D. 附子理中丸

E. 香砂六君丸

135. 患者呕吐多为清水痰涎,胸闷食少,头眩心悸,舌苔白腻,脉滑。其证候是

A. 饮食停滞

B. 寒邪客胃

C. 痰饮内阻

D. 脾胃虚弱

E. 脾阳不振

136. 患者,女,65 岁。身体素弱,饮食稍有不慎即呕吐未消化食物,面色白,倦怠乏力,四肢不温,便溏,舌淡苔白,脉濡弱。治疗应首选

A. 吴茱萸汤

B. 理中丸

C. 黄芪建中汤

D. 苓桂术甘汤

E. 四君子汤

137. 患者,女,39 岁。呕吐清水痰涎,脘闷食少,时有头晕心悸,舌苔白腻,脉滑。其治法是

A. 疏邪解表

B. 消食化滞

C. 温中化饮,和胃降逆

D. 疏肝理气,和胃降逆

E. 温中健脾,和胃降逆

138. 患者,男,45 岁。脘腹胀闷疼痛,攻窜不定,痛引少腹,嗳气,善太息,舌苔薄白,脉弦。其证候是

A. 寒邪内阻

B. 湿热壅滞

C. 瘀血阻滞

D. 饮食积滞

E. 气机郁滞

139. 患者,男,32 岁。腹部刺痛较剧,痛处不移,触之痛甚,舌质紫暗,脉弦涩。其治法是

A. 理气和胃

B. 理气活血

C. 活血化瘀

D. 化瘀散结

E. 化痰祛瘀

140. 患者腹痛绵绵,时作时止,喜热恶冷,痛时喜按,空腹或劳累后更甚,得食稍减,面色无华,时有大便溏薄,舌淡苔白,脉细无力。治疗应首选

A. 小建中汤

B. 桂枝茯苓丸

C. 正气天香散

D. 参苓白术散

E. 痛泻要方

141. 患者,男,24 岁。腹痛肠鸣,泻下粪便臭如败卵,但泻而不爽,脘腹胀满,舌苔白厚而腐,脉滑。其治法是

A. 消食导滞

B. 活血化瘀

C. 清热利湿

D. 芳香化湿

E. 抑肝扶脾

142. 患者,男,30 岁。大便溏泻,稍进油腻之物则大便次数增多,饮食减少,脘腹胀闷不舒,面色萎黄,肢倦乏力,舌淡苔白,脉濡弱。其证候是

A. 脾虚不运

B. 脾胃不和

C. 脾胃虚弱

D. 脾胃阳虚

E. 肾阳虚衰

143. 患者,女,26 岁。因心情紧张,出现大便溏稀,每日 2 ~ 3 次,无里急后重,胸胁胀闷,嗳气食少,舌质淡红,脉弦。治疗应首选

A. 四逆散

B. 柴胡疏肝散

C. 痛泻要方

D. 逍遥散

E. 香砂六君子汤

144. 患者,男,68 岁。大便艰涩难下,面色白,四肢不温,喜热畏冷,腹中冷痛,腰脊酸冷,小便清长,舌淡嫩苔白,脉沉迟。其治法是

A. 益气通便

B. 温阳通便

C. 养血润燥

D. 润肠通便

E. 健脾温中

145. 患者,女,33 岁。大便秘结,不甚干结,便而不

畅,胸胁痞满,甚则腹中胀痛,嗳气,食少,苔薄腻,脉弦。治疗上应首选

A. 麻子仁丸

B. 保和丸

C. 润肠丸

D. 乌梅丸

E. 六磨汤

146. 患者大便并不硬,虽有便意,但排便困难,用力努挣则汗出短气,便后乏力,面白神疲,肢倦懒言,舌淡苔白,脉弱。其治法是

A. 温阳通便

B. 滋阴通便

C. 养血润燥

D. 益气润肠

E. 温里散寒

147. 患者,女,30岁。平素形体消瘦,性情急躁,现胁痛口苦,纳呆泛恶,目黄溲赤,苔黄而腻,脉弦数。此治法为

A. 疏肝理气

B. 祛瘀通络

C. 清热利湿

D. 养阴柔肝

E. 养血柔肝

148. 患者,女,78岁。胁肋隐痛,悠悠不休,遇劳加重,头晕目眩,舌红少苔,脉细弦而数。治疗应首选

A. 生脉散

B. 鳖甲煎丸

C. 一贯煎

D. 左归丸

E. 天麻钩藤汤

149. 患者久患胁痛,痛势隐隐,绵绵不休,口干咽燥,心烦少寐,头晕目眩,舌红少苔,脉弦细。其治法是

A. 养血通络

B. 养阴柔肝

C. 滋阴养血

D. 滋养肝肾

E. 养阴润燥

150. 患者身目俱黄,黄色晦暗,腹胀纳少,神疲畏寒,大便不实,口淡不渴,舌淡苔腻,脉濡缓。其证

候是

A. 阴黄寒湿阻遏证

B. 急黄疫毒炽盛证

C. 阴黄脾虚湿滞证

D. 阳黄热重于湿证

E. 阳黄湿重于热证

151. 患者腹大坚满,脘腹绷急,烦热口苦,渴不欲饮,小便短赤,便溏不爽,舌红苔黄腻,脉滑数。其证候是

A. 气滞湿阻

B. 寒湿困脾

C. 湿热蕴结

D. 脾胃阳虚

E. 肝脾血瘀

152. 患者,男,50岁。肝硬化腹水。症见腹膨大,按之坚满,脘闷腹胀纳呆,大便溏泄,小便不利,舌苔白腻,脉弦缓。其治法是

A. 疏肝理气,利湿散满

B. 运脾利湿,化气行水

C. 活血化瘀,利水消肿

D. 调脾行气,清热利湿

E. 温补肾阳,通阳利水

153. 患者,男,34岁。头痛时作,痛连项背,遇风尤甚,恶风寒,肢体酸楚,口不渴,舌苔薄白,脉浮。治疗应首选

A. 川芎茶调散

B. 芎芷石膏汤

C. 羌活胜湿汤

D. 大补元煎

E. 天麻钩藤饮

154. 患者,女,38岁。头痛如裹,身体困重酸楚,恶寒而身热不扬,舌苔白滑,脉濡。治疗应首选

A. 羌活胜湿汤

B. 独活寄生汤

C. 新加香薷饮

D. 加味二妙散

E. 藿朴夏苓汤

155. 患者,女,61岁。眩晕,动则加剧,劳累即发,不寐心悸,神疲懒言,倦怠食少,唇甲不华,舌质淡,脉细弱。其治法是

A. 补养气血,健运脾胃

B. 补中益气,调和肝胃

C. 益气养血,调理心肾

D. 养血柔肝,补益脾肺

E. 养血安神,滋补肝肾

156. 患者平时头晕耳鸣,腰酸,突然发生口眼歪斜,语言不利,口角流涎,手指动,半身不遂,舌质红,苔腻,脉弦细数。其证候是

A. 阴虚风动证

B. 风阳上扰证

C. 风痰入络证

D. 痰浊瘀闭证

E. 痰火瘀闭证

157. 患者,男,60 岁。平素头晕头痛,发病时突然昏倒,不省人事,口舌歪斜,半身不遂,牙关紧闭,面赤身热,舌红苔黄,脉弦数。其诊断是

A. 中风中经络脉空虚风邪入中

B. 中风中经络肝肾阴虚风阳上扰

C. 中风中脏腑闭证阳闭

D. 中风中脏腑闭证阴闭

E. 中风中脏腑脱证

158. 患者,男,59 岁。平素头晕头痛,耳鸣目眩,突发右半身不遂,肢软无力,口舌歪斜,言謇语涩,不能起床已半年余,舌暗苔薄腻,脉弦细。其治法是

A. 滋阴潜阳,息风通络

B. 益气活血,通经活络

C. 辛温开窍,豁痰息风

D. 辛凉开窍,清肝息风

E. 活血化瘀,化痰通络

159. 患者突然昏仆,不省人事,目合口开,鼻鼾息微,汗多,大小便自遗,脉微欲绝。治疗应首选的方剂是

A. 镇肝熄风汤

B. 桃核承气汤

C. 羚角钩藤汤合至宝丹

D. 涤痰汤

E. 参附汤合生脉散

160. 患者,女,36 岁。突发眼睑及四肢浮肿,肿势迅速,肢体酸重,尿少,恶风寒,舌苔薄白,脉浮。治疗应首选

A. 麻黄连翘赤小豆汤

B. 五苓散合五皮饮

C. 越婢加术汤

D. 实脾饮

E. 苓桂术甘汤

161. 患者,女,60 岁。小便涩痛,尿色淡红,反复发作,疼痛不重,形体消瘦,腰酸膝软,舌淡红,脉细。其诊断是

A. 血淋

B. 消渴

C. 热淋

D. 劳淋

E. 癃闭

162. 患者小便混浊如膏如脂,带甜味,尿频量多,头晕耳鸣,腰脊酸软,多梦遗精,下肢无力,口咽干燥,舌质红,脉沉细而数。其治法是

A. 补益肝肾

B. 滋阴潜阳

C. 滋阴固肾

D. 温阳滋肾

E. 益气固涩

163. 患者,女,30 岁。小便短数,灼热刺痛,少腹拘急,尿色黄赤,舌苔黄腻,脉滑数。治疗应首选

A. 程氏萆薢分清饮

B. 知柏地黄丸

C. 小蓟饮子

D. 八正散

E. 沉香散

164. 患者尿频量多,混浊如脂膏,头晕耳鸣,口干唇燥,皮肤干燥,瘙痒,腰膝酸软,乏力,舌红苔少,脉细数。其证候是

A. 肺热津伤证

B. 胃热炽盛证

C. 气阴亏虚证

D. 阴阳两虚证

E. 肾阴亏虚证

165. 患者咽中不适,如有物梗阻,胸中闷塞,精神抑郁则症状加重,舌苔白腻,脉沉弦而滑。其证候是

A. 肝气郁结

B. 气血郁滞

C. 痰热内蕴

D. 痰瘀互结

E. 痰气郁结

166. 患者鼻燥衄血，口干咽燥，兼有身热、恶风、头痛、咳嗽、痰少，舌质红，苔薄，脉数。治疗应首选的方剂是

A. 玉女煎

B. 桑菊饮

C. 清胃散

D. 十灰散

E. 泻心汤

167. 患者，女，54 岁。近来时常齿衄，血色淡红，齿摇不坚，舌红少苔，脉细数，其治法是

A. 益气摄血

B. 滋阴润肺

C. 清肝泻火

D. 清胃泻火

E. 滋阴降火

168. 患者吐血量多，面色苍白，四肢厥冷，汗出，脉微。治疗应首选的方剂是

A. 回阳救急汤

B. 生脉饮

C. 附子理中汤

D. 大补元煎

E. 独参汤

169. 患者吐血色红或紫暗，脘腹胀闷，甚则作痛，口臭，便秘，舌红苔黄腻，脉滑数。治疗应首选

A. 泻心汤合十灰散

B. 白虎汤合四生丸

C. 玉女煎合十灰散

D. 失笑散合四生丸

E. 丹参饮合十灰散

170. 患者，男，40 岁。1 年来皮肤常见青紫点，2 天前饮酒后出现双下肢青紫斑块，心烦口渴，手足心热，盗汗，形体消瘦，舌红少苔，脉细数。治疗应首选

A. 清胃散

B. 茜根散

C. 归脾汤

D. 玉女煎

E. 地榆散

171. 患者小便频数，混浊如膏，面色黧黑，耳轮焦干，

腰膝酸软，形寒畏冷，舌淡苔白，脉沉细无力。其治法是

A. 清胃泻火，养阴增液

B. 清热润肺，生津止渴

C. 滋阴固肾

D. 温阳滋肾固摄

E. 养阴清热，镇肝潜阳

172. 患者烦渴多饮，口干舌燥，兼见小便频多，舌边尖红苔薄黄，脉洪数。其治法是

A. 清胃泻火，养阴增液

B. 清热润肺，生津止渴

C. 滋补肾阴，固摄肾气

D. 温阳滋肾，固摄肾气

E. 养阴清热，镇肝潜阳

173. 肢体关节重着、酸痛、痛有定处，手足沉重，肌肤麻木不仁者，可诊断为

A. 行痹

B. 痛痹

C. 着痹

D. 热痹

E. 久痹

174. 患者关节游走性疼痛，活动不便，局部灼热红肿，痛不可触，得冷则舒，伴有发热，恶风，汗出，口渴，舌质红，苔黄腻，脉浮数。治疗应首选的方剂是

A. 薏苡仁汤或蠲痹汤

B. 乌头汤合五味消毒饮

C. 双合汤合羌活胜湿汤

D. 白虎加桂枝汤

E. 防风汤合桂枝芍药知母汤

175. 患者，女，35 岁。肢体关节酸痛，游走不定，屈伸不利，恶风发热，舌苔薄白，脉浮。治疗应首选

A. 薏苡仁汤

B. 桂枝芍药知母汤

C. 乌头汤

D. 防风汤

E. 白虎加桂枝汤

176. 患者，男，50 岁。患痹病 10 余年。现关节屈伸不利，肌肉瘦削，腰膝酸软，畏寒肢冷，阳痿、遗精，舌质淡红，舌苔薄白，脉沉细弱。治疗应

首选

A. 清燥救肺汤

B. 人参养荣汤

C. 独活寄生汤

D. 虎潜丸

E. 白虎加桂枝汤

A3 型题

以下提供若干个案例,每个案例下设 3 道试题。请根据题干所提供的信息,在每一道试题下面的 A、B、C、D、E 五个备选答案中选择一个最佳答案。

(177~179 题共用题干)

患者,男,23 岁。身热,微恶风寒,少汗,头昏,心烦,口干咽燥,干咳少痰,舌红少苔,脉细数。

177.其辨证是

A. 气虚感冒

B. 阴虚感冒

C. 风寒束表证

D. 风热犯表证

E. 暑湿伤表证

178.其治法为

A. 辛凉解表

B. 辛温解表

C. 清暑祛湿解表

D. 益气解表

E. 滋阴解表

179.治疗应首选

A. 加减葳蕤汤化裁

B. 新加香薷饮

C. 银翘散

D. 荆防达表汤

E. 败毒散

(180~182 题共用题干)

患者,女,35 岁。反复发作气急痰鸣 6 年余。10 分钟前受寒复发,喉中哮鸣如水鸡声,呼吸急促,喘憋气逆,胸膈满闷如塞,咳不甚,痰少咯吐不爽,色白而多泡沫,渴喜热饮,形寒怕冷,面色青晦,舌苔白滑,脉浮紧。

180.临床诊断为

A. 冷哮证

B. 热哮证

C. 寒包热哮证

D. 风痰哮证

E. 虚哮证

181.治法为

A. 清热宣肺,化痰定喘

B. 宣肺散寒,化痰平喘

C. 解表散寒,清化痰热

D. 祛风涤痰,降气平喘

E. 补肺纳肾,降气化痰

182.治疗应首选

A. 三子养亲汤加味

B. 平喘固本汤

C. 射干麻黄汤

D. 小青龙加石膏汤

E. 定喘汤

(183~185 题共用题干)

患者,男,32 岁。心悸易惊,心烦失眠,五心烦热,口干,盗汗,思虑劳心则症状加重;伴耳鸣腰酸,头晕目眩,急躁易怒;舌红少津,苔少,脉象细数。

183.其辨证为

A. 心虚胆怯证

B. 阴虚火旺证

C. 心血不足证

D. 心阳不振证

E. 水饮凌心证

184.其治法为

A. 镇惊定志,养心安神

B. 补血养心,益气安神

C. 滋阴清火,养心安神

D. 温补心阳,安神定悸

E. 振奋心阳,化气行水,宁心安神

185.治疗应选择的方剂是

A. 安神定志丸

B. 归脾汤

C. 天王补心丹合朱砂安神丸

D. 桂枝甘草龙骨牡蛎汤合参附汤

E. 苓桂术甘汤

(186～188 题共用题干)

患者,女,48 岁。近年来经常失眠多梦,以入睡困难为主,伴心悸,头晕耳鸣,腰膝酸软,五心烦热,午后面部潮红,舌红,苔少而干,脉细数。

186. 其辨证是
 A. 心脾两虚证
 B. 痰热扰心证
 C. 肝火扰心证
 D. 心肾不交证
 E. 心胆气虚证

187. 其治法是
 A. 益气镇惊,安神定志
 B. 清化痰热,和中安神
 C. 补益心脾,养血安神
 D. 滋阴降火,交通心肾
 E. 疏肝泻火,镇心安神

188. 治疗应首选
 A. 归脾汤加减
 B. 安神定志丸加减
 C. 酸枣仁汤加减
 D. 黄连温胆汤加减
 E. 六味地黄丸合交泰丸加减

(189～191 题共用题干)

患者,女,30 岁。昨晚不慎受凉,突然出现呕吐,吐胃内容物及清水,伴有恶寒发热,头身疼痛,无汗,口不渴,胸脘满闷,舌苔白腻,脉濡缓。

189. 其诊断是
 A. 脾胃阳虚型呕吐
 B. 食滞内停型呕吐
 C. 痰饮中阻型呕吐
 D. 外邪犯胃型呕吐
 E. 肝气犯胃型呕吐

190. 其治法是
 A. 疏邪解表,化浊和中
 B. 消食化滞,和胃降逆
 C. 温中化饮,和胃降逆
 D. 温中健脾,和胃降逆
 E. 疏肝理气,和胃降逆

191. 治疗应首选
 A. 藿香正气散
 B. 理中丸
 C. 小半夏汤
 D. 四七汤
 E. 保和丸

(192～194 题共用题干)

患者,女,45 岁。素体虚弱,常出现大便溏薄,近日加重,症见大便稀薄,每日 5～6 次,腹痛隐隐喜按,进食减少,食则闷胀,自述进食油腻易致发作。面色萎黄,神疲乏力,舌淡,苔白,脉细弱。

192. 其诊断是
 A. 泄泻
 B. 胃痛
 C. 腹痛
 D. 痞满
 E. 呕吐

193. 其治法是
 A. 芳香化湿,解表散寒
 B. 消食导滞,和中止泻
 C. 健脾益气,化湿止泻
 D. 温肾健脾,固涩止泻
 E. 抑肝扶脾

194. 治疗应首选
 A. 藿香正气散加减
 B. 四神丸加减
 C. 痛泻要方加减
 D. 参苓白术散加减
 E. 保和丸加减

(195～197 题共用题干)

患者,女,23 岁。1 个月前曾发热咽痛,2 周前发现颜面、下肢浮肿,按之没指,伴小便短少,纳呆泛恶,身体困重,胸闷,苔白腻,脉沉缓。

195. 其辨证是
 A. 阳水风水泛滥证
 B. 阳水湿毒浸淫证
 C. 阳水湿热壅盛证
 D. 阳水水湿浸渍证
 E. 阴水脾阳虚衰证

196. 其治法是
   A. 健脾温阳利水
   B. 宣肺解毒,利湿消肿
   C. 运脾化湿,通阳利水
   D. 疏风清热,宣肺行水
   E. 温肾助阳,化气行水

197. 治疗应首选
   A. 麻黄连翘赤小豆汤
   B. 越婢加术汤
   C. 真武汤
   D. 五皮饮合胃苓汤
   E. 实脾饮

(198~200题共用题干)
   患者,女,46岁。1周前因与邻居吵架,出现精神恍惚,心神不宁,悲忧善哭,喜怒无常,舌质淡,脉弦。中医诊断为郁证。

198. 其辨证是
   A. 心脾两虚证
   B. 心肾阴虚证
   C. 心神失养证
   D. 痰气郁结证
   E. 心肾不交证

199. 其治法是
   A. 疏肝解郁,清肝泻火
   B. 甘润缓急,养心安神
   C. 健脾养心,补益气血
   D. 疏肝解郁,理气畅中
   E. 滋养心肾

200. 治疗应首选

   A. 甘麦大枣汤
   B. 半夏厚朴汤
   C. 天王补心丹
   D. 丹栀逍遥散
   E. 归脾汤

(201~203题共用题干)
   患者,女,45岁。体形偏瘦,双膝关节疼痛,反复发作3年,诊断为痹证。现症见:双膝关节游走性疼痛,活动不便,局部皮肤红肿、灼热,痛不可触,遇冷则舒,伴发热、恶风、汗出、口渴,舌红,苔黄腻,脉滑数。

201. 其辨证是
   A. 痛痹
   B. 着痹
   C. 风湿热痹证
   D. 痰瘀痹阻证
   E. 肝肾亏虚证

202. 其治法是
   A. 清热通络,祛风除湿
   B. 除湿通络,祛风散寒
   C. 化痰行瘀,蠲痹通络
   D. 散寒通络,祛风除湿
   E. 培补肝肾,舒筋止痛

203. 治疗应首选
   A. 乌头汤
   B. 白虎加桂枝汤
   C. 独活寄生汤
   D. 薏苡仁汤
   E. 双合汤

B1 型题
两道试题共用A、B、C、D、E五个备选答案,备选答案在上,题干在下。每题请从中选择一个最佳答案。每个备选答案可能被选择一次、多次或不被选择。

(204~205题共用备选答案)
   A. 射干麻黄汤合小青龙汤
   B. 麻黄汤合华盖散
   C. 二陈汤合三子养亲汤
   D. 三拗汤合止嗽散
   E. 生脉散合补肺汤

204. 治疗喘证风寒壅肺证,应首选的方剂是

205. 治疗喘证痰浊阻肺证,应首选的方剂是

(206~207题共用备选答案)
   A. 清热养阴,益气补肺
   B. 排脓解毒
   C. 清热解毒,化瘀消痈
   D. 疏风散热,清肺化痰

E. 清肺解毒,化痰排脓

206. 肺痈初期的治法是

207. 肺痈成痈期的治法是

(208 ~ 209 题共用备选答案)

A. 心虚胆怯证

B. 心血不足证

C. 瘀阻心脉证

D. 痰火扰心证

E. 水饮凌心证

208. 心悸眩晕,胸闷痞满,渴不欲饮,小便短少,或下肢浮肿,形寒肢冷,伴恶心,欲吐,流涎,舌淡胖,苔白滑,脉象弦滑或沉细而滑。证属

209. 心悸不安,胸闷不舒,心痛时作,痛如针刺,唇甲青紫,舌质紫暗或有瘀斑,脉涩或结或代。证属

(210 ~ 211 题共用备选答案)

A. 癫证

B. 狂证

C. 痫证

D. 痉证

E. 中风

210. 患者喧扰不宁,躁妄打骂,动而多怒。其诊断是

211. 患者沉默痴呆,语无伦次,静而多喜。其诊断是

(212 ~ 213 题共用备选答案)

A. 健脾化湿

B. 温中健脾

C. 温中补肾

D. 散寒止痛

E. 散寒除湿

212. 胃痛暴作,畏寒喜暖,脘腹得温则痛减,口不渴,喜热饮,舌苔薄白,脉弦紧。其治法是

213. 胃痛隐隐,喜温喜按,空腹痛甚,得食痛减,泛吐清水,神疲乏力,大便溏薄,舌淡苔白,脉迟缓。其治法是

(214 ~ 215 题共用备选答案)

A. 柴胡疏肝散

B. 逍遥散

C. 越鞠保和丸

D. 半夏厚朴汤

E. 橘皮竹茹汤

214. 治疗胃痛肝气犯胃证,应首选

215. 治疗呕吐肝气犯胃证,应首选

(216 ~ 217 题共用备选答案)

A. 不换金正气散

B. 芍药汤

C. 驻车丸

D. 桃花汤

E. 连理汤

216. 治疗痢疾之休息痢,应首选

217. 治疗痢疾之湿热痢,应首选

(218 ~ 219 题共用备选答案)

A. 四磨饮

B. 五磨饮

C. 黄芪汤

D. 黄芪建中汤

E. 六磨汤

218. 治疗气滞便秘的最佳选方是

219. 治疗气虚便秘的最佳选方是

(220 ~ 221 题共用备选答案)

A. 柴胡疏肝散

B. 龙胆泻肝汤

C. 血府逐瘀汤

D. 一贯煎

E. 归芍六君子汤

220. 治疗胁痛肝胆湿热证,应首选的方剂是

221. 治疗胁痛瘀血阻络证,应首选的方剂是

(222 ~ 223 题共用备选答案)

A. 茵陈蒿汤

B. 茵陈五苓散

C. 茵陈术附汤

D. 鳖甲煎丸

E. 逍遥散

222. 治疗阳黄湿重于热,应首选

223. 治疗阴黄,应首选

(224～225 题共用备选答案)

A. 目睛黄染

B. 皮肤发黄

C. 胁肋疼痛

D. 腹内积块

E. 腹大胀满

224. 诊断黄疸的主要依据是

225. 诊断积聚的主要依据是

(226～227 题共用备选答案)

A. 腹大按之不坚,胁下胀满或痛,纳食减少

B. 腹膨大如鼓,按之坚满,脘闷纳呆

C. 腹大坚满,青筋暴露,胁腹攻痛,可触及肿块

D. 腹大胀满,入暮尤甚,面色萎黄或白,肢冷浮肿

E. 腹大坚满,胁腹疼痛拒按,烦热口苦,渴不欲饮

226. 肝脾血瘀型鼓胀可见

227. 水湿内停型鼓胀可见

(228～229 题共用备选答案)

A. 头昏胀痛

B. 头痛昏蒙

C. 头痛如裹

D. 头痛且空

E. 头痛而晕

228. 痰浊头痛的特征为

229. 肾虚头痛的特征为

(230～231 题共用备选答案)

A. 头后部

B. 前额部

C. 眉棱骨

D. 颠顶部

E. 头之两侧

230. 太阳头痛的部位在

231. 厥阴头痛的部位在

(232～233 题共用备选答案)

A. 肝阳上亢证

B. 气血亏虚证

C. 肾精不足证

D. 痰湿中阻证

E. 瘀血阻窍证

232. 患者眩晕日久,精神萎靡,腰酸膝软,少寐多梦,健忘,两目干涩,视力减退,遗精,滑泄,耳鸣,齿摇,舌红少苔,脉细数。其证候是

233. 患者眩晕,头重昏蒙,伴视物旋转,胸闷恶心,呕吐痰涎,食少多寐,舌苔白腻,脉濡滑。其证候是

(234～235 题共用备选答案)

A. 痫病

B. 眩晕

C. 厥证

D. 昏迷

E. 中风

234. 突然昏仆,并伴有口眼歪斜、偏瘫等症,神昏时间较长,苏醒后有偏瘫、口眼歪斜及失语等后遗症。此为

235. 头晕目眩,视物旋转不定,甚则不能站立,耳鸣,但无神志异常的表现。此为

(236～237 题共用备选答案)

A. 天麻钩藤饮

B. 半夏白术天麻汤

C. 镇肝熄风汤

D. 补阳还五汤

E. 地黄饮子

236. 治疗中风中经络,肝肾阴虚,风阳上扰证,应首选

237. 治疗眩晕痰浊中阻证,应首选

(238～239 题共用备选答案)

A. 风水泛滥

B. 湿毒浸淫

C. 水湿浸渍

D. 湿热壅盛

E. 脾阳虚衰

238. 患者水肿日久,腰以下肿甚,按之凹陷不起,畏寒肢冷,尿少,舌淡苔白滑,脉沉弱。其证候是

239. 患者眼睑浮肿,继则四肢及全身皆肿,来势迅

速,伴有恶寒发热,小便不利,舌苔薄白,脉浮紧。其证候是

(240~241 题共用备选答案)
A. 疏凿饮子
B. 越婢加术汤
C. 实脾饮
D. 五皮饮合胃苓汤
E. 济生肾气丸合真武汤

240. 治疗水肿湿热壅盛证,应首选
241. 治疗水肿脾阳虚衰证,应首选

(242~243 题共用备选答案)
A. 心
B. 肝
C. 脾
D. 肾与膀胱
E. 肺

242. 淋证的主要病位是
243. 喘证的必伤之脏是

(244~245 题共用备选答案)
A. 十灰散
B. 半夏厚朴汤
C. 滋水清肝饮
D. 柴胡疏肝散
E. 黄土汤

244. 郁证肝气郁结证的代表方剂是
245. 便血脾胃虚寒证的代表方剂是

(246~247 题共用备选答案)
A. 玉女煎
B. 泻心汤合十灰散
C. 龙胆泻肝汤
D. 加味清胃散合泻心汤
E. 泻白散合黛蛤散

246. 治疗吐血胃热壅盛证,应首选
247. 治疗鼻衄胃热壅盛证,应首选

(248~249 题共用备选答案)
A. 阴虚肺热咳血

B. 胃热壅盛吐血
C. 阴虚火旺尿血
D. 肝火犯肺咳血
E. 肾虚不固尿血

248. 百合固金汤主治
249. 无比山药丸主治

(250~251 题共用备选答案)
A. 肝、肾
B. 脾、肾
C. 肺、肾
D. 肺、脾
E. 肺、肝

250. 阳水的病位在
251. 阴水的病位在

(252~253 题共用备选答案)
A. 补阳还五汤
B. 左归丸
C. 地黄饮子
D. 解语丹
E. 七福饮

252. 中风恢复期风痰瘀阻证,治疗宜选
253. 中风恢复期气虚络瘀证,治疗宜选

(254~255 题共用备选答案)
A. 温化
B. 化湿邪,利小便
C. 补虚泻实
D. 清热润燥,养阴生津
E. 治火、治气、治血

254. 消渴的治疗大法是
255. 黄疸的治疗大法是

(256~257 题共用备选答案)
A. 肺、胃、肾
B. 肝、脾、肾
C. 心、肾、肺
D. 胃、肝、脾
E. 脾、肾、肺

256. 鼓胀的病位主要在

257. 消渴的病位主要在

(258~259 题共用备选答案)
A. 通窍活血汤
B. 复元活血汤
C. 血府逐瘀汤
D. 失笑散合丹参饮
E. 加味四物汤

258. 治疗胃痛之瘀血停胃证,首选
259. 治疗头痛之血虚头痛证,首选

(260~261 题共用备选答案)
A. 桑杏汤
B. 柴枳半夏汤
C. 桑菊饮

D. 黄土汤
E. 归脾汤

260. 患者鼻燥衄血,口干咽燥,身热,咳嗽痰少,舌质红,苔薄,脉数。治疗应首选
261. 患者喉痒咳嗽,痰中带血,口干鼻燥,身热,舌质红,少津,苔薄黄,脉数。治疗应首选

(262~263 题共用备选答案)
A. 消渴方
B. 玉女煎
C. 人参健脾丸
D. 丹参饮
E. 六味地黄丸

262. 消渴中消,可用
263. 消渴下消,可用

中医外科学

1. 冻疮的命名方法是
   A. 以病因命名
   B. 以部位命名
   C. 以疾病特征命名
   D. 以形态命名
   E. 以范围大小命名

2. 肿势或软如棉,或硬如馒,形态各异,不红不热。其肿的性质是
   A. 热肿
   B. 寒肿
   C. 风肿
   D. 痰肿
   E. 湿肿

3. 创面边缘整齐,坚硬削直而如凿成,基底部高低不平,有稀薄臭秽分泌物。其溃疡属于
   A. 麻风性溃疡
   B. 压迫性溃疡
   C. 疮痨性溃疡
   D. 梅毒性溃疡
   E. 岩性溃疡

4. 下列各项,不属确认成脓方法的是
   A. 按触法
   B. 推拿法
   C. 穿刺法
   D. 透光法
   E. 点压法

5. "痛无定处,忽彼忽此,走注甚速",其疼痛的原因是
   A. 风痛
   B. 湿痛
   C. 痰痛
   D. 热痛
   E. 化脓痛

6. 下列哪项不是外科局部辨证的主要内容
   A. 辨肿
   B. 辨痛
   C. 辨痒
   D. 辨脓
   E. 辨气血

7. 热胜作痒的主要症状是
   A. 浸淫四窜,黄水淋漓
   B. 走窜无定,遍体作痒
   C. 皮肤瘾疹,焮红灼热作痒
   D. 瘙痒剧烈,最易传染
   E. 脱屑作痒,皮肤干燥

8. 疮疡化脓时,临床常见的疼痛性质是
   A. 阵发痛
   B. 持续痛
   C. 烧灼痛
   D. 胀裂痛
   E. 鸡啄痛

9. 脓液不多且位于组织深部时,可采用的辨脓方法是
   A. 按触法
   B. 透光法
   C. 切开法
   D. 穿刺法
   E. 点压法

10. 辨溃疡,疮面呈翻花或如岩穴属
    A. 化脓性溃疡

B.压迫性溃疡

C.疮痨性溃疡

D.岩性溃疡

E.梅毒性溃疡

11. 中医外科内治法的总则是

A.温、托、补

B.清、消、补

C.清、补、托

D.消、通、补

E.消、托、补

12. 乳房部脓肿切开引流正确的切口选择是

A.乳晕旁弧形切口

B.乳晕处放射状切口

C.乳房下缘弧形切口

D.以乳头为中心弧形切口

E.以乳头为中心放射状切口

13. 下列各项,不属湿渍法适应证的是

A.阳证疮疡初起

B.阴证疮疡

C.美容

D.保健

E.创面干燥,僵而不敛

14. 下列各项,不宜采用垫棉法治疗的是

A.溃疡脓出不畅有袋脓

B.疮孔窦道形成脓水不易排出

C.急性炎症红肿热痛

D.溃疡脓腐已尽,皮肉一时不能黏合

E.腋窝疮疡溃后

15. 下列适用于阴证的是

A.回阳玉龙膏

B.生肌玉红膏

C.金黄散

D.消核膏

E.溃疡散

16. 对升丹过敏者,提脓祛腐时宜选用的外用药是

A.红灵丹

B.八宝丹

C.平胬丹

D.黑虎丹

E.九一丹

17. 溃疡脓腐已尽,新肉已生,但皮肉一时不能黏合

者,治疗应选用

A.结扎法

B.箍围法

C.引流法

D.垫棉法

E.针灸法

18. 下列哪种药物为提脓祛腐药

A.九一丹

B.红灵丹

C.八宝丹

D.白降丹

E.升药

19. 附骨疽脓腔较深、脓液不易畅流者宜采用

A.药线引流

B.垫棉法

C.扩创引流

D.导管引流

E.针灸

20. 肿疡半阴半阳证可用

A.金黄膏

B.疯油膏

C.冲和膏

D.生肌玉红膏

E.生肌白玉膏

21. 下列哪项不是疖病的临床特点

A.好发于项后发际部、臀部

B.好发于夏、秋季节

C.好发于消渴患者

D.可发生于身体各处

E.此愈彼起,日久不愈,反复发作

22. 结块范围约3cm,中心有一脓头,出脓即愈的疾

病是

A.疖病

B.无头疖

C.蝼蛄疖

D.有头疖

E.有头疽

23. 疖的治疗方法,以下列哪项为主

A.散风清热

B.泻火解毒

C.凉血活血

D. 清热解毒

E. 和营解毒

24. 下列各项,皮损范围为 3cm 左右,中心有脓头的是

A. 无头疖

B. 痈

C. 有头疽

D. 颜面部疔疮

E. 有头疖

25. 下列哪项不是疖的病因病机

A. 夏秋季节感受暑毒而生

B. 暑湿引起痱子,搔抓破伤染毒

C. 天热汗出不畅,湿热蕴蒸肌肤

D. 内郁湿火,外感风邪,两相搏结,蕴阻肌肤

E. 正气不足,毒邪流窜,经络阻隔,气血凝滞

26. 蝼蛄疖的临床特点不包括

A. 根脚坚硬

B. 疮大如梅李

C. 疮中心有脓头

D. 日久头皮窜空

E. 多发于儿童头部

27. 下列疔疮,容易损筋伤骨的是

A. 烂疔

B. 红丝疔

C. 颜面疔

D. 疫疔

E. 手足疔

28. 红丝疔的好发部位是

A. 面部

B. 胸腹部

C. 四肢后侧

D. 四肢内侧

E. 四肢外侧

29. 发于体表皮肉之间的急性化脓性疾患是

A. 疖

B. 有头疽

C. 疔

D. 附骨疽

E. 痈

30. 发于小腿足部的丹毒是

A. 抱头火丹

B. 内发丹毒

C. 流火

D. 无头疽

E. 赤游丹毒

31. 丹毒的主要病因病机是

A. 风温夹痰凝结经络

B. 风温湿热蕴结肌肤

C. 血热火毒为患

D. 经络阻塞,气血凝滞

E. 暑湿热毒流注肌间

32. 下列各项,与瘰疬的病因病机无关的是

A. 心阳不足

B. 肝气郁结

C. 脾失健运

D. 肺阴不足

E. 肾阴亏虚

33. 乳痈最常见的病因是

A. 肝郁胃热

B. 乳汁淤积

C. 阳明积热

D. 乳头破损

E. 感受外邪

34. 乳痈初起的治疗方法是

A. 清热消肿

B. 疏肝解郁

C. 疏肝清胃

D. 凉血消肿

E. 疏肝健脾

35. 治疗乳痈热毒炽盛证最常用的方剂是

A. 瓜蒌牛蒡汤

B. 牛蒡解肌汤

C. 透脓散

D. 橘叶散

E. 开郁散

36. 以下关于乳痈的主要病因病机,错误的是

A. 乳汁淤积,阻塞乳络

B. 肝郁痰凝,积聚乳络

C. 肝郁胃热,闭阻乳络

D. 感受外邪,郁滞乳络

E. 热毒入侵,瘀滞乳络

37. 乳癖的肿块特点是

A. 乳房肿块大小不等,形态不一,边界不清,质地不硬,活动度好

B. 坚硬如石,表面不平,固定不活动,与皮肤粘连

C. 结节样肿块,位于乳晕下,按压乳窍溢血

D. 肿胀疼痛,皮肤灼热掀红,形成脓肿

E. 肿块扁圆,多位于乳晕中央,轻度疼痛

38. 乳岩的特点是

A. 乳块肿痛,皮色微红,按后痛甚

B. 乳块皮肉相连,溃破脓稀薄

C. 乳块呈卵圆形,表面光滑,推之活动

D. 乳块质地较软,月经后缩小

E. 肿块高低不平,质硬,推之不动

39. 气瘿漫肿,随喜怒消长,伴急躁易怒,善太息,证属

A. 气滞血瘀

B. 肝郁气滞

C. 冲任不调

D. 肝肾不足

E. 痰浊凝结

40. 气瘿的内治法是

A. 理气解郁,化痰软坚

B. 化痰软坚,开郁行瘀

C. 疏肝解郁,化痰软坚

D. 疏风清热,化痰散结

E. 疏肝健脾,化痰散结

41. 以下哪项不是肉瘿的特点

A. 如肉之团

B. 发展缓慢

C. 柔韧而圆

D. 漫肿质软

E. 喉结一侧或两侧结块

42. 石瘿的病因病理是

A. 肝郁胃热,夹痰上壅,气血凝滞,郁滞结喉

B. 情志内伤,肝脾气逆,气血湿痰,凝滞结喉

C. 肝肾不足,肾火郁结,夹痰上攻,凝滞结喉

D. 脾肾阳虚,脾虚不运,津液留聚,凝结颈部

E. 肺脾两亏,津液不布,留聚成痰,凝结颈部

43. 石瘿应首选的治疗措施是

A. 早期中药外敷

B. 早期中药内治

C. 早期手术切除

D. 早期化学治疗

E. 早期放射治疗

44. 石瘿相当于西医学的

A. 甲状腺炎

B. 甲状腺癌

C. 甲状腺肿

D. 腮腺肿瘤

E. 甲状腺瘤

45. 岩、瘤的病机是

A. 标本俱实

B. 标本俱虚

C. 气机不畅

D. 本虚标实

E. 气滞血瘀

46. 海绵状血管瘤的显著特点是

A. 皮色鲜红

B. 压缩性大

C. 青筋累累

D. 边界不清

E. 质地坚硬

47. 毛细血管瘤的显著特点是

A. 边界不清

B. 瘤体巨大

C. 质地坚硬

D. 压缩性大

E. 皮色鲜红

48. 发于皮里膜外,由脂肪组织过度增生而形成的良性肿瘤是

A. 血瘤

B. 肉瘤

C. 脂瘤

D. 脂肪肉瘤

E. 失荣

49. 肉瘤的西医病名是

A. 脂肪肉瘤

B. 骨骼肌肉瘤

C. 脂肪瘤

D. 纤维肉瘤

E. 平滑肌肉瘤

50. 下列各项中,关于肾岩说法不正确的是

A. 西医的阴茎癌

B. 肾岩的发生与脾肾关系密切

C. 多发于中老年人

D. 肾岩日久疮面溃破,形如去皮之石榴,如花瓣翻开

E. 以手术治疗为主

51. 属于原发性皮肤损害的是

A. 痂

B. 丘疹

C. 鳞屑

D. 糜烂

E. 色素沉着

52. 红斑基础上的水疱、糜烂,中医辨证多属

A. 湿热或热毒

B. 脾湿内蕴

C. 风湿郁阻

D. 血热风盛

E. 血热夹瘀

53. 蛇串疮的皮损特点为

A. 初起为掌心或指缝水疱或掌部皮肤角化脱屑,水疱

B. 初起为红斑,或为水疱,约黄豆、豌豆大小

C. 约如指甲盖大小的黄红色鳞屑斑

D. 簇集型水疱,内含透明浆液

E. 簇集型水疱,累累如串珠

54. 蛇串疮气滞血瘀证治疗以什么为主

A. 本病一般不必内服药

B. 清解余热

C. 理气活血,通络止痛

D. 扶正祛邪

E. 清热解毒

55. 寻常疣的外治,应选用

A. 推疣法

B. 浸渍法

C. 针挑法

D. 挖除法

E. 结扎法

56. 下列各项,有特殊鼠尿臭味的是

A. 白秃疮

B. 脚湿气

C. 肥疮

D. 体癣

E. 花斑癣

57. 以下哪项不是白癣的特点

A. 多见于学龄儿童

B. 毛发干枯无光泽

C. 可形成永久性脱发

D. 易在距头皮 0.3～0.8cm 处折断

E. 病发根部有白色菌鞘包绕

58. 下列各项,常发于多汗体质青年,并可在家庭中相互传染的是

A. 白秃疮

B. 肥疮

C. 鹅掌风

D. 圆癣

E. 花斑癣

59. 治愈后,遗留有萎缩性瘢痕的皮肤病是

A. 白秃疮

B. 肥疮

C. 鹅掌风

D. 疥疮

E. 白疕

60. 下列外治法,可用于治疗白秃疮、肥疮的是

A. 拔发法

B. 挑治法

C. 挂线法

D. 结扎法

E. 熏法

61. 对于花斑癣,以下哪项说法不正确

A. 常发于多汗体质青年

B. 皮损好发于颈项、躯干

C. 不会融合成片

D. 好发于多汗部位

E. 皮损为界清的圆形或不规则的无炎症性斑块

62. 关于圆癣的描述,哪项不正确

A. 好发于长夏高温、潮湿季节

B. 好发于面部、躯干及四肢近端

C. 皮损为环形,边界清楚,中心消退

D. 边缘处可见水疱、鳞屑、结痂

E. 愈后常留有疤痕

63. 下列哪项不是疥疮的临床特点

A. 好发于皮肤皱褶部位

B. 皮损初起为针头大小的丘疹或水疱

C. 幼儿可见于面部及头部

全身遍布抓痕、结痂、黑色斑点和脓疱

E. 轻度瘙痒

64. 下列选项不符合湿疮特征的是

A. 反复发作

B. 剧烈瘙痒

C. 皮损对称分布

D. 有渗出倾向

E. 慢性湿疮以丘疱疹为主

65. 治疗湿疮脾虚湿蕴证,应首选的方剂是

A. 龙胆泻肝汤合萆薢渗湿汤加减

B. 除湿胃苓汤或参苓白术散加减

C. 当归饮子加减

D. 四物消风饮加减

E. 清瘟败毒饮加减

66. 接触性皮炎风热蕴肤证的代表方为

A. 龙胆泻肝汤

B. 消风散

C. 化斑解毒汤

D. 当归饮子

E. 清营汤

67. 下列各项,由禀赋不耐而发病的是

A. 红丝疔

B. 疔疮

C. 药毒

D. 子痈

E. 脱疽

68. 药毒是药物进入人体内所致的急性炎症反应,与其他疾病相比,其特点是

A. 发病前有用药史,有一定的潜伏期,皮损多形性

B. 发病前均有明显的接触某种物质病史

C. 皮损呈丘疹样风团,上有针尖大小的瘀点、丘疹或水疱,呈散在性分布

D. 皮损主要表现为浅在性脓疱和脓痂,有接触传染和自体接种的特性

E. 对称分布,多形损害,剧烈瘙痒,倾向湿润,反复发作,易转为慢性

69. 下列各项,不属系统性红斑狼疮临床表现的是

A. 约80%患者出现对称性皮损

B. 患部对日光不敏感,春夏减轻

C. 发生在指甲周围皮肤及甲下者,可有出血性紫红色斑片

D. 严重者,可有全身泛发性多形性红斑

E. 手部遇冷可出现雷诺现象

70. 尖锐湿疣的潜伏期为

A. 1～8个月,平均3个月

B. 3周左右

C. 10周左右

D. 2年以上

E. 1～14天,多为2～5天

71. 内痔可分为

A. 二期

B. 三期

C. 四期

D. 五期

E. 六期

72. 贯穿结扎法最适用的是

A. 内痔嵌顿

B. 静脉曲张性外痔

C. 血栓性外痔

D. 赘皮外痔

E. Ⅱ、Ⅲ期内痔

73. 初期以无痛性便血为主要症状的疾病是

A. 肛裂

B. 肛痈

C. 肛瘘

D. 外痔

E. 内痔

74. 肛痈的主症是

A. 便血

B. 肿痛

C. 脱垂

D. 流脓

E. 便秘

75. 肛管皮肤全层纵行裂开并形成感染性溃疡者称为

A. 肛裂

B. 皲裂

C. 溃疡

D. 痔

E. 瘘

76. 直肠癌早期便血的特点是

A. 便血鲜红,便后停止,呈间歇性

B. 无痛性便血,血色鲜红,不与大便相混

C. 黏液血便,鲜红或暗红,量不多,呈持续性

D. 便血鲜红,量不多,肛门呈周期性疼痛

E. 少许黏液或血丝在粪便前流出

77. 锁肛痔便血的特点是

A. 黏液脓血便

B. 大便带血,颜色鲜红

C. 柏油样便

D. 水样便

E. 羊粪样便

78. 尿石症的主要病理是

A. 湿热下注

B. 气血瘀滞

C. 肾虚膀胱有热

D. 膀胱气化不利

E. 阴虚湿阻

79. 下列哪项是尿石症的临床特点

A. 尿后余沥不尽

B. 排尿不适

C. 疼痛、尿血

D. 小便不畅

E. 腰骶坠胀

80. 慢性前列腺炎直肠指诊前列腺的特征是

A. 前列腺增大,中央沟变浅或消失,无压痛

B. 前列腺肿胀、饱满,压痛明显

C. 前列腺缩小,质坚韧,光滑,无压痛

D. 前列腺弹性减弱,表面不光滑,可触及结节

E. 前列腺大小正常,或稍大或稍小、硬度增加或有结节、可有压痛

81. 慢性前列腺炎的病因病机是

A. 肾虚、湿热、瘀滞

B. 湿热、瘀滞、血热

C. 肾虚、瘀滞、痰浊

D. 肾虚、血热、瘀滞

E. 肾虚、血热、湿热

82. 治疗血栓性浅静脉炎湿热瘀阻证,应首选的方剂是

A. 五神汤合四妙勇安汤

B. 萆薢渗湿汤合五神汤

C. 二妙散合茵陈赤豆汤

D. 四妙散合五神汤

E. 六味地黄丸合四妙散

83. 血栓性浅静脉炎多发于

A. 上肢静脉

B. 下肢静脉

C. 胸壁静脉

D. 颈静脉

E. 面部静脉

84. 臁疮湿热下注证的治法是

A. 清热解毒,养阴活血

B. 清热利湿,活血通脉

C. 活血化瘀,和营消肿

D. 清热利湿,和营解毒

E. 益气活血,祛瘀生新

85. 臁疮好发于

A. 四肢末梢

B. 小腿下部

C. 骶尾部

D. 髋部

E. 脊背部

86. 治疗脱疽湿热毒盛证,应首选的方剂是

A. 阳和汤

B. 四妙勇安汤

C. 桃红四物汤

D. 顾步汤

E. 黄芪鳖甲汤

87. 脱疽好发于

A. 四肢末梢

B. 小腿下部

C. 骶尾部

D. 髋部

E. 脊背部

88. 脱疽病,以肢体发凉、麻木、静息痛、间歇性跛行等为主要表现的分期是

A. 糖尿病足

B. 二期(营养障碍期)

C. 脱疽

D. 筋瘤

E. 一期(局部缺血期)

89. 脱疽早期的主要表现是
    A. 肢体水肿
    B. 肤温升高
    C. 臁疮
    D. 肤温降低
    E. 肤色紫暗

90. 顾步汤适用的脱疽证候是
    A. 寒湿阻络
    B. 血脉瘀阻
    C. 湿热毒盛
    D. 热毒伤阴
    E. 气阴两虚

91. 烧伤面积的计算按中国九分法,双上肢面积占
    A. 9%
    B. 18%
    C. 27%
    D. 36%
    E. 45%

92. 浅Ⅱ度烧伤创面无感染时的愈合时间为
    A. 2～3 天
    B. 3～5 天
    C. 7～14 天
    D. 21～28 大
    E. 1 个月

93. 下列各项,不属血循毒类毒蛇的是
    A. 金环蛇
    B. 烙铁头蛇
    C. 竹叶青蛇
    D. 尖吻蝮蛇
    E. 蝰蛇

94. 毒蛇咬伤后,下列局部处理方法中,错误的是
    A. 早期结扎
    B. 扩创排毒
    C. 艾灸法
    D. 烧灼法
    E. 封闭疗法

95. 中医外科内治法中,温阳托毒法的代表方是
    A. 透脓散
    B. 托里消毒散
    C. 神功内托散
    D. 右归丸

    E. 桂附八味丸

96. 疮疡破溃后,不宜使用的外用药是
    A. 膏药
    B. 油膏
    C. 箍围药
    D. 酊剂
    E. 腐蚀药

97. 治疗体表脓肿,实施切开引流的有利时机是
    A. 肿疡初起
    B. 肿疡溃后
    C. 脓肿肿疡出现透脓点
    D. 肿疡肉芽暗红
    E. 脓肿周围肿硬

98. 治疗颈痈初起应选用
    A. 牛蒡解肌汤
    B. 黄连解毒汤
    C. 仙方活命饮
    D. 普济消毒饮
    E. 五味消毒饮

99. 发于肌肤间的急性化脓性疾患是
    A. 疖
    B. 有头疽
    C. 疔
    D. 附骨疽
    E. 痈

100. 乳核的最好发年龄是
    A. 10～15 岁
    B. 5～20 岁
    C. 20～25 岁
    D. 25～30 岁
    E. 30～45 岁

101. 患者发生药毒感染的重复用药时间一般是
    A. 36 小时
    B. 32 小时
    C. 28 小时
    D. 24 小时
    E. 20 小时

102. 直肠末端黏膜下和肛管皮肤下的静脉丛发生扩大、曲张所形成的柔软静脉团,属于
    A. 痔
    B. 直肠息肉

C. 肛乳头肥大

D. 肛裂

E. 直肠癌

103. 治疗子痈气滞痰凝证的代表方剂是

　　A. 小金丸

　　B. 橘核丸

　　C. 二陈汤

　　D. 抵当丸

　　E. 枸橘汤

104. 蛇眼疔的成脓时间是

　　A. 2～3 天

B. 10 天左右

C. 7～10 天

D. 3～5 天

E. 2 周

105. 蛇头疔的成脓时间一般是

　　A. 3 天

　　B. 5 天

　　C. 7 天

　　D. 10 天

　　E. 14 天

A2 型题

每道试题由两个以上相关因素组成或以一个简要病历形式出现,其下面都有 A、B、C、D、E 五个备选答案。请从中选择一个最佳答案。

106. 患者,女,24 岁。患腿痈 1 周,溃腐 3 天,脓腐稠厚且多,不易脱落。外用掺药应首选

　　A. 青黛散

　　B. 八二丹

　　C. 红灵丹

　　D. 八宝丹

　　E. 三石散

107. 患者 1 周前因外伤出现右手食指红肿热痛,肿胀呈圆柱状,皮色光亮,关节轻度屈曲,不能伸展,现局部跳痛明显,拟切开排脓。应选择的切口部位是

　　A. 指掌侧面

　　B. 指掌正中

　　C. 手指侧面

　　D. 手指正中

　　E. 食指关节处

108. 患儿,女,6 岁。左侧颈旁肿痛结块 3 天,皮未变,肿核形如鸽卵大,活动度不大。外治应首选

　　A. 冲和膏

　　B. 金黄膏

　　C. 青黛膏

　　D. 红油膏

　　E. 白玉膏

109. 患儿,5 岁。生疖于头顶皮肉较薄之处,引流不畅,头皮窜空,其诊断为

A. 痈

B. 有头疽

C. 附骨疽

D. 蝼蛄疖

E. 多发性疖

110. 患者,男,40 岁。有消渴病史。项后发际处多个红色结块,灼热疼痛,溃脓后愈合,但不久又发,经年难愈。其诊断是

　　A. 痈

　　B. 疔疮

　　C. 暑疖

　　D. 疖病

　　E. 有头疽

111. 患者素有足癣史,1 周前左 1、2 趾缝间作痒,糜烂加重,2 天前左大趾至小腿内出现红线一条,宽约 3mm,色红灼热,边界清楚,压痛明显,并伴有左腹股沟结块疼痛。其诊断是

　　A. 丹毒

　　B. 烂疔

　　C. 类丹毒

　　D. 红丝疔

　　E. 附骨疽

112. 患者,女,43 岁。左手中指末节红肿 10 天,疼痛剧烈,呈跳痛,患指下垂时更为明显,局部不可碰触。透光验脓法提示有脓。切开排脓时应选择

A. 沿甲旁 0.2cm 挑开引流

B. 在手指侧面做纵行切口,切口长度不得超过上下指关节面

C. 依掌横纹切开,切口应够大,保持引流通畅

D. 在指掌侧面做一纵行切口,必要时可行对口引流。

E. 在手指掌侧面做一纵行切口,并延伸到下一关节,以利引流

113. 患者,男,30 岁。右手掌红肿热痛,整个手掌肿胀高突,掌心失去正常的凹陷,手背肿势明显,疼痛剧烈,红肿蔓延到手臂,伴发热头痛。其诊断是

A. 蛇头疔

B. 蛇眼疔

C. 蛇肚疔

D. 托盘疔

E. 红丝疔

114. 患者行注射治疗后,出现臀部结块坚硬,漫肿不红,病情进展缓慢,无全身症状,舌苔白腻,脉缓。其诊断是

A. 臀痈

B. 肉瘤

C. 流痰

D. 有头疽

E. 无头疽

115. 患者,女,25 岁。一个月前左上肢突然疼痛,检查局部光软无头,红、肿、热、痛,范围在 6~9cm,易肿、易溃、易脓、易敛。应诊断为

A. 疖

B. 疔

C. 痈

D. 有头疽

E. 附骨疽

116. 患者,女,26 岁。3 天前突然发生面、颈部红肿与水疱,自觉痒痛,伴恶寒、发热、头痛,舌苔薄黄,脉滑数。怀疑接触过敏引起,治疗应首选

A. 桑菊饮

B. 银翘散

C. 普济消毒饮

D. 龙胆泻肝汤

E. 黄连解毒汤

117. 患者,男,30 岁。颈部肿块,溃后脓水清稀,夹有败絮样物质,经久不消。应首先考虑的是

A. 发

B. 瘰疬

C. 颈痈

D. 失荣

E. 无头疽

118. 患者,男,33 岁。肛门周围突然肿痛,持续加剧,伴有恶寒、发热、便秘、溲赤。查体:肛周红肿,触痛明显,质硬,皮肤焮热。舌红,苔薄黄,脉数。其辨证是

A. 风伤肠络证

B. 气滞血瘀证

C. 热毒蕴结证

D. 火热炽盛证

E. 阴虚毒恋证

119. 患者,男,79 岁。直肠脱出难纳,色深红,肛门坠痛,肛内指检有灼热感;舌红,苔黄腻,脉弦数。其辨证为

A. 血热肠燥证

B. 阴虚津亏证

C. 气滞血瘀证

D. 脾虚气陷证

E. 湿热下注证

120. 患者,女,28 岁。左乳胀痛 10 天,局部红肿热痛,中软应指,伴壮热不退,口渴喜饮,舌红苔黄,脉弦数。治疗应首选的是

A. 乳房按摩,并用金黄散外敷

B. 切开引流,行弧形切口

C. 切开引流,行放射状切口

D. 切开引流,行十字形切口

E. 应用砭镰法

121. 患者,女,27 岁。左乳胀痛 3 天,乳汁淤积结块,皮色微红微热,伴恶寒发热,脉滑数。其外治法是

A. 切开引流,金黄散外敷

B. 药线引流,金黄散外敷

C. 湿热疗法,金黄散外敷

D. 乳房按摩,金黄散外敷

E. 火针刺脓,金黄散外敷

122. 患者,女,45 岁。乳房肿块月经前加重,经后缓

解,伴有腰酸乏力,神疲倦怠,月经失调,量少色
淡,舌淡苔白,脉沉细。其治法是

A. 疏肝散结

B. 化痰散结

C. 调摄冲任

D. 调补气血

E. 补益气血

123. 患者,女,45 岁。发现乳癖肿块。肿块好发于
乳房哪个部位

A. 内上象限

B. 内下象限

C. 外上象限

D. 外下象限

E. 乳晕周围

124. 患者,女,19 岁。半月前无意中发现颈部粗大,
无异常不适。颈部呈弥漫性肿大,边缘不清,皮
色不变,无触痛,并可扪及数个大小不等的结
节,随吞咽动作而上下移动。具体诊断是

A. 气瘿

B. 石瘿

C. 肉瘿

D. 瘿痈

E. 颈痈

125. 患者,颈部肿块柔韧,随吞咽动作上下移动,急
躁易怒,汗出心悸,失眠多梦,消谷善饥,形体消
瘦,手部震颤。其辨证为

A. 肝郁气滞证

B. 气滞痰凝证

C. 气阴两虚证

D. 肝肾不足证

E. 冲任失调证

126. 患者,女,48 岁。颈前肿物,生长迅速,质地较
硬,轻度疼痛,表面不平,推之不动,声音嘶哑,
随吞咽活动减弱,同位素^{131}I 扫描显示为冷结
节,应首选的治疗措施是

A. 中药外敷

B. 中药内服

C. 中药内服、外敷

D. 内服、外敷、熏洗

E. 手术治疗

127. 患者,男,45 岁。左上臂内侧有一肿块,呈半球

形,暗红色,质地柔软,状如海绵,压之可缩小。
应首先考虑的是

A. 气瘤

B. 筋瘤

C. 肉瘤

D. 血瘤

E. 肉瘤

128. 患者,女,40 岁。无意中发现背部肿块,无自觉
症状,查:局部皮色不变,肿块触之柔软,呈分叶
状,推之可移动,无压痛。该患者最可能的诊
断是

A. 痈

B. 背疽

C. 血瘤

D. 脂瘤

E. 肉瘤

129. 患者,女,21 岁。两小腿皮炎,在亚急性阶段,
渗液与糜烂很少,红肿减轻,有鳞屑和结痂。外
治剂宜选用

A. 洗剂

B. 粉剂

C. 溶液湿敷

D. 软膏

E. 油剂

130. 患者,女,58 岁。左侧腰周出现绿豆大水疱,簇
集成群,累累如串珠,排列成带状,疼痛较重,舌
苔薄黄,脉弦数。其诊断是

A. 接触性皮炎

B. 白疕

C. 蛇串疮

D. 热疮

E. 湿疮

131. 患儿,7 岁。两足趾、足背皮肤有 10 余枚隆起
赘生物,小者如粟米,大者如黄豆,状如花蕊,表
面蓬松枯槁,搔破后易出血。其诊断是

A. 传染性软疣

B. 寻常疣

C. 掌跖疣

D. 丝状疣

E. 扁平疣

132. 患者,男,30 岁。两大腿内侧可见 3 枚钱币形

红斑,边界清楚,中心消退,外围扩张,无明显疼痛,瘙痒感明显,多在夏季加重,入冬减轻。应首先考虑的是

A. 圆癣
B. 紫白癜风
C. 白秃疮
D. 鹅掌风
E. 肥疮

133. 患者,男,57 岁。反复发作的丘疹、丘疱疹、红斑 10 年。10 年前患者不明诱因双前臂出现红斑、丘疱疹,伴瘙痒,经医治后好转,后皮损反复发作,且累及面积在不断扩大,每年发作 2～3 次,今夏皮损再次发作,皮损主要为丘疹、丘疱疹,伴有抓痕,痒甚,抓破后有渗液,可见鳞屑,伴有纳少、腹胀,舌淡胖,苔白腻,脉濡缓。宜选用何方治疗

A. 萆薢渗湿汤加减
B. 黄连解毒汤加减
C. 龙胆泻肝汤加减
D. 除湿胃苓汤加减
E. 化斑解毒汤合龙胆泻肝汤加减

134. 患者出现全身泛发性丘疹、斑丘疹 2 天,9 天前有因感冒服用阿莫西林史,2 天前躯干起针尖至米粒大小的丘疹或斑丘疹,色鲜红,伴瘙痒,后皮损很快密集融合,伴有发热,口唇焦燥,口渴不欲饮,小便黄,舌绛,苔少,脉洪数。诊断为何病

A. 荨麻疹型药疹
B. 麻疹样型药疹
C. 多形红斑型药疹
D. 湿疹样型药疹
E. 剥脱性皮炎型药疹

135. 患者因牙痛服用去痛片,7 天后四肢出现豌豆至蚕豆大圆形或椭圆形水肿性红斑,有些部位中央有水疱。其诊断是

A. 药毒
B. 瘾疹
C. 湿疮
D. 接触性皮炎
E. 麻疹

136. 患者,男,20 岁。皮疹为红斑、丘疹、风团、水疱,甚则糜烂渗液,表皮剥脱;伴灼热剧痒,口干,大便燥结,小便黄赤,发热;舌红,苔薄黄,脉滑数。其治则为

A. 清热化瘀,解毒通络
B. 清利湿热,解毒通络
C. 活血化瘀,解毒通络
D. 清热利湿,解毒止痒
E. 清热泻火,凉血解毒

137. 患者,女,14 岁。进食海虾后,全身出现瘙痒性风团,突然发生,并迅速消退,不留痕迹,皮疹色赤,遇热则加剧,得冷则减轻,舌苔薄黄,脉浮数。治疗应首选

A. 桂枝汤
B. 消风散
C. 防风通圣散
D. 桑菊饮
E. 银翘散

138. 患者,男,33 岁。患白疕,发病较久,皮疹多呈斑片状,颜色淡红,鳞屑减少,干燥皲裂,自觉瘙痒,伴口干,舌质淡红,苔少,脉沉细。其治法是

A. 清热泻火,凉血解暑
B. 清利湿热,解暑通络
C. 活血化瘀,解暑通络
D. 养血滋阴,润肤息风
E. 清热凉血,解暑消斑

139. 患者,男,45 岁。白疕多年病史,此次发病皮损多发生在腋窝、腹股沟,红斑糜烂,痂屑黏厚,瘙痒剧烈;伴关节肿胀、疼痛,晨僵明显;舌质红,苔黄腻,脉滑。治疗应首选

A. 当归饮子
B. 犀角地黄汤
C. 桃红四物汤
D. 清瘟败毒饮
E. 萆薢渗湿汤

140. 患者,女,23 岁。患尖锐湿疣,外生殖器及肛门出现疣状赘生物、色灰,质柔软,表面秽浊潮湿,触之易出血,恶臭,小便色黄,不畅,舌苔黄腻,脉弦数。治拟利湿化浊,清热解毒。应首选

A. 黄连解毒汤
B. 萆薢化毒汤
C. 龙胆泻肝汤

D. 知柏地黄丸

E. 土茯苓合剂

141. 患者，男，65 岁。动则气急，欲便无力，排便时有肿物自肛门内脱出，严重时走路、咳嗽均有脱出，需手助复位，伴有少量出血，舌淡苔薄，脉细。其诊断是

A. Ⅰ 期内痔

B. Ⅱ 期内痔

C. Ⅲ 期内痔

D. 肛乳头肥大

E. 炎性混合痔

142. 患者，男，30 岁。肛门周围反复流脓水 3 年，检查：肛周多处外口，指诊截石位 6 点肛窦处触及凹陷性硬结，肛管直肠环弹性良好。其诊断是

A. 低位复杂肛漏

B. 高位复杂肛漏

C. 肛门部汗腺炎

D. 低位单纯肛漏

E. 高位单纯肛漏

143. 患者，女，52 岁。肛旁时肿痛，流脓水反复发作 2 年余，形体消瘦，潮热盗汗，心烦少寐，舌红少津，脉细数。局检：截石位 9 点距肛缘约 0.5cm 处见一凹陷潜行性溃口，未触及明显硬索。直肠指诊：同位齿线附近可触及凹陷。其诊断是

A. 低位单纯性肛漏

B. 低位复杂性肛漏

C. 高位单纯性肛漏

D. 高位复杂性肛漏

E. 马蹄形肛漏

144. 患者便血伴肛门疼痛反复发作 3 年。肛门截石位 6 点处肛管皮肤裂开，伴结缔组织外痔，肛乳头肥大。治疗应选用的手术方法是

A. 扩肛法

B. 切开法

C. 挂线法

D. 结扎法

E. 纵切横缝法

145. 患者，男，30 岁。便干，便后出血并疼痛 1 周。检查：肛门外观可见截石位 6 点有一梭形裂口通向肛内，创面不深，边缘整齐。其分类应是

A. 内痔

B. 外痔

C. 肛窦炎

D. 早期肛裂

E. 陈旧性肛裂

146. 患者，女，29 岁。便血伴肛痛 5 月余，病起于产后，因大便干结所致，每次便后肛门疼痛，持续数小时方缓，大便带血，量少色红，大便干结，状如羊屎，伴面色潮红，形体消瘦，舌红，苔少，脉细数，截石位 12 点，肛管裂创溃疡面约 0.2cm×0.8cm，伴见赘皮外痔。其诊断是

A. 结缔组织性外痔

B. 内痔

C. 早期肛裂

D. 陈旧性肛裂

E. 肛窦炎

147. 患儿，女，7 岁。喉结处红肿，根盘散漫，肿势延及颈部两侧，按之中软，有应指感，治疗应首选

A. 内服普济消毒饮

B. 外治以菊花汁调制玉露散箍围束毒

C. 半流质饮食

D. 切开排脓

E. 药线引流

148. 患者急性子痈 2 天，恶寒发热，左侧附睾肿大疼痛，疼痛引及子系（精索），舌红苔黄腻，脉滑数。治疗应首选的方剂是

A. 透脓散

B. 滋阴除湿汤

C. 萆薢化毒汤

D. 五味消毒饮

E. 枸橘汤

149. 患者，男，突然腰腹胀痛，疼痛向外阴部放射，尿频，尿急，尿黄赤，舌暗红，有瘀斑，脉弦，诊断为尿石证。宜选用

A. 三金排石汤

B. 金铃子散加石韦散加减

C. 小蓟饮子

D. 八正散

E. 济生肾气丸

150. 患者左股骨颈骨折 7 天，左下肢肿胀增粗 2 天，皮温升高，皮色红，胀痛，浅表静脉扩张，活动不利，舌质红，苔黄腻，脉弦滑。治疗应首选的方

剂是

A. 活血通脉汤

B. 参苓白术散

C. 补阳还五汤

D. 龙胆泻肝汤

E. 四妙勇安汤

151. 患者,男,52 岁。下肢粗肿,局部发热、发红、疼痛,活动受限;舌质红,苔黄腻,脉弦滑。辨证用方宜选

A. 活血通脉汤

B. 参苓白术散加味

C. 四妙勇安汤加味

D. 二妙散合茵陈赤豆汤

E. 柴胡清肝汤

152. 患者,男,65 岁。小腿青筋怒张、迂曲 20 余年,久站久行或劳累时青筋迂曲加重;伴下坠不适感,平素气短乏力,食少腹胀;舌淡苔白,脉缓而无力。治疗应首选

A. 暖肝煎合当归四逆汤

B. 活血散瘀汤

C. 补中益气汤

D. 活血通脉汤

E. 柴胡清肝汤

153. 患者,男,58 岁。右侧脚趾麻木,皮肤干燥,毫毛脱落,趾甲增厚变形,呈干性坏疽,口干欲饮,便秘溲赤,舌红,苔黄,脉弦细数。其证候是

A. 寒湿内阻证

B. 湿热壅滞证

C. 气滞血瘀证

D. 热毒伤阴证

E. 邪毒内陷证

154. 患者,男,68 岁。右脚喜暖怕冷,麻木,酸胀疼痛,多走则疼痛加剧,稍歇痛减,皮肤苍白,触之发凉,趺阳脉搏动减弱;舌淡,苔白腻,脉沉细。治疗原则应首选

A. 活血化瘀,通络止痛

B. 清热利湿,解毒活血

C. 温阳散寒,活血通络

D. 清肝解郁,消肿化毒

E. 益气养阴

155. 患者,男,58 岁。左脚趾酸胀疼痛加重,夜难入

痹,步履艰难,患趾皮色暗红,下垂更甚,皮肤发凉干燥,肌肉萎缩,趺阳脉搏动消失;舌暗红,苔薄白,脉弦涩。其治法是

A. 温阳散寒,活血通络

B. 清热利湿,解毒活血

C. 活血化瘀,通络止痛

D. 清热解毒,养阴活血

E. 益气养阴

156. 患者,男,25 岁。半小时前被热气灼伤两前臂,现局部疼痛剧烈,有散在水疱,个别破溃,基底部呈均匀红色、潮湿。其诊断是

A. 面积约为 6% 的浅Ⅱ度烧伤

B. 面积约为 5% 的Ⅱ度烧伤

C. 面积约为 9% 的Ⅲ度烧伤

D. 面积约为 9% 的Ⅰ度烧伤

E. 面积约为 9% 的深Ⅱ度烧伤

157. 患者,女,30 岁。左手背不慎被热汤灼伤,皮肤色红肿胀,疼痛剧烈,间有大小不等水疱,基底部潮红。其烧伤深度为

A. Ⅰ度

B. 浅Ⅱ度

C. 深Ⅱ度

D. 浅Ⅲ度

E. 深Ⅲ度

158. 患者,男,26 岁。突发剑突下疼痛,6 小时后疼痛转移到右下腹,恶心纳差,轻度发热,右下腹有压痛,无反跳痛,舌苔白腻,脉弦滑。宜选用

A. 复方大柴胡汤

B. 阑尾化瘀汤

C. 藿香正气散加减

D. 大承气汤加减

E. 大黄牡丹汤合红藤煎剂

159. 肠痈,症见剧烈腹痛,右下腹压痛明显,有反跳痛,肌紧张,伴壮热不退,恶心呕吐,纳呆,舌苔黄腻。治宜

A. 行气祛瘀,通腑泄热

B. 疏导化滞,理气行瘀

C. 通腑泄热,解毒透脓

D. 通腑排脓,养阴清热

E. 温阳健脾,化毒排脓

160. 肠痈,症见腹痛,右下腹压痛拒按,无肌紧张,不

发热,小便清长,舌苔白腻。治宜

A. 行气祛瘀,通腑泄热

B. 行气活血,通腑泄热

C. 通腑泄热,解毒透脓

D. 通腑排脓,养阴清热

E. 温阳健脾,化毒排脓

161. 患者,男,27 岁。左眉上出现一坚硬肿块,约 1cm×1cm,中有一粟粒样脓头,坚硬根深,如钉钉之状,疼痛剧烈,左上眼睑肿胀明显,不能睁眼,伴发热头痛。其诊断是

A. 痈

B. 发

C. 疖

D. 疔疮

E. 有头疽

162. 患者,女,25 岁。左侧手臂内侧有红丝一条,向上走窜,停于肘部,可选用砭镰法治疗。其诊断是

A. 蛇头疔

B. 蛇眼疔

C. 红丝疔

D. 蛇肚疔

E. 托盘疔

163. 患者胸腹部皮肤红肿蔓延,摸之灼手,肿胀疼痛,伴口苦且干,舌红,苔黄腻,脉弦滑数。治疗首选

A. 仙方活命饮

B. 普济消毒饮

C. 银翘解毒丸

D. 化斑解毒汤

E. 黄连解毒汤

164. 患者,女,50 岁。乳房局部可见一肿块,皮色不变,质硬而边界不清,性情急躁,胸闷胁胀,苔薄,脉弦。治疗应首选

A. 银花甘草汤

B. 逍遥散合桃红四物汤

C. 丹栀逍遥散

D. 神效瓜蒌散合开郁散

E. 二仙汤合开郁散

165. 患者耳前出现坚硬肿块,聚结成团,与周围组织粘连而固定,轻度胀痛,颈项牵扯感,活动转

侧不利,伴心烦、胸闷、胁痛,舌质淡红,苔腻,脉弦滑。治疗应首选

A. 三妙丸合散肿溃坚汤

B. 化痰开郁方

C. 阳和汤

D. 黄连解毒汤合化坚二陈丸

E. 八珍汤合四妙散

166. 患儿,男,9 岁。头皮部初起丘疹色红,灰白色鳞屑成斑,毛发干枯,容易折断,易于拔落而不疼痛,已有年余,自觉瘙痒。其诊断是

A. 肥疮

B. 牛皮癣

C. 白秃疮

D. 白疕

E. 圆癣

167. 患者,男,30 岁。大量饮酒后肛门周围突然肿痛,逐渐加剧,肛周压痛红肿,伴恶寒发热,口干尿黄,舌红,苔黄腻,脉数。方用

A. 透脓散

B. 青蒿鳖甲汤合三妙丸

C. 龙胆泻肝汤

D. 仙方活命饮合黄连解毒汤

E. 萆薢渗湿汤合黄连解毒汤

168. 患者,男,40 岁。结喉两侧各有 1 个 3cm×2cm×1cm,表面光滑,质地韧,无压痛,推之不移的肿物。为明确诊断,应首选的检查方法是

A. 胸颈部 X 线

B. 血常规

C. 血气分析

D. T_3、T_4

E. ^{131}I 扫描

169. 患者,男,66 岁。有高血压病史 10 余年。2 年来双下肢发凉麻木,时有小腿部抽痛及间歇性跛行,近来足痛转为持久性静止痛,夜间尤甚,往往抱膝而坐,足背动脉搏动消失。其诊断是

A. 血栓闭塞性脉管炎

B. 雷诺病

C. 糖尿病足

D. 动脉硬化性闭塞症

E. 动脉栓塞

A3 型题

以下提供若干个案例,每个案例下设 3 道试题。请根据题干所提供的信息,在每一道试题下面的 A、B、C、D、E 五个备选答案中选择一个最佳答案。

(170~172 题共用题干)

患者,男,34 岁。下腹部生疮,初起肿块上有粟粒样脓头,抓破之后,肿痛加重,色红灼热,脓头相继增多,溃后如蜂窝状,范围约 12cm×12cm,兼有发热、头痛、食欲不振、便秘尿赤。舌红苔黄,脉数有力。

170.该患者应诊断为
A.疔
B.发
C.痈
D.疖
E.有头疽

171.治疗应首选的方剂是
A.普济消毒饮
B.牛蒡解肌汤
C.仙方活命饮
D.五神汤
E.竹叶黄芪汤

172.本病易出现的变证是
A.附骨疽
B.内陷
C.流注
D.走黄
E.丹毒

(173~175 题共用题干)

患儿,男,23 天。臀部突然发红成片、色如涂丹,局部红肿灼热,呈游走性,壮热。

173.其诊断为
A.丹毒
B.发
C.有头疽
D.疔
E.痈

174.其辨证为
A.风热毒蕴证
B.肝脾湿火证
C.湿热毒蕴证
D.胎火毒蕴证
E.正虚毒恋证

175.治疗应首选
A.普济消毒饮
B.五神汤合萆薢渗湿汤
C.柴胡清肝汤
D.犀角地黄汤合黄连解毒汤
E.龙胆泻肝汤

(176~178 题共用题干)

患者,女,25 岁。产后 23 天,乳汁排出不畅,乳房局部疼痛,肿胀,结块直径 2cm,皮色微红,身冷,发热,头痛骨楚,口渴,便秘,苔薄,脉数。

176.其诊断是
A.乳癖
B.乳发
C.乳痨
D.乳痈
E.乳核

177.内治应首选
A.逍遥散
B.逍遥蒌贝散
C.透脓散
D.瓜蒌牛蒡汤
E.托里消毒散

178.以上症状治疗不及时,病程发展可出现的症状是
A.疼痛减轻,不治自愈
B.局部疼痛加重,结块增大,局部红肿灼热,10 天左右结块中央渐软
C.结块此起彼伏,病久不愈
D.发生癌变
E.乳晕部出现漏管

(179~181 题共用题干)

患者,女,29 岁。产后患乳痈,溃脓后乳房肿痛虽轻,但疮口脓水不断,脓汁清稀,愈合缓慢;全身乏力,面色少华,低热不退,饮食减少;舌淡,苔薄,

脉弱无力。

179. 其辨证为

    A. 气滞热壅证

    B. 热毒炽盛证

    C. 正虚毒恋证

    D. 肝郁痰凝证

    E. 冲任失调证

180. 其治法为

    A. 疏肝清胃，通乳消肿

    B. 清热解毒，托毒透脓

    C. 益气和营托毒

    D. 疏肝解郁，化痰散结

    E. 调摄冲任

181. 治疗应首选

    A. 逍遥蒌贝散

    B. 二仙汤合四物汤

    C. 瓜蒌牛蒡汤

    D. 透脓散加味

    E. 托里消毒散

（182～184 题共用题干）

    患者，女，47 岁。乳房肿块，随心情消长，伴胸闷胁胀，善郁易怒，失眠多梦，心烦口苦，苔薄黄，脉弦滑。

182. 其辨证为

    A. 气滞热壅证

    B. 热毒炽盛证

    C. 正虚毒恋证

    D. 肝郁痰凝证

    E. 冲任失调证

183. 其治法为

    A. 疏肝清胃，通乳消肿

    B. 清热解毒，托毒透脓

    C. 益气和营托毒

    D. 疏肝解郁，化痰散结

    E. 调摄冲任

184. 治疗应首选

    A. 逍遥蒌贝散

    B. 二仙汤合四物汤

    C. 瓜蒌牛蒡汤

    D. 透脓散加味

    E. 托里消毒散

（185～187 题共用题干）

    患者，女，36 岁。乳房肿块较大，坚硬木实，重坠不适；伴胸闷牵痛，烦闷急躁，月经不调、痛经；舌质暗红，苔薄腻，脉弦滑。

185. 其辨证为

    A. 肝气郁结证

    B. 血瘀痰凝证

    C. 脾胃虚弱证

    D. 冲任失调证

    E. 正虚毒炽证

186. 其治法为

    A. 调补气血，清热解毒

    B. 调摄冲任，理气散结

    C. 疏肝解郁，化痰散结

    D. 补益气血，宁心安神

    E. 疏肝活血，化痰散结

187. 治疗应首选

    A. 神效瓜蒌散合开郁散

    B. 二仙汤合开郁散

    C. 八珍汤

    D. 逍遥散合桃红四物汤加山慈菇、海藻

    E. 逍遥散

（188～190 题共用题干）

    患者，女，50 岁。左乳外上象限包块，质硬表面欠光滑，表皮呈橘皮样改变，无压痛，伴情志不舒，胸闷胁胀，苔薄，脉弦。

188. 其诊断是

    A. 乳痈

    B. 乳癖

    C. 乳漏

    D. 乳岩

    E. 乳核

189. 其辨证是

    A. 心脾火郁证

    B. 脾胃火毒证

    C. 肝郁痰凝证

    D. 冲任失调证

    E. 脾虚胃弱证

190.治疗应首选
 A.神效瓜蒌散合开郁散
 B.二仙汤合开郁散
 C.八珍汤
 D.人参养荣汤
 E.参苓白术散

（191~193 题共用题干）
 患者,女,41 岁。乳房内无痛肿块,结块坚硬,边界不清,质地坚硬,表面不光滑,不易推动,与皮肤粘连;伴月经紊乱;舌淡,苔薄,脉弦细。
191.其辨证为
 A.肝郁痰凝证
 B.正虚毒炽证
 C.脾胃虚弱证
 D.冲任失调证
 E.气血两亏证
192.其治法为
 A.调补气血,清热解毒
 B.调摄冲任,理气散结
 C.疏肝解郁,化痰散结
 D.补益气血,宁心安神
 E.健脾和胃
193.治疗应首选
 A.神效瓜蒌散合开郁散
 B.二仙汤合开郁散
 C.八珍汤合开郁散
 D.理中汤
 E.参苓白术散

（194~196 题共用题干）
 患者,女,35 岁。结喉正中偏左有一半圆形包块,边界清楚,表面光滑,皮色如常,能随吞咽上下移动。苔薄腻,脉弦滑。
194.其诊断是
 A.气瘿
 B.肉瘿
 C.筋瘿

 D.瘿痈
 E.石瘿
195.其治法是
 A.理气解郁,化痰软坚
 B.化痰软坚,疏肝行郁
 C.疏风清热,化痰解郁
 D.疏肝清热,化痰消肿
 E.疏肝理气,解郁消肿
196.治疗应首选
 A.逍遥散合海藻玉壶汤
 B.生脉散合海藻玉壶汤
 C.桃红四物汤合海藻玉壶汤
 D.牛蒡解肌汤
 E.四海舒郁丸

（197~199 题共用题干）
 患者,男,36 岁。大便两三日一行、质干硬,便时肛门疼痛、滴血,裂口色红,腹部胀满,溲黄;舌偏红,脉弦数。
197.其辨证为
 A.阴虚津亏证
 B.血热肠燥证
 C.气滞血瘀证
 D.热毒蕴结证
 E.火毒炽盛证
198.其治法为
 A.清热解毒
 B.清热润肠通便
 C.清热解毒透脓
 D.养阴清热润肠
 E.理气活血,润肠通便
199.治疗应首选
 A.仙方活命饮
 B.凉血地黄汤合脾约麻仁丸
 C.透脓散
 D.润肠汤
 E.六磨汤加红花,桃仁、赤芍

B1 型题

两道试题共用 A、B、C、D、E 五个备选答案,备选答案在上,题干在下。每题请从中选择一个最佳答案。每个备选答案可能被选择一次、多次或不被选择。

(200 ~ 201 题共用备选答案)

A. 气痛

B. 湿痛

C. 痰痛

D. 化脓痛

E. 瘀血痛

200. 初起隐痛,胀痛,皮色不变或暗紫的是

201. 痛势急胀,无止时,如同鸡啄的是

(202 ~ 203 题共用备选答案)

A. 风肿

B. 寒肿

C. 热肿

D. 湿肿

E. 痰肿

202. 高肿焮热是

203. 漫肿,不红不热或皮色暗青是

(204 ~ 205 题共用备选答案)

A. 砭镰法

B. 切开法

C. 挑治法

D. 挂线法

E. 结扎法

204. 适用于急性阳证疮疡的是

205. 适用于一切确已成脓者的是

(206 ~ 207 题共用备选答案)

A. 箍围药

B. 消散药

C. 腐蚀药

D. 平胬药

E. 提脓祛腐药

206. 金黄散是

207. 红灵丹是

(208 ~ 209 题共用备选答案)

A. 月白珍珠散

B. 青黛散

C. 桂麝散

D. 八宝丹

E. 回阳玉龙散

208. 溃疡腐肉脱而未尽,新肉不生,久不收口者可选用

209. 溃疡腐肉难脱,肉芽暗红,可选用

(210 ~ 211 题共用备选答案)

A. 附骨疽

B. 托盘疔

C. 蝼蛄疖

D. 红丝疔

E. 蛇头疔

210. 可采用“十”字切开法治疗的疾病是

211. 可采用砭镰法治疗的疾病是

(212 ~ 213 题共用备选答案)

A. 竹叶黄芪汤

B. 五味消毒饮

C. 黄连解毒汤

D. 仙方活命饮

E. 竹叶石膏汤

212. 湿热壅滞型有头疽治疗首选

213. 阴虚火炽型有头疽治疗首选

(214 ~ 215 题共用备选答案)

A. 补法

B. 清法

C. 消法

D. 托法

E. 透法

214. 一切肿疡初起的治法总则为

215. 适用于外疡成脓期的治疗法则为

(216 ~ 217 题共用备选答案)

A. 凉血清热解毒

B. 疏风清热解毒

C. 清肝泻火利湿

D. 利湿清热解毒

E. 清肝泻火解毒

216. 肝胆湿火型丹毒的治法为

217. 胎火毒蕴型丹毒的治法为

(218~219 题共用备选答案)

A. 五味消毒饮

B. 柴胡清肝汤

C. 普济消毒饮

D. 犀角地黄汤

E. 五神汤合萆薢渗湿汤

218. 丹毒风热毒蕴证选用的方剂是

219. 丹毒湿热毒蕴证选用的方剂是

(220~221 题共用备选答案)

A. 心

B. 肾

C. 脾

D. 肝

E. 胃

220. 女子的乳房,属

221. 男子的乳房,属

(222~223 题共用备选答案)

A. 乳痈

B. 乳漏

C. 乳核

D. 乳癖

E. 乳岩

222. 好发于产后 3~4 周哺乳期妇女的是

223. 好发于 25~45 岁中青年妇女的是

(224~225 题共用备选答案)

A. 乳汁淤结

B. 肝郁胃热

C. 乳汁稠厚

D. 肝郁乘脾

E. 感受外邪

224. 乳痈妇女产后饮食不节,脾胃运化失司易致

225. 乳痈妇女产后体虚多汗,露胸哺乳易致

(226~227 题共用备选答案)

A. 仙方活命饮

B. 瓜蒌牛蒡汤

C. 龙胆泻肝汤

D. 逍遥蒌贝散

E. 柴胡疏肝散

226. 治疗乳痈初期,应首选

227. 治疗乳癖肝郁痰凝证,应首选

(228~229 题共用备选答案)

A. 乳痈

B. 乳癖

C. 乳漏

D. 乳疬

E. 乳衄

228. 因肝胃郁热而形成的乳房疾病是

229. 因肝郁痰凝而形成的乳房疾病是

(230~231 题共用备选答案)

A. 神效瓜蒌散

B. 二仙汤

C. 八珍汤

D. 人参养荣汤

E. 参苓白术散

230. 治疗乳岩正虚毒炽证,应首选的方剂是

231. 治疗乳岩气血两亏证,应首选的方剂是

(232~233 题共用备选答案)

A. 邪气偏盛

B. 阴阳失调

C. 阴毒结聚

D. 正气不足

E. 经络阻塞

232. 形成瘤的主要病机是

233. 形成岩的主要病机是

(234~235 题共用备选答案)

A. 红丝疔

B. 失荣

C. 漆疮

D. 水火烫伤

E. 红蝴蝶疮

234. 其病因属感受特殊之毒的是

235. 其病因属外来伤害的是

（236～237 题共用备选答案）

A. 犀角地黄汤

B. 萆薢渗湿汤

C. 清瘟败毒饮

D. 当归饮子

E. 桃红四物汤

236. 治疗白疕血虚风燥证首选

237. 治疗白疕气血瘀滞证首选

（238～239 题共用备选答案）

A. Ⅱ期内痔

B. Ⅲ期内痔

C. Ⅰ度直肠脱垂

D. Ⅱ度直肠脱垂

E. Ⅲ度直肠脱垂

238. 患者排便时肛内脱出肿物，分界清楚，便后能自行回纳，易出血。其诊断是

239. 患者排便时肛内脱出肿物，为环状淡红色黏膜皱襞，长 3～5cm，触之柔软，无弹性，便后能自行回纳，不易出血。其诊断是

（240～241 题共用备选答案）

A. Ⅰ期内痔

B. Ⅱ期内痔

C. Ⅲ期内痔

D. 肛瘘

E. 便血

240. 痔核较大隆起，质柔软，痔面鲜红色，便时痔核脱出肛外，便后自行回纳。属于

241. 便时痔核脱出肛外伴 3～5cm 直肠脱出，不能自行回纳，须用手推回，或平卧、热敷后才能回纳。属于

（242～243 题共用备选答案）

A. 透脓散

B. 仙方活命饮

C. 黄连解毒汤

D. 青蒿鳖甲汤合三妙丸

E. 萆薢渗湿汤

242. 治疗肛痈火毒炽盛证，应首选

243. 治疗肛痈阴虚毒恋证，应首选

（244～245 题共用备选答案）

A. 失笑散

B. 沉香散

C. 前列腺汤

D. 归脾汤

E. 血府逐瘀汤

244. 治疗慢性前列腺炎之气滞血瘀证，应首选

245. 治疗前列腺增生症之气滞血瘀证，应首选

（246～247 题共用备选答案）

A. 金锁固精丸

B. 济生肾气丸

C. 真武汤

D. 附桂八味丸

E. 调元肾气丸

246. 治疗前列腺炎肾阳不足证，应首选

247. 治疗前列腺增生，肾阳不足，气化无权证，应首选

（248～249 题共用备选答案）

A. $2 \times 9\% = 18\%$

B. $3 \times 9\% = 27\%$

C. $4 \times 9\% = 36\%$

D. $5 \times 9\% + 1\% = 46\%$

E. $5 \times 9\% - 1\% = 44\%$

248. 按中国九分法，双下肢包括臀部的烧伤面积是

249. 按中国九分法，躯干前后包括外阴部的烧伤面积是

中医妇科学

A1 型题
每道试题下面有 A、B、C、D、E 五个备选答案,请从中选择一个最佳答案。

1. 下列有关预产期的计算正确的是
   A. 以末次月经结束后的第一天起计算
   B. 以末次月经的最后一天起计算
   C. 以尿检阳性的第一天起计算
   D. 以末次月经的第一天起计算
   E. 月数加9(或减3)日数加14

2. 下列哪项不是月经的生理现象
   A. 周期21～35天
   B. 经期3～7天
   C. 经量100～150mL
   D. 经色暗红
   E. 经质不稀不稠,无血块,无特殊气味

3. 身体无疾,月经定期2个月一行者,称为
   A. 居经
   B. 并月
   C. 季经
   D. 激经
   E. 避年

4. 首先提出"经本于肾""经水出诸肾"的是
   A.《内经》
   B.《妇人大全良方》
   C.《难经》
   D.《景岳全书·妇人规》
   E.《傅青主女科》

5. 下列各项,易导致妇产科疾病发生的是
   A. 风、寒、湿
   B. 风、湿、热
   C. 寒、热、湿
   D. 寒、暑、热
   E. 寒、湿、燥

6. 下列妇科病证中,哪项与寒邪无关
   A. 痛经
   B. 月经后期
   C. 带下病
   D. 月经先期
   E. 不孕症

7. 外湿导致的妇科疾病是
   A. 子肿
   B. 闭经
   C. 子满
   D. 阴痒
   E. 经行泄泻

8. 下列各项,不属于妇科病因中生活因素的是
   A. 房劳多产
   B. 饮食不节
   C. 劳逸失常
   D. 跌仆损伤
   E. 忧思过度

9. 肾阴虚,冲任、胞宫胞脉失养,可导致的妇科疾病是
   A. 月经后期
   B. 月经过少
   C. 闭经
   D. 痛经
   E. 经期延长

10. 肝郁化热,火热之邪下扰冲任,可导致的妇科疾病是
    A. 经行吐衄
    B. 妊娠恶阻
    C. 月经先期

D. 经行乳房胀痛

E. 经间期出血

11. 下列各项,不属于血瘀所导致的疾病是

A. 月经过多

B. 崩漏

C. 月经先期

D. 痛经

E. 闭经

12. 肾阴虚精血不足,冲任血虚,血海不能按时由满而溢,可致

A. 带下病

B. 经行泄泻

C. 月经先期

D. 月经量少

E. 月经过多

13. 指出下列哪项不是气滞所致

A. 痛经

B. 经闭

C. 子肿

D. 经间期出血

E. 不孕症

14. 下列哪项不是月经先期气虚证的主证

A. 月经量多

B. 色淡质稀

C. 神疲肢软

D. 小腹疼痛拒按

E. 纳少便溏

15. 下列各项,属月经先期阳盛血热证主症的是

A. 经色暗淡,质清稀

B. 经色淡红,质清稀

C. 经色深红,质黏稠

D. 经色暗红,有血块

E. 经色淡红,质黏稠

16. 月经先期脾气虚证,治疗应首选

A. 补中益气汤

B. 固阴煎

C. 清经散

D. 两地汤

E. 丹栀逍遥散

17. 月经提前,量多或少,经色深红,经行不畅,有血块,胸胁胀痛,乳房胀痛,口苦。治疗原则是

A. 补肾养血调经

B. 补血益气调经

C. 疏肝清热调经

D. 扶阳祛寒调经

E. 温经散寒调经

18. 下列哪项不是清经散的组成药物

A. 生地黄、玄参

B. 丹皮、茯苓

C. 黄柏、地骨皮

D. 熟地黄、白芍

E. 青蒿

19. 下列哪项不是月经先期肝郁血热证的主症

A. 月经提前 8 天

B. 经量或多或少

C. 经色淡、质稀

D. 心烦易怒

E. 口苦咽干

20. 月经先期阴虚血热证的发病机理是

A. 阴虚失守,冲任不固

B. 肝郁气滞,疏泄失常

C. 肾阴不足,封藏失职

D. 阴虚阳盛,热扰冲任

E. 湿热下注,血热妄行

21. 下列各项,不属月经后期气滞证临床特点表现的是

A. 月经减少或正常

B. 经色暗红或有小血块

C. 胸胁乳房胀痛

D. 小腹隐痛喜按

E. 脉弦数

22. 温经汤(《妇人大全良方》)适用于月经后期的哪种证型

A. 实寒

B. 虚寒

C. 血瘀

D. 血虚

E. 气滞

23. 治疗月经后期虚寒证,应首选

A. 温经汤(《妇人大全良方》)

B. 桂枝茯苓丸

C. 温经汤(《金匮要略》)

D. 寿胎丸

E. 归肾丸

24. 与月经后期和月经过少的发病均有关的是

A. 血热

B. 血虚

C. 血瘀

D. 血寒

E. 湿热

25. 下列哪项不属肾虚型月经先后无定期的主症

A. 经行乳胀

B. 月经量少、色淡暗、质清

C. 腰骶酸痛

D. 头晕耳鸣

E. 脉细弱

26. 治疗月经先后无定期肾虚证,应首选的方剂是

A. 逍遥散

B. 固阴煎

C. 定经汤

D. 归肾丸

E. 大补元煎

27. 月经先后无定期是以下列哪项紊乱为特征的

A. 经量

B. 经期

C. 月经周期

D. 月经的质地

E. 经期伴随症状

28. 月经先后无定期的发生与哪些脏腑的功能失调、血海蓄溢失常密切相关

A. 肝、脾、心

B. 肝、肾

C. 脾、肾、胃

D. 心、肾、肝

E. 心、脾、肾

29. 月经先后无定期的主要发病机理是

A. 肝郁气滞,疏泄失调

B. 肾气不足,封藏失职

C. 脾气虚弱,统摄无权

D. 湿热下注,任带不固

E. 气血失调,血海蓄溢失常

30. 月经过多常见的病因有

A. 气虚、血虚、血热

B. 气虚、血热、肾虚

C. 血虚、血热、血瘀

D. 气虚、血热、血瘀

E. 肾虚、血热、血滞

31. 下列月经过少的病因病机中,错误的是

A. 饮食劳倦,损伤脾气,生化之源不足,冲任气血亏虚,血海不充

B. 房劳多产,肾精亏损,冲任亏虚,血海不能满溢

C. 大病久病,营血亏虚,冲任血虚,血海不充

D. 情志抑郁,肝气逆乱,疏泄失司,冲任失调

E. 痰湿阻滞,冲任壅塞,运行不畅

32. 下列各项,不属月经过少肾虚证临床表现的是

A. 经量减少,色暗淡,质稀

B. 头晕耳鸣,腰酸腿软

C. 头晕目眩,胸胁胀满

D. 舌质淡,脉沉弱

E. 小腹冷,夜尿多

33. 治疗痰湿型月经过少的首选方是

A. 开郁二陈汤

B. 二陈汤

C. 礞石滚痰丸

D. 半夏白术天麻汤

E. 苍附导痰丸

34. 清热固经汤治疗崩漏的适用证候是

A. 湿热证

B. 实热证

C. 虚热证

D. 血瘀证

E. 肝郁证

35. "治崩三法"是指

A. 止血、固脱、调经

B. 调经、固本、善后

C. 补肾、扶脾、调肝

D. 塞流、澄源、复旧

E. 调经、止血、养神

36. 崩漏的主要病机是

A. 阴虚欠旺,经血失约

B. 气虚不摄,经血失约

C. 瘀血内阻,血不归经

D. 冲任损伤,经血失约

E. 阳盛血热，迫血妄行

37. **崩漏的治疗，应本着的原则是**

　　A. 治崩三法

　　B. 急则治其标，缓则治其本

　　C. 辨证论治

　　D. 补气摄血

　　E. 或补肾，或扶脾，或疏肝

38. **虚证闭经的治疗原则是**

　　A. 补益肝肾

　　B. 补而通之

　　C. 健脾益气

　　D. 益气养血

　　E. 补肾调经

39. **实证闭经的主要发病机理是**

　　A. 寒凝气滞

　　B. 血海空虚

　　C. 气血阻滞

　　D. 肝肾亏损

　　E. 湿热瘀阻

40. **治疗闭经肾气亏虚证，应首选的方剂是**

　　A. 加味一阴煎

　　B. 人参养荣汤

　　C. 左归丸

　　D. 一贯煎

　　E. 加减苁蓉菟丝子丸

41. **下列哪项属于气滞血瘀型闭经的证候**

　　A. 月经停闭，形体肥胖，带多色白

　　B. 月经停闭，精神抑郁，少腹胀痛

　　C. 月经停闭，四肢欠温，小腹冷痛

　　D. 月经停闭，头晕眼花，心悸气短

　　E. 月经停闭，胸胁满闷，呕恶痰多

42. **治疗阴虚血燥型闭经首选**

　　A. 两地汤

　　B. 知柏地黄丸

　　C. 左归丸

　　D. 加减一阴煎

　　E. 保阴煎

43. **下列哪项不是闭经的临床常见证型**

　　A. 湿热下注

　　B. 痰湿阻滞

　　C. 肝肾不足

D. 气血虚弱

E. 气滞血瘀

44. **肾气亏损型痛经的临床特点是**

　　A. 经后小腹冷痛喜按，得热则舒

　　B. 经期小腹冷痛拒按，得热痛减

　　C. 经期小腹疼痛拒按，有灼热感

　　D. 经后小腹隐隐作痛，腰骶酸胀，头晕耳鸣

　　E. 经后小腹绵绵作痛，少腹空坠喜按揉

45. **气滞血瘀型痛经的特点是**

　　A. 经前、经期小腹冷痛

　　B. 经前、经期小腹胀痛

　　C. 经前、经期小腹坠痛

　　D. 经期、经后小腹隐痛

　　E. 经期、经后小腹灼痛

46. **下列各项，属痛经气滞血瘀证临床表现的是**

　　A. 经行小腹胀痛拒按，乳胀胁痛，经行量少，淋漓不畅

　　B. 经行小腹冷痛，喜按喜揉，得热则舒，畏寒肢冷

　　C. 经行小腹疼痛，有灼热感，低热起伏

　　D. 经行小腹隐痛，头晕耳鸣，腰膝酸软

　　E. 经行小腹绵绵作痛，经血量少，色淡，质稀

47. **痛经气血虚弱证，其主要证候中，以下哪项是错误的**

　　A. 小腹隐隐作痛

　　B. 小腹及阴部空坠不适

　　C. 经血量多，色红质稠

　　D. 头晕心悸，神疲乏力

　　E. 舌质淡，脉细无力

48. **痛经湿热瘀阻证，其主要证候中，以下哪项是错误的**

　　A. 小腹灼热疼痛

　　B. 经血量多，色暗红

　　C. 带下量多，色黄质稠

　　D. 低热起伏，小便黄赤

　　E. 舌质淡苔白，脉濡

49. **气滞血瘀而致痛经，经期最佳治法是**

　　A. 理气行滞，调经止痛

　　B. 理气行滞，化瘀止痛

　　C. 疏肝理气，行滞止痛

　　D. 理气行滞，活血调经

E.疏肝理气,活血行滞

50.除下列哪项外,均属肾虚证经行泄泻的主症

　A.五更泄泻

　B.经色淡,质清稀

　C.肢体肿胀,随按随起

　D.畏寒肢冷

　E.脉沉迟

51.以下哪项是治疗肾虚型经行泄泻的代表方

　A.金匮肾气丸

　B.右归丸

　C.健固汤

　D.真武汤

　E.五子衍宗丸

52.经行泄泻主要责之于

　A.肝脾虚弱

　B.脾胃虚弱

　C.脾肾虚弱

　D.肝胃虚弱

　E.肝肾虚弱

53.下列哪项不属经行吐衄的特点

　A.经前1~2天吐血或衄血

　B.正值经行时吐血或衄血

　C.可见月经量减少或不行

　D.月经周期紊乱

　E.伴随月经周期发作

54.经行吐衄的发病机理主要是

　A.肝郁气逆

　B.血热妄行

　C.虚火上炎

　D.胃火上逆

　E.血热气逆

55.经行吐衄与之相关的脏腑主要是

　A.肝脾肾

　B.心肝肺

　C.心脾肺

　D.肺肝肾

　E.心肝肾

56.治疗经行吐衄肺肾阴虚证,应首选的方剂是

　A.清肝汤

　B.调肝汤

　C.顺经汤

D.清肝引经汤

E.上下相资汤

57.下列各项,属经行吐衄肝经郁火证临床表现的是

　A.吐血、衄血,量少,色暗红

　B.吐血、衄血,量较多,色鲜红

　C.手足心热,两颧潮红

　D.潮热咳嗽,咽干口渴

　E.舌红,苔花剥,脉细数

58.治疗绝经前后诸证肾阴阳俱虚证,应首选的方剂是

　A.知柏地黄丸

　B.左归丸

　C.右归丸

　D.二至丸

　E.当归丸

59.下列各项,属带下过多脾虚证主症的是

　A.带下量多,绵绵不断,质稀如水

　B.带下量多,色黄或呈脓性,质黏稠

　C.带下量多,色黄

　D.带下赤白,质稠,有气味

　E.带下量多,色白,质稀

60.治疗带下过多阴虚夹湿证,应首选的方剂是

　A.五味消毒饮

　B.内补丸

　C.知柏地黄汤

　D.止带方

　E.龙胆泻肝汤

61.带下过多的治疗原则重在

　A.除湿为主

　B.益气养血

　C.治本调经

　D.疏肝养肝

　E.调理冲任

62.湿热下注证带下过多的主证哪一项是错的

　A.带下量多,色黄,质黏腻,有臭气

　B.带下色白质黏如豆腐渣样,阴痒

　C.胸闷口腻,纳食较差,小腹作痛

　D.面部烘热,五心烦热,失眠多梦

　E.舌苔黄腻,脉滑数

63.带下过多阴虚夹湿证的主症哪一项是错的

　A.带下量多,色黄或赤白相兼

B. 阴部灼热,头晕耳鸣

C. 阴部瘙痒,五心烦热

D. 烘热汗出,失眠多梦

E. 舌淡胖,苔薄腻,脉沉细

64. 下列哪一项不是热毒蕴结带下过多的主症

A. 带下量多,或赤白相兼,或五色杂下,质黏腻

B. 带下黄绿如脓,臭秽难闻

C. 面部烘热,烦热头晕,午后尤甚

D. 小腹疼痛,腰骶酸痛

E. 口苦咽干,小便短赤,大便干结

65. 妊娠恶阻的主要病机是

A. 胃气亏虚,和降失司

B. 冲脉之气上逆,胃失和降

C. 肝郁化热,气逆犯胃

D. 痰湿内蕴,胃失和降

E. 气血逆乱,冲气上逆

66. 寿胎丸治疗胎动不安的适用证候是

A. 肾虚证

B. 血热证

C. 脾虚证

D. 血瘀证

E. 气血虚弱证

67. 产后三病是指

A. 呕吐、泄泻、盗汗

B. 尿失禁、缺乳、大便难

C. 血晕、发热、痉证

D. 病痉、病郁冒、大便难

E. 腹痛、恶露不下、发热

68. 产后三急是指

A. 呕吐、泄泻、盗汗

B. 高热、昏迷、自汗

C. 心悸、气短、抽搐

D. 尿闭、便难、冷汗

E. 下血、腹痛、心悸

69. 下列哪项是产后用药三禁

A. 活血、通便、消导

B. 大汗、峻下、利小便

C. 清热、凉血、滋阴

D. 祛寒、开郁、化瘀

E. 祛寒、凉血、化瘀

70. 产后三冲出自

A.《傅青主女科》

B.《妇人大全良方》

C.《景岳全书·妇人规》

D.《张氏医通·妇人门》

E.《金匮要略·妇人产后病脉证治》

71. 下列哪项不符合产后发热的病因病机

A. 产后胞脉空虚,邪毒乘虚,直犯胞宫,正邪相争

B. 产后元气受损,正气较虚,易感外邪

C. 败血停滞,营卫不通

D. 阴血骤虚,阳无所附,阳气浮散

E. 经脉不通,营卫不和

72. 产后血瘀发热的最佳选方是

A. 解毒活血汤

B. 生化汤

C. 桃红四物汤

D. 少腹逐瘀汤

E. 失笑散

73. 产后发热感染邪毒证,应首选

A. 四物汤加苍附导痰丸

B. 五味消毒饮

C. 固阴煎

D. 银翘散

E. 丹栀逍遥丸

74. 治疗癥瘕湿热瘀阻证,应首选的方剂是

A. 苍附导痰丸合桂枝茯苓丸

B. 补肾祛瘀方

C. 大黄䗪虫丸

D. 香棱丸

E. 大黄牡丹汤

75. 关于慢性盆腔炎,下列哪项是错误的

A. 多由邻近器官炎症蔓延而来

B. 可无急性发病史,起病缓慢,反复不愈

C. 既往有急性盆腔炎等病史

D. 表现为下腹部疼痛,伴有低热起伏、易疲劳等症

E. 多为邪热余毒残留,耗伤气血,虚实错杂

76. 下列各项,不属于慢性盆腔炎常见病因的是

A. 湿热瘀结

B. 气滞血瘀

C. 寒湿凝滞

D. 气虚血瘀

E. 热毒炽盛

77. 急性盆腔炎热毒炽盛证首选

A. 五味消毒饮合大黄牡丹汤

B. 仙方活命饮

C. 清营汤

D. 银翘散

E. 白虎汤

78. 治疗血瘀不孕症,应首选

A. 血府逐瘀汤

B. 膈下逐瘀汤

C. 少腹逐瘀汤

D. 桃红四物汤

E. 开郁种玉汤

79. 治疗肾阴虚不孕症,应首选

A. 毓麟珠

B. 右归丸

C. 养精种玉汤

D. 开郁种玉汤

E. 苍附导痰丸

80. 阴痒的病机是

A. 肾阴虚损,阴虚燥热

B. 肝经湿热,肝肾阴虚

C. 肝郁血虚,血虚生风

D. 会阴损伤,湿热虫蚀

E. 痰湿瘀结,郁而化热

81. 治疗阴痒肝肾阴虚证,应首选

A. 左归丸

B. 归肾丸

C. 保阴煎

D. 固阴煎

E. 知柏地黄汤

82. 治疗阴痒肝经湿热证,应首选的方剂是

A. 易黄汤

B. 内补丸

C. 柴胡疏肝散

D. 龙胆泻肝汤

E. 清肝利湿汤

83. 下列各项,属于阴痒肝肾阴虚证临床表现的是

A. 心烦易怒,小便黄赤

B. 带下量多,色黄如脓

C. 带下灰白如凝乳,味腥臭

D. 会阴部肤色变浅

E. 舌体胖大,色红

84. 子宫脱垂的证型有

A. 气虚、肾虚

B. 湿热、血瘀

C. 痰湿、肝郁

D. 血虚、阴虚

E. 脾虚、肺虚

85. 下列各项,不属于子宫脱垂中医病名的是

A. 阴挺

B. 阴蚀

C. 阴痔

D. 产肠不收

E. 阴脱

86. 下列各项,属子宫脱垂病因病机的是

A. 气虚、肾虚

B. 湿热、血瘀

C. 痰湿、肝郁

D. 血虚、阴虚

E. 脾虚、肺虚

87. 与妊娠有关的是

A. 冲、任、肾

B. 冲、任、督

C. 肾、督、带

D. 冲、任、带

E. 任、带、肾

88. 下列各项,不属妊娠期生理现象的是

A. 脉滑

B. 月经停闭

C. 头痛

D. 乳晕加大变黑

E. 恶心欲呕,择食

89. 某孕妇末次月经的时间为2013年7月22日,则其预产期为

A. 2014年3月29日

B. 2014年4月26日

C. 2014年4月27日

D. 2014年4月28日

E. 2014年4月29日

90. 中医妇科内治法中,温补肾阳法的代表方是

A. 温经汤

B. 左归丸

C. 温胞饮

D. 参附汤

E. 举元煎

91. 养血柔肝法的代表方剂是

A. 乌药汤

B. 丹栀逍遥散

C. 左归丸

D. 一贯煎

E. 六味地黄丸

92. 子宫脱垂合并感染的外治法是

A. 坐浴法

B. 阴道纳药

C. 贴敷法

D. 宫腔注入

E. 中药离子导入

93. 月经延后,量少,经色暗红,经行不畅,有血块,胸胁胀痛,乳房胀痛。治疗原则是

A. 补肾养血调经

B. 补血益气调经

C. 理气行滞调经

D. 扶阳祛寒调经

E. 温经散寒调经

94. 月经先后不定期,经行不畅,胸胁、乳房、少腹胀痛,脘闷不舒,嗳气少食。应首选

A. 固阴煎

B. 半夏泻心汤

C. 逍遥丸

D. 归脾汤

E. 六味地黄丸

95. 痛经之所以随月经周期而发作,与下列哪项有关

A. 寒凝胞中

B. 经期胞中血虚邪盛

C. 经期冲任气血变化急骤

D. 血虚冲任、胞宫失养

E. 湿热蕴结胞中

96. 下列方剂可以用于治疗经行浮肿的是

A. 柴胡疏肝散

B. 逍遥丸

C. 健脾丸

D. 乌药散

E. 八物汤

97. 下列各项,不属于绝经前后诸证临床表现的是

A. 烘热汗出,烦躁易怒

B. 潮热面红,眩晕耳鸣

C. 心悸失眠,腰背酸楚

D. 面浮肢肿,情志不宁

E. 精神萎靡,面色晦暗

98. 经断复来的根本原因为

A. 脾阳虚

B. 湿热下注

C. 气滞湿郁

D. 肾阴虚

E. 肾阳虚

99. 经断复来脾虚肝郁证的出血表现是

A. 经血色淡,质稀

B. 经色鲜红,质稠

C. 经色红,夹白带

D. 经色暗,质稀

E. 经色暗,恶臭

100. 带下过多的主要发病机理是

A. 外感湿邪,损及任、带,约固无力

B. 肾气不足,封藏失职,阴液滑脱而下

C. 湿邪影响任、带,任脉不固,带脉失约

D. 脾虚生湿,流注下焦,伤及任、带

E. 肝经湿热,流注下焦,伤及任、带

101. 脾胃虚弱型妊娠恶阻,呕吐清涎,应首选

A. 二陈丸

B. 健脾丸

C. 归脾汤

D. 温胆汤

E. 香砂六君子汤

102. 下列各项,不属胎动不安常见证型的是

A. 肾虚证

B. 湿热证

C. 血热证

D. 跌仆伤胎证

E. 气血虚弱证

103. 下列各项,不属于子肿肾虚证临床表现的是

A. 口淡而腻,脘腹胀满

B. 面浮肢肿,下肢尤甚

C. 腰酸乏力,下肢逆冷

D. 小便不利

E. 舌淡,苔白润,脉沉迟

104. 阴挺多属

A. 脾肾阳虚

B. 脾阳虚

C. 寒湿困脾

D. 中气下陷

E. 湿热蕴脾

105. 子宫脱垂,宫颈已脱出阴道口,宫体仍在阴道内,属于

A. Ⅰ度轻型

B. Ⅰ度重型

C. Ⅱ度轻型

D. Ⅱ度重型

E. Ⅲ度

A2 型题

每道试题由两个以上相关因素组成或以一个简要病历形式出现,其下面都有 A、B、C、D、E 五个备选答案。请从中选择一个最佳答案。

106. 患者,女,45 岁,已婚。月经提前,量多,色淡,质稀,纳少便溏,气短懒言,舌淡苔白,脉缓弱,其治法是

A. 健脾和胃

B. 补脾益气,摄血调经

C. 养血调经

D. 益气活血

E. 补血止血

107. 患者,女,22 岁。月经提前 8 天,量多、色淡、质稀,神疲、肢软,少腹空坠,纳少便溏,舌淡苔薄,脉缓弱。其诊断是

A. 月经过多气虚证

B. 月经先期气虚证

C. 崩漏脾虚证

D. 经行泄泻脾虚证

E. 月经后期血寒证

108. 患者,女,21 岁。月经提前 9 天,量时多时少,色紫红,质稠,有时有血块,经前乳胀,少腹两侧胀痛,精神抑郁,舌红苔薄黄,脉弦数。治疗应首选

A. 丹栀逍遥散

B. 保阴煎

C. 清经散

D. 知柏地黄汤

E. 两地汤

109. 患者月经每提前 8 ~ 9 天来潮,量多,色深红,质黏稠,伴心烦,面红口干,小便短黄,大便燥结,舌红,苔黄,脉数。其治法是

A. 清热凉血调经

B. 清肝解郁,凉血调经

C. 养阴清热,凉血调经

D. 补肾益气,固冲调经

E. 补脾益气,固冲调经

110. 患者,女,38 岁,已婚。近半年来,月经40 ~ 45 天一行,量少、色暗、时有血块,小腹及乳房作胀,舌略暗苔薄,脉弦。应首先考虑的是

A. 月经后期

B. 月经过少

C. 痛经

D. 月经过多

E. 月经先后无定期

111. 患者,女,26 岁,未婚。既往月经量少,现停经 4 个月,头晕眼花,神疲倦怠,舌少苔,脉细弱。其证候是

A. 气滞血瘀

B. 痰湿阻滞

C. 肝肾不足

D. 气血虚弱

E. 肾阳不足

112. 患者,女,34 岁,已婚。月经 50 多天一行,量少,色暗,少腹胀闷,胸胁乳房作胀,舌苔薄白,脉弦。治疗应首选

A. 逍遥散

B. 丹栀逍遥散

C. 乌药汤

D. 香棱丸

E. 小柴胡汤

113. 患者,女,22 岁,未婚。月经 2 ~ 3 月一行,量少

色淡,质清稀,时有小腹冷痛,喜热喜按,伴有面色少华,小便清长,便溏,腰酸乏力,四肢欠温,舌淡,苔薄白,脉沉迟无力。治疗应首选

A. 八珍益母丸

B. 十全大补丸

C. 温经汤(《金匮要略》)

D. 大补元煎

E. 肾气丸

114. 患者,女,19 岁。经期前后不定,经量或多或少,经行不畅,有血块,胸胁、乳房、少腹胀痛,精神抑郁,舌苔薄白,脉弦。治疗应首选

A. 香棱丸

B. 丹栀逍遥散

C. 逍遥散

D. 乌药汤

E. 柴胡疏肝散

115. 患者,女,25 岁,已婚。月经周期或先或后,经量或多或少,色暗有小块,经行不畅,乳房作胀,舌苔薄白,脉弦。其证型是

A. 肝郁化热

B. 肝郁

C. 肾虚

D. 脾虚肝郁

E. 肾虚肝郁

116. 患者,女,27 岁,已婚。经来量多半年,周期 23 天,经期 7 天,妇科检查示子宫前位,如鸡蛋大小,质中,双侧附件(－)。应首先考虑的是

A. 血崩

B. 经乱

C. 月经先期

D. 癥瘕出血

E. 月经过多

117. 患者,女,28 岁。月经过多,色淡红,质清稀;伴神疲肢倦,气短懒言,小腹空坠,面色白;舌淡,苔薄,脉细弱。其治法是

A. 清热凉血,固冲止血

B. 活血化瘀止血

C. 补气摄血固冲

D. 补肾益精,养血调经

E. 养血益气调经

118. 患者,女,27 岁。经间期出血,血量稍多,色深

红,黏腻,无血块,平时带下量多色黄,时现异味,小腹时痛,神疲乏力,胸闷烦躁,纳呆腹胀,小便短赤,舌红,苔黄腻,脉滑数。其证候是

A. 脾虚证

B. 血瘀证

C. 肝郁证

D. 血热证

E. 湿热证

119. 患者,女,27 岁,未婚。经间期出血,色红,无血块,无腹痛,头晕腰酸,大便艰,溲黄,舌红,脉细弦数。治疗应首选

A. 六味地黄丸

B. 清肝止淋汤

C. 逐瘀止血汤

D. 两地汤

E. 清肝引经汤

120. 患者,女,19 岁,未婚。月事非时而下,量多如崩,色深红,质稠,伴心烦,口渴欲饮,便干溲黄,面部痤疮,舌红,苔薄黄,脉数。其治法是

A. 滋阴清热,止血调经

B. 清热凉血,固冲止血

C. 滋水益阴,止血调经

D. 活血化瘀,止血调经

E. 益气摄血,止血调经

121. 患者,女,45 岁。月经淋漓日久,面色白,神疲气短,纳呆便溏,舌淡胖脉沉弱,辨证为

A. 脾虚证

B. 肾虚证

C. 血瘀证

D. 血热证

E. 气滞证

122. 患者经血非时而下,出血量时多时少,时出时止已月余,经色紫暗,有血块,小腹疼痛,舌质紫暗,边有瘀点,脉弦涩。治疗应首选的方剂是

A. 逐瘀止血汤

B. 桃红四物汤

C. 失笑散

D. 少腹逐瘀汤

E. 血府逐瘀汤

123. 患者,女,34 岁,已婚。阴道出血 40 天不止,量多,色淡,质稀,神倦乏力,面浮肢肿,不思饮食,

手足不温,舌淡苔白,脉沉弱。治疗应首选

A. 归脾汤

B. 补中益气汤

C. 固本止崩汤

D. 香砂六君子汤

E. 大补元煎

124. 患者,女,18 岁。月经紊乱,现阴道出血 20 天,开始 1 周量多如注,后淋漓不止,色深红,质稠,溲黄便干,舌红苔黄,脉洪数。治疗应首选

A. 清经散

B. 保阴煎

C. 清热固经汤

D. 清热调血汤

E. 清肝止淋汤

125. 患者,女,26 岁,未婚。既往月经量少,现停经 6 个月,形体日渐肥胖,伴神疲倦怠,肢体沉重,面浮足肿,舌苔白腻,脉滑。其证候是

A. 气滞血瘀

B. 痰湿阻滞

C. 肝肾不足

D. 气血虚弱

E. 肾阳不足

126. 患者,女,30 岁。已婚 3 年不孕,月经 2～3 个月一行,头晕耳鸣,腰酸腿软,畏寒肢冷,性欲淡漠,舌淡苔白,脉沉细而迟。治疗应首选

A. 大补元煎

B. 固阴煎

C. 补肾固冲丸

D. 毓麟珠

E. 温胞饮

127. 患者,女,20 岁。经来量少,1 天即净,现已停经半年,平时带下量多,色白,形体肥胖,胸脘满闷,时欲呕恶,舌苔腻,脉滑。治疗应首选

A. 苍附导痰丸

B. 芎归二陈汤

C. 启宫丸

D. 归肾丸

E. 温胆汤

128. 患者,女,26 岁,已婚。近半年来经行第 1 天少腹胀痛明显,拒按,伴乳房胀痛,月经量少,色暗有血块,血块排出后痛减。舌紫苔白,脉弦。其

治法是

A. 温经暖宫止痛

B. 除湿散寒止痛

C. 补气活血止痛

D. 益肾养肝止痛

E. 理气化瘀止痛

129. 患者,女,29 岁,已婚。每于经前和经期少腹灼痛,拒按,痛连腰骶,经量多、色暗红,伴低热,带下量多、黄稠、臭秽,舌红苔黄腻,脉滑数。治疗应首选

A. 血府逐瘀汤

B. 解毒活血汤

C. 膈下逐瘀汤

D. 清热固经汤

E. 清热调血汤

130. 患者,女,34 岁,已婚。患痛经 2 年,经前或经期小腹冷痛,痛甚则呕恶,经色紫暗、有块,块下痛减,形寒肢冷,面色苍白,舌紫暗有瘀点。其证型是

A. 气滞血瘀

B. 寒凝血瘀

C. 气虚血瘀

D. 肾虚血瘀

E. 热郁血瘀

131. 患者,女,34 岁。经前小腹胀痛拒按,经血量少,行而不畅,血色紫暗有块,块下痛暂减;伴乳房胀痛,胸闷不舒;舌质紫暗,脉弦。其治法是

A. 温经散寒,化瘀止痛

B. 清热除湿,化瘀止痛

C. 益气养血,调经止痛

D. 补肾益精,养血止痛

E. 理气行滞,化瘀止痛

132. 患者,女,40 岁,已婚。每值经前 1 天出现大便溏泄。脘腹胀满,面浮肢肿,神疲肢软,经净渐止,舌淡红苔白,脉濡缓。治疗应首选

A. 健固汤

B. 香砂六君子汤

C. 补中益气汤

D. 白术散

E. 参苓白术散

133. 患者,女,18 岁,未婚。每逢经期鼻衄,量中等,

经行量少,色鲜,伴心烦易怒,两胁胀痛,舌红,苔黄,脉弦数。治疗应首选

A. 加味逍遥散

B. 清肝引经汤

C. 顺经汤

D. 清经散

E. 清热固经汤

134. 患者,女,49 岁,已婚。月经紊乱 1 年,烘热汗出,头晕耳鸣,失眠多梦,腰膝酸软,烦躁起急,舌红,少苔,脉细数。治疗应首选

A. 二至丸

B. 左归丸

C. 知柏地黄汤

D. 甘麦大枣汤

E. 固阴煎

135. 患者,女,35 岁,已婚。患带下病 3 年,带下清冷、量多、质稀,腰酸腿软,少腹发凉,大便溏,舌淡苔薄白,脉沉迟。其证候是

A. 肾阳虚

B. 肾阴虚

C. 湿热

D. 脾虚

E. 热毒

136. 患者,女,36 岁,已婚。带下量多,色白,质黏,无味,纳少便溏,神疲肢倦,舌淡苔白腻,脉缓弱。治疗应首选

A. 完带汤

B. 止带方

C. 萆薢渗湿汤

D. 参苓白术散

E. 香砂六君子汤

137. 患者,女,27 岁,已婚。近几个月来带下量多、黏稠、色黄,胸闷心烦,纳少便溏,舌红苔黄腻,脉滑数。其治法是

A. 清热利湿,佐以解毒杀虫

B. 健脾益气,升阳除湿

C. 温肾培元,固涩止带

D. 滋肾益阴,清热利湿

E. 清热解毒

138. 患者,女,32 岁。带下量多,绵绵不断,质清稀如水;腰酸如折,畏寒肢冷,小腹冷感,面色晦暗,小便清长,大便溏薄;舌质淡,苔白润,脉沉迟。治疗应首选

A. 完带汤

B. 内补丸

C. 知柏地黄汤

D. 止带方

E. 五味消毒饮加土茯苓、败酱草、鱼腥草、薏苡仁

139. 患者停经 56 天,呕吐酸水,胸满胁痛,嗳气叹息,烦渴口苦,舌淡红,苔微黄,脉弦滑。查尿妊娠试验阳性。其治法是

A. 健脾和胃,降逆止呕

B. 疏肝解郁,降逆止呕

C. 清肝和胃,降逆止呕

D. 健脾和胃,清热止呕

E. 清肝和胃,健脾止呕

140. 患者,女,26 岁,已婚。现孕 2 个月,恶心呕吐 2 周,加重 3 天,不能进食,呕吐酸苦水,胸满胁痛,头晕而胀,烦渴口苦,舌淡红苔薄黄,脉弦滑。治疗应首选

A. 香砂六君子汤

B. 橘皮竹茹汤

C. 半夏加茯苓汤

D. 二陈汤

E. 苍附导痰丸

141. 患者,女,26 岁,已婚。停经 2 个月,尿妊娠试验阳性。恶心呕吐 10 天,加重 3 天,食入即吐,口淡无味,时时呕吐清涎,倦怠嗜卧,舌淡苔白润,脉缓滑无力。其证候是

A. 脾胃虚弱

B. 痰湿中阻

C. 肝胃不和

D. 肝脾不和

E. 气阴两伤

142. 患者,女,28 岁,已婚。孕 50 天。腰酸腹痛,阴道少量出血,色淡暗,头晕耳鸣,小便清长,舌淡苔白,脉细缓滑。治疗应首选

A. 寿胎丸

B. 圣愈汤

C. 胎元饮

D. 举元煎

E.保阴煎

143.患者,女,29岁,已婚。妊娠2个月,胎动不安,阴道少量出血,色淡,质稀,腰酸腹痛,神疲肢倦,面色白,脉细滑缓。其证候是
A.肾虚
B.血热
C.阴虚
D.气血虚弱
E.外伤

144.患者妊娠70天,阴道少量下血,色鲜红,腰酸,口干心烦,小便黄,大便秘结,舌红,苔黄,脉滑数。治疗应首选的方剂是
A.清经散
B.两地汤
C.寿胎丸
D.保阴煎
E.胎元饮

145.患者,女,35岁。素体见神疲,腰膝酸软,白带清稀,怀孕8周后,胎动不安,舌淡苔白,脉沉弱。其证候是
A.肾虚不固之胎动不安
B.肾阳虚之胎动不安
C.肾阴虚之胎动不安
D.肾精不足之胎动不安
E.肾不纳气之胎动不安

146.患者,女,28岁。妊娠37天,阴道少量出血,色淡质稀;头晕耳鸣,腰膝酸软,小便频数;舌淡,苔白,脉沉滑无力。其证候是
A.气血虚弱证
B.肾虚证
C.血热证
D.脾虚证
E.血瘀证

147.患者,女,33岁,已婚。孕5个月,面浮肢肿,肿处皮薄而光亮,按之凹陷不起,腰酸无力,下肢逆冷,舌淡苔白润,脉沉迟。诊为子肿,其证候是
A.脾虚
B.肾虚
C.气滞
D.血瘀

E.脾虚气滞

148.患者,女,24岁,已婚。妊娠4月,肢体肿胀,肿势从足部渐发展到腿部,皮色不变,随按随起,胸闷胁胀,头晕胀痛,舌苔薄腻,脉弦滑。治疗应首选的方剂是
A.健脾利水汤
B.真武汤
C.天仙藤散
D.猪苓汤
E.白术散

149.患者孕6月,尿频尿急尿痛,淋沥不尽,欲解不能,小腹坠胀,胸闷纳少,带下量多黄稠,舌红,苔黄腻,脉弦数。其治法是
A.滋阴清热,润燥通淋
B.清热泻火,利湿通淋
C.清热利湿,润燥通淋
D.清热利湿,泻火通淋
E.清心泻火,润燥通淋

150.患者产后24小时,恶寒发热,鼻流清涕,头痛,肢体酸痛,无汗;舌苔薄白,脉浮紧。治疗应首选的方剂是
A.荆穗四物汤
B.生化汤加味
C.补中益气汤
D.五味消毒饮
E.桃红消瘀汤

151.患者,女,28岁,已婚。产时失血较多,产后小腹隐隐作痛,喜按,恶露量少、色淡,头晕耳鸣,大便干燥,舌淡苔薄,脉虚细。治疗应首选
A.肠宁汤
B.生化汤加益母草
C.黄芪桂枝五物汤加当归、秦艽、丹参、鸡血藤
D.独活寄生汤
E.养荣壮肾汤加秦艽、熟地黄

152.患者产后恶露不止,量多,色淡,质稀,神疲体倦,小腹空坠,舌质淡,脉细弱。其证候是
A.血热证
B.气虚证
C.血瘀证
D.湿热证
E.肾虚证

153. 患者产后 2 周,恶露过期不止,量多,色紫红,质黏稠,有臭秽气,面色潮红,舌红,脉细数。其证候是

A. 气虚证

B. 血热证

C. 阴虚证

D. 血瘀证

E. 肝郁证

154. 患者下腹部肿块,疼痛 2 月余,伴低热,月经量多。妇检:盆腔右侧触及鸭卵大包块,形状不规整,触压痛(+);舌红,苔黄厚,脉弦滑数。其证候是

A. 肾虚血瘀证

B. 痰湿瘀结证

C. 气滞血瘀证

D. 湿热瘀阻证

E. 寒湿凝滞证

155. 患者下腹部结块,触痛,月经量多,经行腹痛,经色紫暗有块,婚久不孕;腰酸膝软,头晕耳鸣;舌暗,脉弦细。治疗应首选的方剂是

A. 桂枝茯苓丸

B. 补肾祛瘀方

C. 香棱丸

D. 桃核承气汤

E. 大黄牡丹汤

156. 患者,女,45 岁。下腹积块、触之不坚、固定难移,经行量多、淋漓难净,经间带下增多;胸脘痞闷,腰腹疼痛;舌体胖大,紫暗,有瘀斑、瘀点,苔白厚腻,脉沉涩。治疗应首选

A. 苍附导痰丸合桂枝茯苓丸

B. 香棱丸

C. 大黄牡丹汤

D. 补肾祛瘀汤

E. 益肾调经汤

157. 患者,女,26 岁,已婚。人工流产术后 1 周,高热恶寒,口苦咽干,精神不振,下腹疼痛拒按,带下赤白臭秽,小便黄赤,大便秘结,舌红苔黄糙,脉滑数。检查:体温 39℃,脉搏 110 次/分。血常规示白细胞计数 10.6×10^9/L。其诊断是

A. 急性盆腔炎,热毒壅盛证

B. 急性盆腔炎,气滞血瘀证

C. 慢性盆腔炎,阴虚血热证

D. 慢性盆腔炎,湿热壅阻证

E. 慢性盆腔炎,气滞血瘀证

158. 患者少腹部刺痛,经行疼痛加重,经血量多有块,瘀块排出则痛减,带下量多,婚久不孕,经行情志抑郁,乳房胀痛,舌体紫暗,苔薄,脉弦涩。其治法是

A. 疏肝解郁,行气止痛

B. 疏肝行气,化瘀止痛

C. 活血疏肝,行气止痛

D. 行气解郁,化瘀止痛

E. 活血化瘀,理气止痛

159. 患者婚久不孕,形体肥胖,有糖尿病史 3 年。经期延后,带下量多,色白质黏,头晕心悸,胸闷泛恶,舌淡胖,苔白腻,脉滑。治疗应首选的是

A. 苍附导痰丸合二甲双胍

B. 启宫丸合二甲双胍

C. 丹溪治痰湿方合二甲双胍

D. 开郁二陈汤合二甲双胍

E. 陈夏六君子汤合二甲双胍

160. 患者,女,51 岁,已婚。阴部干涩,灼热瘙痒,带下量少色黄,五心烦热,烘热汗出,口干不欲饮,舌红少苔,脉细数无力。其治法是

A. 清热利湿,杀虫止痒

B. 清肝利湿,杀虫止痒

C. 滋肾降火,调补肝肾

D. 滋肾养阴,除湿止带

E. 养阴清热,燥湿止痒

161. 患者,女,18 岁。经常经期提前 1 周,量多,经色紫红,质稠有块,经前乳房、胸胁、少腹胀痛,烦躁易怒,舌红,苔黄,脉弦数。其证候是

A. 肝郁血热证

B. 阳盛血热证

C. 阴虚血热证

D. 肾气虚证

E. 脾气虚证

162. 患者,女,19 岁,未婚。月经提前,量少色红、质黏稠,伴手足心热,两颧潮红,舌红少苔,脉细数。治疗应首选

A. 大补元煎

B. 丹栀逍遥散

C.清经散

D.保阴煎

E.两地汤

163.患者,女,22岁,未婚。经来先期,量多,色深红,质黏稠,伴心烦,面红口干,小便黄短,大便干结,舌质红,苔黄,脉滑数。治疗应首选

A.当归地黄饮

B.大补元煎

C.丹栀逍遥散

D.清经散

E.乌药汤

164.患者,女,32岁,已婚。经行肢体肿胀,按之随手而起,经色暗红有块,伴脘闷胁胀,善叹息,舌紫暗,苔薄白,脉弦涩。治疗应首选

A.苓桂术甘汤

B.参苓白术散

C.八物汤

D.肾气丸

E.丹栀逍遥丸

165.患者,女,46岁,已婚。近2周带下量多,色赤白相兼,质稠,有气味,阴部瘙痒,腰膝酸软,头晕耳鸣,舌红,苔黄腻,脉细数。其治法是

A.清热疏肝,利湿止带

B.滋肾益阴,清热利湿

C.清热解毒止带

D.健脾祛湿止带

E.清热凉血止带

166.患者,女,30岁,已婚。孕后因持重而继发腰酸腹痛,胎动下坠,精神倦怠,脉滑无力。治疗应首选

A.举元煎

B.胎元饮

C.固下益气汤

D.加味圣愈汤

E.加味阿胶汤

167.患者,女,30岁,已婚。产后乍寒乍热,恶露虽下甚少,色紫暗有块,小腹疼痛拒按,舌紫暗,有瘀斑,脉弦涩有力。治疗应首选

A.少腹逐瘀汤

B.八珍汤

C.保阴煎

D.生化汤

E.血府逐瘀汤

A3 型题

以下提供若干个案例,每个案例下设3道试题。请根据题干所提供的信息,在每一道试题下面的A、B、C、D、E五个备选答案中选择一个最佳答案。

(168~170题共用题干)

患者,女,32岁。经期错后、量少、色淡暗、质清稀,腰酸腿软,头晕耳鸣,带下清稀,面色晦暗,舌淡暗,苔薄白,脉沉细。

168.其辨证为

A.肾虚证

B.血虚证

C.血虚寒证

D.血实寒证

E.气滞证

169.其治法为

A.补肾养血调经

B.补血益气调经

C.扶阳祛寒调经

D.温经散寒调经

E.理气行滞调经

170.治疗应首选

A.温经汤

B.当归地黄饮

C.乌药汤

D.大补元煎

E.芎归二陈汤

(171~173题共用题干)

患者,女,46岁,已婚。经来无期,现已持续20天,开始量多,现淋漓不尽,色淡、质稀,腰酸腿软,溲频清冷,舌淡苔白,脉沉细。

171.其辨证为

A.脾虚证

B.肾气虚证

C. 肾阳虚证

D. 肾阴虚证

E. 血瘀证

172. 其治法为

A. 补气摄血,固冲止崩

B. 温肾益气,固冲止血

C. 滋肾益阴,固冲止血

D. 养阴清热,固冲止血

E. 活血化瘀,固冲止血

173. 治疗应首选

A. 上下相资汤

B. 苁蓉菟丝子丸

C. 左归丸合二至丸

D. 右归丸加党参、黄芪、三七

E. 清热固经汤

（174～176 题共用题干）

患者,女,30 岁,已婚。患者于半年前不慎经期洗冷水浴后,即出现经行腹痛,以后每值经前或经期发作。现症:行经期间小腹冷痛,拒按,得热痛减,月经量少,经色暗,有血块,伴畏寒肢冷,面色青白,舌暗苔白,脉沉紧。

174. 其病证诊断是

A. 寒凝血瘀型痛经

B. 气滞血瘀型痛经

C. 湿热瘀阻型痛经

D. 气血虚弱型痛经

E. 肾气亏损型痛经

175. 其治法是

A. 补肾益精,养血止痛

B. 清热除湿,化瘀止痛

C. 理气行滞,化瘀止痛

D. 温经散寒,化瘀止痛

E. 益气养血,调经止痛

176. 治疗应首选

A. 膈下逐瘀汤

B. 少腹逐瘀汤

C. 黄芪建中汤

D. 益肾调经汤

E. 圣愈汤

（177～179 题共用题干）

患者,女,18 岁。月经初潮 1 年,每于经行小腹隐隐作痛、喜按,月经量少、色淡质稀,头晕耳鸣,腰酸腿软,面色晦暗,舌淡,苔薄,脉沉细。

177. 其辨证为

A. 气滞血瘀证

B. 寒凝血瘀证

C. 湿热瘀阻证

D. 气血虚弱证

E. 肾气亏损证

178. 其治法是

A. 理气行滞,化瘀止痛

B. 温经散寒,祛瘀止痛

C. 清热除湿,化瘀止痛

D. 补气养血,调经止痛

E. 补肾益精,养血止痛

179. 治疗应首选

A. 膈下逐瘀汤

B. 少腹逐瘀汤

C. 益肾调经汤（《中医妇科治疗学》）或调肝汤（《傅青主女科》）

D. 清热调血汤加车前子、薏苡仁、败酱草

E. 圣愈汤

（180～182 题共用题干）

患者,女,32 岁。经行面浮肢肿,按之没指,晨起头面肿甚,月经推迟,经行量多、色淡、质薄;腹胀纳减,腰膝酸软,大便溏薄;舌淡,苔白腻,脉沉缓。

180. 其辨证为

A. 气滞血瘀证

B. 脾肾阳虚证

C. 肝经郁火证

D. 肺肾阴虚证

E. 血虚证

181. 其治法为

A. 温肾化气,健脾利水

B. 理气行滞,养血调经

C. 清肝调经

D. 滋阴养肺

E. 养血益气,柔筋止痛

182. 治疗应首选

A.知柏地黄汤

B.当归补血汤加白芍、鸡血藤、丹参、玉竹

C.清肝引经汤

D.肾气丸合苓桂术甘汤

E.八物汤加泽泻、益母草

(183～185题共用题干)

患者,女,28岁。因产后过早性生活等因素致使带下增多,色黄绿如脓,臭秽难闻;小腹疼痛,腰骶酸痛;舌红,苔黄腻,脉滑数。

183.其诊断是

A.带下过多热毒蕴结证

B.带下过多湿热下注证

C.带下过多阴虚夹湿证

D.带下过多肾阳虚证

E.带下过多脾虚证

184.其治法是

A.清热解毒

B.清热利湿,解毒杀虫

C.滋肾益阴,清热利湿

D.温肾培元,固涩止带

E.健脾益气,升阳除湿

185.治疗应首选

A.五味消毒饮加土茯苓、败酱草、鱼腥草、薏苡仁

B.龙胆泻肝汤

C.易黄汤

D.知柏地黄汤

E.内补丸

(186～188题共用题干)

患者,女,24岁。孕20周,阴道少量下血,色淡红,质稀薄,小腹空坠而痛,腰酸,面色白,心悸气短,神疲肢倦,舌淡,苔薄白,脉细弱略滑。

186.其诊断为

A.胎漏

B.胎动不安

C.妊娠腹痛

D.堕胎

E.滑胎

187.其治法是

A.补气养血,固肾安胎

B.补肾健脾,益气安胎

C.活血化瘀,佐以益气

D.补肾健脾,固冲安胎

E.补肾填精,固冲安胎

188.其治疗宜选

A.滋肾育胎丸

B.寿胎丸

C.胎元饮

D.保阴煎

E.桂枝茯苓丸

(189～191题共用题干)

患者,女,45岁。月经不规律8个月。现症:阴道出血40天,量时多时少,近3天量极多,血色淡,质清稀,面色㿠白,气短神疲,面浮肢肿,纳呆便溏,舌淡胖,边有齿印,苔白脉沉弱。

189.其诊断是

A.绝经前后诸证

B.经期延长

C.月经过多

D.崩漏

E.经间期出血

190.其辨证是

A.肾阴虚证

B.气虚证

C.脾虚证

D.血热证

E.肾阴阳俱虚证

191.治疗应首选

A.举元煎

B.归脾汤

C.固本止崩汤

D.保阴煎

E.二仙汤合二至丸

(192～194题共用题干)

患者,女,23岁。经期小腹胀痛不适,有灼热感,经血量多,色暗红,质稠。平素带下量多,色黄质稠,有臭味。低热起伏,小便黄赤,舌质红,苔黄腻,脉滑数。

192.其辨证是

A.湿热证

B.血热(实热)证

C.痰湿阻滞证

D.湿热瘀阻证

E.气滞血瘀证

193.其治法是

A.理气行滞,化瘀止痛

B.清热除湿,化瘀止痛

C.健脾燥湿化痰,活血调经

D.清热凉血,固冲止血

E.养阴清热止血

194.治疗应首选

A.膈下逐瘀汤

B.四君子汤合苍附导痰丸

C.清热固经汤

D.清热调血汤

E.保阴煎

(195~197 题共用题干)

患者,女,24 岁,已婚。产后 10 天,高热 3 天,下腹疼痛拒按,恶露量少,色紫暗,有臭味,心烦口渴,尿少色黄,大便燥结,舌红苔黄,脉数有力。妇科检查:软产道损伤,局部红肿化脓。盆腔呈炎性改变,恶露臭秽。血常规:白细胞 15×10^9/L,中性粒细胞88%。B超检查:盆腔区有暗性液区。

195.其诊断是

A.产后身痛

B.产后恶露不绝

C.急性盆腔炎

D.产后发热

E.癥瘕

196.其治法是

A.清热解毒,利湿排脓

B.清热解毒,凉血化瘀

C.养血活血,化瘀祛湿

D.清热利湿,化瘀消癥

E.活血化瘀止血

197.治疗应首选

A.身痛逐瘀汤

B.五味消毒饮合失笑散

C.五味消毒饮合大黄牡丹汤

D.大黄牡丹汤

E.生化汤

(198~200 题共用题干)

患者,女,33 岁,已婚。婚后 4 年未孕,月经先后无定期,量少,色暗,头晕耳鸣,腰膝酸软,神疲肢倦,小便清长,舌淡,苔薄,脉沉细。

198.其辨证是

A.肾气虚证

B.肾阴虚证

C.肾阳虚证

D.痰湿内阻证

E.肝气郁结证

199.其治法是

A.燥湿化痰,理气调经

B.疏肝解郁,理血调经

C.滋肾养血,调补冲任

D.温肾暖宫,调补冲任

E.补肾益气,温养冲任

200.治疗应首选

A.养精种玉汤

B.毓麟珠

C.开郁种玉汤

D.温胞汤

E.苍附导痰丸

(201~203 题共用题干)

患者,女,34 岁,已婚。4 年前因患子宫肌瘤自然流产一次,现妊娠43 天,阴道不时少量下血,色暗红,腰酸,胎动下坠,胸腹胀满,少腹拘急,皮肤粗糙,口干不欲饮,舌暗红,苔白,脉沉弦。

201.其诊断是

A.滑胎

B.堕胎

C.胎动不安

D.胎萎不长

E.异位妊娠

202.其辨证是

A.胎堕难留证

B.血热证

C. 已破损期(不稳定型)

D. 癥瘕伤胎证

E. 气血虚弱证

203. 治疗应首选

　　A. 生化汤

B. 泰山磐石散

C. 宫外孕Ⅰ号方

D. 胎元饮

E. 桂枝茯苓丸合寿胎丸

(204~205 题共用备选答案)

A. 气血失调,脏腑功能失常

B. 情志不畅,肝气郁结

C. 思虑过度,劳伤心脾

D. 阴虚肺燥,虚火内生

E. 经期产时,感染邪毒

204. 直接损伤冲任,导致妇科疾病的是

205. 间接损伤冲任,导致妇科疾病的是

(206~207 题共用备选答案)

A. 血热证

B. 气虚证

C. 肾虚证

D. 血瘀证

E. 脾虚证

206. 患者月经一月两行,量多,色深红,质黏稠,口渴饮冷,心烦多梦,尿黄便结,舌红,苔黄,脉滑数。其证候是

207. 患者经行量多,色淡红,四肢倦怠,气短懒言,小腹空坠,面色白,舌淡,苔薄,脉细弱。其证候是

(208~209 题共用备选答案)

A. 大补元煎

B. 当归地黄饮

C. 固阴煎

D. 两地汤

E. 温经汤

208. 经期提前,量少,色淡暗,质稀,腰膝酸软,头晕耳鸣,舌淡暗,苔白润,脉沉。治疗应首选

209. 经行或先或后,量少,色淡,质稀,头晕耳鸣,腰酸腿软,小便频数,舌淡,苔薄,脉沉细。治疗应首选

(210~211 题共用备选答案)

A. 生地黄、当归、麦冬、沙参、枸杞子

B. 当归、丹皮、川芎、牛膝、莪术

C. 熟地黄、丹皮、茯苓、青蒿、黄柏

D. 生地黄、地骨皮、麦冬、玄参、阿胶

E. 熟地黄、丹皮、茯苓、沙参、当归

210. 温经汤(《妇人大全良方》)的组成成分有

211. 顺经汤的组成成分有

(212~213 题共用备选答案)

A. 血虚证

B. 痰湿证

C. 血瘀证

D. 肾虚证

E. 气滞证

212. 不属于月经后期常见证候的是

213. 不属于月经过少常见证候的是

(214~215 题共用备选答案)

A. 月经先期

B. 月经后期

C. 月经先后无定期

D. 痛经

E. 闭经

214. 肾虚肝郁,血海蓄溢失常,可发生

215. 肾气虚,封藏失司,冲任不固,可发生

(216~217 题共用备选答案)

A. 血府逐瘀汤

B. 启宫丸

C. 乌药汤

D. 归肾丸

E. 滋血汤
216. 治疗月经过少肾虚证,应首选
217. 治疗月经过少血虚证,应首选

(218~219题共用备选答案)
A. 血府逐瘀汤
B. 启宫丸
C. 桃红四物汤
D. 乌药汤
E. 苍附导痰丸
218. 治疗月经过少血瘀证,应首选
219. 治疗月经过少痰湿证,应首选

(220~221题共用备选答案)
A. 两地汤合二至丸
B. 逐瘀止血汤
C. 清肝止淋汤
D. 清热固经汤
E. 燥湿化痰汤
220. 治疗经间期出血肾阴虚证,应首选
221. 治疗经间期出血湿热证,应首选

(222~223题共用备选答案)
A. 右归丸
B. 上下相资汤
C. 固本止崩汤
D. 清热固经汤
E. 左归丸
222. 治疗崩漏虚热证,应首选
223. 治疗崩漏脾虚证,应首选

(224~225题共用备选答案)
A. 少腹逐瘀汤
B. 膈下逐瘀汤
C. 艾附暖宫丸
D. 温经汤(《金匮要略》)
E. 温经汤(《妇人大全良方》)
224. 痛经寒凝血瘀证选用的方剂为
225. 痛经气滞血瘀证选用的方剂为

(226~227题共用备选答案)
A. 忧郁过度
B. 多产房劳
C. 素体虚弱
D. 经期不洁,感受外邪
E. 久病伤阴
226. 脾虚肝郁经断复来的常见病因是
227. 最易造成湿热下注经断复来的病因是

(228~229题共用备选答案)
A. 子肿
B. 滑胎
C. 带下病
D. 子宫内膜异位症
E. 子晕
228. 肾阳虚,气化失常,水湿下注任带,使任脉不固,带脉失约,可发生
229. 肾阳虚,血失温运而迟滞成瘀,血瘀阻碍生机加重肾虚,而发生肾虚血瘀,导致

(230~231题共用备选答案)
A. 子病
B. 胎漏
C. 子肿
D. 子淋
E. 胞阻
230. 妊娠恶阻,又称
231. 妊娠肿胀,又称

(232~233题共用备选答案)
A. 妊娠初期,呕吐不食,或呕吐清涎
B. 妊娠初期,恶心欲呕,晨起尤甚
C. 妊娠初期,呕吐酸水、苦水
D. 妊娠初期,呕吐痰涎,胸脘满闷
E. 妊娠初期,呕吐剧烈,干呕或呕吐苦黄水甚则血水
232. 脾胃虚弱恶阻的辨证要点是
233. 肝胃不和恶阻的辨证要点是

(234~235题共用备选答案)
A. 五味消毒饮

B. 生化汤

C. 补中益气汤

D. 荆防四物汤

E. 银翘散

234. 治疗产后发热血瘀证,应首选

235. 治疗产后发热血虚证,应首选

(236~237题共用备选答案)

A. 王氏清暑益气汤

B. 清营汤送服安宫牛黄丸

C. 犀角地黄丸

D. 白虎加人参汤

E. 竹叶石膏汤

236. 产后外感暑热,首选方是

237. 产后热入心包,首选方是

(238~239题共用备选答案)

A. 养血活血

B. 补血益气,缓急止痛

C. 行气养血

D. 活血化瘀,温经止痛

E. 活血化瘀,散寒止痛

238. 产后腹痛气血两虚证的治法是

239. 产后腹痛瘀滞子宫证的治法是

(240~241题共用备选答案)

A. 补肾祛瘀方

B. 桂枝茯苓丸

C. 香棱丸

D. 益肾调经汤

E. 桃核承气汤

240. 气滞血瘀癥瘕的首选方是

241. 肾虚血瘀癥瘕的首选方是

(242~243题共用备选答案)

A. 理冲汤

B. 膈下逐瘀汤

C. 慢盆汤

D. 银甲丸

E. 仙方活命饮

242. 慢性盆腔炎气虚血瘀证的首选方是

243. 慢性盆腔炎寒湿凝滞证的首选方是

(244~245题共用备选答案)

A. 身热腹痛,恶寒或寒战

B. 高热腹痛,恶寒,下腹部疼痛拒按

C. 下腹部胀满,疼痛拒按,寒热往来

D. 下腹部隐痛,痛连腰骶,低热起伏

E. 下腹部胀痛或刺痛,经行加重

244. 急性盆腔炎热毒炽盛证的主要临床表现是

245. 急性盆腔炎湿热瘀结证的主要临床表现是

(246~247题共用备选答案)

A. 阴痒

B. 不孕症

C. 带下过少

D. 经行浮肿

E. 子肿

246. 外因湿热或湿热生虫,虫毒侵蚀,可发生

247. 肾阳虚,命门火衰,不能暖宫,可发生

(248~249题共用备选答案)

A. 归脾丸

B. 大补阴丸

C. 四君子汤

D. 大补元煎

E. 补中益气汤

248. 气虚型阴挺首选

249. 肾虚型阴挺首选

(250~251题共用备选答案)

A. 脾胃虚弱

B. 脾虚痰湿

C. 肝胃不和

D. 肝经湿热

E. 肝郁脾虚

250. 恶阻,口淡,呕吐清涎者,多为

251. 恶阻,口苦,呕吐酸水或苦水者,多为

中医儿科学

A1 型题

每道试题下面有 A、B、C、D、E 五个备选答案，请从中选择一个最佳答案。

1. 按体重公式计算，3 岁幼儿的体重约为
   A. 10kg
   B. 11kg
   C. 12kg
   D. 13kg
   E. 14kg

2. 4 岁小儿按公式计算，身长应约为
   A. 85cm
   B. 98cm
   C. 91cm
   D. 100cm
   E. 120cm

3. 新生儿期是指从出生后脐带结扎至生后
   A. 7 天
   B. 14 天
   C. 28 天
   D. 30 天
   E. 60 天

4. 小儿能独走的时间一般是
   A. 8 个月
   B. 10 个月
   C. 12 个月
   D. 16 个月
   E. 18 个月

5. 11 个月婴儿正常乳牙的颗数是
   A. 3 ~ 5
   B. 5 ~ 7
   C. 7 ~ 9
   D. 9 ~ 11
   E. 11 ~ 13

6. 小儿易发生好动、惊惕、抽风等症，原因主要是
   A. 心常有余
   B. 肝常有余
   C. 脾常不足
   D. 稚阳未充
   E. 肾常虚

7. 小儿惊痫多呈现的面色是
   A. 白
   B. 红
   C. 青
   D. 紫
   E. 黑

8. 小儿正常舌质的颜色是
   A. 淡白
   B. 淡红
   C. 紫暗
   D. 暗红
   E. 绛红

9. 小儿指纹淡红，其证候是
   A. 虚寒
   B. 食积
   C. 痰热
   D. 虚热
   E. 实热

10. 下列除哪项外，均可使用培元补肾法
    A. 解颅
    B. 五迟
    C. 五软
    D. 哮喘
    E. 肺炎喘咳

11. 常用敷贴法治疗的小儿疾病是
    A. 水肿
    B. 哮喘
    C. 紫癜
    D. 惊厥
    E. 癫痫

12. 母乳喂养的原则是
    A. 昼夜均喂
    B. 定次喂给
    C. 定量喂给
    D. 按需喂给
    E. 按时喂给

13. 下列除哪项外,均是婴儿添加辅食的原则
    A. 由荤食到素食
    B. 由稀薄到稠厚
    C. 由少量到多量
    D. 由一种到多种
    E. 各种喂养方式均应按时添加辅食

14. 小儿断奶时间应在
    A. 2~3 个月
    B. 4~5 个月
    C. 6~7 个月
    D. 10~12 个月
    E. 13~18 个月

15. 胎黄寒湿阻滞证的特点是
    A. 面目皮肤发黄,色泽鲜明
    B. 面目皮肤发黄,色泽晦暗
    C. 面目皮肤发黄,颜色逐渐加深无华
    D. 面目皮肤萎黄
    E. 面目皮肤发黄如橘色

16. 下列除哪项外,均属病理性胎黄
    A. 生后 24 小时内出现
    B. 黄疸 7~10 天消退
    C. 黄疸退而复现
    D. 黄疸持续加深
    E. 黄疸 3 周后仍不消退

17. 胎黄的病变脏腑在
    A. 肝胆、脾胃
    B. 心、小肠、肝胆
    C. 肾、膀胱、脾胃
    D. 肺、大肠、肝胆
    E. 肾、膀胱、心肺

18. 胎黄湿热郁蒸证的面目皮肤发黄特点是
    A. 色泽萎黄
    B. 色泽晦暗
    C. 色泽鲜明如橘
    D. 色泽淡黄无泽
    E. 色泽深黄无泽

19. 小儿感冒夹痰的病机是
    A. 肺脏娇嫩
    B. 先天不足
    C. 乳食积滞
    D. 脾胃湿困
    E. 肾气不足

20. 小儿风热感冒的治法是
    A. 辛温解表
    B. 清热利湿
    C. 清暑解表
    D. 清热解毒
    E. 辛凉解表

21. 小儿感冒后容易出现腹胀纳呆,或伴吐泻的症状,其病机是
    A. 脾常不足
    B. 肺常不足
    C. 肝常有余
    D. 肾常不足
    E. 心常有余

22. 感冒夹惊证的治疗应该在疏风解表基础上加用的方剂是
    A. 镇惊丸
    B. 保和丸
    C. 二陈汤
    D. 桑菊饮
    E. 三拗汤

23. 小儿内伤咳嗽最主要的病因是
    A. 阳常有余
    B. 阴常不足
    C. 瘀血内阻
    D. 痰浊内生
    E. 水饮内停

24. 小儿风寒咳嗽宜选用的方剂是
    A. 小青龙汤

B. 金沸草散

C. 清宁散

D. 沙参麦冬汤

E. 二陈汤合三子养亲汤

25. 治疗阴虚咳嗽的首选方剂是

A. 银翘散

B. 桑菊饮

C. 沙参麦冬汤

D. 清金化痰汤

E. 麦味地黄丸

26. 小儿肺炎喘嗽风寒郁肺证应首选

A. 华盖散

B. 银翘散

C. 五虎汤

D. 人参五味子汤

E. 三拗汤

27. 小儿肺炎喘嗽心阳虚衰证的主要病理机制是

A. 肾阳虚损,心阳不振

B. 脾阳虚损,心阳失养

C. 肺气虚衰,心阳不振

D. 脾肾阳虚,心阳不振

E. 心失所养、心气不足

28. 小儿肺炎喘嗽毒热闭肺证的治法是

A. 辛温宣肺,化痰止咳

B. 辛凉宣肺,清热化痰

C. 开肺化痰,止咳平喘

D. 清热涤痰,开肺定喘

E. 清热解毒,泻肺开闭

29. 肺炎喘嗽痰热闭肺证的治法为

A. 温肺散寒,化痰定喘

B. 清热宣肺,止咳化痰

C. 清肺涤痰,开肺定喘

D. 解表清里,定喘止咳

E. 泻肺补肾,标本兼顾

30. 治疗哮喘肺肾阴虚证应首选的方剂是

A. 六味地黄丸

B. 杞菊地黄丸

C. 麦味地黄丸

D. 知柏地黄丸

E. 附桂地黄丸

31. 治疗鹅口疮心脾积热证,应首选

A. 凉膈散

B. 泻黄散

C. 清热泻脾散

D. 泻心导赤散

E. 知柏地黄丸

32. 鹅口疮好发于

A. 新生儿

B. 幼儿

C. 学龄前儿童

D. 学龄儿童

E. 青春期儿童

33. 治疗口疮心火上炎证,应首选的方剂是

A. 银翘散

B. 凉膈散

C. 泻黄散

D. 泻心导赤散

E. 六味地黄丸加肉桂

34. 小儿泄泻的好发年龄是

A. 2 周岁以内

B. 2~3 周岁

C. 4~5 周岁

D. 4~6 周岁

E. 9 周岁以上

35. 小儿泄泻发病率较高的季节是

A. 春夏

B. 夏秋

C. 秋冬

D. 冬春

E. 四季无差异

36. 不属脾虚泻粪便特点的是

A. 大便稀溏

B. 大便色淡

C. 臭味不甚

D. 食后作泻

E. 大便中多黏液

37. 小儿湿热泻的首选方剂是

A. 保和丸

B. 藿香正气散

C. 葛根黄芩黄连汤

D. 参苓白术散

E. 附子理中汤合四神丸

38.小儿厌食脾失健运证的治法是
　　A.调和脾胃,运脾开胃
　　B.健脾益气,佐以温中
　　C.滋脾养胃,佐以助运
　　D.运脾化湿,消积开胃
　　E.补脾开胃,消食助运

39.厌食的基本治疗法则是
　　A.消食导滞
　　B.运脾开胃
　　C.健脾助运
　　D.理气醒脾
　　E.养胃育阴

40.小儿厌食的主要发病原因是
　　A.脾胃不和,纳运失健
　　B.饮食不洁,脾胃受损
　　C.过食肥甘,耗损津液
　　D.乳食内积,郁而化热
　　E.肝失疏泄,脾土受侮

41.不换金正气散治疗厌食的证候是
　　A.脾失健运证
　　B.脾胃气虚证
　　C.脾胃阴虚证
　　D.脾肾阳虚证
　　E.脾胃虚寒证

42.治疗小儿脾虚食积首选
　　A.消乳丸
　　B.保和丸
　　C.健脾丸
　　D.异功散
　　E.不换金正气散

43.疳证的基本病理改变为
　　A.脾胃虚弱,运化失健
　　B.脾胃虚弱,乳食停滞
　　C.脾失运化,水湿内停
　　D.脾胃不和,生化乏源
　　E.脾胃受损,津液消亡

44.治疗眼疳应首选的方剂是
　　A.肥儿丸
　　B.石斛夜光丸
　　C.泻心导赤散
　　D.防己黄芪汤

　　E.参苓白术散

45.口疳证的主要治法是
　　A.清心泻火,滋阴生津
　　B.健脾温阳,利水消肿
　　C.养血柔肝,滋阴明目
　　D.调理脾胃,助其纳化
　　E.清热泻火,滋阴生津

46.疳证中疳积证的治法是
　　A.调脾健运
　　B.益气健脾
　　C.消积理脾
　　D.运脾理气
　　E.补益气血

47.小儿汗证的常见病因是
　　A.气虚
　　B.阴虚
　　C.阳虚
　　D.血虚
　　E.体虚

48.下列各项,不属小儿汗证病机的是
　　A.肺卫不固
　　B.营卫失调
　　C.气阴亏虚
　　D.阴阳失调
　　E.湿热迫蒸

49.汗证气阴亏虚证的治疗原则是
　　A.益气固表
　　B.调和营卫
　　C.益气养阴
　　D.清热泻脾
　　E.通下利湿

50.不属惊风四证的是
　　A.痰
　　B.瘀
　　C.热
　　D.惊
　　E.风

51.治疗慢惊风脾虚肝亢证,应首选
　　A.大定风珠
　　B.十全大补汤
　　C.缓肝理脾汤

D. 固真汤

E. 逐寒荡惊汤

52. 下列各项,不属急惊风病因的是

A. 风寒

B. 湿热

C. 惊恐

D. 风热

E. 体虚

53. 下列各项,不属于急惊风四大基本治法的是

A. 清热

B. 养阴

C. 豁痰

D. 镇惊

E. 息风

54. 水肿涉及的病位主要是

A. 肺脾肾

B. 脾肝肾

C. 心脾肾

D. 脾肾

E. 肺脾

55. 小儿水肿的病机是

A. 其标在肺,其制在脾,其本在肾

B. 脾肾阳虚

C. 肺脾气虚

D. 湿热内侵

E. 感受风邪

56. 水肿湿热内侵证的治则是

A. 温补脾肾,化气利水

B. 清热利湿,凉血止血

C. 疏风宣肺,利水消肿

D. 清热利湿,攻下逐水

E. 温中健脾,行气利水

57. 治疗肺脾气虚型小儿遗尿的代表方剂是

A. 菟丝子散

B. 沙参麦冬汤

C. 参苓白术散

D. 交泰丸合导赤散

E. 补中益气汤合缩泉丸

58. 菟丝子散治疗小儿遗尿的证是

A. 肺脾气虚证

B. 肾气不足证

C. 肝经湿热证

D. 心肾不交证

E. 痰瘀阻滞证

59. 遗尿肾气不足证的治法是

A. 清热利湿,通利膀胱

B. 温补肾阳,固涩膀胱

C. 温补脾肾,升提固摄

D. 清热利湿,泻肝止遗

E. 培元益气,安神固脬

60. 小儿遗尿的病机主要是

A. 肾气不固,肺脾气虚

B. 湿热蕴结,水道失约

C. 心肾失交,水火不济

D. 肝经郁热,疏泄失司

E. 脾肾气虚,下元不固

61. 遗尿心肾失交证的治法是

A. 清心安神,滋阴潜阳

B. 清心滋肾,安神固脬

C. 清泻心火,固涩小便

D. 泻心安神,固涩膀胱

E. 清心泻火,滋肾缩尿

62. 麻疹的发病原因是

A. 胎毒

B. 风邪

C. 胎毒加风邪

D. 胎毒加病气

E. 麻疹时邪

63. 麻疹的好发年龄是

A. 6 个月以内

B. 6 个月到 5 岁

C. 6 ~ 7 岁

D. 8 ~ 9 岁

E. 10 ~ 12 岁

64. 下列关于麻疹预防、护理的叙述,错误的是

A. 流行期,未患过麻疹的小儿尽量不去公共场所

B. 一旦与麻疹患儿接触,应立即隔离观察

C. 卧室空气要流通

D. 注意补足水分

E. 出疹期间勿洗脸、洗眼

65. 麻疹恢复期皮肤特点是

A. 疹退后,留有色素斑痕,有麦麸样脱屑

B. 疹退后,留有色素斑痕,有大片脱皮

C. 疹退后,无色素沉着,很少有脱屑

D. 疹退后,无色素沉着,有大片脱皮

E. 疹退后,无色素沉着,无脱屑

66. 麻疹早期诊断的特征性依据是

A. 发热起伏

B. 咳嗽频繁

C. 麻疹黏膜斑

D. 玫瑰色斑丘疹

E. 枕部淋巴结肿大

67. 麻疹顺证的基本治疗原则是

A. 辛温解表

B. 清热解毒

C. 益气透表

D. 温肺化痰

E. 透、清、养

68. 麻疹收没期的皮肤特点是

A. 无色素斑痕及脱屑

B. 无色素斑痕,可见脱皮

C. 有色素斑痕,可见脱皮

D. 有色素斑痕,无脱屑

E. 有色素斑痕,并有麦麸状细微脱屑

69. 水痘的临床特点是

A. 发热 3~4 天出疹,出疹时热度增高

B. 发热 3~4 天出疹,出疹时热退

C. 发热 2~3 天出疹

D. 发热或无热,1~2 天出疹(根盘红晕不明显)

E. 发热数小时~1 天出疹

70. 水痘的主要病位是

A. 肺肾

B. 肺脾

C. 脾肾

D. 脾胃

E. 肺胃

71. 小儿水痘的发生为感受

A. 风寒

B. 风热

C. 时邪

D. 寒湿

E. 湿热

72. 治疗水痘邪伤肺卫证,应首选的方剂是

A. 桑菊饮

B. 银翘散

C. 桑杏汤

D. 宣毒发表汤

E. 五味消毒饮

73. 治疗水痘邪炽气营证,应首选的方剂是

A. 柴葛解肌汤

B. 宣毒发表汤

C. 清胃解毒汤

D. 清瘟败毒饮

E. 五味消毒饮

74. 痄腮之毒窜睾腹证,治疗首选

A. 清瘟败毒饮

B. 龙胆泻肝汤

C. 普济消毒饮

D. 犀角地黄汤

E. 黄连解毒汤

75. 痄腮的流行季节是

A. 夏秋

B. 秋冬

C. 冬春

D. 春夏

E. 不分季节

76. 痄腮的好发年龄是

A. 6 个月以内

B. 7 个月至 2 岁

C. 2~3 岁

D. 3 岁以上儿童

E. 青春期

77. 用使君子仁驱蛔,最大剂量不应超过

A. 5 粒

B. 10 粒

C. 15 粒

D. 20 粒

E. 30 粒

78. 治疗蛔虫病肠虫证,应首选的方剂是

A. 使君子散

B. 化虫丸

C. 追虫丸

D. 乌梅丸

E. 驱虫粉

79. 治疗蛔厥证,应首选的方剂是
A. 使君子散
B. 驱蛔承气汤
C. 乌梅丸
D. 驱绦汤
E. 驱虫粉

80. 夏季热上盛下虚证的病机是
A. 脾胃亏虚
B. 脾阳不振
C. 胃热炽盛
D. 心火内盛
E. 脾肾阳虚

81. 紫癜气不摄血证的治法是
A. 益气养阴,内清虚热
B. 养阴润肺,益气健脾
C. 清暑益气,养阴生津
D. 健脾养心,益气摄血
E. 滋阴降火,凉血止血

82. 按公式计算,9 个月婴儿正常体重是
A. 8kg
B. 8.5kg
C. 9kg
D. 9.5kg
E. 9.8kg

83. 按公式计算,2 岁小儿正常身高是
A. 85cm
B. 90cm
C. 95cm
D. 100cm
E. 105cm

84.5 岁小儿的收缩压是
A. 70mmHg
B. 80mmHg
C. 90mmHg
D. 100mmHg
E. 110mmHg

85. 小儿能发"妈妈""爸爸"等复音的时间是
A. 6 个月
B. 7 个月
C. 10 个月

D. 12 个月
E. 14 个月

86. "纯阳"学说是指小儿
A. 发育迅速
B. 脏腑娇嫩
C. 有阳无阴
D. 阳亢阴亏
E. 形气未充

87. 由于小儿为"纯阳之体""稚阴之体",临床上易表现出的证候是
A. 热证
B. 寒证
C. 实证
D. 虚证
E. 瘀证

88. 历代儿科医家对于小儿诊法,特别重视
A. 望诊
B. 闻诊
C. 问诊
D. 切诊
E. 四诊合参

89. 小儿风寒表实证应见的指纹是
A. 浮红而滞涩
B. 沉紫而滞涩
C. 浮紫而滞涩
D. 浮红而色淡
E. 沉而青紫

90. 小儿指纹色紫黑,其证候是
A. 血络郁闭
B. 瘀热内结
C. 外感风热
D. 内有虚寒
E. 邪热郁滞

91. 正常小儿脉象平和,与成人比较具有的特点是
A. 浮而稍数
B. 软而稍数
C. 软而稍缓
D. 浮而稍缓
E. 软而稍细

92. 小儿受凉导致腹痛的外治法是
A. 涂敷法

B. 罨包法

C. 热熨法

D. 敷贴法

E. 擦拭法

93.胎怯的主要病变脏腑是

A. 脾与肾

B. 肺与脾

C. 肝与肾

D. 肺与心

E. 心与脾

94. 生理性胎黄的特点是

A. 黄疸常于生后 2～3 天出现

B. 黄疸常于生后 1 周内消退

C. 早产儿黄疸轻,消退早

D. 早产儿 24 小时内出现黄疸

E. 早产儿与足月产儿无明显差别

95. 下列各项,新生儿生理性黄疸到达高峰期的时间是

A. 2～3 天

B. 4～6 天

C. 7～10 天

D. 11～15 天

E. 16～20 天

96. 关于"核黄疸",下列叙述哪项不正确

A. 皮肤黄染

B. 巩膜黄染

C. 不会损伤中枢神经系统

D. 血清胆红素升高

E. 新生儿脑组织中胆红素沉积

97. 小儿哮喘反复发作,主要是因为

A. 宿痰伏肺

B. 感触外邪

C. 肺气不足

D. 脾虚湿盛

E. 肾阳亏虚

98. 泄泻的基本治疗原则是

A. 清肠化湿

B. 消食化积

C. 祛风散寒

D. 运脾化湿

E. 健脾化湿

99. 小儿汗证营卫失调证的汗出特点是

A. 头部、肩背部汗出明显

B. 汗出肤热,汗渍色黄

C. 汗出遍身而不温

D. 头部、手足心汗出明显

E. 大汗淋漓,或汗出如油

100. 补中益气汤合缩泉丸治疗遗尿的证候是

A. 肺脾气虚证

B. 肾气不足证

C. 脾肾气虚证

D. 肝经郁热证

E. 心肾失交证

101. 下列各项,不属于五软的是

A. 头项软

B. 口软

C. 手软

D. 腿软

E. 足软

102. 可出现草莓舌的疾病是

A. 贫血

B. 结核

C. 丹痧

D. 维生素 A 缺乏

E. 慢性萎缩性胃炎

103. 适宜用清热解毒,软坚散结法治疗的流行性腮腺炎的证候是

A. 邪犯少阳证

B. 毒窜睾腹证

C. 邪陷厥阴证

D. 热毒蕴结证

E. 邪陷心肝证

104. 蛔厥的病位在

A. 小腹

B. 脐腹

C. 大腹

D. 右上腹

E. 左上腹

105. 按照小儿体重计算公式,4 岁小儿体重是

A. 5.8kg

B. 7kg

C. 12kg

D. 16kg

E. 20kg

106. 母乳喂养的优点不包括

A. 母乳中含有最适合婴儿生长发育的各种营养素,易于消化吸收

B. 可增强婴儿抗感染能力

C. 可以不用添加辅食

D. 母乳温度适宜,无细菌污染

E. 有利于密切母亲和子女的感情

107. 可治疗风热感冒与时邪感冒的方剂是

A. 银翘散

B. 桑菊饮

C. 新加香薷饮

D. 普济消毒饮

E. 杏苏散

108. 随着小儿年龄的增加

A. 脉搏增快,血压增高

B. 脉搏增快,血压减低

C. 脉搏减慢,血压增高

D. 脉搏减慢,血压减低

E. 脉搏、血压均无明显变化

A2 型题

每道试题由两个以上相关因素组成或以一个简要病历形式出现,其下面都有 A、B、C、D、E 五个备选答案。请从中选择一个最佳答案。

109. 患儿,3 个月。形体瘦弱,两颧发红,口腔内有散在白屑,周围红晕不著,手足心热,舌红,苔少,指纹紫。治法应是

A. 清泻胃火

B. 清心泻脾

C. 清心泄热

D. 滋阴增液

E. 滋阴降火

110. 患儿,6 个月。骤闻异声后,夜里啼哭 1 个月,每夜发作 3～5 分钟。其病因是

A. 感受外邪

B. 伤乳因素

C. 惊恐因素

D. 环境污染

E. 胎产因素

111. 患儿,2 岁。纳差 2 个月,腹泻 1 周。平素食欲不振,挑食偏食,近日大便日行 3～4 次,食后作泻,面色萎黄,舌淡苔白,指纹淡红。治疗应首选

A. 熏洗法

B. 擦试法

C. 割治疗法

D. 推拿疗法

E. 拔罐疗法

112. 患儿,出生后 28 天,面目皮肤发黄,色泽鲜明如橘,不欲吮乳,大便秘结,小便深黄,舌质红,苔

黄腻。其治法是

A. 健脾利湿

B. 温中化湿

C. 温阳固脱

D. 化瘀消积

E. 清热利湿

113. 患儿,出生 26 天。黄疸未退,皮肤色黄无光泽,精神萎靡,四肢不温,大便灰白而溏,舌淡苔白腻。其治法是

A. 清热利湿

B. 温中化湿

C. 化瘀消积

D. 平肝息风

E. 温阳固脱

114. 患儿,4 岁。发热 2 天,低热,恶寒,无汗,鼻塞流涕,喷嚏较剧,痰多,痰白清稀,舌红,苔薄白。其治疗在疏风解表的基础上,应加用的方剂是

A. 桑菊饮

B. 三拗汤

C. 桑杏汤

D. 桑白皮汤

E. 麻杏石甘汤

115. 患儿,2 岁。发热 1 天。症见高热,恶寒,无汗,鼻塞,惊惕哭闹,睡卧不宁,大便干结,小便短黄,舌质红,指纹紫达于气关。其治法,应在解表的基础上加用

A. 清热镇惊

B. 清心开窍

C. 清肝息风

D. 清热解毒

E. 通腑泄热

116. 患儿,4 岁。咳嗽痰多,色黄黏稠,难以咯出,喉间痰鸣,发热口渴,烦躁不宁,舌红苔黄,脉滑数。治疗应首选的方剂是

A. 二陈汤

B. 桑菊饮

C. 桑杏汤

D. 清金化痰汤

E. 麻杏石甘汤

117. 患儿流涕、咳嗽 3 天后,高热不退,咳嗽喘促,鼻扇,喉中痰声辘辘,口唇发绀。其证候是

A. 风寒闭肺

B. 风热闭肺

C. 痰热闭肺

D. 痰热咳嗽

E. 心阳虚衰

118. 患儿,10 岁。昨天受凉后,见喷嚏、鼻塞、流清涕,今晨起喘咳,咯痰稠黄,口渴欲饮,大便干燥。查体:鼻扇,口周发绀,咽红,双肺满布哮鸣音,舌质红,苔薄白,脉滑数。其证候是

A. 寒性哮喘

B. 热性哮喘

C. 外寒内热

D. 肺实肾虚

E. 肺肾阴虚

119. 患儿,15 天。口内舌上白屑成片,烦躁多啼。其诊断是

A. 马牙

B. 口糜

C. 白喉

D. 口疮

E. 鹅口疮

120. 患儿,女,1 岁。口腔满布白屑,面赤唇红,烦躁不宁,吮乳哭啼,大便干结,小便短黄,舌红,苔薄黄,指纹紫滞。治疗应首选

A. 知柏地黄丸

B. 清热泻脾散

C. 黄连解毒汤

D. 五味消毒饮

E. 大黄黄连泻心汤

121. 患儿口腔舌面满布溃疡,烦躁不宁,啼哭叫扰,口臭涎多,大便干结,舌红苔黄。其证候是

A. 肺热壅盛

B. 心火上炎

C. 脾胃积热

D. 肝胆火旺

E. 虚火上浮

122. 患儿,女,2 岁。舌边尖溃烂,色赤疼痛,烦躁多啼,口干欲饮,小便短黄,舌尖红,苔薄黄,指纹紫。其证候是

A. 风热乘脾

B. 虚火上炎

C. 心火上炎

D. 心脾积热

E. 热毒内盛

123. 患儿,男,2 岁。起病 1 天,口颊、齿龈见多个溃疡点,周围焮红,口臭流涎,小便短黄,大便干结,舌红,苔黄,脉滑数。其辨证是

A. 心火上炎证

B. 风热乘脾证

C. 风热搏结证

D. 虚火上浮证

E. 肺胃阴虚证

124. 患儿泻下稀薄,粪色深黄而臭,肛门灼热,其证候是

A. 风寒泻

B. 伤食泻

C. 脾虚泻

D. 湿热泻

E. 脾肾阳虚泻

125. 患儿,11 个月。泄泻 2 周。起病时每日泻 10多次,经治疗大减,但近日仍日行 3~4 次,大便稀溏色淡,每于食后作泻,面色萎黄,神疲倦怠,舌质淡,苔薄白。其证候是

A. 风寒

B. 湿热

C. 伤食

D. 脾虚

E.脾肾阳虚

126. 患儿,2 岁。泄泻 2 天,大便日行 10 余次,质稀如水,色黄混浊。精神不振,口渴心烦,眼眶凹陷,皮肤干燥,小便短赤,舌红少津,苔少。其治法是

A.消食化积

B.疏风散寒

C.酸甘敛阴

D.渗湿止泻

E.清热利湿

127. 患儿,2 岁。面色少华,不思纳食,精神正常,舌苔薄腻。其治法是

A.温补心阳

B.和脾助运

C.消食和中

D.消补兼施

E.养胃育阴

128. 患儿,3 岁。体重 13kg,自入幼儿园 2 个月来,食欲不振,面色少华,偶尔多食后则脘腹饱胀,恶心,精神尚可,二便调,舌苔薄腻。其治法是

A.消食导滞,理气行滞

B.健脾益气,开胃助运

C.滋脾养胃,佐以助运

D.疏肝开郁,理气助运

E.调和脾胃,运脾开胃

129. 患儿,10 个月。近半个月不思乳食,脘腹胀满,疼痛拒按,呕吐酸馊,烦躁哭吵,大便较干,臭秽,舌淡苔白腻。其诊断是

A.厌食

B.腹痛

C.疳证

D.积滞

E.呕吐

130. 患儿,2 岁。形体极度消瘦,面呈老人貌,皮包骨头,腹凹如舟,精神萎靡,大便溏薄,舌淡苔薄腻,其证候是

A.疳肿胀

B.疳气

C.疳积

D.干疳

E.口疳

131. 患儿,2 岁。易发腹泻,体重不增,面色少华,毛发稀疏,不思饮食,急躁易怒,大便稀溏,舌淡红,苔薄白,指纹淡。其诊断是

A.厌食,脾胃气虚证

B.积滞,脾虚夹积证

C.疳证,疳气证

D.疳证,疳积证

E.疳证,干疳证

132. 患儿,2 岁。易发腹泻,形体消瘦,面色少华,毛发稀疏,不欲饮食,急躁易怒,大便糖稀,舌淡红,苔薄白,指纹淡红,其诊断是

A.厌食,脾胃气虚证

B.积滞,脾虚夹积证

C.疳证,疳气证

D.疳证,疳积证

E.厌食,脾失健运

133. 患儿,1 岁 9 个月。极度消瘦,貌似老人,毛发干枯,面色㿠白,精神萎靡,腹凹如舟,大便溏,舌质淡嫩,苔薄少,指纹淡。治疗应首选的方剂是

A.肥儿丸

B.八珍汤

C.六君子汤

D.六味地黄丸

E.资生健脾丸

134. 患儿,2 岁。体重 7kg,腹大如鼓,青筋暴露,四肢大肉尽脱,杳不思食,精神萎靡,疲乏无力,舌质淡嫩,苔薄少,指纹淡。其病机是

A.脾胃失和,纳化失健

B.脾胃虚损,积滞内停

C.肝血不足,筋脉失养

D.脾胃虚衰,气血两败

E.肾阳虚衰,精髓不充

135. 患儿,3 岁。自汗明显,伴盗汗,汗出以头部、肩背明显,动则益甚。面色少华,少气乏力,平时容易感冒,舌淡苔少,脉细弱。其证候是

A.肺卫不固

B.营卫失调

C.气阴亏虚

D.心脾两虚

E.肝肾阴虚

136. 患儿,男,3 岁。因易汗出 1 个月前来就诊。症见汗出,以头部、肩背明显,活动后加重,神倦乏力,面色少华,肢端欠温,平时易感冒。舌质淡,舌边齿印,苔薄白,脉弱。治法为
    A. 渗湿止泻
    B. 益气固表
    C. 益气生津
    D. 益气健脾
    E. 养阴清热

137. 患儿,男,3 岁。平时易患感冒,自汗,偶有盗汗,汗出以头部、肩背部汗出明显,动则尤甚,神疲乏力,面色少华,舌淡,苔薄白,脉细弱。治疗应首选
    A. 泻黄散
    B. 黄芪桂枝五物汤
    C. 当归六黄汤
    D. 玉屏风散合牡蛎散
    E. 生脉散

138. 患儿,5 岁。盗汗明显,伴自汗,形体消瘦,心烦少寐,口干,手足心灼热,舌淡苔花剥。其治法是
    A. 益气固表
    B. 调和营卫
    C. 益气养阴
    D. 清热泻脾
    E. 养血补心

139. 患儿自汗,头、肩、背出汗明显,活动后加重,易感冒,神倦乏力,面色少华,四肢欠温,舌淡苔薄,脉弱。其治法是
    A. 调和营卫
    B. 益气固表
    C. 益气养阴
    D. 益气敛汗
    E. 敛汗潜阳

140. 患儿,8 岁。身体瘦弱,汗出较多,心烦少寐,寐后汗多,低热,口干,手足心热,唇舌色淡,脉细弱。治疗应首选
    A. 人参五味子汤
    B. 泻黄散
    C. 黄芪桂枝五物汤
    D. 生脉散

E. 玉屏风散

141. 患儿,女,4 岁。易出汗,以额、心胸为甚,汗出肤热,汗渍色黄,口臭,口渴不欲饮,小便色黄,舌质红,苔黄腻,脉滑数。治疗应首选
    A. 生脉散
    B. 黄芪桂枝五物汤
    C. 泻黄散
    D. 牡蛎散
    E. 玉屏风散

142. 患儿,5 个月。面色时青时红,频作惊惕,大便色青,日行 3 次。其治法是
    A. 缓肝理脾
    B. 补益心脾
    C. 重镇潜阳
    D. 镇惊安神
    E. 平肝息风

143. 患儿,2 岁。半月来经常泄泻,形神疲惫,面色萎黄,大便稀薄,四肢不温,时有抽搐。其证候是
    A. 外感惊风
    B. 痰食惊风
    C. 脾肾阳虚
    D. 土虚木亢
    E. 阴虚风动

144. 患儿,4 岁。眼睑浮肿,按之凹陷即起,尿少色赤,伴发热咽痛,舌淡苔薄白,脉浮,治疗应首选的方剂是
    A. 银翘散
    B. 五苓散
    C. 五皮饮
    D. 五味消毒饮
    E. 麻黄连翘赤小豆汤

145. 患儿,男,8 岁。头面肢体浮肿,小便短赤,头身困重,脘闷纳呆,口苦口黏,大便干结,舌红,苔黄腻,脉滑数。治疗应首选
    A. 麻黄连翘赤小豆汤合五苓散
    B. 五味消毒饮合小蓟饮子
    C. 参苓白术散合玉屏风散
    D. 真武汤
    E. 六味地黄丸加黄芪

146. 患儿,9 岁。水肿从眼睑开始,迅速波及全身,

皮肤光亮,按之凹陷即起,尿少色赤,伴咽红肿痛,肢体酸痛,苔薄白,脉浮。其治法是

A. 疏风宣肺,利水消肿

B. 清热利湿,凉血止血

C. 清热解毒,淡渗利湿

D. 温运中阳,行气利水

E. 滋阴补肾,淡渗利水

147. 患儿,6岁。突然出现头面眼睑浮肿,并迅速波及全身,呈紧张性水肿,尿少,色如浓茶,伴发热,恶风,口渴,咽痛,舌尖红,苔薄黄,脉浮数。治疗应首选的方剂是

A. 麻黄连翘赤小豆汤合五苓散

B. 五味消毒饮合小蓟饮子

C. 苓桂术甘汤合小蓟饮子

D. 甘露消毒丹合五苓散

E. 甘露消毒丹合小蓟饮子

148. 患儿,6岁。小便频数日久,淋沥不尽,尿液不清,畏寒怕冷,手足不温,大便稀薄,舌淡苔薄腻。治疗应首选

A. 八正散

B. 缩泉丸

C. 菟丝子散

D. 补中益气汤

E. 金匮肾气丸

149. 患儿,3岁。患病日久,小便频数,滴沥不尽,尿液不清,神疲乏力,面色萎黄,食欲不振,畏寒怕冷,手足不温,大便稀薄,眼睑浮肿,舌质淡有齿痕,苔薄腻,脉细弱。其证候是

A. 湿热下注证

B. 下元虚寒证

C. 脾肾气虚证

D. 肺脾气虚证

E. 肝经湿热证

150. 患儿经常遗尿,可达一夜数次,小便清长,面色苍白,肢凉怕冷,腰腿酸软,舌质淡。治疗应首选

A. 大补元煎

B. 菟丝子散

C. 补中益气汤

D. 十全大补汤

E. 金匮肾气丸

151. 患儿,4岁。每晚尿床1次以上,小便清长,面白少华,神疲乏力,智力较同龄儿稍差,肢冷畏寒,舌质淡,苔白滑,脉沉无力。治疗应首选的方剂是

A. 桑螵蛸散

B. 交泰丸

C. 补肾地黄丸

D. 菟丝子散

E. 桂枝加龙骨牡蛎汤

152. 患儿,3岁。筋骨痿弱,发育迟缓,坐、立、行走、牙齿的发育都晚于同龄小儿,颈项痿软;目无神采,夜卧不安,舌淡,苔少。其证候是

A. 脾肾气虚

B. 痰瘀阻滞

C. 肝肾亏损

D. 心脾两虚

E. 肾阳亏虚

153. 患儿,6岁。发热轻微,鼻塞流涕,喷嚏,咳嗽,起病后1~2天出皮疹,疹色红润,疱浆清亮,根盘红晕,皮疹瘙痒,分布稀疏,此起彼伏,以躯干为多,舌苔薄白,脉浮数。其病机是

A. 邪伤肺卫

B. 邪伤肺胃

C. 邪炽气营

D. 邪炽心肝

E. 邪伤肺肾

154. 患儿,5岁。壮热不退,烦躁不安,口渴欲饮,面红目赤,皮疹稠密,疹色紫暗,疱浆混浊,可见出血性皮疹、紫癜,大便干结,小便短赤,舌质红绛,苔黄糙而干,脉数有力。治疗应首选的方剂是

A. 银翘散

B. 白虎汤

C. 清营汤

D. 玉女煎

E. 清胃解毒汤

155. 患儿,8岁。高热3天不退,颜面躯干皮疹分布密集,疹色紫暗,疱浆混浊,大便干结,舌红绛,苔黄,脉数有力。其治法是

A. 疏风清热,利湿解毒

B. 疏风解表,清热透疹

C. 清气凉营,解毒化湿

D. 清气凉营,泻火解毒

E. 清凉解毒,透疹达邪

156. 患儿,2 岁。持续壮热 5 天,起伏如潮,肤有微汗,烦躁不安,目赤眵多,皮疹布发,疹点由细小稀少而逐渐稠密,疹色先红后暗,皮疹凸起,触之碍手,压之褪色,大便干结,小便短少,舌质红赤,舌苔黄腻,脉数有力。治疗应首选

A. 宣毒发表汤

B. 清解透表汤

C. 沙参麦冬汤

D. 麻杏石甘汤

E. 羚角钩藤汤

157. 患儿,5 岁。麻疹第 5 天,壮热持续,起伏如潮,烦躁不安,目赤眵多,皮疹布发,疹点逐渐稠密,皮疹凸起,触之碍手,压之褪色,大便干结,小便短少,舌质红赤,舌苔黄腻,脉数有力。其证候是

A. 邪犯肺卫

B. 邪毒闭肺

C. 邪入肺胃

D. 邪毒攻喉

E. 阴津耗伤

158. 患儿,3 岁。高热不退,面色青灰,烦躁不安,咳嗽气促,鼻翼翕动,喉间痰鸣,唇周发绀,皮疹稠密,疹色紫暗,大便秘结,小便短赤,舌红苔黄,脉数有力。治疗应首选的方剂是

A. 定喘汤

B. 二陈汤

C. 大青龙汤

D. 麻杏石甘汤

E. 葶苈大枣泻肺汤

159. 患儿,3 岁 5 个月。壮热如潮,肤有微汗,烦躁不安,目赤眵多,皮疹布发,疹点稠密,疹色暗红,大便干结,小便短赤,舌质红赤,舌苔黄腻,脉数有力。其治法是

A. 清热解毒,利湿泄浊

B. 清凉解毒,透疹达邪

C. 辛温解表,宣肺化痰

D. 燥湿化痰,宣肺止咳

E. 养阴润肺,止咳化痰

160. 患儿,3 岁。麻疹出齐,低热不退,神烦欠安,咳嗽少痰,胃纳增加,皮疹渐回,可见皮肤糠麸样脱屑及色素斑痕,舌红少津,舌苔薄净,脉细数。治疗应首选的方剂是

A. 玉女煎

B. 桑菊饮

C. 桑杏汤

D. 二陈汤

E. 沙参麦冬汤

161. 患儿,5 岁。发热 2 天后出疹,查体:体温 38.5℃,精神尚可,咽红,耳后及枕部淋巴结增大,颜面、躯干散在淡红色丘疹。现发热恶风,流涕喷嚏,胃纳欠佳,舌质红,苔薄白,脉浮数。其诊断是

A. 猩红热,邪侵肺卫

B. 风疹,邪入气营

C. 麻疹,邪犯肺卫

D. 猩红热,毒炽气营

E. 麻疹,邪入肺胃

162. 患儿,9 岁。发热,体温 39.1℃,微恶寒,右侧耳下腮部漫肿,舌苔薄黄,脉浮数。其治法是

A. 疏风清热,散结消肿

B. 清利少阳,和解退热

C. 清肝泻火,解毒消肿

D. 清气凉营,解毒活血

E. 清热解毒,软坚散结

163. 患儿,6 岁。症见轻微发热恶寒,左侧耳下腮部漫肿疼痛,咀嚼不便,咽红,舌质红,舌苔薄白,脉浮数。治疗应首选的方剂是

A. 普济消毒饮

B. 五味消毒饮

C. 荆防败毒散

D. 柴胡葛根汤

E. 桑菊饮

164. 患儿,5 岁。高热,双侧腮部肿大 2 天,以耳垂为中心,疼痛,坚硬拒按,舌红苔黄,脉数。其病机是

A. 邪犯少阳

B. 热毒壅盛

C. 邪陷心肝

D. 气血凝滞

E. 余邪留恋

165. 患儿，男，10 岁。患儿疖腮部肿胀渐消退，右侧
睾丸肿胀疼痛，舌红苔黄，脉数。治疗应首选

　　A. 银翘散

　　B. 小柴胡汤

　　C. 知柏地黄丸

　　D. 龙胆泻肝汤

　　E. 普济消毒饮

166. 患儿，5 岁。突发脐周剧痛，频繁呕吐，呕吐物
中可见 1 条蛔虫，腹部可扪及柔软可移动团块，
大便干结，舌淡红，苔白，脉弦数。治疗应首选
的方剂是

　　A. 乌梅汤

　　B. 使君子汤

　　C. 附子理中汤

　　D. 驱蛔承气汤

　　E. 宣白承气汤

167. 患儿，6 岁。腹痛剧烈，以右上腹为主，疼痛时
四肢发凉，恶心呕吐，并吐出蛔虫 1 条。其诊
断是

　　A. 呕吐

　　B. 腹痛

　　C. 蛔厥证

　　D. 虫瘕证

　　E. 肠虫证

168. 患儿，7 岁。突然胃脘部绞痛，弯腰曲背，肢冷
汗出，呕吐蛔虫 1 条。治疗应首选

　　A. 使君子散

　　B. 加味温胆汤

　　C. 丁萸理中汤

　　D. 乌梅丸

　　E. 定吐丸

169. 患儿，5 岁。臀部及下肢紫癜 1 天，呈对称性，
色鲜红，瘙痒，发热，舌红，苔薄黄，脉浮数。治
疗应首选

　　A. 犀角地黄汤

　　B. 连翘败毒散

　　C. 归脾汤

　　D. 化斑汤

　　E. 大补阴丸

A3 型题

以下提供若干个案例，每个案例下设 3 道试题。请根据题干所提供的信息，在每一道试题下面的
A、B、C、D、E 五个备选答案中选择一个最佳答案。

（170～172 题共用题干）

患儿，男，6 岁。咳嗽痰多色黄，黏稠难咳，气息
粗促，喉中痰鸣，发热口渴，烦躁不宁，小便短赤，大
便干结，舌红苔黄，脉滑数。

170. 其辨证为

　　A. 风寒咳嗽

　　B. 风热咳嗽

　　C. 风燥咳嗽

　　D. 痰热咳嗽

　　E. 痰湿咳嗽

171. 其治法为

　　A. 清热化痰止咳

　　B. 疏风散寒，宣肺止咳

　　C. 疏风清肺，润燥止咳

　　D. 疏风解热，宣肺止咳

　　E. 化痰燥湿，宣肺止咳

172. **治疗应首选**

　　A. 二陈汤

　　B. 清金化痰汤

　　C. 桑菊饮

　　D. 金沸草散

　　E. 清燥救肺汤

（173～175 题共用题干）

患儿，男，4 岁。恶寒发热，喘咳，呼吸气急，痰
白质稀，咽部不红，舌淡红苔薄白，脉浮紧。肺部闻
及中细湿啰音，X 线胸片见炎性阴影。

173. 其诊断为

　　A. 感冒

　　B. 哮证

　　C. 喘证

　　D. 肺炎喘嗽

　　E. 反复呼吸道感染

174. **其辨证为**

A. 风寒郁肺证

B. 风热闭肺证

C. 毒热闭肺证

D. 痰热闭肺证

E. 阴虚肺热证

175. 治疗应首选

A. 麻杏甘石汤

B. 华盖散

C. 黄连解毒汤合麻杏石甘汤

D. 麻杏甘石汤合葶苈大枣泻肺汤

E. 沙参麦冬汤

(176～178题共用题干)

患儿,女,8岁。久泻不止,食入即泻,便质清稀,完谷不化,精神萎靡,形寒肢冷,面色白,睡时露睛,舌淡,脉细弱。

176. 其辨证为

A. 伤食泻

B. 湿热泻证

C. 脾虚泻证

D. 脾肾阳虚泻证

E. 风寒泻证

177. 其治法为

A. 运脾和胃,化湿和中

B. 清肠解热,化湿止泻

C. 健脾运气,助运止泻

D. 温补脾肾,固涩止泻

E. 疏风散寒,化湿和中

178. 治疗应首选

A. 保和丸

B. 藿香正气散

C. 葛根黄芩黄连汤

D. 参苓白术散

E. 附子理中丸合四神丸

(179～181题共用题干)

患儿,男,3岁。全身虚弱羸瘦,面黄发枯,精神萎靡,饮食异常,足踝水肿,面色无华,四肢欠温,小便不利,大便溏薄,舌淡红,苔薄白。

179. 其诊断为

A. 疳气证

B. 疳积证

C. 干疳证

D. 疳肿胀证

E. 眼疳证

180. 其治法为

A. 调脾健运

B. 补益气血

C. 消积理脾

D. 健脾温阳,利水消肿

E. 养血柔肝,滋阴明目

181. 治疗的首选方剂是

A. 资生健脾丸

B. 八珍汤

C. 肥儿丸

D. 防己黄芪汤合五苓散

E. 石斛夜光丸

(182～184题共用题干)

患儿,女,5岁。持续高热4天,咳嗽阵作,肤有微汗,烦躁不安,目赤眵多,耳后发际处可见红色细小疹点,继而头面部渐渐增多,疹色先红后暗,摸之碍手,压之褪色,大便干结,小便短少,舌红,苔黄腻,脉数有力。

182. 患儿辨病为麻疹,辨证为

A. 邪入肺胃证(出疹期)

B. 邪犯肺卫证(初热期)

C. 阴津耗伤证(收没期)

D. 邪毒闭肺证

E. 邪陷心肝证

183. 治疗应首选

A. 解肌透痧汤

B. 宣毒发表汤

C. 清解透表汤

D. 透疹凉解汤

E. 清胃解毒汤

184. 麻疹疹点最先出现的部位是

A. 头面部

B. 耳后发际及颈部

C. 胸部

D. 腹部

E. 四肢

（185～187 题共用题干）

患儿，男，6 岁。睡后经常遗尿，醒后方觉。平素经常感冒，面色少华，少气懒言，食欲不振，大便溏薄，舌质淡红，苔薄白，脉沉无力。

185. 其辨证是

　　A. 肾气不足证

　　B. 脾肾气虚证

　　C. 肝经湿热证

　　D. 肺脾气虚证

　　E. 心肾失交证

186. 其治法是

　　A. 补肺益脾，固涩膀胱

　　B. 清热利湿，泻肝止遗

　　C. 温补肾阳，固涩膀胱

　　D. 清心滋肾，安神固脬

　　E. 温补脾肾，升提固摄

187. 治疗应首选

　　A. 补中益气汤合缩泉丸

　　B. 交泰丸合导赤散

　　C. 龙胆泻肝汤

　　D. 缩泉丸

　　E. 菟丝子散

B1 型题

两道试题共用 A、B、C、D、E 五个备选答案，备选答案在上，题干在下。每题请从中选择一个最佳答案。每个备选答案可能被选择一次、多次或不被选择。

（188～189 题共用备选答案）

　　A. 10kg，75cm

　　B. 11kg，78cm

　　C. 12kg，81cm

　　D. 13kg，85cm

　　E. 14kg，91cm

188. 按公式计算，1 岁小儿的体重、身高分别是

189. 按公式计算，3 岁小儿的体重、身高分别是

（190～191 题共用备选答案）

　　A. 从出生断脐到生后满 28 天

　　B. 出生 28 天后到满 1 周岁

　　C. 1～3 岁

　　D. 3～7 岁

　　E. 7～12 岁

190. 学龄前期是指

191. 幼儿期是指

（192～193 题共用备选答案）

　　A. 马牙

　　B. 麻疹黏膜斑

　　C. 胎黄

　　D. 胎毒

　　E. 口疮

192. 新生儿上腭中线和齿龈部位有散在黄白色、碎米大小隆起，称为

193. 两颊黏膜有针尖大小的白色小点，周围红晕，称为

（194～195 题共用备选答案）

　　A. 胎产史

　　B. 喂养史

　　C. 生长发育史

　　D. 预防接种史

　　E. 家族史

194. 当小儿出现脾胃病时，应特别注意询问的是

195. 需要与传染病鉴别时，应特别注意询问的是

（196～197 题共用备选答案）

　　A. 小便短少，皮肤干燥

　　B. 小便短黄，皮肤灼热

　　C. 小便清长，四肢欠温

　　D. 尿少或无，四肢厥冷

　　E. 尿次频数，面色苍白

196. 泄泻气阴两伤证症见

197. 泄泻阴竭阳脱变证症见

（198～199 题共用备选答案）

　　A. 厌恶进食，多食饱胀，精神尚可

　　B. 不欲饮食，脘腹胀满，烦躁多啼

　　C. 不思进食，食而不化，形瘦肢倦

　　D. 不思进食，食少饮多，便干烦躁

E.食欲不振,大便稀溏,完谷不化

198.厌食脾胃气虚证症见

199.厌食脾胃阴虚证症见

(200~201题共用备选答案)

A.自汗为主,头部、肩背部明显

B.自汗为主,汗出遍身而不温

C.盗汗为主,手足心热

D.自汗或盗汗,头部、四肢为多

E.盗汗为主,遍身出汗

200.汗证肺卫不固的主症是

201.汗证营卫失调的主症是

(202~203题共用备选答案)

A.多汗而不温

B.汗出以头胸颈背为主

C.汗出遍身而伴虚热征象

D.汗出肤热

E.不分寤寐,无故汗出

202.肺卫不固型汗证的症状特征为

203.营卫失调型汗证的症状特征为

(204~205题共用备选答案)

A.风

B.动

C.抽

D.搐

E.火

204.属急惊风四证的是

205.属惊风八候的是

(206~207题共用备选答案)

A.小儿浮肿兼见发热恶风、咳嗽、肢痛,苔薄白,脉浮

B.小儿浮肿兼见疮毒、舌质红,苔黄腻

C.小儿浮肿兼见头痛眩晕、视物模糊,苔黄,脉弦

D.小儿浮肿兼见尿少或尿闭、恶心呕吐,苔腻,脉弦

E.小儿浮肿兼见咳嗽气急、心悸、胸闷、口唇青紫,脉细

206.水肿风水相搏证的证候特征是

207.水肿湿热内侵证的证候特征是

(208~209题共用备选答案)

A.清热利湿,通利膀胱

B.清心滋肾,安神固脬

C.温补脾肾,升提固摄

D.清热利湿,泻肝止遗

E.培元益气,安神固脬

208.尿频脾肾气虚证的治法是

209.遗尿心肾失交证的治法是

(210~211题共用备选答案)

A.健脾养心,补益气血

B.补益肝肾,养血填精

C.健脾补肾,益气养阴

D.涤痰开窍,活血通络

E.益气行血,通经活络

210.五迟五软痰瘀阻滞证的治法是

211.五迟五软心脾两虚证的治法是

(212~213题共用备选答案)

A.热、咳、涕、泪,麻疹黏膜斑

B.热、烦、汗出,皮疹透发

C.疹没脱屑,低热不退

D.热、烦、渴、饮,疹稠色暗,神昏抽搐

E.热、咳、喘、痰,疹稠色暗

212.麻疹邪犯肺卫证的主要证候是

213.麻疹邪入肺胃证的主要证候是

(214~215题共用备选答案)

A.高热骤降,涕泪横流,两目红赤

B.高热不退,咳嗽气促,鼻扇痰鸣

C.壮热起伏,烦躁不安,咳嗽阵作

D.高热不退,烦躁谵妄,四肢抽搐

E.咽喉肿痛,咳声重浊,声如犬吠

214.麻疹邪毒闭肺证在麻疹的基础上症见

215.麻疹邪毒攻喉证在麻疹的基础上症见

(216~217题共用备选答案)

A.辛凉透表,清宣肺卫

B. 清凉解毒,透疹达邪

C. 养阴益气,清解余邪

D. 宣肺开闭,清热解毒

E. 平肝息风,清心开窍

216. 麻疹见形期治法是

217. 麻疹邪陷心肝治法是

(218~219题共用备选答案)

A. 辛凉透表,清宣肺卫

B. 清热解毒,透疹达邪

C. 养阴益气,清解余邪

D. 宣肺开闭,清热解毒

E. 凉肝息风,清营解毒

218. 麻疹收没期治法是

219. 麻疹邪毒闭肺治法是

(220~221题共用备选答案)

A. 清解透表汤

B. 沙参麦冬汤

C. 解肌透痧汤

D. 清胃解毒汤

E. 化斑解毒汤

220. 治疗猩红热邪侵肺卫证的首选方剂是

221. 治疗猩红热疹后阴伤证的首选方剂是

(222~223题共用备选答案)

A. 发热1~2天出疹,热退疹出

B. 发热0.5~1天出疹

C. 发热3~4天出疹,热退疹出

D. 发热数小时至1天出疹,出疹时热高

E. 发热3~4天出疹,出疹时发热更高

222. 麻疹出疹与发热的关系为

223. 猩红热出疹与发热的关系为

(224~225题共用备选答案)

A. 疏风清热,利湿解毒

B. 辛凉透表,清宣肺卫

C. 清凉解毒,透疹达邪

D. 清气凉营,解毒化湿

E. 清气凉营,通腑泻火

224. 治疗水痘邪伤肺卫证的治法是

225. 治疗水痘毒炽气营证的治法是

(226~227题共用备选答案)

A. 清热解毒,软坚散结

B. 清气凉营,泻火解毒

C. 清热解毒,息风开窍

D. 疏风清热,散结消肿

E. 清肝泻火,活血止痛

226. 痄腮热毒壅盛的治法是

227. 痄腮毒窜睾腹证的治法是

(228~229题共用备选答案)

A. 满腹疼痛、拒按

B. 下腹部疼痛、拒按

C. 腹痛绵绵喜按,得温则舒

D. 突然右上腹部绞痛伴呕吐

E. 腹痛绕脐乍作乍止,可及索状物

228. 蛔虫病肠虫证的腹痛特点是

229. 蛔虫病蛔厥证的腹痛特征是

(230~231题共用备选答案)

A. 安蛔定痛

B. 驱蛔杀虫

C. 调理脾胃

D. 散结下虫

E. 通腑排蛔

230. 蛔厥证治法是

231. 肠蛔虫病治疗原则是

(232~233题共用备选答案)

A. 温下清上汤

B. 银翘散

C. 普济消毒饮

D. 王氏清暑益气汤

E. 清咽下痰汤

232. 夏季热之暑伤肺胃证首选的方剂是

233. 夏季热之上盛下虚证首选的方剂是

(234~235题共用备选答案)

A. 滋阴降火,凉血止血

B. 疏风散邪,清热凉血

C. 理气化瘀,活血止血

D. 健脾养心,益气摄血

E. 清热解毒,凉血止血

234. 紫癜风热伤络证的治法是

235. 紫癜阴虚火旺证的治法是

(236~237 题共用备选答案)

A. 风热伤络证

B. 血热妄行证

C. 气不摄血证

D. 阴虚火旺证

E. 气滞血瘀证

236. 连翘败毒散治疗紫癜的证候是

237. 大补阴丸治疗紫癜的证候是

针灸学

1. 循上肢外侧中线上达肩部的经脉是
   A. 手阳明大肠经
   B. 手少阴心经
   C. 手太阳小肠经
   D. 手太阴肺经
   E. 手少阳三焦经

2. 循行于下肢外侧中线的经脉是
   A. 胆经
   B. 脾经
   C. 胃经
   D. 膀胱经
   E. 三焦经

3. 手足三阴经在四肢肘膝关节以上的分布规律是
   A. 太阴在前，厥阴在中，少阴在后
   B. 太阴在前，少阴在中，厥阴在后
   C. 厥阴在前，太阴在中，少阴在后
   D. 少阴在前，厥阴在中，太阴在后
   E. 厥阴在前，少阴在中，太阴在后

4. 足之三阳都能治疗的是
   A. 胸部
   B. 头面部
   C. 四肢部
   D. 背部
   E. 腹部

5. 手三阳与手三阴交接于
   A. 头面部
   B. 手
   C. 足
   D. 胸腹
   E. 头部

6. 足少阴肾经与手厥阴心包经交接于
   A. 目内眦
   B. 目外眦
   C. 心中
   D. 胸中
   E. 肺中

7. 被称为"阳脉之海"的经脉是
   A. 带脉
   B. 任脉
   C. 冲脉
   D. 督脉
   E. 阴维脉

8. 行于下肢外侧前线的经脉是
   A. 足少阳胆经
   B. 足少阴肾经
   C. 足厥阴肝经
   D. 足阳明胃经
   E. 足太阴脾经

9. 以上选项中，属于阿是穴特性的是
   A. 以痛为腧
   B. 是经验效穴
   C. 主治病证较多
   D. 归属于十四经脉
   E. 是腧穴的主要组成部分

10. 腧穴的分类是
    A. 十四经穴、奇穴、特定穴
    B. 十四经穴、奇穴、阿是穴
    C. 十二经穴、奇穴、特定穴
    D. 十二经穴、奇穴、阿是穴
    E. 十二经穴、奇穴、五输穴

11. 除近治作用、远治作用外,腧穴的主治特点还包括
　　A. 调和作用
　　B. 特殊作用
　　C. 平衡作用
　　D. 疏通作用
　　E. 扶正作用

12. 根据骨度分寸,腘横纹(平髌尖)至外踝尖的距离是
　　A. 12 寸
　　B. 13 寸
　　C. 14 寸
　　D. 16 寸
　　E. 19 寸

13. 一般临床取穴,髂嵴最高点平
　　A. 第 7 胸椎
　　B. 第 12 胸椎
　　C. 第 2 腰椎
　　D. 第 4 腰椎
　　E. 第 8 胸椎

14. 根据骨度分寸,除哪项外,两者间距都是 9 寸
　　A. 两完骨间
　　B. 天突至歧骨
　　C. 剑突联合至脐中
　　D. 腋前、后纹头至肘横纹(平肘尖)
　　E. 前两额角发际(头维)之间

15. 肘横纹中,肱二头肌腱桡侧凹陷中的腧穴是
　　A. 尺泽
　　B. 曲泽
　　C. 少海
　　D. 小海
　　E. 曲池

16. 位于肘横纹外侧端的穴位为
　　A. 曲泽
　　B. 曲池
　　C. 尺泽
　　D. 小海
　　E. 天井

17. 商阳穴的定位是
　　A. 拇指末节桡侧,指甲根角侧上方 0.1 寸
　　B. 食指末节桡侧,指甲根角侧上方 0.1 寸
　　C. 无名指末节桡侧,指甲根角侧上方 0.1 寸
　　D. 小指末节桡侧,指甲根角侧上方 0.1 寸
　　E. 小指末节尺侧,指甲根角侧上方 0.1 寸

18. 手阳明大肠经的手三里穴位于
　　A. 曲池穴下 1 寸处
　　B. 曲池穴下 2 寸处
　　C. 曲池穴下 3 寸处
　　D. 阳溪穴上 8 寸处
　　E. 阳溪穴上 9 寸处

19. 在肘前区,肘横纹上,肱二头肌腱的尺侧缘凹陷中的穴位为
　　A. 曲泽
　　B. 曲池
　　C. 尺泽
　　D. 内关
　　E. 郄门

20. 下关穴归属的经脉是
　　A. 手太阴肺经
　　B. 手阳明大肠经
　　C. 足阳明胃经
　　D. 足太阴脾经
　　E. 手少阴心经

21. 地仓位于
　　A. 目正视,瞳孔直下,当眶下孔凹陷处
　　B. 在下颌角前上方约 1 横指,按之凹陷处,当咀嚼时咬肌隆起最高点
　　C. 口角旁 0.4 寸,瞳孔直下
　　D. 目外眦直下,颧骨下缘凹陷处
　　E. 鼻翼外缘中点旁开 0.5 寸,当鼻唇沟中

22. 神阙穴旁开 2 寸处的腧穴是
　　A. 三阴交
　　B. 水分
　　C. 天枢
　　D. 气海
　　E. 足三里

23. 脐下 4 寸,前正中线旁开 2 寸的腧穴是
　　A. 水道
　　B. 归来
　　C. 三阴交
　　D. 天枢
　　E. 气海

24. 既能治疗肠腑病, 又能治中风的疾病是

    A. 归来

    B. 足三里

    C. 天枢

    D. 隐白

    E. 内庭

25. 下列各项, 不是足太阴经主治范围的是

    A. 妇科病

    B. 胃病

    C. 前阴病

    D. 心病

    E. 脾病

26. 善治月经过多, 崩漏的腧穴是

    A. 大都

    B. 太白

    C. 公孙

    D. 隐白

    E. 漏谷

27. 既可治疗脾胃病, 又多用于生殖泌尿系统疾病的穴位为

    A. 三阴交

    B. 梁丘

    C. 公孙

    D. 阴陵泉

    E. 胃俞

28. 以下哪项不是神门穴的主治病证

    A. 心痛、惊悸

    B. 健忘、失眠

    C. 高血压

    D. 胸胁痛

    E. 呕血、衄血

29. 手太阳小肠经的郄穴是

    A. 会宗

    B. 梁丘

    C. 养老

    D. 阳交

    E. 金门

30. 听宫穴归属的经脉是

    A. 足少阳胆经

    B. 足阳明胃经

    C. 手太阳小肠经

    D. 手阳明大肠经

    E. 手厥阴心包经

31. 听宫穴的定位是

    A. 在面部, 耳屏上切迹与下颌骨髁突之间凹陷中

    B. 在面部, 耳屏间切迹与下颌骨髁突之间凹陷中

    C. 在面部, 耳屏正中与下颌骨髁突之间凹陷中

    D. 在面部, 颧弓下缘中央与下颌切迹之间凹陷中

    E. 在面部, 下颌角前上方一横指, 按之凹陷处

32. 足太阳膀胱经的起止穴是

    A. 涌泉 — 俞府

    B. 睛明 — 至阴

    C. 瞳子髎 — 足窍阴

    D. 大敦 — 期门

    E. 承泣 — 厉兑

33. 根据腧穴的分经主治规律, 足太阳经腧穴的主治特点是

    A. 后头、肩胛、耳病

    B. 后头、背腰病、脏腑病

    C. 侧头、耳病、胁肋病

    D. 前头、鼻、口、齿病

    E. 前头、口齿、胃肠病

34. 肺俞穴的主治病证是

    A. 肘臂疼痛

    B. 胃脘痛

    C. 呃逆、呕吐

    D. 腹痛、腹泻

    E. 咳嗽、气喘

35. 下列腧穴中, 治疗足心热的是

    A. 太冲

    B. 行间

    C. 大敦

    D. 隐白

    E. 涌泉

36. 治疗盗汗或热病汗不出的腧穴是

    A. 大椎

    B. 风池

    C. 复溜

    D. 太溪

E. 合谷

37. 主治心痛、心悸、心烦胸痛等心胸病证,咯血、呕血、衄血等热性出血证,疔疮、癫痫等病证的穴位是
    A. 内关
    B. 郄门
    C. 劳宫
    D. 曲泽
    E. 外关

38. 下列不属于曲泽穴主治病证的是
    A. 暑热病
    B. 肘臂挛痛
    C. 心痛、善惊
    D. 胃痛、呕血
    E. 咳嗽、胸满

39. 循行分布于胸中,散络于心包的经脉是
    A. 足太阳膀胱经
    B. 手太阳小肠经
    C. 手阳明大肠经
    D. 手少阳三焦经
    E. 手厥阴心包经

40. 根据五输穴的五行配属,足少阳胆经中属土的腧穴是
    A. 足临泣
    B. 阳陵泉
    C. 足窍阴
    D. 侠溪
    E. 阳辅

41. 悬钟穴归属的经脉是
    A. 足太阴脾经
    B. 足少阴肾经
    C. 足阳明胃经
    D. 足少阳胆经
    E. 足太阳膀胱经

42. 悬钟的定位为
    A. 外踝前下方凹陷处
    B. 在小腿外侧,当外踝尖上3寸,腓骨后缘
    C. 在小腿外侧,当外踝尖上3寸,腓骨前缘
    D. 外踝上8寸,相当外膝眼与外踝尖连线处的中点
    E. 足背第二、三趾缝间,趾蹼缘厚5分处

43. 丘墟的定位为
    A. 足外踝前下方,趾长伸肌腱的外侧凹陷处
    B. 内踝尖直上1寸
    C. 足内侧,第一跖基底之前下凹处赤白肉际
    D. 足趾内侧,第一跖关节前下方赤白肉际
    E. 足趾内侧,距趾甲角1分许

44. 可治疗小儿惊风的腧穴是
    A. 悬钟
    B. 风市
    C. 阳陵泉
    D. 环跳
    E. 足临泣

45. 既可治疗口苦、胁肋疼痛,又善于治疗筋脉失养病证的穴位为
    A. 阳陵泉
    B. 阳白
    C. 丘墟
    D. 神庭
    E. 环跳

46. 进入阴毛中,上达小腹的经脉是
    A. 任脉
    B. 冲脉
    C. 足太阴脾经
    D. 足厥阴肝经
    E. 足少阴肾经

47. 绕阴器的经脉是
    A. 足厥阴经
    B. 手厥阴经
    C. 足少阴经
    D. 手太阴经
    E. 足太阴经

48. 既可治疗晕厥又可治疗闪挫腰痛的穴位为
    A. 太冲
    B. 委中
    C. 水泉
    D. 水道
    E. 水沟

49. 主治热病、疟疾、项背强急的腧穴是
    A. 腰阳关
    B. 哑门
    C. 大椎

D. 百会

E. 水沟

50. 以下不属任脉的穴位是

A. 气海

B. 关元

C. 长强

D. 中脘

E. 神阙

51. 位于脐下 3 寸的穴位为

A. 关元

B. 石门

C. 气海

D. 阴交

E. 中极

52. 位于颏唇沟正中凹陷处的腧穴是

A. 阳白

B. 承浆

C. 支沟

D. 水沟

E. 地仓

53. 位于手指尖端的腧穴是

A. 劳宫

B. 后溪

C. 少冲

D. 十宣

E. 中渚

54. 取后头和项背部的腧穴,最适宜选用

A. 仰卧位

B. 侧卧位

C. 仰靠坐位

D. 俯伏坐位

E. 侧伏坐位

55. 以下穴位采用提捏进针法的是

A. 睛明穴

B. 印堂穴

C. 大椎穴

D. 关元穴

E. 鸠尾穴

56. 以下哪项不是得气的感觉或反应

A. 针刺部位有酸胀、麻重感

B. 针刺部位出现热、凉、痒、痛、抽搐、蚁行等

感觉

C. 患者出现循经性肌肤震颤

D. 医者刺手体会到针下空松、虚滑

E. 医者刺手体会到针体颤动

57. 对捻转补泻中泻法的叙述,下列哪项是错误的

A. 捻转角度小

B. 用力重

C. 频率快

D. 操作时间长

E. 拇指向后,食指向前(右转用力为主)

58. 属于提插补泻中泻法的操作是

A. 先深后浅,重插轻提,提插幅度大,频率快

B. 先深后浅,轻插重提,提插幅度小,频率快

C. 先深后浅,轻插重提,提插幅度大,频率慢

D. 先浅后深,轻插重提,提插幅度大,频率快

E. 先深后浅,轻插重提,提插幅度大,频率快

59. 有关晕针的处理方法,叙述不正确的是

A. 立即停止针刺,将针全部起出

B. 使患者平卧,头部抬高

C. 宽衣解带,注意保暖

D. 予以饮温开水或糖水

E. 可刺水沟、素髎、内关、足三里等穴

60. 具有温胃止呕,散寒止痛作用的灸法是

A. 隔姜灸

B. 隔蒜灸

C. 隔盐灸

D. 隔附子饼灸

E. 无瘢痕灸

61. 用三棱针治中暑时多选用

A. 三棱针腧穴点刺

B. 三棱针刺络

C. 三棱针挑刺

D. 皮肤针局部叩刺

E. 皮内针埋针

62. 下列各项,不属于远部选穴的是

A. 目赤肿痛选关冲

B. 胃痛选足三里

C. 耳聋选中渚

D. 牙痛选合谷

E. 虚热选太溪

63. 中脘、建里、脾俞治疗胃脘痛

A. 本经配穴

B. 表里配穴

C. 前后配穴

D. 八脉交会配穴

E. 左右配穴

64. 下列各项,属本经配穴法的是

A. 太阳头痛取后溪、昆仑

B. 失眠取神门、内庭

C. 牙痛取颊车、内庭

D. 感冒咽痛取曲池、少商

E. 肝病取太冲、阳陵泉

65. 五输穴中,主治身热的是

A. 井穴

B. 荥穴

C. 输穴

D. 经穴

E. 合穴

66. 八脉交会穴中,治疗心、胸、胃病证的腧穴是

A. 后溪、申脉

B. 公孙、内关

C. 临泣、外关

D. 列缺、照海

E. 外关、内关

67. 按照五行生克关系,治疗胆经实证应首选

A. 足临泣

B. 足窍阴

C. 丘墟

D. 侠溪

E. 阳辅

68. 脏腑之气汇集于胸腹部的腧穴是

A. 原穴

B. 络穴

C. 俞穴

D. 郄穴

E. 募穴

69. 在八脉交会中,与后溪相通的奇经是

A. 任脉

B. 督脉

C. 阳维脉

D. 阳跷脉

E. 冲脉

70. 用于治疗脏腑急性病证的是

A. 原穴

B. 郄穴

C. 募穴

D. 络穴

E. 下合穴

71. 既是合穴,又是八会穴的是

A. 足三里

B. 尺泽

C. 阳陵泉

D. 悬钟

E. 曲池

72. 治疗厥阴头痛,应选取的配穴是

A. 印堂、攒竹、合谷

B. 率谷、外关、足临泣

C. 天柱、后溪、申脉

D. 太冲、内关、四神聪

E. 血海、膈俞、内关

73. 治疗肾虚腰痛除主穴外应选的配穴是

A. 命门、腰阳关

B. 膈俞、次髎

C. 大肠俞、申脉

D. 后溪、委中

E. 肾俞、太溪

74. 针灸治疗漏肩风时,属于远部取穴的是

A. 关元

B. 肩前

C. 肩贞

D. 商阳

E. 合谷

75. 治疗中风中经络的主穴是

A. 委中、尺泽、内关、水沟、极泉、太溪

B. 委中、尺泽、内关、三阴交、水沟、极泉

C. 委中、尺泽、内关、水沟、极泉、合谷

D. 内关、水沟

E. 内关、水沟、关元、气海、神阙

76. 中风中经络出现语言謇涩,治疗除主穴外,还应选取的配穴是

A. 金津、玉液

B. 合谷、太冲

C. 悬钟、合谷

D. 合谷、颊车

E. 通里、哑门

77. 治疗眩晕实证的主穴是

A. 风池、百会、太阳、列缺

B. 风池、头维、太阳、百会

C. 风池、百会、内关、太冲

D. 风池、百会、肝俞、肾俞

E. 百会、内关、后溪、水沟

78. 面瘫伴舌麻,味觉减退,除主穴外,还应选取的配穴是

A. 承浆

B. 水沟

C. 廉泉

D. 翳风

E. 风池

79. 治疗不寐的主穴是

A. 照海、申脉、神门、行间、安眠

B. 百会、安眠、神门、三阴交、照海、申脉

C. 神门、印堂、四神聪、安眠、太溪、合谷

D. 神门、公孙、内关、外关、四神聪、安眠

E. 印堂、安眠、四神聪、内关、足三里

80. 治疗感冒,除合谷、列缺、风池外,还应选取的主穴是

A. 阴陵泉、委中

B. 少商、身柱

C. 曲池、尺泽

D. 风门、肺俞

E. 大椎、太阳

81. 哮喘实证,治疗除肺俞、中府、定喘外,还应选取的主穴是

A. 列缺、尺泽

B. 风门、合谷

C. 丰隆、曲池

D. 天突、外关

E. 曲池、大椎

82. 治疗胃痛寒邪犯胃证的首选配穴是

A. 胃俞

B. 太冲

C. 膈俞

D. 气海

E. 三阴交

83. 治疗呕吐,除胃募穴外,还应选取的经穴是

A. 手厥阴、手阳明经穴

B. 手太阴、手阳明经穴

C. 手少阴、手阳明经穴

D. 足阳明经穴为主

E. 手阳明经穴

84. 呕吐寒邪客胃除主穴外应选的配穴是

A. 上脘

B. 内关

C. 太冲

D. 内庭

E. 三阴交

85. 治疗呕吐热邪内蕴者,宜点刺出血的腧穴是

A. 金津、玉液

B. 中脘、合谷

C. 厉兑、内庭

D. 公孙、合谷

E. 厉兑、商阳

86. 治疗便秘的主穴是

A. 天枢、神阙、足三里、公孙、合谷

B. 天枢、大肠俞、上巨虚、支沟

C. 天枢、上巨虚、阴陵泉、水分、合谷

D. 天枢、支沟、下脘、关元、合谷

E. 天枢、支沟、足三里、中脘、太冲

87. 治疗便秘之气秘证,除主穴外,还应选取的配穴是

A. 合谷、曲池

B. 太冲、中脘

C. 神阙、关元

D. 脾俞、气海

E. 照海、太溪

88. 治疗慢性泄泻,天枢穴应采用的刺灸法是

A. 毫针泻法

B. 毫针补法

C. 灸法

D. 平补平泻法

E. 先泻后补法

89. 崩漏实证选穴应以何经脉为主

A. 任脉、足太阴脾经

B. 任脉、足阳明胃经

C. 足太阴脾经、足阳明胃经

D. 任脉、冲脉

E. 冲脉、足太阴脾经

90. 遗尿除背部选穴外,还应加哪一经的穴位

A. 足太阳、足少阴

B. 足太阳、手太阴

C. 足太阳、手少阳

D. 任脉、足太阳

E. 任脉、足太阴

91. 治疗瘾疹的主穴是

A. 曲池、合谷、血海、膈俞、三阴交

B. 大椎、曲池、太冲、风池、中脘

C. 大椎、太冲、三阴交、血海、内庭

D. 血海、内庭、足三里、气海、天枢

E. 外关、风池、三阴交、大椎、膈俞

92. 治疗目赤肿痛,除睛明、风池、太阳外,还应选取的主穴是

A. 少商、外关

B. 合谷、太冲

C. 行间、侠溪

D. 内庭、足临泣

E. 关冲、商阳

93. 治疗耳聋实证,应首选的经穴是

A. 足少阴、手太阳经穴

B. 足少阳、手少阳经穴

C. 足少阴、手少阳经穴

D. 足少阳、手少阴经穴

E. 足少阴、手少阳经穴

94. 手太阳小肠经与足太阳膀胱经的交接部位是

A. 目外眦

B. 目内眦

C. 目中

D. 目内眦下

E. 目外眦上

95. 足阳明胃经、足太阴脾经在何处交接

A. 食指端

B. 目内眦

C. 胸中

D. 足大趾内端

E. 足小趾内端

96. 足三阳经的循行规律是

A. 从胸走手

B. 从足走头

C. 从头走足

D. 从足走胸

E. 从胸走足

97. 既为络穴又为八脉交会穴的腧穴是

A. 后溪

B. 外关

C. 蠡沟

D. 大钟

E. 足临泣

98. 下列不属于八会穴的是

A. 阳陵泉

B. 血海

C. 中脘

D. 膻中

E. 章门

99. 循行"起于中焦,下络大肠"的经络是

A. 手阳明大肠经

B. 足阳明胃经

C. 手厥阴心包经

D. 手太阳小肠经

E. 手太阴肺经

100. 应注意避开桡动脉针刺的是

A. 列缺

B. 合谷

C. 血海

D. 太渊

E. 鱼际

101. 治疗咽喉肿痛,宜点刺出血的穴位是

A. 少商

B. 鱼际

C. 侠白

D. 天府

E. 列缺

102. 在腹部,距前正中线2寸循行的经脉是

A. 足少阴肾经

B. 足阳明胃经

C. 手太阴肺经

D. 足太阴脾经

E. 手厥阴心包经

103. 以下各项中,不属于足三里主治病证的是

A. 目赤肿痛

B. 胃痛

C. 呕吐

D. 下肢痿痹

E. 乳痈

104. 在犊鼻下 6 寸的腧穴是

A. 丰隆

B. 地机

C. 解溪

D. 上巨虚

E. 下巨虚

105. 可用于治疗腰背痛的腧穴是

A. 膏肓

B. 肾俞

C. 天宗

D. 后溪

E. 养老

106. 位于第 9 胸椎棘突下,旁开 1.5 寸的腧穴是

A. 膀胱俞

B. 大肠俞

C. 肝俞

D. 胃俞

E. 肾俞

107. 分布于胸腹第一侧线的经脉是

A. 足太阴脾经

B. 足少阴肾经

C. 足少阳胆经

D. 足阳明胃经

E. 足厥阴肝经

108. 治疗心动过速或过缓均可使用的腧穴是

A. 曲池

B. 外关

C. 中冲

D. 大陵

E. 内关

109. 风池穴归属于

A. 足厥阴肝经

B. 足太阳膀胱经

C. 手少阳三焦经

D. 足少阳胆经

E. 手太阳小肠经

110. 悬钟穴位于

A. 外踝后缘中点上 3 寸,腓骨前缘

B. 外踝前缘中点上 3 寸,腓骨前缘

C. 外踝下缘中点上 3 寸,腓骨前缘

D. 外踝尖上 3 寸,腓骨前缘

E. 外踝上缘中点上 3 寸,腓骨前缘

111. 足厥阴肝经与足太阴脾经循行交叉的位置是

A. 足大趾内侧端

B. 足内踝与跟腱之间

C. 足内踝上 3 寸

D. 足内踝上 5 寸

E. 足内踝上 8 寸

112. 治疗小儿疳积、百日咳,应首选

A. 足三里

B. 四缝

C. 合谷

D. 曲池

E. 大椎

113. 治疗昏迷,癫痫,高热,咽喉肿痛,应首选

A. 四缝

B. 十宣

C. 八邪

D. 合谷

E. 曲池

114. 提插补泻法中,补法的操作手法是

A. 轻插重提,幅度小,频率快

B. 轻插重提,幅度小,频率慢

C. 重插轻提,幅度大,频率快

D. 重插轻提,幅度小,频率快

E. 重插轻提,幅度小,频率慢

115. 瘢痕灸的适应证是

A. 肺痨、瘰疬

B. 虚寒病证

C. 风寒痹痛

D. 阳痿、早泄

E. 疮疡久溃不敛

116. 不属于隔姜灸适应证的是

A. 风寒湿痹

B. 泄泻

C. 腹痛

D. 瘰疬

E. 呕吐

117. 隔蒜灸的适应证是

  A. 阳痿早泄

  B. 呕吐腹痛

  C. 未溃疮疡

  D. 腹痛泄泻

  E. 疮疡久溃

118. 下列病证,不宜用三棱针治疗的是

  A. 高热惊厥

  B. 中风脱证

  C. 中暑昏迷

  D. 急性腰扭伤

  E. 喉蛾

A2 型题

每道试题由两个以上相关因素组成或以一个简要病历形式出现,其下面都有 A、B、C、D、E 五个备选答案。请从中选择一个最佳答案。

119. 患者因肺肾阴虚,虚火妄动,脉络受伤而致咳血治疗应首选

  A. 孔最

  B. 梁丘

  C. 隐白

  D. 曲泽

  E. 定喘

120. 患者,男,47 岁。下肢弛缓无力 1 年余,肌肉明显萎缩,功能严重受限,并感麻木、发凉、腰酸、头晕,舌红少苔,脉细数。治疗应首选

  A. 阳明经穴

  B. 太阳经穴

  C. 督脉经穴

  D. 少阳经穴

  E. 厥阴经穴

121. 患者,女,27 岁。怀孕 7 个月,检查发现胎位不正。纠正胎位应首选

  A. 水沟

  B. 申脉

  C. 昆仑

  D. 少泽

  E. 至阴

122. 患者,男,42 岁。患慢性阑尾炎 3 年,经常反复发作,发时右下腹隐隐疼痛,痛处固定不移,腹皮微急,伴轻度恶心欲吐,便干溲黄,舌苔薄黄,脉弦。治疗应首选

  A. 中脘、天枢、足三里、三阴交

  B. 气海、关元、合谷、阑尾穴

  C. 天枢、曲池、外关、合谷

  D. 天枢、上巨虚、地机、阑尾穴

  E. 曲池、内庭、中脘、阑尾穴

123. 患儿,女,10 岁。阵发性右上腹绞痛,伴恶心、呕吐,腹部平软。用特定穴治疗,应首选

  A. 原穴

  B. 络穴

  C. 背俞穴

  D. 郄穴

  E. 下合穴

124. 患者,女,55 岁。头晕头痛,心悸耳鸣,失眠多梦,急躁易怒,脉弦。治疗应首选

  A. 百会、脾俞、气海、足三里

  B. 风池、太冲、内关、行间、侠溪

  C. 头维、中脘、内关、丰隆、解溪

  D. 脾俞、胃俞、合谷、足三里

  E. 四神聪、印堂、太阳、外关

125. 患者,男。18 岁。感受风寒后出现肩部疼痛,以肩前外部为主,针刺应选

  A. 手少阳经

  B. 手太阳经

  C. 手阳明经

  D. 足少阳经

  E. 足阳明经

126. 患者,男,32 岁。2 年前因高处跌落致腰痛,至今未愈,腰部僵硬,刺痛明显。治疗除选取主穴外,应加用

  A. 志室、太溪

  B. 次髎、膈俞

  C. 风池、腰阳关

  D. 命门、太冲

  E. 太溪、肝俞

127. 患者腰痛隐隐,绵绵不已,膝腿疲软无力,劳则
     更甚,反复发作,舌淡红,脉细。治疗除主穴外,
     还应选取的配穴是
     A. 后溪、申脉
     B. 肾俞、太溪
     C. 膈俞、血海
     D. 命门、腰阳关
     E. 次髎、志室

128. 患者,女,40 岁。肘膝关节疼痛半年,痛无定
     处,遇寒加重,舌淡苔白,脉浮。治疗除局部取
     穴外,应加用
     A. 关元、肾俞
     B. 大椎、曲池
     C. 血海、膈俞
     D. 合谷、关元
     E. 风市、外关

129. 患者,女,18 岁。头痛 1 天,以后头部为重,痛
     如锥刺,舌淡。治疗除用阿是穴外,应选取
     A. 天柱、后溪、昆仑
     B. 上星、头维、合谷
     C. 百会、通天、行间
     D. 率谷、太阳、悬钟
     E. 血海、合谷、申脉

130. 患者,女,41 岁。3 日来头痛如裹,痛无休止,肢
     体困重,苔白腻,脉濡。针灸治疗除主穴外,还
     应加取
     A. 风门、列缺
     B. 曲池、大椎
     C. 丰隆、中脘
     D. 阴陵泉、头维
     E. 太溪、太冲

131. 患者因受寒而致颈项疼痛,重着,以项背部疼
     痛为主,有明显压痛,低头加重,伴恶寒,头痛,
     舌淡红,苔薄白,脉弦紧。治疗除主穴外,还应
     选取的配穴是
     A. 申脉、外关
     B. 肩髎、天宗
     C. 内关、合谷
     D. 风池、肩井
     E. 大椎、束骨

132. 患者昨天突然昏仆,不省人事,呼吸急促,牙关

紧闭,舌淡,苔薄白,脉沉弦。治疗除主穴外,还
应选取的腧穴是
A. 颊车、合谷
B. 气海、关元
C. 印堂、合谷
D. 足三里、照海
E. 太溪、照海

133. 患者突然出现右半身活动不利,舌强语謇,兼眩
     晕头痛,烦躁,舌红,苔黄,脉弦而有力。针灸治
     疗除主穴外,应加用
     A. 丰隆、合谷
     B. 曲池、内庭
     C. 太冲、太溪
     D. 足三里、气海
     E. 太溪、风池

134. 患者,女,55 岁。素有高血压史,晨五时起床小
     便,突然左侧上肢肢体麻木,活动不利,并伴有
     头晕目眩,苔白腻,脉弦滑。治疗应选取
     A. 曲池、外关、合谷、尺泽
     B. 阳陵泉、曲泉、大敦、太溪
     C. 廉泉、太阳、支沟、劳宫
     D. 足三里、三阴交、阴陵泉、风池
     E. 内关、水沟、三阴交、极泉、尺泽、委中

135. 患者,女,58 岁。患者心烦不寐,时寐时醒 1 年
     余,常伴手足心热,颧红潮热,舌红,苔少,脉细
     数。针刺治疗应取的经脉为
     A. 足太阴经
     B. 手少阴、足太阴经
     C. 督脉
     D. 手厥阴经
     E. 足厥阴经

136. 患者头晕目眩,伴面红目赤,目胀耳鸣,烦躁易
     怒,口苦,善太息,舌红,苔黄,脉弦数。治疗除
     督脉穴外,还应主选的经穴是
     A. 足少阴、足少阳经穴
     B. 足太阴、足阳明经穴
     C. 足厥阴、足太阴经穴
     D. 足厥阴、足少阳经穴
     E. 足太阴、足少阴经穴

137. 患者,女,43 岁。眩晕 2 个月,加重 1 周,昏眩
     欲仆,神疲乏力,面色㿠白,时有心悸,夜寐欠

安,舌淡,脉细。治疗应首选

A.风池、肝俞、肾俞、行间、侠溪

B.丰隆、中脘、内关、解溪、头维

C.百会、上星、风池、丰隆、合谷

D.脾俞、足三里、气海、百会

E.百会、太阳、印堂、合谷

138.患者,男,60岁。喉中哮鸣为水鸡声,痰多,色白,稀薄或多泡沫,伴风寒表证,苔薄白,脉浮紧。治疗除主穴外,还应取

A.丰隆、曲池

B.风门、合谷

C.天突

D.气海

E.关元

139.患者,女,51岁。夜寐不安2个月,伴见心悸,健忘,舌淡,脉弱。治疗应首选

A.心俞、太溪

B.肝俞、丘墟

C.肝俞、太冲

D.神门、三阴交

E.胃俞、足三里

140.患者,女,46岁。2周来自觉心慌,时作时止,兼头晕,舌淡红,脉细弱。治疗应选取何经穴为主

A.手太阴、足少阴经

B.足少阴、手少阴经

C.手厥阴、足厥阴经

D.手少阴、手厥阴经

E.足少阴、手厥阴经

141.患者恶寒重,发热轻,无汗,鼻塞流涕,喷嚏不断,咳嗽白痰,舌淡红,苔薄白,脉浮紧。治疗除主穴外,还应选取的配穴是

A.脾俞、足三里

B.委中、曲泽

C.阴陵泉、外关

D.曲池、尺泽

E.风门、肺俞

142.患者,男,42岁。哮喘反复发作5年,本次发作喘促不能平卧,咳痰清稀,无汗,头痛,脉浮紧。治疗应首选

A.膻中、太渊、太溪、肾俞

B.膻中、列缺、肺俞、尺泽

C.肺俞、风门、丰隆、太渊

D.天突、定喘、尺泽、膻中

E.膏肓、肾俞、太溪、丰隆

143.患者,男,30岁。昨天起胃脘胀痛,饮食不下,今天见呕吐频频。治疗应首选

A.内庭

B.丰隆

C.太冲

D.内关

E.合谷

144.患者,男,32岁。因工作压力,思虑过多,经常寐而易醒,伴心悸健忘,面色无华,易汗出,纳差倦怠,舌淡,脉细弱。针灸治疗除百会、安眠、神门、三阴交、照海、申脉外,应加取

A.太溪、肾俞

B.心俞、胆俞

C.心俞、脾俞

D.行间、侠溪

E.内关、足三里

145.患者,男,24岁。脘腹胀痛,痛甚欲便,泻后痛减,大便恶臭,伴嗳腐吞酸,不思饮食,舌苔垢腻,脉滑。治疗时除取大肠俞、天枢、足三里外,还应加

A.曲池、内庭

B.中脘、内关

C.曲池、大椎

D.气海、上巨虚

E.梁门、外关

146.患者,女,50岁。因恼怒致胃脘胀痛,嗳气,呕酸,舌苔薄白,脉弦。依据"近部取穴"的原则,治疗应首选

A.足三里

B.膻中

C.太冲

D.天枢

E.中脘

147.患者大便干结,腹胀腹痛,口干口臭,小便短赤,舌红,苔黄燥,脉滑实。治疗应选取的主穴是

A.天枢、大肠俞、上巨虚、支沟

B.合谷、脾俞、天枢、公孙

C.太冲、中脘、足三里、支沟

D. 神阙、关元、足三里、中脘

E. 公孙、气海、三阴交、内关

148. 患者,女,40 岁。呕吐清水,胃部不适,食久乃吐,喜热畏寒,身倦,便溏,小便可,舌苔白,脉迟。治疗除取主穴外,还应加取

A. 上脘、胃俞

B. 合谷、金津、玉液

C. 梁门、天枢

D. 期门、太冲

E. 丰隆、公孙

149. 患者,男,25 岁。胁肋胀痛 1 个月,伴见恶心呕吐,舌红苔黄腻。治疗应取何经穴为主

A. 足少阳、足厥阴经

B. 足少阳、足阳明经

C. 足阳明、足太阴经

D. 足厥阴、足太阳经

E. 足太阳、足太阴经

150. 患者,男,45 岁。自觉心慌,时息时作,健忘失眠。治疗应首选

A. 三阴交

B. 神门

C. 足三里

D. 太溪

E. 合谷

151. 患者,男,55 岁。1 年来每日黎明之前腹微痛,痛即泄泻,或肠鸣而不痛,腹部和下肢畏寒,舌淡苔白,脉沉细,治疗除取主穴外,还应加

A. 胃俞、合谷

B. 肝俞、内关

C. 三焦俞、公孙

D. 命门、关元

E. 关元俞、三阴交

152. 患者,男,30 岁。口角歪向右侧,左眼不能闭合 2 天,左侧额纹消失,治疗应选取何经穴为主

A. 手、足少阳经

B. 手、足太阴经

C. 手、足太阳经

D. 手、足厥阴经

E. 手、足阳明经

153. 患者,男,22 岁。发热恶寒,寒重热轻,头痛身痛,鼻塞流涕,咳嗽,咳痰清稀,舌苔薄白,脉浮紧。治疗应首选

A. 手太阴、手阳明、足太阳经穴

B. 手少阴、手太阳、手太阴经穴

C. 手太阴、足太阳、手少阳经穴

D. 手太阴、手少阳、足少阳经穴

E. 手阳明、足阳明、手太阴经穴

154. 患者,女,45 岁。失眠 2 个月,近日来入睡困难,有时睡后易醒,醒后不能再睡,甚至彻夜不眠,舌苔薄,脉沉细。治疗应首选

A. 神门、内关

B. 神门、胆俞

C. 神门、三阴交

D. 心俞、脾俞

E. 心俞、足三里

155. 患者,男,39 岁。近 3 日来,两胁胀痛,时有恶心呕吐,口苦,舌红苔黄腻。治疗除取期门、太冲、支沟穴外,还应取

A. 合谷、丘墟

B. 内庭、三阴交

C. 阳陵泉、足三里

D. 内关、行间

E. 足临泣、曲池

156. 患者,男,24 岁。2 天前受风后出现右侧面部肌肉板滞、麻木,额纹消失,眼裂变大,鼻唇沟变浅,口角下垂并歪向左侧,舌淡,苔薄白。治疗除面部穴位、合谷外,还应取

A. 昆仑、曲池

B. 迎香

C. 太冲、曲池

D. 列缺、风池

E. 内庭、足三里

157. 患者,女,26 岁。月经非时暴下,量多、色鲜红、质稠,舌红,脉数。治疗除取关元、三阴交、隐白穴外,还应取

A. 血海、膈俞

B. 中极、阴陵泉

C. 百会、脾俞

D. 中极、血海

E. 肾俞、太溪

158. 患者,女,23 岁。痛经 9 年,经行不畅,小腹胀痛,拒按,经色紫红,夹有血块,血块下后痛即缓

解,脉沉涩。治疗应首选

A. 足三里、太冲、三阴交

B. 中极、次髎、地机

C. 合谷、三阴交

D. 曲池、内庭

E. 合谷、归来

159. 患者,女,26岁。每至经期出现腹痛,痛势绵绵,月经色淡、量少,伴面色苍白,倦怠无力,舌淡,脉细弱。治疗除三阴交、关元、足三里外,宜选取

A. 太冲、血海

B. 关元、归来

C. 太冲、气海

D. 太溪、肾俞

E. 气海、脾俞

160. 患儿,男,10岁。睡梦中遗尿,每夜1次,精神不振,脉细弱。治疗应首选

A. 中极、三阴交、脾俞、肺俞

B. 关元、三阴交、肾俞、膀胱俞

C. 中极、足三里、胃俞、肾俞

D. 关元、足三里、肺俞、膀胱俞

E. 中极、三阴交、肺俞、三焦俞

161. 患者,男,20岁。左踝部疼痛,行走时加重,喜温热,舌苔白,脉弦紧。治疗应首选

A. 申脉、照海、昆仑、丘墟

B. 悬钟、照海、丘墟、三阴交

C. 太溪、昆仑、阳陵泉、解溪

D. 太冲、太溪、照海、悬钟

E. 昆仑、悬钟、阴陵泉、申脉

162. 患者,女,53岁。右上齿痛半年,隐隐作痛,时作时止,牙龈微红肿,齿浮动,舌红,少苔,脉细数。针灸治疗在合谷、颊车、下关的基础上,还应取

A. 外关、风池

B. 内庭、二间

C. 太溪、行间

D. 风池、侠溪

E. 风池、太冲

163. 患者牙痛剧烈,伴口臭,口渴,便秘,舌苔黄,脉洪。治疗应首选

A. 风池

B. 外关

C. 足三里

D. 风门

E. 内庭

164. 患者,男,24岁。目赤肿痛,眼涩难开,流泪,畏光,伴发热、恶风、头痛,舌苔薄黄,脉浮数。治疗除取睛明、太阳、合谷、太冲外,还应加

A. 风池、侠溪

B. 印堂、内庭

C. 少商、上星

D. 关冲、支沟

E. 四白、养老

165. 患者左耳听力减退,兼见畏寒,发热,舌红,苔薄,脉浮数。治疗除听会、翳风外,还应选取的腧穴是

A. 气海、足三里

B. 中渚、侠溪

C. 行间、丘墟

D. 丰隆、阴陵泉

E. 太溪、肾俞

166. 患者,男,48岁。右下齿痛2天,伴龈肿,口臭,便秘,脉滑数。治疗应首选

A. 合谷、太冲、下关、迎香

B. 合谷、内庭、下关、颊车

C. 外关、风池、下关、颊车

D. 外关、内庭、迎香、下关

E. 太溪、行间、颊车、颧髎

167. 患者,女,29岁。咽喉肿痛1天,咽干,口渴,便秘。治疗应首选

A. 少泽

B. 太溪

C. 少商

D. 少海

E. 太渊

168. 患者,男,23岁。双眼红肿疼痛,眵多,畏光,流泪,兼见头痛,发热,脉浮数。针灸治疗宜选

A. 少商、太阳点刺放血

B. 毫针泻法,或平补平泻

C. 少商、关冲点刺放血

D. 毫针平补平泻,照海用补法,申脉用泻法

E. 水沟行泻法,其余主穴行平补平泻

169. 患者咽干微肿,疼痛以午后、入夜尤甚,伴手足心热,舌红,少苔,脉细数。治疗应选取的主穴是

A. 风池、外关、内庭、鱼际

B. 少商、合谷、尺泽、关冲

C. 太溪、照海、列缺、鱼际

D. 少商、商阳、照海、列缺

E. 商阳、关冲、照海、太溪

170. 患者,男,48 岁。头胀痛近 2 年,时作时止,伴目眩易怒,面赤口苦,舌红苔黄,脉弦数。治疗除取主穴外,还应选用

A. 头维、内庭、三阴交

B. 血海、风池、足三里

C. 风池、列缺、太阳

D. 太溪、太冲

E. 丰隆、太阳、风门

171. 患者,男,32 岁。腰痛 3 个月,冷库工作 3 年。腰部冷痛,得温痛减,舌淡苔白滑,脉沉迟。治疗除取主穴外,还应加

A. 阿是穴、腰夹脊

B. 后溪、申脉

C. 命门、腰阳关

D. 膈俞、次髎

E. 肾俞、太溪

172. 患者,男,45 岁。关节肌肉疼痛,屈伸不利,疼痛较剧,痛有定处,遇寒痛增,得热痛减,局部皮色不红,触之不热,舌苔薄白,脉弦紧。治疗除选用阿是穴、局部经穴外,还应选用的穴位是

A. 肾俞、关元

B. 阴陵泉、足三里

C. 大椎、曲池

D. 膈俞、关元

E. 膈俞、血海

173. 患者,男,62 岁。外出散步时,突然昏仆,不省人事,伴口噤不开,牙关紧闭,肢体强痉。治疗应首选

A. 督脉、任脉经穴

B. 督脉、足太阳经穴

C. 督脉、手厥阴经穴、十二井穴

D. 任脉、手厥阴经穴

E. 任脉、足太阳经穴

174. 患者,男,70 岁。家属代诉:患者今晨起床后半小时,突然昏仆,不省人事,目合口张,遗溺,手撒,四肢厥冷,脉细弱。治疗用隔盐灸,应首选

A. 肾俞、太溪

B. 关元、神阙

C. 脾俞、足三里

D. 肾俞、三阴交

E. 三焦俞、内关

175. 患者,女,30 岁。3 天前因对着空调入睡,次日睡眠醒来时发现一侧面部肌肉板滞、麻木、瘫痪,额纹消失,针刺起远治作用的主穴是

A. 攒竹、丝竹空

B. 合谷、太冲

C. 阳白、四白

D. 颧髎、颊车

E. 丝竹空、阳白

176. 患者,女,45 岁。2 天前受凉后出现右侧面部肌肉板滞,额纹消失,眼裂变大,鼻唇沟变浅,口角歪向左侧。针刺面部穴位应采用

A. 电针强刺激法

B. 点刺出血法

C. 提插泻法

D. 捻转补法

E. 毫针平补平泻法

177. 患者,女,45 岁。失眠 2 年,经常多梦少寐,入睡迟,易惊醒,平常遇事惊怕,多疑善感,气短头晕,舌淡,脉弦细。治疗除取主穴外,还应加

A. 心俞、脾俞

B. 肾俞、太溪

C. 心俞、胆俞

D. 间使、太冲

E. 脾俞、胃俞

178. 患者,男,43 岁。2 年来出现大便便质清稀,甚至如水样,腹痛不甚且喜按,治疗除神阙外,还应选取的主穴是

A. 天枢、足三里、公孙

B. 天枢、上巨虚、阴陵泉、水分

C. 天枢、内庭、曲池

D. 天枢、中脘

E. 天枢、脾俞、太白

179. 患者,男,39 岁。大便时溏时泄,迁延反复,稍

进油腻食物则便次增多,面黄神疲,舌淡苔白,脉细弱,针刺应配

A. 脾俞、太白
B. 神阙
C. 内庭
D. 中脘
E. 足三里

180. 患者,男,45 岁。大便秘结不通,排便艰难,伴腹胀痛,身热,口干口臭,喜冷饮,舌红,苔黄,脉滑数。治疗除取主穴外,还应选用的穴位是

A. 足三里、脾俞、气海
B. 中脘、太冲
C. 神阙、关元
D. 曲池、内庭
E. 气海、脾俞

181. 患者,女,32 岁。行经后小腹部绵绵作痛,喜按,月经色淡,量少。治疗应首选

A. 三阴交、中极、次髎
B. 足三里、太冲、中极
C. 丰隆、天枢、气穴
D. 阴陵泉、中极、阳陵泉
E. 三阴交、足三里、关元

182. 患者,女,23 岁。经血非时暴下,量多势急,经血色红质稠,针刺治疗的主穴为

A. 关元、三阴交、隐白
B. 气海、三阴交、足三里、地机
C. 气海、三阴交、肝俞、脾俞、肾俞
D. 三阴交、足三里、气海

E. 三阴交、中极、次髎

183. 患儿,男,7 岁。睡中遗尿,白天小便频而量少,劳累后遗尿加重,面白气短,食欲不振,大便易溏,舌淡苔白,脉细无力。治疗除取主穴外,还宜选用的是

A. 神门、阴陵泉、胃俞
B. 气海、肺俞、足三里
C. 次髎、水道、三阴交
D. 百会、神门、内关
E. 关元俞、肾俞、关元

184. 患者,女,20 岁。食海鲜后皮肤出现大小不等、形状不一的风团,高起皮肤,边界清楚,色红,瘙痒,恶心,肠鸣泄泻,舌红,苔黄腻,脉滑数。治疗应首选

A. 曲池、合谷、血海、膈俞、三阴交
B. 曲池、合谷、大椎、风门
C. 阿是穴、曲泽、曲池、大椎、血海
D. 阿是穴、曲池、合谷、血海、膈俞
E. 局部阿是穴、相应夹脊穴

185. 患者,女,45 岁。2 天前感觉胁肋部皮肤灼热疼痛,皮色发红,继则出现簇集性粟粒状大小丘状疱疹,呈带状排列,兼见口苦,心烦,易怒,脉弦数。治疗除取主穴外,还应选用的穴位是

A. 大椎、曲池、合谷
B. 行间、侠溪
C. 阴陵泉、内庭
D. 足三里、阴陵泉、阳陵泉
E. 内庭、曲池、太白

A3 型题

以下提供若干个案例,每个案例下设 3 道试题。请根据题干所提供的信息,在每一道试题下面的 A、B、C、D、E 五个备选答案中选择一个最佳答案。

(186 ~ 188 题共用题干)

患者,男,67 岁。头枕部疼痛下连于项,肩背不适,舌质淡红,苔薄白,脉弦。

186. 其辨证是

A. 太阳头痛
B. 阳明头痛
C. 少阳头痛
D. 厥阴头痛
E. 太阴头痛

187. 应选择的主穴是

A. 率谷、阿是穴、风池、外关、足临泣、太冲
B. 攒竹、四白、下关、地仓、合谷、太冲、内庭
C. 百会、太阳、风池、阿是穴、合谷
D. 大肠俞、阿是穴、委中
E. 腰夹脊、环跳、阳陵泉、悬钟、丘墟

188. 应选择的配穴是

A. 印堂、内庭
B. 风门、列缺

C. 天柱、后溪、昆仑

D. 头维、阴陵泉

E. 中脘、丰隆

(189~191题共用题干)

患者,男,54岁。症见半身不遂,舌强语謇,口眼歪斜,神志清,兼肢体麻木,手足拘挛,眩晕耳鸣,舌红,苔少,脉细数。

189. 其诊断是

A. 痉证

B. 面瘫

C. 痹证

D. 中风

E. 痿证

190. 治疗应选取的经脉是

A. 督脉、手厥阴及足太阴经穴

B. 督脉、手厥阴和十二井穴

C. 足少阳、足厥阴经及督脉穴

D. 局部穴、手足阳明经穴

E. 督脉穴及相应的背俞穴

191. 治疗除水沟、内关穴外,还应选取的主穴是

A. 三阴交、极泉、尺泽、委中

B. 足三里、极泉、尺泽、曲池

C. 三阴交、曲池、尺泽、委中

D. 足三里、天枢、尺泽、委中

E. 三阴交、足三里、尺泽、委中

(192~194题共用题干)

患者,女,30岁。胃脘胀痛,痛连两胁,每因情志不遂而诱发,嗳气反酸,喜太息,苔薄白,脉弦。

192. 其辨证是

A. 胃阴不足证

B. 瘀血停胃证

C. 肝气犯胃证

D. 外邪犯胃证

E. 饮食伤胃证

193. 针灸治疗应选取的主穴是

A. 天枢、中脘、膈俞

B. 内关、中脘、胃俞

C. 内关、天枢、太冲

D. 内关、足三里、梁门

E. 足三里、中脘、内关

194. 针灸治疗应选取的配穴是

A. 关元、脾俞、胃俞

B. 膈俞、三阴交

C. 梁门、下脘

D. 期门、太冲

E. 胃俞、三阴交、内庭

(195~197题共用题干)

患者,男,69岁。喘促气短,动则加剧,喉中痰鸣,痰稀,神疲,汗出,舌淡,苔白,脉细弱。

195. 其辨证是

A. 肺气虚

B. 肾气虚

C. 心气虚

D. 痰热阻肺

E. 风寒外袭

196. 应选择的主穴为

A. 百会、太阳、风池、阿是穴、合谷

B. 列缺、尺泽、肺俞、中府、定喘

C. 肺俞、膏肓、肾俞、太渊、太溪、足三里、定喘

D. 大肠俞、阿是穴、委中

E. 水沟、百会、后溪、内关、涌泉

197. 应选择的配穴是

A. 风门、合谷

B. 丰隆、曲池

C. 天突

D. 气海

E. 关元

(198~200题共用题干)

患者,男,45岁。泄泻半年有余。泄泻肠鸣,腹痛攻窜,矢气频作,胸胁胀闷,嗳气食少,每因情志因素而发作或加重,舌淡,脉弦。

198. 其辨证是

A. 寒湿内盛

B. 肠腑湿热

C. 脾气虚弱

D. 肾阳虚衰

E. 肝气乘脾

199. 应选择的主穴为

A.天枢、上巨虚、阴陵泉、水分

B.神阙、天枢、足三里、公孙

C.天枢、上巨虚、合谷、三阴交

D.天枢、大肠俞、上巨虚、支沟

E.中脘、足三里、内关

200.应选择的配穴是

A.内庭、曲池

B.曲池、三阴交、内庭

C.脾俞、太白

D.肾俞、关元

E.肝俞、太冲

（201～203题共用题干）

患者，男，29岁。2天前感冒之后出现左侧乳突区及面部轻度疼痛，昨天起左侧眼睑闭合不全，额纹消失，眼裂扩大，鼻唇沟平坦，口角歪向右侧，舌红，苔薄黄，脉浮数。

201.其辨证是

A.气阴两虚证

B.风寒侵袭证

C.风热侵袭证

D.气血不足证

E.肝阳上亢证

202.针刺治疗应选取的主穴是

A.攒竹、阳白、四白、颧髎、颊车、地仓、合谷、太冲

B.太阳、阳白、地仓、颊车、颧髎、上关、攒竹、丝竹空

C.印堂、太阳、头维、百会、合谷、地仓、迎香

D.水沟、百会、后溪、内关、印堂、间使、太冲

E.百会、印堂、四神聪、内关、太溪、悬钟、合谷

203.治疗除主穴外，乳突部疼痛应选取的配穴是

A.风池

B.翳风

C.水沟

D.承浆

E.廉泉

B1型题

两道试题共用A、B、C、D、E五个备选答案，备选答案在上，题干在下。每题请从中选择一个最佳答案。每个备选答案可能被选择一次、多次或不被选择。

（204～205题共用备选答案）

A.带脉

B.任脉

C.督脉

D.冲脉

E.阳维脉

204.被称为"十二经脉之海"的是

205.被称为"五脏六腑之海"的是

（206～207题共用备选答案）

A.13寸

B.12寸

C.9寸

D.6寸

E.5寸

206.前发际至后发际的骨度分寸是

207.脐中至横骨上廉（耻骨联合上缘）的骨度分寸是

（208～209题共用备选答案）

A.13寸

B.12寸

C.9寸

D.6寸

E.5寸

208.内辅骨下廉至内踝高点的骨度分寸是

209.两肩胛骨内缘之间的骨度分寸是

（210～211题共用备选答案）

A.井穴

B.荥穴

C.合穴

D.经穴

E.输穴

210.曲池在五输穴中，属

211.太溪在五输穴中，属

（212～213 题共用备选答案）

A. 商阳

B. 合谷

C. 阳溪

D. 偏历

E. 曲池

212. 常用于治疗瘾疹、瘰疬的是

213. 常用于治疗经闭、滞产的穴位是

（214～215 题共用备选答案）

A. 痰饮病证

B. 妇科病证

C. 五官热证

D. 出血病证

E. 肝胆病证

214. 内庭穴的主治是

215. 丰隆穴的主治是

（216～217 题共用备选答案）

A. 隐白

B. 公孙

C. 地机

D. 三阴交

E. 阴陵泉

216. 善治水湿病证的腧穴是

217. 善治慢性出血证的腧穴是

（218～219 题共用备选答案）

A. 曲池

B. 曲泽

C. 尺泽

D. 少海

E. 小海

218. 属手少阴心经的腧穴是

219. 属手太阴肺经的腧穴是

（220～221 题共用备选答案）

A. 第 5 掌骨基底与三角骨之间的凹陷处赤白肉际

B. 微握拳，第 5 掌指关节尺侧近端赤白肉际凹

陷中

C. 腕背横纹尺侧缘，当尺骨茎突与三角骨之间的凹陷处

D. 以手掌面向胸，当尺骨茎突桡侧骨缝凹陷中

E. 掌心向胸，阳谷穴与小海穴的连线上，腕背横纹上 5 寸

220. 后溪穴的定位是

221. 养老穴的定位是

（222～223 题共用备选答案）

A. 肝俞

B. 心俞

C. 脾俞

D. 肺俞

E. 肾俞

222. 第 3 胸椎棘突下旁开 1.5 寸的腧穴是

223. 第 5 胸椎棘突下旁开 1.5 寸的腧穴是

（224～225 题共用备选答案）

A. 足阳明胃经

B. 足少阳胆经

C. 足厥阴肝经

D. 足太阳膀胱经

E. 足少阴肾经

224. 环阴器的经脉是

225. 络脑的经脉是

（226～227 题共用备选答案）

A. 商丘

B. 丘墟

C. 照海

D. 申脉

E. 太溪

226. 在踝区，外踝尖直下，外踝下缘与跟骨之间凹陷中的腧穴是

227. 在踝区，内踝尖下 1 寸，内踝下缘边际凹陷中的腧穴是

（228～229 题共用备选答案）

A. 肾俞

B. 肺俞

C. 膈俞

D. 命门

E. 志室

228. 第 7 胸椎棘突下,旁开 1.5 寸的腧穴是

229. 第 2 腰椎棘突下,旁开 1.5 寸的腧穴是

(230~231 题共用备选答案)

A. 攒竹

B. 委阳

C. 承山

D. 天枢

E. 昆仑

230. 以上腧穴中,常用于治疗呃逆症的是

231. 以上腧穴中,治疗痔疾常取

(232~233 题共用备选答案)

A. 短针的进针

B. 长针的进针

C. 皮肤松弛部位腧穴的进针

D. 皮肤紧张部位腧穴的进针

E. 皮肉浅薄部位腧穴的进针

232. 指切进针法适宜于

233. 舒张进针法适宜于

(234~235 题共用备选答案)

A. 直接灸

B. 间接灸

C. 艾条灸

D. 温针灸

E. 实按灸

234. 瘢痕灸属于

235. 温和灸属于

(236~237 题共用备选答案)

A. 隔姜灸

B. 隔蒜灸

C. 隔盐灸

D. 温针灸

E. 隔附子饼灸

236. 有清热解毒、杀虫作用的是

237. 有回阳、救逆、固脱作用的是

(238~239 题共用备选答案)

A. 疏密波

B. 断续波

C. 锯齿波

D. 密波

E. 疏波

238. 对横纹肌有良好的刺激收缩作用的是

239. 能促进气血循环,消除炎性水肿的是

(240~241 题共用备选答案)

A. 远近配穴法

B. 前后配穴法

C. 上下配穴法

D. 同名经配穴法

E. 表里经配穴法

240. 治疗痔疾取长强与承山的配穴方法是

241. 治疗失眠取神门与太溪的配穴方法是

(242~243 题共用备选答案)

A. 头痛取率谷、太冲

B. 头痛取头维、丰隆

C. 牙痛取合谷、内庭

D. 腰痛取命门、肾俞

E. 腹泻取天枢、尺泽

242. 属于本经配穴的是

243. 属于同名经配穴的是

(244~245 题共用备选答案)

A. 膈俞

B. 章门

C. 中脘

D. 膻中

E. 太渊

244. 在八会穴中,气会是

245. 在八会穴中,血会是

(246~247 题共用备选答案)

A. 膈俞、血海

B. 肾俞、关元

C. 阴陵泉、足三里

D. 大椎、曲池

E. 脾俞、胃俞

246. 痹证属着痹者,治疗应选取的配穴是
247. 痹证属热痹者,治疗应选取的配穴是

(248 ~ 249 题共用备选答案)

A. 中脘、次髎、地机、三阴交
B. 中极、次髎、地机、三阴交
C. 关元、足三里、阴陵泉
D. 关元、足三里、三阴交
E. 关元、气海、三阴交

248. 痛经实证的针灸治疗宜选取
249. 痛经虚证的针灸治疗宜选取

(250 ~ 251 题共用备选答案)

A. 肾俞、太溪

B. 太溪、行间
C. 内庭、二间
D. 外关、风池
E. 大杼、束骨

250. 胃火牙痛,宜加用
251. 虚火牙痛,宜加用

(252 ~ 253 题共用备选答案)

A. 足阳明、足厥阴经
B. 足太阴、足太阳经
C. 手阳明、足阳明经
D. 手阳明、足太阴经
E. 局部阿是穴、相应夹脊穴

252. 针灸治疗瘾疹,应主选
253. 针灸治疗蛇串疮,应主选

参考答案与解析

中医基础理论

1. C	2. D	3. D	4. A	5. E	6. A	7. E	8. E	9. C	10. B
11. D	12. E	13. C	14. C	15. D	16. D	17. C	18. B	19. E	20. E
21. B	22. B	23. C	24. B	25. B	26. B	27. B	28. A	29. D	30. D
31. C	32. C	33. B	34. C	35. C	36. E	37. B	38. C	39. C	40. A
41. D	42. B	43. C	44. B	45. B	46. A	47. E	48. C	49. D	50. E
51. D	52. E	53. C	54. D	55. B	56. C	57. C	58. A	59. C	60. A
61. A	62. D	63. E	64. E	65. D	66. C	67. D	68. C	69. B	70. D
71. E	72. D	73. C	74. D	75. A	76. B	77. B	78. D	79. A	80. C
81. E	82. B	83. C	84. C	85. B	86. C	87. C	88. A	89. A	90. D
91. E	92. D	93. A	94. C	95. C	96. A	97. C	98. B	99. E	100. D
101. B	102. A	103. B	104. C	105. B	106. E	107. A	108. D	109. E	110. E
111. B	112. A	113. E	114. D	115. E	116. E	117. A	118. B	119. A	120. D
121. D	122. B	123. C	124. A	125. B	126. A	127. A	128. A	129. A	130. A
131. E	132. C	133. C	134. C	135. C	136. D	137. C	138. E	139. E	140. A
141. D	142. C	143. E	144. C	145. E	146. B	147. D	148. A	149. D	150. D
151. D	152. A	153. A	154. B	155. D	156. C	157. D	158. B	159. B	160. C
161. B	162. E	163. E	164. E	165. B	166. D	167. C	168. C	169. D	170. A
171. A	172. D	173. C	174. B	175. C	176. E	177. C	178. E	179. E	180. A
181. B	182. C	183. C	184. E	185. B	186. D	187. C	188. C	189. C	190. A
191. E	192. A	193. B	194. C	195. A	196. E	197. E	198. A	199. C	200. C
201. C	202. A	203. B	204. B	205. C	206. D	207. E	208. C	209. E	210. A
211. D	212. D	213. E	214. D	215. E	216. E	217. C	218. E	219. A	220. C
221. D	222. C	223. A	224. E	225. B	226. E	227. B	228. C	229. B	230. D
231. A	232. A	233. C	234. B	235. D	236. A	237. B	238. E	239. A	240. E
241. B	242. D	243. A	244. C	245. B	246. D	247. C	248. C	249. D	250. E
251. D	252. E	253. B	254. C	255. E	256. D	257. B	258. B	259. C	260. E
261. A	262. D	263. C	264. C	265. B	266. B	267. C	268. A	269. D	270. B
271. A	272. B	273. C	274. B	275. D	276. D	277. B	278. D	279. C	280. C
281. B	282. A	283. D	284. D	285. A	286. D	287. E	288. A	289. C	290. E
291. C	292. B	293. D	294. B	295. C	296. A	297. C	298. E	299. D	300. A
301. B	302. A	303. B	304. C	305. D	306. E	307. A	308. A	309. E	310. D
311. B	312. C	313. B	314. A	315. D	316. A	317. C	318. C	319. D	320. B
321. A	322. D	323. C	324. D	325. E	326. D	327. C	328. A	329. C	330. D
331. B	332. D	333. A							

1. C。解析:中医认为,人体是一个有机的整体。人体的结构相互联系,不可分割;人体的各种功能相互协调,彼此为用;在患病时,体内的各个部分亦相互影响。同时,人和环境之间相互影响,是一对不可分割的整体。其余各项为整体观念的具体体现。

2. D。解析:中医理论体系是经过长期临床实践,在中国古代哲学的指导下逐步形成的,其主要特点是整体观念和辨证论治。其余选项均为这一特点的具体体现。

9. C。解析:异病同治,是指不同的疾病,若促使疾病发生的病机相同,可用同一种治疗方法进行治疗。临床上如久痢、脱肛及子宫下垂等疾病,均由中气下陷所致,那么虽然疾病不同,但均可采用升提中气法进行治疗。这也充分显示了中医辨证论治、治病求本的特点。

12. E。解析:事物阴阳属性的相对性主要体现在两个方面:其一,阴阳的可分性,即阴阳双方中的任何一方又可以再分阴阳,即所谓阴中有阳,阳中有阴。其二,阴阳的相互转化性,即在一定条件下,阴阳可以发生相互转化,阴可以转化为阳,阳也可以转化为阴。

13. C。解析:心为阳中之阳;肝为阴中之阳;脾为阴中之至阴;肺为阳中之阴;肾为阴中之阴。

14. C。解析:心为阳中之阳;肝为阴中之阳;脾为阴中之至阴;肺为阳中之阴;肾为阴中之阴。

15. D。解析:阴阳相对性可表现为阴阳中复有阴阳。昼为阳,夜为阴。白天上午为阳中之阳,下午为阳中之阴;夜间前半夜为阴中之阴,后半夜为阴中之阳。

17. C。解析:阴阳互根是指一切事物或现象中相互对立着的阴阳两方面,具有互相依存,互为根本的关系。互用是指阴阳双方不断地资生、促进和助长对方。根据这一原则,治疗阳偏衰时,扶阳剂中适当佐以滋阴药,使"阳得阴助而生化无穷";治疗阴偏衰时,滋阴药中适当佐以扶阳剂,使"阴得阳生而源泉不竭"。此即"阴中求阳,阳中求阴"。

18. B。解析:阴阳互根是指一切事物或现象中相互对立着的阴阳两方面,具有互相依存、互为根本的关系。互用是指阴阳双方不断地资生、促进和助长对方。根据这一原则,治疗阳偏衰时,扶阳剂

中适当佐以滋阴药,使"阳得阴助而生化无穷";治疗阴偏衰时,滋阴药中适当佐以扶阳剂,使"阴得阳生而源泉不竭"。此即"阴中求阳,阳中求阴"。另《医贯·阴阳论》说:"阴阳又各互为其根,阳根于阴,阴根于阳;无阳则阴无以生,无阴则阳无以化。"

19. E。解析:阴阳的转化是需要一定条件的。所谓物极必反,这个"极"或"重"就是阴阳转化所必须的条件,阴有了"重"这个条件就会转化为阳。

20. E。解析:阴阳转化,是指一事物的总体属性在一定条件下,可以向其相反的方向转化。阴阳双方的消长运动发展到一定阶段,事物内部阴与阳的比例出现了颠倒,该事物的属性即发生转化。阴阳相互转化,一般都产生于事物发展变化的"物极"阶段,即所谓"物极必反"。其余四项阴阳相互关系均不能达到阴阳相互转化,不能形成"寒极生热,热极生寒"。

22. B。解析:消,意为减少、消耗;长,意为增多、增长。阴阳消长,包括两种表现形式:阴消阳长和阳消阴长。A、D、E 为阴阳失衡后出现的病理变化。C 为疾病的治疗原则。

23. C。解析:阴阳的相互制约,是指相互对立的阴阳双方,具有相互抑制和约束的特性。阴阳的任何一方过于强盛,常可抑制对方,使之衰弱,或任何一方由于虚弱不足,常可导致对立面的相对亢盛。正是由于阴和阳之间的这种相互对立制约,才维持了阴阳之间的动态平衡,因而促进了事物的发生、发展和变化。无论是自然界的变化和人体的生理、病理,均体现了阴阳的对立制约关系。如:阴邪亢盛则阳气被抑,表现为"阴胜则阳病"。

24. B。解析:阴阳是宇宙中相互关联的事物或现象对立双方属性的概括。凡趋向于明亮、活动、兴奋、向上、温热、向外、扩散、开放等的事物,均属阳;凡趋向于晦暗、沉静、抑制、向下、寒凉、内向、凝聚、闭阖等的事物,均属阴。青、白属中冷色,属阴。

25. B。解析:由于阴阳之中复有阴阳,所以分属于阴阳的脏腑形体组织还可以再分阴阳。如体表属阳,然皮肉为阳中之阳,筋骨为阳中之阴。

27. B。解析:心为阳中之阳,肝为阴中之阳,脾为阴中之至阴,肺为阳中之阴,肾为阴中之阴。

29. D。解析:"火曰炎上":"炎",是焚烧、炎热、光明之义;"上",是上升。炎上,是指火具有炎

热、上升、光明的特性。引申为凡具有温热、上升光明等性质或作用的事物和现象，归属于火。所以 D 应属于水。

30. D。解析："金曰从革"，"从革"是指"变革"的意思，引申为具有沉降、肃杀、收敛等性质或作用的事物，都归属于金。"木曰曲直"，凡具有生长、生发、条达、舒畅等性质或作用的事物，都归属于木。"火曰炎上"，凡具有温热、向上等性质或作用的事物，都归属于火。"土爰稼穑"，凡具有生化、承载、受纳等性质或作用的事物，都归属于土。"水曰润下"，凡具有滋润、下行、寒凉、闭藏等性质或作用的事物，都归属于水。所以 D 应属于水。

34. C。解析：人体五官的五行归属为目属木、舌属火、口属土、鼻属金、耳属水。

35. C。解析：五行相生次序：木生火，火生土，土生金，金生水，水生木。"生我"者为母，"我生"者为子。五行相克次序：木克土，土克水，水克火，火克金，金克木。"克我"者为"所不胜"，"我克"者为"所胜"。

36. E。解析：五行相生次序：木生火，火生土，土生金，金生水，水生木。"生我"者为母，"我生"者为子。五行相克次序：木克土，土克水，水克火，火克金，金克木。"克我"者为"所不胜"，"我克"者为"所胜"。

37. B。解析：五行相乘指五行中某一行对其所胜一行的过度克制，原因有"太过""不及"两方面。次序为：木乘土，土乘水，水乘火，火乘金，金乘木。五行相侮指五行中某一行对其所不胜一行的反向克制，原因有"太过""不及"两方面。次序为：木侮金，金侮火，火侮水，水侮土，土侮木。

39. C。解析：五行学说应用于病理方面，主要在于阐释五脏病变的相互影响和相互传变。一是相生关系的传变，包括"母病及子"和"子病及母"两方面。二是相克关系的传变，包括"相乘"传变和"相侮"传变。子病及母，又称"子盗母气"，是指疾病的传变，从子脏传及母脏。心属火、肝属木、脾属土、肺属金、肾属水。从选项来看只有 C 项前者为"子"，后者为"母"（火生土）。

40. A。解析：五行学说可以说明在病理情况下脏腑间的相互影响。五脏病变的相互影响，可用五行的乘侮和母子相及规律来阐释。相生关系的传变，包括"母病及子"和"子病及母"两个方面。相克关系的传变，包括"相乘"和"相侮"两个方面。

43. C。解析："象"，是对以五脏为中心的这五个生理病理系统的外在现象和比象，其含义有二：一是指表现于外的生理病理征象；二是指内在以五脏为中心的五个生理病理系统与外在自然环境的事物与现象类比所获得的比象。

44. B。解析：五脏主藏精气，以藏为主，藏而不泄；六腑传化水谷，传化物而不藏。奇恒之腑，虽名为腑，但其功能却有异于六腑，并有类似于五脏贮藏精气的作用，具有似脏非脏、似腑非腑的特点。

45. B。解析：心的主要生理功能是主血脉，主藏神。心主血脉是指心气推动和调控血液在脉道中运行，流注全身，发挥营养和滋润作用。心主血脉包括主血和主脉两个方面。心藏神，指心统帅人体生命活动和主宰意识、思维等精神活动的机能。

47. E。解析：心主血脉，只有心气推动和调控血液在脉管中正常运行，流注全身，才能濡养五脏六腑。心气充足，血液流行，心脏得以正常搏动。心神可以主宰人体五脏六腑、形体官窍的一切生理活动和人体精神意识思维活动；心血要经心气的推动才能正常运行，维持心脏正常搏动；心阳有促进心的活动，升散、兴奋和温煦作用；心阴有促进心的宁静、内守，抑制与制约阳热的作用。

48. C。解析：心藏神，具有主宰人体五脏六腑、形体官窍的一切生理活动和人体精神意识、思维活动的功能。故《素问·灵兰秘典论》说："心者，君主之官也，神明出焉。"无论生理活动还是心理活动，都是五脏六腑尤其是五脏共同完成的，都是人体的生命活动。在这些生命活动中，心起着主宰作用，故历代医家皆称心为人身之君主，五脏六腑之大主。

49. D。解析：肺主通调水道，是指肺的宣发和肃降运动对体内津液的输布、运行和排泄有疏通和调节作用。通过肺的宣发，能使水液布散全身，外达皮毛，代谢后以汗的形式排泄；通过肺的肃降，使水液生成尿液排出体外。由此可保持水液运行道路通畅，维持机体代谢平衡，所谓"水精四布，五经并行"。若宣发与肃降失调，则可见水液代谢障碍，故肺的通调水道功能主要依赖于肺的宣发与肃降。

50. E。解析：娇，即娇嫩的意思，肺通过口鼻与外界相通,为清虚之体,不耐寒热,不容异物。A、B、C、D均为肺的生理特性,与题不符。

52.E。解析:肺主气:指肺为五脏中与气关系最密切的内脏,亦指肺对全身气机的调节作用。《素问·五脏生成》说:"诸气者,皆属于肺。"肺主呼吸,是指肺是气体交换的场所。通过肺的呼吸作用,不断吸进清气,排出浊气,吐故纳新,实现机体与外界环境的气体交换。可见,肺主气主要取决于肺司呼吸的功能。

54.D。解析:脾主运化,饮食的消化及精微物质的吸收、传输都由脾所主。脾气将饮食化为水谷精微,为化生精、气、血、津液提供充足的原料,故称脾为"后天之本""气血生化之源"。

57.C。解析:肝主气机疏泄,能调节情志,情绪活动与肝有关。

59.C。解析:肝的生理特性是升、动、散、疏,可使气的运行通而不滞。肝的疏泄功能正常,则气的运动疏散通畅,血的运行和津液的输布也随之畅通无阻。如果肝失疏泄,则气的升发不足,气机的疏通和发散不力,因而气行郁滞,气机不畅,出现胸胁、少腹等胀痛不适。

62.D。解析:肾的主要生理功能是藏精,主生长、发育与生殖。精气是构成人体的基本物质,是人体生长发育及各种功能活动的物质基础。肾对于精气的闭藏储存,主要是为精气在体内能充分发挥其应有的生理效应创造良好条件,影响机体的生长、发育、生殖能力。

63.E。解析:肾主骨生髓,上通于脑,脑又称髓海,故髓海空虚主要与肾的功能相关。

65.D。解析:肾主水液,主要是指肾中精气的气化作用,对于体内津液的输布和排泄,维持体内津液代谢的平衡,起着极为重要的调节作用。所以《素问·逆调论》说:"肾者水脏,主津液。"肾中精气的蒸腾气化主宰着整个津液的代谢,肺、脾等内脏对津液的气化均依赖肾中精气的蒸腾气化。

67.D。解析:脾主运化而为气血生化之源,水谷精微经脾转输至心肺,贯注于心脉而化赤为血。心主血脉,心血养脾以维持其运化机能。血液在脉中正常运行,既有赖于心气的推动,又依靠脾气的统摄,心主行血与脾主统血共同维持着血液的正常运行。

69.B。解析:肾藏精,精化气,只有肾中精气充盈,才能发挥其生理作用。肾可以促进机体的生长、发育和生殖。《格致余论》中说:"主闭藏者肾也,司疏泄者肝也。"这说明男子精液的正常排泄是肝肾二脏合作的结果。肝疏泄功能正常,则精液排泄通畅有度,肝失疏泄,则排精不畅。气机调畅是女子经血的排泄能否通畅有度的重要条件之一,因而亦受肝主疏泄功能的影响。肝主疏泄与肾主封藏相互制约,影响着女子月经和男子泄精。

70.D。解析:肝藏血,是指肝有贮藏血液、调节血量及防止出血的功能,使血循经行,并且使人动时血运于诸经,人静时血归于肝脏。脾统血,是指脾有统摄血液在脉内运行,不使其逸出脉外的作用。

72.D。解析:人体的血液生化于脾,贮藏于肝,通过心以运行全身。人的精神、意识和思维活动,虽由心所主,但与肝的疏泄功能亦密切相关。所以与血液和神志关系最密切的是心和肝。

73.C。解析:心与肺的关系主要表现在血液运行与呼吸吐纳之间的协调关系。

74.D。解析:肾藏精,源于父母的先天之精以及机体从食物中摄取的营养成分和脏腑代谢所化生的精微物质皆藏于肾,这为血的生成提供了本源。脾主运化,可将精微物质转化成血液散布全身。肾、脾、心主血脉,可推动血液在全身运行;肺朝百脉,可使血液在此会聚,进行体内外清浊之气交换后再通过百脉输送到全身;肝藏血,具有储藏血液、调节血量及防止出血的功能。综上,与血液生成有关的只有肾和脾。

76.B。解析:心在志为喜;肾在志为恐;肝在志为怒;肺在志为忧(悲);脾在志为思。

77.B。解析:心其华在面;肝其华在爪;脾其华在唇;肺其华在毛;肾其华在发。

79.A。解析:六腑,即胆、胃、大肠、小肠、膀胱、三焦的总称。其生理功能是腐熟、消化食物,传化糟粕。奇恒之腑包括脑、髓、骨、脉、胆、女子胞,形态中空与腑相似,在功能上却不是饮食物消化排泄的通道,但又贮藏精气,与脏的生理功能特点相似。胆的主要功能是贮存和排泄胆汁,胆汁直接有助于饮食物的消化,故为六腑之一;但是胆本身无传化饮食物的生理功能,且藏精汁,又属奇恒之腑。

81.E。解析：胃主受纳、腐熟水谷。饮食入口，经过食管，容纳于胃，故称胃为"太仓""水谷之海"。

82.B。解析：胃的主要生理功能是主受纳和腐熟水谷，有"太仓""水谷之海"之称。胃主受纳水谷，指胃气具有接受和容纳饮食水谷的机能。胃主腐熟水谷，指胃气将饮食物初步消化，并形成食糜的机能。

83.C。解析：脉者"血之府也"；"骨者髓之府"；胆为"中精之府"；胞宫有主月经、受孕、孕育胎儿的功能；"脑为元神之府"。

84.C。解析：胃的特性是喜润恶燥。

86.C。解析：小肠为"受盛之官"。胆为"中正之官"；胃为"受纳之官"；大肠为"传导之官"；膀胱为"州都之官"；三焦为"决渎之官"。

88.A。解析：小肠的生理功能为受盛化物，泌别清浊。主运化、主传化为脾的生理功能；主受纳、主腐熟水谷为胃的生理功能。

89.A。解析：三焦主通行元气，运行水液。D为肝的生理功能；E为肺的生理功能。B、C两项则是多个脏腑协同完成的。

90.D。解析：《灵枢·本输》："三焦者……属膀胱，是孤之腑也。"张景岳注："于十二脏之中，惟三焦独大，诸脏无与匹者，故名曰是孤之腑也。"三焦是十二脏腑中最大的腑，称"孤腑"。

92.D。解析：脾胃位于人体中焦，上有心肺，下临肝肾，是气机升降的中间场所。上升之气，经脾胃输于上，下降之气，经脾胃行于下，使整个机体的气机得以循环。同时，脾主升清，以升为顺；胃主通降，以降为和。脾胃这一升一降的生理作用，使全身气机循环更加调畅。

94.C。解析：脑的功能与五脏相关。人之灵机记性、思维语言、视、听、嗅等均为脑所主，故称脑为"元神之府"，脑为人体生命活动的中枢。

96.A。解析：脑的功能与五脏相关。人之灵机记性、思维语言、视、听、嗅等均为脑所主，脑为人体生命活动的中枢。人的精神、意识和思维活动，属于大脑的生理功能，是大脑对外界事物的反映。这在中医文献中早有明确论述。但藏象学说则将人的精神、意识和思维活动不仅归属于五脏，而且主要归属于心的生理功能。病理亦是如此。

97.C。解析：人体的气来源于禀受父母的先天之精气，饮食物中的营养物质，即水谷之气和存在于自然界的清气。先天精气依赖于肾藏精气的作用，水谷之精气依赖于脾胃的运化功能，存在于自然界的清气依赖于肺的呼吸功能才能吸入。故与气的生成密切相关的脏为肾、脾和肺。

98.B。解析：气具有推动、温煦、防御、固摄、气化作用。温煦作用指阳气气化生热，温煦人体。《难经·二十二难》曰"气主煦之"，是说气是人体热量的来源。人的体温需要气的温煦作用来维持恒定。

99.E。解析：气的防御作用可体现为护卫肌表，抵御外邪。皮肤是人体的藩篱，具有屏障作用。肺合皮毛，肺宣发卫气于皮毛，"卫气者，为言护卫周身，温分肉，肥腠理，不使外邪侵袭也"（《医旨绪余·宗气营气卫气》）。卫气行于脉外，达于肌肤，而发挥防御外邪侵袭的作用。气防御的功能减弱，则易使机体感受外邪。

100.D。解析：气的固摄作用包括三方面：一是固摄血液，防止血液溢出脉外，保证血液在脉中正常循行；二是固摄汗液、尿液、唾液、胃液、肠液等，控制其分泌量、排泄量，防止体液丢失；三是固摄精液，防止妄泄。

101.B。解析：固摄作用，指气对体内血、津液、精等液态物质的固护、统摄和控制作用，防止其无故流失，保证它们发挥正常的生理功能。气的固摄作用表现为：统摄血液，使其在脉中正常运行，防止其逸出脉外；固摄汗液、尿液、唾液、胃液、肠液，控制其分泌量、排泄量，使之有度而规律地排泄，防止其过多排出及无故流失；固摄精液，防止其妄泄。

102.A。解析：气的固摄作用包括四个方面：一是固摄血液，可使血液循脉而行，防止其溢出脉外；二是控制汗液、尿液、唾液、胃液、肠液的分泌排出量以防止其无效流失；三是固摄精液，防止精液妄泄；四是固摄冲任。

103.B。解析：元气的生理功能主要有两个方面：一是推动和调节人体的生长发育和生殖功能；二是推动和调控各脏腑、经络、形体、官窍的生理活动。元气能推动人体的生长发育。机体生、长、壮、老、已的自然规律，与元气的盛衰密切相关。

104.C。解析：宗气：由肺吸入的清气与脾胃化生的水谷精气结合而成，聚于胸中。营气：行于脉中,具有营养作用之气。元气:人体中最基本、最重要的根源于肾的气,又称"真气"。卫气:卫有"卫护""保卫"之义,是行于脉外之气。中气:泛指中焦脾胃之气。

105. B。解析:宗气聚于两乳之间的膻中(又称气海)。走息道而行呼吸,凡语言、声音、嗅味、呼吸皆与宗气有关。同时宗气贯心脉以行气血,有维持气血运行、维持心脏运动、维持肢体体温与活动能力的作用。

106. E。解析:宗气贯心脉而行气血,说明宗气贯注于心脉之中,可以帮助心脏推动血液运行;宗气走息道而司呼吸,说明宗气可以推动肺的呼吸。宗气旺盛则呼吸调畅,血液正常流动。由此可见宗气是联结心和肺两脏使其功能协调平衡的中心环节,故《灵枢·邪客》云:"宗气积于胸中,出于喉咙,以贯心脉而行呼吸焉。"

107. A。解析:营气,是血脉中具有营养作用的气。因其富于营养,故称为营气。由于营气行于脉中,而又能化生血液,故常"营血"并称。营气与卫气相对而言,一属阴,一属阳,所以又称为"营阴"。

109. E。解析:《灵枢·决气》指出:"中焦受气取汁,变化而赤,是谓血。"此即是说明中焦脾胃受纳运化饮食水谷,吸取其中的精微物质,即所谓"汁",其中包含营气和津液,二者进入脉中,变化而成红色的血液。因此,由水谷之精化生的营气和津液是化生血液的主要物质,也是血液的主要构成成分。

110. E。解析:脾脏具有消化饮食,化生、吸收和传输水谷精微的生理功能,而水谷精微是人自出生以后维持生命活动所需营养物质的主要来源,是气血生成的主要物质,因此,脾胃是气血化生之源。在肺、心、肝、脾、肾五脏中,脾与血液的生成关系最密切。其生成与更新过程还要通过营气和肺的作用。肝藏血,而对血的生成无直接作用。

111. B。解析:肝能藏血和调节血量,肝藏血的功能异常可导致女子月经异常。脾统血,控制血液不溢出脉外。肝不藏血、脾不统血可导致藏失统摄而致出血。

112. A。解析:津液的生成取决于如下两方面的因素:其一是充足的水饮类食物,这是生成津液的物质基础;其二是脏腑功能正常,特别是脾胃、大

小肠的功能正常。

113. E。解析:液较稠厚,流动性较小,是以濡养脏腑,充养骨髓、脑髓、脊髓,滑利关节为主,一般不易损耗,一旦亏损则亦不易迅速补充。津较清稀,流动性较大,内则充盈血脉,润泽脏腑,外则达于皮毛和孔窍,易于耗散,也易于补充。

114. D。解析:津液的代谢包括津液的生成、输布和排泄。津液的生成依赖于脾胃对饮食物的运化功能。津液的输布依赖脾散精和肺通调水道的功能。津液的排泄主要依靠汗液、尿液和呼吸排出的水汽。津液的运行主要依赖肾的蒸腾气化作用。可见,津液维持代谢平衡依赖于气和诸多脏腑一系列生理功能的协调平衡,其中尤以肺、脾、肾之脏的生理功能起着主要的调节平衡作用。

116. E。解析:津液是人体一切正常水液的总称,包括各脏腑组织的内在体液及正常的分泌物。津与液的区别:性质清稀,流动性大,主要布散于体表皮肤、肌肉和孔窍等部位,并渗入血脉,起滋润作用者,称为津;其性较为稠厚,流动性小,灌注于关节、脏腑、脑、髓等组织,起濡养作用者,称为液。

117. A。解析:气能生血是指气的运动变化是血液生成的动力。气为阳,血为阴,气能生血,血能载气。根据阳生阴长的理论,血虚之重证,于补血方内常配入补气药物,可收补气生血之效。

119. A。解析:血能养气即血能化气,包括两方面含义:其一,血中蕴含的清气和水谷精气在必要的时候释放出来以供机体所需;其二,血营养脏腑,使化气功能活跃并促使气的各项功能运行。

121. D。解析:津液和血液同源于水谷精微,而且津液不断地渗入孙络,成为血液的组成成分,所以,有"津血同源"之说。

122. B。解析:运行于脉中的血液,渗于脉外便化为有濡润作用的津液。当血液不足时,可导致津液的病变。失血过多时,脉外之津液渗入脉中以补偿血容量的不足,因而导致脉外津液不足,出现口渴、尿少、皮肤干燥等表现。历代医家有"夺血者无汗""衄家不可发汗""亡血家,不可发汗"之说。

123. C。解析:阳经与阳经交接:同名的手足三阳经在头面相交接。如手足阳明经都通于鼻,手足太阳经皆通于目内眦,手足少阳经皆通于目外眦。

124. A。解析:循行于腹胸面的经脉,自内向外

依次为足少阴肾经、足阳明胃经、足太阴脾经和足厥阴肝经。

125．B。解析：手经循行于上肢，足经循行于下肢；阳经循行于四肢外侧，阴经循行于四肢内侧；分布于四肢内侧前缘的称太阴经；分布于四肢内侧中间的称厥阴经；分布于四肢内侧后缘的称少阴经；分布于四肢外侧前缘的称阳明经；分布于四肢外侧中间的称少阳经；分布于四肢外侧后缘的称太阳经。

126．A。解析：六经由表入里传变，基本形式是由阳入阴，顺次由太阳至阳明、少阳，而后太阴、少阴，最终至厥阴。

127．A。解析：手阳明大肠经与足阳明胃经交接于鼻翼旁；手太阴肺经与手阳明大肠经在食指端交接；手少阴心经与手太阳小肠经在小指端交接，手厥阴心包经与手少阳三焦经在无名指端交接，足阳明胃经与足太阴脾经在足大趾端交接。

128．A。解析：任脉起于胞中，下出于会阴，经阴阜，沿腹部正中线上行，经咽喉部（天突穴），到达下唇内，左右分行，环绕口唇，交会于督脉之龈交穴，再分别通过鼻翼两旁，上至眼眶下（承泣穴），交于足阳明经。任脉能调节阴经气血，为"阴脉之海"。

130．A。解析：冲脉上行于头、下至于足，贯穿全身，调节十二经之气血，故称为"十二经脉之海"；又因其起于胞中，促进生殖功能，并与月经关系密切，故称为"血海"。督脉为"阳脉之海"；任脉为"阴脉之海"。

131．E。解析：任脉行于腹面正中线，其脉多次与手足三阴和阴维脉交会，能总任一身之阴经，故称为"阴脉之海"。奇经八脉中无胞脉；冲脉，"冲为血海"；带脉，约束纵行诸脉；督脉为"阳脉之海"。

132．C。解析：别络，是从经脉分出的支脉，从十二经脉及任、督二脉分出，有一定的分布部位。阴经的别络走向阳经，阳经的别络走向阴经，因而别络具有加强十二经脉表里两经在体表联系的作用。

133．C。解析：经络的生理功能为沟通联系作用、运输渗灌作用、感应传导作用、调节作用。感应传导，是指经络系统有感应及传导针灸或其他刺激等各种信息的作用。如对经穴刺激引起的感应

及传导，通常称为"得气"，即局部有酸、麻、胀的感觉及沿经脉走向传导，就是经络感应传导作用的体现。

135．C。解析：六淫是指风、寒、暑、湿、燥、火六种外感病邪。六气指风、寒、暑、湿、燥、火六种正常的自然界气候。六气太过或不及，非其时而有其气，以及气候变化过于急骤都会使机体不能与之适应，导致疾病发生。这种情况下的六气，便称为"六淫"。

136．D。解析：六淫的共同致病特点：季节性；地域性；相兼性；外感性。流行性是疠气的特点之一。

138．E。解析：风邪，轻扬开泄，易袭阳位，风性善行而数变，主动，风为百病之长。"善行"指风邪致病，病位游移，行无定处；"数变"指风邪致病具有发病急、变化快的特点。如荨麻疹的皮疹，皮肤瘙痒，发无定处，此起彼伏。

139．E。解析：暑为夏季主气，乃火热之气所化，属外邪，无"内暑"。

140．A。解析：寒性凝滞，人之气血所以能运行不息，通畅无阻，全赖阳气的温煦、推动。寒邪具有凝结、阻滞不通的特性，寒邪侵犯人体往往使经脉气血凝结、阻滞，从而出现各种疼痛。

142．C。解析：暑邪为夏季的火热之邪。大凡夏至以后，立秋以前，自然界中的火热外邪称为暑邪。暑邪具有明显季节性，《素问·热论》曰："先夏至日者为病温，后夏至日者为病暑。"暑邪只有外感没有内生，这是在六淫中独有的。

143．E。解析：燥性干涩，易伤津液；燥易伤肺。肺为五脏六腑之华盖，性喜清肃濡润而恶燥，称为娇脏。燥邪犯肺，使肺津受损，宣肃失职，从而出现干咳少痰，或痰黏难咳，或痰中带血，以及喘息胸痛等。

144．C。解析：湿性趋下、重浊、黏滞，易袭阴位，易伤阳气。"黏"即黏腻，"滞"即停滞。湿邪的黏腻停滞主要表现在两个方面：一是指症状多黏滞不爽；二是指湿邪为病多缠绵难愈，病程较长或反复发作。

145．E。解析：火邪其性燔灼，炎上，易扰心神，耗气伤津，生风动血，易致疮痈。

149．D。解析：《类经·疾病类·情志九气》：

"心为五脏六腑之大主,而总统魂魄,兼赅志意。故忧动于心则肺应,思动于心则脾应,怒动于心则肝应,恐动于心则肾应,此所以五志惟心所使也。"

151.D。解析:《黄帝内经》认为,人有喜、怒、悲、思、恐五志,也就是五种情绪,这是五脏的功能表现之一。五脏与五志的对应关系是:心主喜、肝主怒、肺主悲、肾主恐、脾主思;怒伤肝、喜伤心、思伤脾、忧伤肺、恐伤肾。

153.A。解析:《素问·五脏生成》说:"多食咸,则脉凝泣而变色;多食苦,则皮槁而毛拔;多食辛,则筋急而爪枯;多食酸,则肉胝而唇揭;多食甘,则骨痛而发落,此五味之所伤也。"

155.D。解析:《素问·宣明五气》中的"五劳所伤"为"久视伤血,久卧伤气,久坐伤肉,久立伤骨,久行伤筋"。而根据其五行的归类,思属土,久思应以脾胃虚损为主。

157.D。解析:肾阳主水液蒸化;肺为水之上源,主宣降,敷布津液,通调水道;脾主运化水液;三焦为水液运行的道路。以上脏腑功能失常,均会聚湿而成痰饮。

158.B。解析:瘀血患者临床可见:①疼痛,多为刺痛,痛处固定不移,拒按,多夜间益甚。②肿块,瘀血积于皮下或体内可见肿块,位置固定不移。③出血,血色紫暗或夹有血块。④紫绀,面色紫暗,口唇、爪甲青紫;舌质紫暗,或有瘀点、瘀斑。⑤肌肤甲错,脉涩或脉结代等。气机失调会引起胀痛。

159.B。解析:气虚无力推动血液运行可形成瘀血,气虚无力统摄血液,可导致血溢脉外为瘀;气行则血行,气滞血亦滞,因此,气滞常可导致瘀血;血得温则行,得寒则凝,故血寒可致瘀血;热入营血,或血与热邪互结,或血液受热煎熬而黏滞,运行不畅,或热邪灼伤脉络,血溢脉外,留于体内,均可形成瘀血。

161.B。解析:一般情况下,若人体脏腑功能正常,气血充盈,常足以抗御邪气的侵袭,即使邪气侵入,亦能驱邪外出。人体正气的强弱,可以决定疾病的发生与否,并与发病部位、病变程度轻重有关。所以,正气不足是发病的主要因素。

解析:所谓实,主要指邪气亢盛,正气未衰,正邪激烈相争,临床上出现太过、亢奋、有余为特征的病理反应。其中"邪气"包括了六淫病邪,以及食积、水饮、痰浊、瘀血和情志内伤等引起脏腑、经络、气血功能失调的有害因素。故外感邪气盛、肌肤经络闭塞、脏腑功能亢进、气血壅滞瘀结均属"实"的病机。气机升降失调,是指疾病在其发展过程中,由于致病因素的影响,进而导致气机运行不畅或升降出入功能失去平衡协调的病理变化,不属于"实"的病机。

171.A。解析:阴或阳的偏盛,主要可见于"邪气盛则实"的病机和病证。阳偏盛,即是阳盛,是指机体在疾病过程中所出现的一种阳偏盛,机能亢奋,代谢活动亢进,机体反应性增强,阳热过剩的病理状态。阴偏盛,即是阴盛,是指机体在疾病过程中所出现的一种阴气偏盛,机能障碍或减退,产热不足,以及病理代谢产物积聚的病理状态。

173.C。解析:真虚假实:是指"虚"为病机的本质,而其"实"象则是表现的假象,多由于正气虚弱,脏腑气血不足,功能减退,气化无力所致。正如《景岳全书·传忠录·虚实篇》所说:"至虚之病,反见盛势。"

175.C。解析:阴阳格拒指在阴阳偏盛至极的基础上,阴阳双方相互排斥而出现寒热真假变的类病机。若阴盛格阳则出现真寒假热证,若阳盛格阴则出现真热假寒证。

177.C。解析:内湿的产生,多因过食肥甘,嗜烟好酒,恣食生冷,内伤脾胃,致使脾失健运,或喜静少动,素体肥胖,情志抑郁,致气机不利,津液输布障碍,聚而成湿所致。因此,脾的运化失职是湿浊内生的关键。

179.E。解析:阳气过盛化火的"壮火",又称为"气有余便是火"。外感六淫病邪,郁而从阳化火。病理性代谢产物(如痰、瘀血、结石等)和食积、虫积等邪郁化火。情志刺激,气机郁结,日久化火。暑热之邪只有外感,没有内生;外感暑热之邪,除具有一般热邪的发病特点外,还有其炎热特性,比其他季节的火邪更盛。

180.A。解析:未病先防是指在人体未发生疾病之前,采取各种措施,做好预防工作,以防止疾病的发生。未病先防包括:①养生以增强正气。②防止病邪侵害。

181.B。解析:寒性病证表现寒象,用温热性质的方药来治疗,称为"寒者热之",亦即以热药疗寒证。热病见热象，"热者寒之"；阴虚见热象，"虚则补之"A、B、C 都是正治法。热病见寒象，"寒因寒用"；寒病见热象，"热因热用"，D、E 都属反治法。

183. C。解析："阳盛则热"的实热证，据阴阳对立制约原理，宜用寒凉药物以泻其偏盛之阳热，此即"热者寒之"之意。

185. B。解析：正治，是指逆疾病的临床表现性质而治的一种最常用的治疗法则，即是采用与疾病证候性质相反的方药进行治疗。患者阴邪盛而导致的寒实证，当用寒者热之的方法治疗。虚证当用"虚者补之"；热证当用"热者寒之"。阴盛者，以扶阳的方法消退阴盛，称为"阴病治阳"；阳盛者，以滋阴的方法制约阳亢，称为"阳病治阴"。

186. D。解析：热因热用，即以热治热，是指用热性药物来治疗具有假热征象的病证。它适用于阴盛格阳的真寒假热证。

187. C。解析：寒因寒用是指用寒性药物治疗具有假寒症状的病证之法。适用于里热炽盛，阳盛格阴的真热假寒证。这种治法，对其假寒的症状来说，就是"以寒治寒"的反治法。

189. C。解析：大出血时应以止血为要，因为失血过多会引起生命危险；血止后或流血减少后，才针对引起流血的病因进行治疗。所以大出血证的治则是急则治标。

192. A。解析：阴阳偏衰的治疗原则是"虚则补之"，即补其不足。阴偏衰产生的是"阴虚则热"的虚热证，治疗当滋阴制阳，用"壮水之主，以制阳光"的治法，《黄帝内经》称之为"阳病治阴"。阳偏衰产生的是"阳虚则寒"的虚寒证，治疗当扶阳抑阴，用"益火之源，以消阴翳"的治法，《黄帝内经》称之为"阴病治阳"。

195. A。解析：因人制宜：根据患者的年龄、性别、体质等不同特点，考虑用药的治则，因时制宜：根据时令气候特点，考虑用药的治则，即"用寒远寒，用凉远凉，用温远温，用热远热，食宜同法"。因地制宜：根据不同地域环境特点，考虑用药的治则。因不同的地域，地势有高下，气候有寒热湿燥，水土性质各异，以及生活习惯与方式的不同，病理变化亦不尽相同。

202～203. A、B。解析：疾病是指致病邪气作用于人体，人体正气与之抗争而引起的机体阴阳失

调、脏腑组织损伤、生理机能失常或心理活动障碍的一个完整的生命过程。证候是指疾病过程中某一阶段或某一类型的病理概括，一般由一组相对固定的、有内在联系的、能解释某一阶段或某一类型病变本质的症状和体征构成。

210～211. A、D。解析：阴阳互根是指一切事物或现象中相互对立着的阴阳两个方面，具有相互依存，互为根本的关系。阴阳互用是指阴阳双方具有互相资生、促进和助长的关系。如果相互为用的关系破坏，阴阳不得相互资助，则出现阴损及阳、阳损及阴的病变。阴阳互藏是指相互对立的阴阳双方中的任何一方都包含着另一方，即阴中有阳，阳中有阴。

212～213. D、E。解析：阳病治阴适于阴虚之证，阴病治阳适用于阳虚之候。"阴虚则热"所出现的虚热证，采用"阳病治阴"的原则，滋阴以制阳亢。"阳虚则寒"所出现的虚寒证，采用"阴病治阳"的原则，阴虚者补阴，阳虚者补阳，以平为期。

228～229. C、B。解析：五行相生次序：木生火，火生土，土生金，金生水，水生木。"生我"者为母，"我生"者为子。五行相克次序：木克土，土克水，水克火，火克金，金克木。"克我"者为"所不胜"，"我克"者为"所胜"。

232～233. A、C。解析：泻南补北是泻心火与补肾水相结合的一种方法。因心属火，火属南方；肾属水，水属北方，故得名。适用于肾阴不足，心火偏旺，水火不济，心肾不交之证。扶土抑木是疏肝与健脾相结合治疗肝旺脾虚的一种治法。适用于木旺乘土或土虚木乘之证。滋水涵木是滋肾阴以养肝阴的方法。适用于肾阴亏损而肝阴不足，甚或肝阳上亢之证。培土生金是通过健脾补气以补益肺气的方法。主要用于肺气虚弱之证。佐金平木是指肺属金，肝属木，金能克木，因此肺能制肝。适用于肺无力制肝而肝旺者。

236～237. A、B。解析：心的主要生理功能是主血脉，主藏神。由于心主宰人体整个生命活动，故称心为"君主之官""生之本""五脏六腑之大主"。肝的主要生理功能是主疏泄与主藏血。生理特性主要有肝气升发与肝为刚脏。《素问·灵兰秘典论》说："肝者，将军之官，谋虑出焉。"

238～239. E、A。解析：主蛰，喻指肾有潜藏、

封藏、闭藏之生理特性,是对其藏精机能的高度概括。守位,指肾中相火(肾阳)潜藏不露,以发挥其温照、推动等作用。心的主要生理机能是主血脉、主藏神。由于心主宰人体整个生命活动,故称心为"君主之官""生之本""五脏六腑之大主"。

240~241.E、B。**解析:**肾为气之根:肾有贮藏精气的作用,肾中精气乃元气之根本。肾主先天之气,后天得先天则生生不息,肾为五脏六腑之本,人体之气生化之源。肺为气之主:肺为五脏中与气关系最密切的内脏,且肺对全身气机起到调节作用。肺在机体新陈代谢过程中不断地从自然界摄取清气,排出体内浊气。

242~243.D、A。**解析:**中医认为,五更泻主要由于命门火衰,火不暖土,脾失健运,肠失固涩所致。肝肾阴阳之间存在着互滋互制的联系。肾阴与肾阳为五脏阴阳之本,肾阴滋养肝阴,共同制约肝阳;肾阳资助肝阳,温煦肝脉,防其寒滞。肝肾阴阳之间互制互用维持了肝肾之间的协调平衡。

244~245.C、B。**解析:**中医认为,心在体合脉,其华在面;肺在体合皮,其华在毛;脾在体合肌肉而主四肢,其华在唇;肝在体合筋,其华在爪;肾在体合骨,生髓,通脑,其华在发。

246~247.D、C。**解析:**相乘即相克太过,超过正常制约程度,属病理变化范畴。如肝气过亢,肺金不能制约肝木,则太过之木便去抑制土,使土更虚而发生肝气犯胃的病证。相侮即反克,又称反侮。侮,恃强凌弱之意。相侮属病理变化范畴。正常情况下,金可克木,若金气不足,或木气偏亢,木就反而抑制金,出现肺金虚损而肝木亢盛的病证。

250~251.E、D。**解析:**肝肾同源又称乙癸同源,是指:肝藏血,肾藏精,精血同生,故肝阴和肾阴相互滋养,肝肾相生。肝和肾均内藏相火,相火源于命门。肝和肾虚实密切相关,相互制约,治疗上多兼顾二脏。心在五行属火,位居于上而属阳;肾在五行属水,位居于下而属阴;心火必须下降于肾,助肾阳以温肾水,使肾水不寒;肾水必须上济于心,助心阴以濡心阳,使心火不亢。如此维持心肾阴阳水火协调平衡,称"水火既济""心肾相交"。

262~263.D、C。**解析:**胆:主储藏、排泄胆汁;主决断。胃:受纳、腐熟水谷。小肠:受盛化物,主液,泌别清浊。大肠:主津、主传导糟粕。膀胱:储存和排泄尿液。

264~265.C、B。**解析:**肝主谋略;胆主决断。

266~267.B、C。**解析:**督脉主司生殖,为"阳脉之海"。任脉为"阴脉之海""任主胞胎"。冲脉能调整十二经气血,故有"十二经之海""五脏六腑之海"和"血海"之称。妇女月经与冲脉功能关系密切。带脉有固护胎儿和主司妇女带下的作用。阳维脉联络各阳经,与阴维脉共同起着溢蓄气血的作用。

270~271.B、A。**解析:**宗气上走息道,推动肺的呼吸,即"助肺司呼吸",所以,凡言语、声音、呼吸的强弱,均与宗气的盛衰有关。卫气其性剽疾滑利,行于脉外,具有温养脏腑,护卫体表之能。

272~273.B、C。**解析:**手之三阴,从胸走手;手之三阳,从手走头;足之三阳,从头走足;足之三阴,从足走腹。

280~281.C、B。**解析:**经别:是从十二经脉别行分出的重要支脉,又称"十二经别",主要功能是加强十二经脉中相为表里的两经之间的联系。别络:加强十二经脉表里两经在体表的联系。

284~285.D、A。**解析:**①冲脉具有调节十二经气血的作用,"冲为血海",任脉具有调节阴经气血的作用,"任主胞胎"。②阴、阳跷脉主肢节运动,司眼睑开合;阴、阳维脉具有维系、联络全身阳经或阴经的作用;督脉具有调节阳经气血的作用,反映脑、髓和肾的功能。

288~289.A、C。**解析:**暑为盛夏之火气,具有酷热之性,火热属阳,故暑属阳邪。暑邪伤人多表现出一系列阳热症状,如高热、心烦、面赤、烦躁、脉象洪大等,称为伤暑。暑季不仅气候炎热,且常多雨而潮湿,热蒸湿动,湿热弥漫空间,暑令湿胜必多兼感。表现除发热、烦渴等暑热症状外,常兼见四肢困倦、胸闷呕恶、大便溏泄不爽等湿阻症状。

290~291.E、C。**解析:**风邪,轻扬开泄,易袭阳位(上部),风性善行而数变,主动,风为百病之长;寒邪,易伤阳气,寒性凝滞、收引;热(火)邪,其性炎上,易伤津耗气,易生风、动血,易扰心神,易致疮痈;湿邪,易阻滞气机,损伤阳气,湿性重浊、黏滞,易袭阴位(下部);燥邪,干涩,易伤津液,易伤肺。

292~293.B、D。**解析:**热痛,皮色红,灼热疼痛,遇冷痛减。寒痛,皮色不红,不热,酸痛,得温则痛减;风痛,痛无定处,忽彼忽此,走注甚速;气痛,攻痛无常,时感抽掣,喜缓怒甚。

298～299.E、D。解析:喜、怒、忧、思、悲、恐、惊七种情志与内脏有着密切的关系。情志为病,内伤五脏,主要是使五脏气机失常、气血不和、阴阳失调而致病。至于所伤何脏,有常有变。七情生于五脏,又各伤对应之脏,如喜伤心、怒伤肝、惊恐伤肾、悲伤肺。

300～301.A、B。解析:怒则气上;喜则气缓;悲则气消;恐则气下;惊则气乱;思则气结。

304～305.C、D。解析:脾为生痰之源,肺为贮痰之器。

308～309.A、E。解析:正胜邪退:指在疾病过程中,邪气渐趋衰减,疾病向好转和痊愈方向发展的一种病理变化。正虚邪恋:指在疾病过程中,正气大虚,余邪未尽,或邪气深伏伤正,正气无力祛除病邪,只是疾病处于缠绵难愈的病理变化。

310～311.D、B。解析:真寒假热:阴证似阳的证候,阴偏盛至极,阳极端虚弱,偏盛之阴盘踞于内,逼迫衰微之阳浮越于外,是阴阳相互格拒的一种病理状态。上热下寒:指寒邪感于上而热邪发于下,是寒热错杂表现之一。真实假虚:虚为病机本质,实为表现假象。多由于正气虚弱,脏腑气血不足,功能减退,气化无力所致,是虚实真假的一种病理状态。因实致虚:由于邪气过于强盛,正不敌邪,

正气很快被邪气耗损而衰败所致,是虚实转化的一种病理状态。里虚寒证:是正气虚兼内寒的证候,是阴阳偏衰的一种病理状态。

312～313.C、B。解析:阴偏盛而导致的寒实证,用"寒者热之"的治疗方法。阴偏衰产生的是"阴虚则热"的虚热证,治疗当滋阴制阳,《内经》称之为"阳病治阴"。

316～317.A、C。解析:肝病日久,两胁胀满,为气滞,舌质瘀斑、瘀点为血瘀证,故为气滞血瘀证;血为气母,血亏则气无所附,终致气脱,产后大出血,继而冷汗淋漓,甚至晕厥,为气随血脱证。

322～323.D、C。解析:扶正祛邪的临床运用原则:其一是虚证宜扶正,实证宜祛邪。补虚、泻实为其临床运用的特点。其二是应根据邪正盛衰及其在疾病过程中矛盾斗争的地位,决定其运用方式的先后与主次。其三是应注意扶正不留(助)邪,祛邪勿伤正。先祛邪后扶正适用于邪盛为主,正虚不甚;先扶正后祛邪适用于正虚邪实以正虚为主的病证;扶正与祛邪同用适用于虚实夹杂,正虚邪实;纯虚证用单纯扶正;纯实证用单纯祛邪。

324～325.D、E。解析:气闭:指气机闭阻,失于外达,甚至清窍闭塞,出现昏厥的一种病理变化。气闭病机有因触冒秽浊之气所致的闭厥,突然精神刺激所致的气厥,剧痛所致的痛厥,痰闭气道的痰厥等。气脱:指气虚至极,不能内守而大量脱失,以致生命机能突然衰竭的一种病理变化。

中医诊断学

1. A	2. E	3. C	4. B	5. B	6. C	7. D	8. E	9. A	10. C
11. B	12. B	13. A	14. B	15. E	16. D	17. E	18. B	19. A	20. D
21. D	22. D	23. A	24. A	25. D	26. C	27. C	28. C	29. D	30. D
31. B	32. E	33. E	34. C	35. E	36. D	37. B	38. D	39. B	40. E
41. C	42. E	43. C	44. B	45. C	46. E	47. A	48. C	49. B	50. C
51. A	52. E	53. D	54. D	55. B	56. B	57. B	58. B	59. D	60. C
61. B	62. B	63. D	64. A	65. C	66. B	67. C	68. E	69. A	70. A
71. C	72. D	73. C	74. B	75. E	76. D	77. D	78. E	79. A	80. B
81. C	82. C	83. D	84. A	85. B	86. A	87. E	88. C	89. D	90. B
91. B	92. C	93. A	94. A	95. A	96. A	97. B	98. B	99. C	100. E
101. B	102. C	103. B	104. D	105. C	106. B	107. D	108. E	109. E	110. A
111. E	112. E	113. A	114. B	115. A	116. B	117. D	118. C	119. E	120. E
121. B	122. D	123. A	124. C	125. C	126. C	127. B	128. B	129. C	130. B
131. B	132. E	133. C	134. D	135. A	136. C	137. A	138. B	139. B	140. A
141. B	142. A	143. A	144. D	145. A	146. A	147. C	148. B	149. D	150. A
151. C	152. A	153. A	154. B	155. C	156. A	157. C	158. B	159. B	160. D
161. D	162. C	163. C	164. C	165. D	166. D	167. B	168. A	169. A	170. E
171. A	172. B	173. D	174. B	175. C	176. D	177. A	178. C	179. D	180. B
181. C	182. E	183. B	184. C	185. C	186. D	187. C	188. A	189. D	190. A
191. C	192. A	193. C	194. D	195. E	196. A	197. E	198. D	199. C	200. E
201. D	202. C	203. B	204. D	205. C	206. B	207. C	208. B	209. C	210. D
211. B	212. E	213. E	214. A	215. A	216. E	217. A	218. E	219. A	220. D
221. E	222. B	223. A	224. B	225. C	226. D	227. C	228. D	229. D	230. C
231. D	232. C	233. C	234. B	235. A	236. C	237. A	238. C	239. B	240. A
241. A	242. E	243. E	244. D	245. B	246. E				

2.E。**解析**:凡行于外表的、向上的、亢盛的、增强的、轻清的为阳气。阳气虚衰指机体阳气虚损,功能减退或衰弱,代谢缓慢,产热不足的病理状态,因此可见畏寒;同时患者久病,卫外之气不固,正邪斗争日久,亦会损伤阳气。

3.C。**解析**:恶寒发热是外感表证初起,外邪与卫阳之气相争的反应;外邪束表,郁遏卫阳,肌表失煦故恶寒。卫阳失宣,郁而发热。A仅见发热,无恶寒。B、E均为表里寒热错杂证,寒热同时并见。D主要表现为寒热往来。E寒在表,热在里;多见于素有里寒又复感风热。

4.B。**解析**:阴虚潮热多见于阴虚证候之中。其特点是午后或夜间发热加重,热势较低,往往仅能自我感觉,体温并不高,多见胸中烦热,手足心发热,故又称"五心烦热"。严重者有热自骨髓向外透发的感觉,则称为"骨蒸潮热"。午后热甚多见于阳明腑实证。

6.C。**解析**:战汗表现为患者先恶寒战栗,表情痛苦,辗转挣扎,继而汗出者,是邪正交争的表现,由战汗的转归、邪正盛衰决定病情的发展方向。A常伴有神疲乏力,多因阳虚或气虚不能固护肌表,腠理疏松,津液外泄所致。B为阴虚,虚热内生,睡时卫阳入里,肌表不密,虚热蒸津外泄所致。D为久病、重病,正气大伤,阳气外脱,津液大泄所致。E见于热性病。

7.D。**解析**:胀痛多因气机郁滞所致。绞痛多为有形实邪突然阻塞经络、闭阻气机,或寒邪内侵,气机郁闭,导致血流不畅而成。灼痛多由火热之邪窜入经络,或阴虚阳亢,虚热灼于经络所致。冷痛多因寒凝筋脉或阳气不足而致。隐痛多因气血不足,或阳气虚弱,导致经脉气血运行滞涩所致。

8.E。**解析**:胀痛是痛且有胀感,在身体各部位都可以出现,但以胸胁、胃脘、腹部较为多见。重痛疼痛伴有沉重感,多见于头部、四肢及腰部。空痛为痛而有空虚之感,其特点是疼痛有空旷轻虚之感,喜温喜按。隐痛为痛而隐隐,绵绵不休,其特点是痛势较轻,可以耐受,隐隐而痛,持续时间较长。刺痛指疼痛如针刺之状,是瘀血致痛的特征之一,以头部及胸胁、脘腹等处较为常见。

9.A。**解析**:头部不同部位的疼痛与经络的关系是,头项痛属太阳经病,前额痛连眉棱骨痛属阳明经病,头侧部痛属少阳经病,头顶痛属厥阴经病,头痛连齿属少阴经病。

11.B。**解析**:腹痛指剑突下至耻骨毛际以上(胃脘所在部位除外)的整个腹部或局部疼痛的症状。大腹痛,指脐以上部位疼痛,为脾胃及肝胆病变。脐腹痛,指脐周围部位疼痛,为小肠和脾的病变。小腹痛,指脐下正中部位至耻骨毛际以上的部位疼痛,为肾、大小肠、膀胱、女子胞宫的病变。少腹痛,指小腹两侧部位疼痛,为肝经不畅或大肠的病变。

12.B。**解析**:嗜睡常因痰湿内盛,或阳虚阴盛导致。

13.A。**解析**:失眠的病机是阳不入阴,神不守舍。气血不足,神失所养,阴虚阳亢,虚热内生,肾水不足,心火亢盛,心胆气虚等,可扰动心神,导致失眠。另痰火、食积、瘀血等邪气上扰,心神不宁,也可出现失眠。痰湿内盛与之关系不大。

14.B。**解析**:若饭后嗜睡,兼神疲倦怠,食少纳呆者,多由脾失健运,清阳不升所致。

15.E。**解析**:消谷善饥指患者食欲亢进,食量较多,食后不久即感饥饿的症状,多由胃热炽盛,腐熟太过所致。消谷善饥,兼多饮多尿,身体消瘦者,多见于消渴病。多食易饥,兼见大便溏泄者,为胃强脾弱。

16.D。**解析**:饥不欲食,是患者感觉饥饿而又不想进食,或进食很少,可见于胃阴不足证。A、B多见善饥;C、E多见饮食减少。

17.E。**解析**:善饥多食是患者食欲亢进,食量较多,食后不久即感饥饿,是由于胃火亢盛,腐熟太过,代谢亢盛而致。可见于胃火亢盛、胃强脾弱等证。而A、D出现的是饮食减少;C出现的是饥不欲食;B出现的是多食易饥,兼见大便溏泄。

18.B。**解析**:口黏腻,是指患者自觉口中黏腻不爽的症状,多见于痰热内盛、湿热蕴脾及寒湿困脾之证。

19.A。**解析**:口酸多因肝胃郁热或饮食停滞所致。B多见于伤食证;C多属湿困脾胃;D属热证的表现;E多属肾病及寒证。故本病选A。

20.D。**解析**:口苦,是指患者自觉口中有苦味的症状,多见于心火上炎或肝胆火热之证。

21.D。**解析**:大便溏结不调即是指大便时稀时干的症状,多因肝郁脾虚所致,若大便先干后溏,多属脾虚。

23.A。**解析**:神是以精气为物质基础的一种机能,是五脏所生之外荣。目系通于脑,目的活动直接受心神支配,眼睛是心神的外在反映。因此,望神尤应重视眼神的变化。

24.A。**解析**:得神又称有神,是精充气足神旺的表现。具体表现为:神志清楚,语言清晰,面色荣润含蓄,表情丰富自然;目光明亮,精彩内含;反应灵敏,动作灵活,体态自如;呼吸平稳,肌肉不削。

25.D。**解析**:假神是垂危患者出现的精神暂时好转的假象,假神之所以出现,是由于精气衰竭已极,阴不敛阳,阳虚无所依附而外越,以致显露出一时"好转"的假象。这是机体阴阳严重失调的表现。

28.C。**解析**:客色是指因外界因素(如季节昼夜、阴晴气候等)的不同,或生活条件的差异,而微有相应变化的面色。如春应稍青,夏应稍红,长夏应稍黄,秋应稍白,冬应稍黑等。

29.D。**解析**:常色是人在正常生理状态时的面部色泽,有主色、客色之分,中国人的主色为红黄隐隐,荣润光泽,而余皆为病色。

30.D。**解析**:赤色主热证,亦可主戴阳证。实热见满脸通红、目赤;虚热见午后颧红;戴阳证见面红如妆。

31.B。**解析**:两颧潮红见于虚热证;A 见于实热证;C 多属心血瘀阻,血行不畅;D 为戴阳证,是精气衰竭,阴不敛阳,虚阳上越所致;E 为寒湿郁阻所致。

32.E。**解析**:白色主虚证、寒证、脱血、夺气。淡白无华主气血不足;白主虚水泛;苍白主阳气暴脱或阴寒凝滞、大失血证。

33.E。**解析**:青色主寒证、痛证、瘀血证、惊风证、肝病。赤色主热证。黄色主湿证、虚证。白色主虚寒证、血虚证。黑色主肾虚证、水饮证、寒证、痛证及瘀血证。

34.C。**解析**:中医认为黑为阴寒水盛之色。由于肾阳虚衰,水饮不化,气化不行,阴寒内盛,血失温养,经脉拘急,气血不畅,面色黧黑。面黑而焦干,多为肾精久耗,虚火灼阴。目眶周围色黑,多见于肾虚水泛的水饮证;面色青黑,且剧痛者,多为寒凝瘀阻。

36.D。**解析**:头发已脱,头皮瘙痒、多屑多脂者,多为血热化燥所致。

37.B。**解析**:目部的脏腑相关部位"五轮学说":瞳仁属肾,称为"水轮";黑睛属肝,称为"风轮";眼睑属脾,称为"肉轮";两眦属心,称为"火轮";白睛属肺,称为"气轮"。

38.D。**解析**:双睑下垂多为先天不足,脾肾亏虚。固定上视者,称戴眼反折;固定侧视者,称横目斜视,多属肝风内动所致;昏睡露睛多属脾气虚弱,气血不足,胞睑失养所致,常见于吐泻伤津和慢脾风的患儿。

40.E。**解析**:"五轮学说":瞳仁属肾,称为"水轮";黑睛属肝,称为"风轮";眼睑属脾,称为"肉轮";两眦属心,称为"火轮";白睛属肺,称为"气轮"。

41.C。**解析**:齿燥如枯骨为肾阴枯涸,不能上荣于齿的表现。A 见齿燥如石。B 见牙齿干燥。D 有胃热或虫积时,牙齿有洞腐臭。E 多见牙齿松动稀疏,齿根外露。

42.E。**解析**:咽部两侧红肿突起如乳突,称乳蛾,是肺胃热盛,外感风邪凝结而成。喉痈指因内外热毒搏结于咽喉所致的咽喉及其邻近部位的痈肿。鹅口疮是以口腔、舌上满布白屑为主要特征的一种口腔疾病,因其状如鹅口,故称"鹅口疮"。咽喉溃烂处上覆白腐,形如白膜者,则称为伪膜。

47.A。**解析**:小儿指纹的纹色变化,主要有红、紫、青、黑、白色的变化。纹色鲜红多属外感风寒。纹色紫红,多主热证。纹色青,主风证或痛证。纹色青紫或紫黑色,是血络闭郁。纹色淡白,多属脾虚。

49.B。**解析**:以脏腑分属诊舌部位,心肺居上,故以舌尖主心肺;脾胃居中,故以舌中部主脾胃;肾位于下,故以舌根部主肾;肝胆居躯体之侧,故以舌边主肝胆,左边属肝,右边属胆。

50.C。**解析**:舌质绛红见于热入营血、阴虚火旺和血瘀证;舌色淡红见于正常人;舌质淡白主虚寒或气血双亏;舌质紫暗见于瘀血或寒凝等;舌起红刺多因邪热亢盛所致。

51.A。**解析**:舌体小,舌鲜红而少苔,或有裂纹,或光红无苔,属虚热证。舌色鲜红,舌体不小,或兼黄苔,多属实热证。舌紫红或绛紫而干枯少津,为热盛伤津,气血壅滞。舌色稍红,或舌边尖略红,多属外感风热表证初期。

52. E。**解析:**紫舌总由血液运行不畅,瘀滞所致。舌淡紫而湿润:阴寒内盛,或阳气虚衰所致寒凝血瘀。

53. D。**解析:**舌淡多为气血两虚、阳虚,舌胖嫩提示虚证,苔白滑提示有水湿。阴虚者舌质为红色,有热者舌质为绛红或红,有瘀血者舌多见紫暗色。

54. D。**解析:**舌体板硬强直,运动不灵活,为强硬舌。舌体软弱,无力屈伸,痿废不灵,为痿软舌。舌体震颤抖动,不能自主,为颤动舌。伸舌时舌体偏向一侧,或左或右,为歪斜舌。舌伸于口外,不即回缩,为吐舌;舌微露出口,立即收回,或舐口唇上下左右,摇动不停,为弄舌。合称吐弄舌。舌体卷短、紧缩,不能伸长,为短缩舌。

55. B。**解析:**颤动舌为肝风内动的表现,可因热盛、阳亢、阴亏、血虚等所致。气血两虚,使筋脉失于濡养而无力平稳伸展舌体;或因热极阴亏而动风、肝阳化风等导致舌抖颤难安。

56. B。**解析:**淡白舌,舌体瘦薄者,属气血两虚证。淡白舌,舌体胖嫩,舌边有齿痕者,属阳虚水停证。

57. B。**解析:**苔质厚薄以"见底"和"不见底"为标准。薄苔多为疾病初起或病邪在表,病情较轻;厚苔多为病邪入里,或胃肠积滞,病情较重。所以苔质的厚薄提示病情的深浅。舌苔的有无提示胃阴的变化;苔色的黄白提示病邪的性质;苔质的润燥提示津液的盈亏变化;舌苔的真假提示胃气的衰败与否。

58. B。**解析:**滑胎:舌面水分过多,伸舌欲滴,扪之湿而滑。燥苔:舌苔干燥,扪之无津,甚则舌苔干裂。糙苔:苔质粗糙如砂石,扪之糙手,津液全无。润苔:舌苔干湿适中,不滑不燥。腻苔:苔质颗粒细腻致密,揩之不去,刮之不脱,如涂有滑腻之状,中间厚、边周薄者。

59. D。**解析:**胃阴枯竭,胃无生发之气,见镜面舌。淡红舌常见于正常人;紫舌见于热盛伤津,气血壅滞,或寒凝血瘀的病证;绛红舌常见于热入营血或阴虚火旺的病证;鲜红舌常见于热证、实证。

60. C。**解析:**新病音哑或失音者,多因外感风寒或风热袭肺,或痰湿壅肺,以致肺气不宣,清肃失司,邪闭清窍,即"金实不鸣"。久病、重病导致音哑或失音,多因阴虚火旺,肺肾精气内伤所致,即"金破不鸣"。暴怒叫喊或持续性高声宣讲,可导致音哑或失音,属气阴耗伤。子喑为妇女妊娠末期出现音哑或失音,系因胎儿渐长,压迫肾之络脉,使肾精不能上荣于咽喉所致。

61. B。**解析:**子喑是妊娠晚期出现声音嘶哑,音浊不扬,甚至不能出声的妊娠疾病。金破不鸣是肺肾亏亏,肺燥热郁,阴液不能上承,咽喉失于濡润而音哑或失音,多属虚证,可见于晚期结核、慢性喉炎等大病、久病之人。金实不鸣属新病音哑失音,属实证,多见外感风寒或风热,痰浊阻滞以致肺气不宣。短气、少气与音哑或失音无关。

62. B。**解析:**神志不清,语言重复,时断时续,声音低弱者,称为郑声。神志不清,语无伦次,声高有力者,称为谵语。语言错乱,语后自知,称为错语。言语轻缓,声音低微,欲言而不能接续者,称为夺气。自言自语,喃喃不休,见人则止,首尾不续者,称为独语。

63. D。**解析:**独语指自言自语,喃喃不休,见人语止,首尾不续的症状。多因心气虚弱,神气不足,或气郁痰阻,蒙蔽心神所致,属阴证。错语是指患者意识清楚而语言错乱,语后自知言错的症状。证有虚实之分,虚证多因心气虚弱,神气不足所致;实证多因痰湿、瘀血、气滞阻碍心窍所致。故二者的共同病因是心气虚弱,神气不足。

64. A。**解析:**郑声表现为神志昏沉,语言重复,低微无力,时断时续,多因心气大伤,神无所依而致。

65. C。**解析:**哮,是以呼吸急促,喉中痰鸣为特征。喘,是以呼吸急促困难,甚至张口抬肩,鼻翼扇动,端坐呼吸,不能平卧为特点。哮必兼喘,喘未必兼哮,喉中痰鸣为哮的特点,也是两者的主要鉴别点。

66. B。**解析:**白喉为疫毒内传,里热炽盛而成,其咳声如犬吠,干咳阵作。百日咳多因风邪与伏痰搏结,郁而化热,阻遏气道所致,其特点是咳嗽阵作,咳声连续,是痉挛性发作,咳剧气逆则涕泪俱出,甚至呕吐,阵咳后伴有怪叫,其声如"鹭鸶鸣"。C、D、E无特殊。

68.E。解析:白喉主要表现为进行性梗阻症状,有声音嘶哑或失音、呼吸困难、犬吠样咳嗽、呼吸时有蝉鸣音。梗阻严重者吸气有三凹征。

72.D。解析:胃气以降为顺,食停胃脘,胃气郁滞,胃失和降而上逆,故见嗳气吞酸或呕吐酸腐食物。而其余选项无此特点。

75.E。解析:痰湿内阻,上蒙清窍,清阳不升,故感觉头部昏沉。

76.D。解析:实证是对人体感受外邪,或体内病理产物堆积而产生的各种临床表现的病理概括。邪气过盛,正气与之抗争,阳热亢盛,故壮热;实邪内盛,故精神亢奋;实邪积于肠胃则腑气不通,大便秘结;湿热下攻,水湿内停,气化不行,故小便不利;湿热下注膀胱,致小便淋沥涩痛。邪正相争,搏击于血脉,故脉实有力。而五心烦热常见于阴虚的病证,病性属虚。

77.D。解析:口干但欲漱水不欲咽提示内有瘀血。因瘀血内阻,气不化津,津不上承,故口干欲漱水;但水本不亏,乃气化不行,故又不欲咽。湿热可见渴不多饮,兼身热不扬,头身困重,苔黄腻。痰饮内停可见渴喜热饮,饮水不多,或饮后即吐。温病营分证可见口渴饮水不多,兼身热夜甚,心烦不寐,舌红绛。

78.E。解析:阴虚火旺证出现口渴咽干,夜间尤甚,伴颧红盗汗、五心烦热。

80.B。解析:心脉痹阻证是指心脏脉络在各种致病因素,如寒凝、瘀阻、气滞等作用下导致痹阻不通所出现的证候。心胸憋闷刺痛,痛处不移主要由瘀血阻滞所致。A表现为冷痛;C表现为胀痛;D表现为闷痛;E表现为隐痛。

83.D。解析:寸口分寸、关、尺三部,两手共六部脉,分候脏腑,一般左寸可候心与膻中,右寸可候肺与胸中;左关可候肝、胆与膈,右关可候脾与胃;左尺可候肾与小腹,右尺可候肾与小腹。

84.A。解析:滑脉为往来流利,如盘走珠,应指圆滑。弦脉为端直而长,如按琴弦,脉势较强而硬。大脉为脉体宽大,但无脉来汹涌之势。数脉为脉率增快,一息五至以上。

86.A。解析:脉来缓而时一止,止无定数为结脉,主阴盛气结,寒痰血瘀,亦主气血虚衰;脉来止,止有定数,良久方来为代脉,主脏气衰微,亦主疼

痛,惊恐,跌打损伤。

88.C。解析:涩脉的主病是精血亏少、气滞血瘀、夹痰、夹食,而细脉的主病是气血两虚、诸虚劳损、湿证,虚脉的主病是虚证,滑脉的主病是痰饮、食积、实热,弦脉主肝胆病、痰饮、痛证、疟疾。

89.D。解析:结脉脉来缓慢,时有中止,止无定数。主阴盛气结、寒痰血瘀、气血虚衰。脉结有力,主寒证、痰证、瘀血证。脉结无力,主气血不足证。

91.B。解析:微脉为极细极软,按之欲绝,似有若无。细脉脉细如线,但应指明显;濡脉浮而细软,如帛在水中;代脉脉来一止,止有定数,良久方还;涩脉形细而行迟,往来艰涩不畅,脉势不匀。

97.B。解析:表证又有表寒证、表热证、表虚证之分,表证主要见于外感疾病初期阶段,由于表证病位浅,正气未伤,病情轻,一般1~2周就可能痊愈,但若外邪太重或治疗不当等,外邪则可进一步内传,形成半表半里证或里证。里证多见于外感病的中、后期阶段或内伤疾病之中,里证起病可急可缓,与表证相比一般病情较重、病程较长,除表证使半表半里后,基本可诊断为里证。

98.B。解析:畏寒是指患者自觉怕冷,但加衣被、近火取暖可以缓解,多为里寒证。机体内伤久病,阳气虚于内,或寒邪过盛,直中于里损伤阳气,温煦肌表无力而出现怕冷的感觉。

99.C。解析:寒邪袭表,卫阳奋起抗争,卫阳失去其正常温分肉、肥腠理的功能,则出现恶寒;卫阳浮盛于外,势必与邪相争,卫阳被遏,故出现发热。恶寒发热并见是表证的特征。

100.E。解析:寒热往来是在由表入里的过程中,邪气停留于半表半里之间,既不能完全入里,正气又不能抗邪外出,正邪相争处于相持阶段,一胜一负,一进一退,故见寒热往来。

101.B。解析:A、C、D、E描述均正确。而虚证多为潮热、微热,畏寒,添衣近火得温则减。实证多为高热,恶寒,添衣近火得温不减。

103.B。解析:突然头额冷汗大出为阳虚固摄无权,故腠理开而汗大出,四肢厥冷为阳虚则寒,此为阳气虚弱以致亡脱的病证。

104.D。解析:戴阳证的关键病机是虚阳浮越,属真寒假热证(内有真寒而外见某些假热的"寒极似热"证候)。其临床表现有自觉发热,欲脱衣揭

被,触之胸腹无灼热,下肢厥冷;面色浮红如妆,非满面通红;神志躁扰不宁,疲乏无力;口渴但不欲饮;咽痛而不红肿;脉浮大或数,按之无力;便秘而便质不燥,或下利清谷;小便清长,或尿少浮肿;舌淡,苔白。

105.C。解析:涩脉脉象迟细而短,往来艰涩,极不流利,如轻刀刮竹,多见于气滞、血瘀和精伤、血少。

106.B。解析:亡阳发生在各种原因所致的阳气虚弱以致亡脱的阶段。阳虚固摄无权,故腠理开而汗大出,汗冷,味淡微黏;阳虚则寒,故身凉恶寒,四肢厥冷;人体机能活动低下,则见面色苍白、脉微欲绝等。

107.D。解析:气虚证以全身机能活动低下的表现为辨证要点。元气亏虚,脏腑组织机能减退,所以语声低微,神疲乏力;气虚清阳不升,不能温养头目,则头晕目眩;气虚毛窍疏松,卫外不固则自汗。耳鸣如蝉多为肝肾阴虚,肝阳上亢、痰火上扰所致。

108.E。解析:气滞证,是指人体某一脏腑、某一部位气机阻滞,运行不畅所表现的证候,以胀闷、疼痛、攻窜阵发为主要临床表现。A主要见于虚弱性疾病;B主要见于筋脉失养等病证;C主要见于胃气上逆的病证;D主要见于下焦湿邪为患的病证。

109.E。解析:血虚时血液亏虚,脏腑百脉失养,面色、口唇、爪甲失其血色为辨证要点。而A、B、C、D除由血虚引起外还可由其他原因引起,如肾精不足、肝郁等,不独见于血虚。

110.A。解析:热聚体内,迫血妄行,造成皮下出血或大血管出血,可见身热面赤而发斑及咳血、吐血、衄血、月经量多、崩漏等症;血热腐蚀血肉,可见肌肤生疮疖疔痈;血热证可见于外感温热病中,即温热邪毒内传,深入血分,形成卫气营血辨证中的"血分证"。脾虚不能化生水谷精微,不能统摄血液,可见月经量多而色淡。

111.E。解析:瘀血内阻,气血运行不利,肌肤失养,则见面色黧黑,肌肤甲错,口唇、舌体、指甲青紫色暗等,瘀血阻塞络脉,阻碍气血运行,不通则痛,可见局部刺痛之象。E见于血虚证,清窍失养。

112.E。解析:E为血寒证的临床表现。热聚体内,迫血妄行,造成皮下出血或大血管出血,可见

身热面赤而发斑及咳血、吐血、衄血、月经量多、崩漏等;血热腐蚀血肉,可见肌肤生疮、疖、疔、痈;血热证可见于外感温热病中,即温热邪毒内传,深入血分,形成卫气营血辨证中的"血分证"。

113.A。解析:血寒证见畏寒,手足或少腹等患处冷痛拘急,得温痛减,肤色紫暗发凉,或为痛经,月经愆期,经色紫暗,夹有血块,唇舌青紫,苔白滑,脉沉迟弦涩等。

114.B。解析:心血虚可见心悸怔忡,失眠多梦,健忘,眩晕,面色淡白或萎黄,唇舌色淡,脉细弱。

115.A。解析:燥邪犯肺证属于外感,肺阴虚证属于内伤。外感燥邪,可引起发热恶寒等表证,而由于肺脏受损,阴亏的病证不会出现发热恶寒。

116.B。解析:肝气郁结证,是由肝失疏泄,气机郁滞而成;肝气郁结,经气不利,则胸闷喜太息。A主要见于气虚证;C、D为胃气上逆的表现;E病位主要在肺肾。

117.D。解析:热极生风证,是指热邪亢盛引动肝风所表现的证候。热灼肝经,津液受烁,引动肝风,而见手足抽搐、角弓反张等筋脉挛急的表现。C见于阴虚动风证;A、B、E见于血虚生风证。

119.E。解析:肾虚证是指因肾精、肾气、肾阴、肾阳不足所表现出来的一类病证。根据病变脏腑不同,其证候类型及临床表现多种多样。腰为肾之府,肾的生理功能为促进机体的生长、发育和生殖,上述选项中肾虚证最有意义的诊断指标就是腰膝冷痛,精冷不育。

120.E。解析:肾阴虚证是肾脏阴液不足所表现的证候,阴虚相火妄动,则男子阳强易举,精室被扰则遗精早泄;女子以血为用,阴亏则经血来源不足,所以经量减少,甚至闭经;阴虚则阳亢,虚热迫血可致崩漏。E主要见于肾气不足,精关不固。

121.B。解析:畏寒是肾阳虚的表现;小便失禁是肾气虚而致肾气不固的表现;呼多吸少是肾不纳气;男子精少不育是肾精不足;腰膝酸软多是肾阴虚。

122.D。解析:若肾水不足,心火失济,则心阳偏亢,或心火独炽,下及肾水,致肾阴亏于下,火炽于上,出现心肾水火既济失调则出现心肾不交证。心阳偏亢,心神不宁,故心烦心悸;水亏阴虚,骨髓不充,脑髓失养,则多梦健忘;腰为肾府,失于阴液

濡养,则腰膝酸软;水亏火亢则五心烦热。惊悸不宁病位在心,多与情绪有关,或由气血阴阳亏虚,心神失养,或邪扰心神引起。

123.A。解析:肝胃不和证临床表现为脘胁胀闷疼痛,嗳气呃逆,嘈杂吞酸,不思饮食,烦躁易怒,舌红苔薄黄,脉弦或带数象;或颠顶疼痛,遇寒则甚,得温痛减,呕吐涎沫,形寒肢冷,舌淡苔白滑,脉沉弦紧。

127.B。解析:失神包括精亏神衰或邪盛神乱。①精亏神衰:临床表现为精神萎靡,甚则意识模糊,语声低微,面色无华,晦暗暴露,两目晦暗,呆滞无光,反应迟钝,动作艰难,呼吸气微或喘促,形体消瘦,甚至骨枯肉脱,手撒尿遗。提示精气大伤,机能衰减,多见于慢性久病之人,预后不良。②邪盛神乱临床表现为壮热烦躁,四肢抽搐,或神昏谵语,循衣摸床,撮空理线,或猝倒神昏,两手握固,牙关紧闭等。提示邪气亢盛,热扰神明,机能严重障碍,多见于急性患者,病情较重。

128.B。解析:肺阴虚见无痰或痰少而黏难咯,或痰中带血,声音嘶哑,口燥咽干,形体消瘦,五心烦热,潮热盗汗,两颧潮红,舌红少苔乏津,脉细数。舌苔白滑为饮停胸胁证的舌象。舌淡苔白为肺气虚的舌象。舌尖红,苔薄黄为风热犯肺证的舌象。舌红苔黄腻为痰热壅肺证的舌象。

130.B。解析:气陷证是指气虚无力升举,清阳之气下陷,以自觉气坠,或脏器下垂为主要表现的虚弱证候。临床表现为头晕眼花,气短疲乏,脘腹坠胀感,大便稀溏,形体消瘦,或见内脏下垂、脱肛、阴挺等。

138.B。解析:痰火扰神证见发热,口渴,胸闷,气粗,咯吐黄痰,喉间痰鸣,心烦,失眠,甚则神昏谵语,或狂躁妄动,打人毁物,不避亲疏,胡言乱语,哭笑无常,面赤,舌质红,苔黄腻,脉滑数。痰蒙心神证见神情痴呆,意识模糊,甚则昏不知人,或神情抑郁,表情淡漠,喃喃独语,举止失常。心火亢盛证见心烦失眠,面赤口渴,便秘,尿赤,面红,舌尖红,苔黄,脉数有力。瘀阻心脉证见心悸怔忡,心胸憋闷,心胸刺痛,舌暗或有青紫斑点,脉细涩或结代。寒凝心脉证见心痛剧痛,遇寒加重,得温痛减,形寒肢冷,舌淡苔白,脉沉迟或沉紧。

139.B。解析:风热犯肺见咳嗽,痰黄稠,恶寒

发热轻,鼻塞,流黄浊涕,舌尖红,苔薄黄,脉浮数。燥邪伤肺证见口舌咽喉干燥,恶寒发热,无汗或少汗,舌苔薄白而干燥,脉浮偏数或浮紧。风寒犯肺证见气喘,微有恶寒发热,鼻塞,流清涕,喉痒,或见身痛无汗,舌苔薄白,脉浮紧。痰热壅肺证见胸闷,气喘息粗,发热口渴,烦躁不安,舌红苔黄腻,脉滑数。

144.D。解析:肝火犯肺证见胸胁灼痛,急躁易怒,头胀头晕,面红目赤,口苦口干,咳嗽阵作,痰黄稠黏,舌红,苔薄黄,脉弦数。肝胃不和证见胃脘、胁肋胀满疼痛,走窜不定,嗳气,吞酸,舌淡红,苔薄黄,脉弦数。心肾不交证见心烦失眠,惊悸健忘,头晕耳鸣,腰膝酸软,梦遗,口咽干燥,五心烦热,潮热盗汗,便结尿黄,舌红少苔,脉细数。肝郁脾虚证见胸胁胀满窜痛,善太息,情志抑郁,或急躁易怒,食少腹胀,肠鸣矢气,便溏不爽,或腹痛欲便,泻后痛减,或大便溏结不调,舌苔白,脉弦或缓。心脾气血虚证见心悸怔忡,头晕,多梦,健忘,食欲不振,腹胀,便溏,神疲乏力,或皮下紫斑,女子月经量少色淡,淋漓不尽,面色萎黄,舌淡嫩,脉弱。

149.D。解析:肝阳化风证以眩晕、肢麻震颤、头胀痛、面赤,甚至突然昏仆、口眼歪斜、半身不遂等为辨证的主要依据。患者肝阳上亢,阴不制阳,阳亢化风,则头晕;因生气,阳亢而气血上壅,上实下虚,则行走漂浮,步履不稳;气血壅滞络脉,则面赤如醉;风动筋脉挛急,阴亏舌脉失养,则舌体颤动;阳亢阴虚化风,则脉弦。故患者为肝阳化风证。

155.C。解析:肾气不固见腰膝酸软,神疲乏力,耳鸣失聪;女子月经淋漓不尽,或带下清稀量多,或胎动易滑;舌淡,苔白,脉弱。肾精不足见女子经闭不孕,性功能低下,耳鸣耳聋,健忘恍惚,发脱齿摇,舌淡,脉弱。肾阳虚见腰膝酸冷或痛,畏寒肢冷,小便清长,五更泄泻,舌淡苔白,脉沉细无力,尺部尤甚。肾虚水泛见水肿,腰以下尤甚,舌淡苔白滑,脉沉迟无力。肾阴虚见眩晕耳鸣,失眠健忘,女子经少、经闭或崩漏。

159.B。解析:胃阴虚证是胃阴亏虚所表现的证候。胃脘痞满多因胃阴不足,虚热内生,热郁胃中,胃气失和所致;不思饮食多因阴亏而胃失濡润,纳化失常所致;频频泛恶,干呕,均多因胃失和降,胃气上逆所致;大便秘结多因胃阴亏虚,不能下润

所致;舌红少津,脉细数,均多因阴液亏少所致。故病机为胃阴不足。

166.D。解析:喜食肥腻,有胆石症病史,今天突感上腹剧烈疼痛,伴恶心呕吐。检查:右上腹压痛明显,两目黄染,舌质红苔黄腻,脉弦数。其临床意义是肝胆湿热。肝胆湿热证是指湿热内蕴,肝胆疏泄失常,以身目发黄、胁肋胀痛等及湿热症状为主要表现的证候。以阴痒、带下黄臭等为主要表现者,称肝经湿热(下注)证。

171～172.A、B。解析:恶寒重发热轻,是风寒表证的特征。发热重恶寒轻,是风热表证的特征。发热轻而恶风,是伤风表证的特征。但恶寒不发热,是里寒证的特征。但发热不恶寒,是里热证的特征。

173～174.D、B。解析:胀痛为气滞;刺痛为瘀血;隐痛为虚证。

175～176.C、D。解析:痛有定处,按之有形而不移者,为积,病属血分;痛无定处,按之无形,聚散不定者为聚,病属气分。

181～182.C、E。解析:咽喉溃腐日久,周围淡红或苍白者,多属虚证。伪膜是咽部溃烂处上覆白腐,形如白膜者。如伪膜松厚,容易拭去,去后不复生,此属肺胃热浊上壅于咽,证较轻;如伪膜松坚韧,不易剥离,重剥则出血,或剥去随即复生,此属重证,多是白喉,又称"疫喉",因肺胃热毒伤阴而成,属烈性传染病。

183～184.B、C。解析:鼻孔咽喉干燥见于阴虚、外感燥邪;鼻塞流浊涕见于外感风热或肺胃蕴热;鼻流腥臭脓涕,日久不愈者,见于鼻渊;鼻腔出血见于肺胃蕴热,或阴虚肺燥;鼻流清涕见于外感风寒或阳气虚弱。

185～186.C、D。解析:小儿指纹络脉的长短反映着病情的轻重。病情越重,络脉越长。络脉仅显于风关,是邪气初入,病情轻浅;络脉达于气关,为病情发展,病位较深;络脉达于命关,为邪深病重;若络脉透过三关直达指端,称为透关射甲,病多凶险。

187～188.C、A。解析:小儿指纹的纹色变化主要有红、紫、青、黑、白色的变化。纹色鲜红多属外感风寒。纹色紫红,多主热证。纹色青,主风证或痛证。纹色青紫或紫黑色,是血络闭郁。纹色淡白,多属脾虚、疳积。

189～190.D、A。解析:痿软舌临床意义:痿软舌多见于伤阴,或气血俱虚。多因气血亏损,阴液亏损,舌肌筋脉失养而废弛,致使舌体痿软。舌红绛少津而强硬,多因邪热炽盛。

191～192.C、A。解析:全舌青紫,多是全身性血行瘀滞。舌淡紫而湿润,为阴寒内盛,或阳气虚衰所致寒凝血瘀。舌紫红或绛紫而干枯少津,为热盛伤津,气血壅滞。点刺舌提示脏腑热极,或血分热盛。瘦薄舌多主气血阴液不足。

195～196.E、A。解析:舌苔的厚薄可知疾病的盛衰和邪气的深浅;舌苔的润燥,可知津液的盈亏;舌苔的腐腻,可知湿浊等情况;舌苔的剥落和有根、无根,可知气阴的盛衰及病情的发展趋势等。

199～200.C、E。解析:苔的厚薄可测邪气深浅,厚苔转薄,为邪气由深变浅,病情由重转轻;腻苔化松为湿邪渐退;厚苔骤剥为胃气衰败;燥苔转润为阴液渐复;黄苔转白为热邪已退。

203～204.B、D。解析:独语表现为独自说话,喃喃不休,首尾不续,见人便止。错语表现为语言颠倒错乱,或言后自知说错,不能自主。狂言表现为狂叫骂詈,歌笑无常,胡言乱语,喧扰妄动,烦躁不安等。谵语表现为神志不清,胡言乱语,声高有力。郑声表现为神志昏沉,语言重复,低微无力,时断时续。

207～208.C、B。解析:咳嗽,咳声不扬,痰稠色黄,不易咯出,多属热证,多因热邪犯肺,肺津被灼所致。咳嗽,咳有痰声,痰多色白易咯,多属痰湿阻肺所致。

209～210.C、D。解析:热邪壅肺证可见咳嗽,痰稠色黄,气喘息粗,壮热口渴甚则心烦,鼻翼扇动,或胸痛咳吐脓血腥臭痰;燥邪犯肺证可见肺失宣降,干咳痰少,鼻咽口舌干燥等。

211～212.B、E。解析:口气酸臭,多属食积胃肠;消渴者,口气为丙酮味,即烂苹果味。

213～214.E、A。解析:涩脉多见于气滞、血瘀和精伤、血少。数脉主热证,亦见于里虚证。细脉主气血两虚,诸虚劳损,湿证。濡脉主虚证,湿证。弦脉主肝胆病,痰饮,痛证,疟疾。

215～216.A、E。解析:①迟脉多主寒证,也可见于邪热结聚的里实热证。②数脉主热证,有力为实热,无力为虚热,亦可见于虚阳外浮之时。

219～220.A、D。**解析**:表证指六淫、疫疠等外邪经皮毛、口鼻侵入机体的初期阶段,正(卫)气抗邪于肌表,以新起恶寒发热为主要表现的轻浅证候。里证指病变部位在内,脏腑、气血、骨髓等受病所反映的证候。凡非表证(及半表半里证)的特定证候,一般都属里证的范畴,即所谓"非表即里"。其证候特征是无新起恶寒发热并见,以脏腑症状为主要表现。寒热往来指恶寒与发热交替发作,为半表半里证的特征之一。病机是正邪相争,互为进退。若发无定时,多见于少阳病;若发有定时,多见于疟疾。

223～224.A、B。**解析**:血瘀证,刺痛,痛处不移,出血,色紫暗而质黏稠,唇、舌紫暗,舌上有瘀斑、瘀点。气陷证,因气虚而升举无力,清阳下陷所致,其表现有腰腹下坠感,久泻久痢不止。胸胁胀闷窜痛,时轻时重为气滞证。面色淡白,口唇爪甲色淡,为血虚证。少气懒言,疲乏无力,自汗,舌淡,脉虚为气虚证。

227～228.C、D。**解析**:气滞血瘀证表现为胸胁胀满走窜疼痛,性情急躁,并兼见痞块刺痛拒按,妇女经闭或痛经,经色紫暗夹有血块,乳房痛胀等症,舌质紫暗或有紫斑,脉弦涩。气血两虚证表现为头晕目眩,少气懒言,乏力自汗,面色淡白或萎黄,心悸失眠,舌淡而嫩,脉细弱等。

229～230.D、C。**解析**:气不固证临床表现为气短疲乏,面白舌淡,脉虚无力;或见自汗不止;或为流涎不止;或见遗尿,余溺不尽,小便失禁;或为大便滑脱失禁等。脾虚气陷证临床表现为脘腹重坠作胀,食后益甚,或便意频数,肛门重坠,或久泻不止,甚或脱肛,或小便混浊如米泔,或内脏、子宫下垂,气短懒言,神疲乏力,头晕目眩,面白无华,食少,便溏,舌淡苔白,脉缓或弱。

231～232.D、C。**解析**:①颈项强直、角弓反张多见于热极生风。②眩晕欲仆、肢体麻木多见于肝阳化风。

235～236.A、C。**解析**:肝阳化风证主症有眩晕欲仆,步履不稳,耳鸣,头痛且胀;阴虚动风证主症有头晕目眩,耳鸣如蝉,久发不已;血虚生风证主症有眩晕,动则加剧,面白无华,遇劳则发;热极生风证主症有头晕目眩,心烦,渴喜冷饮;肝阳上亢证主症有眩晕,头痛,目赤。

237～238.A、C。**解析**:肾气不固证指肾气亏虚,失于封藏、固摄,以腰膝酸软、小便、精液、经带、胎气不固等为主要表现的虚弱证候。肾虚水泛证指肾的阳气亏虚,气化无权,水液泛滥,以水肿下肢为甚、尿少、畏冷肢冷等为主要表现的证候。肾精不足证指肾精亏损,脑与骨髓失充,以生长发育迟缓、早衰、生育机能低下为主要表现的证候。肾阳虚证指肾阳亏虚,机体失却温煦,以腰膝酸冷、性欲减退、夜尿多为主要表现的证候。肾阴虚证指肾阴亏损,失于滋养,虚热内扰,以腰酸而痛、遗精、经少、头晕耳鸣等为主要表现的证候。患者由于肾气亏虚,失于封藏、固摄,而胎气不固,见腰痛难忍,小腹坠痛;舌淡、脉弱为肾气亏虚,失于充养所致。患者由于肾精亏损,无以充髓实脑,故脱发;肾精不足,生殖无源,故婚久不育;肾精不养腰府则腰软无力;舌质淡白、尺脉弱,为肾虚之象。

243～244.E、D。**解析**:心脾气血虚证临床表现为心悸怔忡,失眠多梦,眩晕健忘,面色萎黄,食欲不振,腹胀便溏,神倦乏力,或皮下出血,妇女月经量少色淡,淋漓不尽等,舌质淡嫩,脉细弱。心肾不交证临床表现为心烦不寐,心悸健忘,头晕耳鸣,腰酸遗精,五心烦热,咽干口燥,舌红,脉细数,或伴见腰部下肢酸困发冷。

中药学

1. A	2. C	3. D	4. C	5. E	6. B	7. D	8. B	9. E	10. E
11. A	12. A	13. B	14. C	15. E	16. D	17. B	18. D	19. E	20. C
21. C	22. B	23. A	24. A	25. A	26. A	27. B	28. A	29. B	30. C
31. B	32. B	33. A	34. D	35. B	36. D	37. E	38. A	39. B	40. D
41. C	42. E	43. C	44. C	45. C	46. D	47. E	48. C	49. C	50. E
51. A	52. D	53. B	54. A	55. E	56. B	57. E	58. E	59. E	60. E
61. C	62. A	63. A	64. A	65. A	66. C	67. B	68. E	69. C	70. B
71. D	72. A	73. E	74. B	75. A	76. D	77. D	78. A	79. C	80. B
81. D	82. E	83. D	84. D	85. E	86. D	87. B	88. D	89. B	90. B
91. B	92. A	93. C	94. C	95. C	96. B	97. A	98. A	99. D	100. E
101. A	102. D	103. E	104. D	105. E	106. D	107. A	108. E	109. B	110. A
111. A	112. A	113. D	114. E	115. C	116. E	117. E	118. A	119. C	120. B
121. A	122. D	123. D	124. E	125. C	126. D	127. B	128. E	129. C	130. B
131. B	132. E	133. C	134. D	135. D	136. D	137. C	138. E	139. C	140. A
141. D	142. C	143. A	144. A	145. B	146. D	147. D	148. E	149. C	150. A
151. C	152. D	153. C	154. A	155. B	156. A	157. B	158. B	159. B	160. C
161. B	162. A	163. B	164. D	165. C	166. A	167. C	168. B	169. A	170. A
171. D	172. C	173. C	174. D	175. D	176. E	177. E	178. C	179. A	180. A
181. C	182. D	183. D	184. D	185. C	186. D	187. C	188. D	189. B	190. D
191. C	192. B	193. A	194. D	195. B	196. C	197. C	198. B	199. A	200. A
201. C	202. D	203. D	204. D	205. D	206. C	207. B	208. D	209. C	210. A
211. C	212. E	213. A	214. B	215. E	216. A	217. E	218. D	219. E	220. A
221. B	222. C	223. C	224. A	225. B	226. A	227. D	228. D	229. E	230. A
231. C	232. A	233. C	234. E	235. D	236. A	237. C	238. B	239. A	240. E
241. B	242. D	243. E	244. D	245. E	246. C	247. A	248. C	249. D	250. E
251. C	252. A	253. B	254. B	255. E	256. A	257. B	258. C	259. D	260. A
261. D	262. A	263. C	264. B	265. D	266. C	267. E	268. D	269. A	270. C
271. D	272. C	273. D	274. E	275. B	276. E	277. C	278. A	279. B	280. D
281. A	282. A	283. D	284. A	285. D	286. D	287. A	288. A	289. B	290. C
291. B	292. A	293. B	294. A	295. E	296. A	297. C	298. B	299. E	300. A
301. B	302. C	303. C	304. D	305. E	306. A	307. B	308. A	309. B	310. B
311. C	312. A	313. D	314. C	315. B	316. C	317. A	318. A	319. D	320. E
321. B	322. E	323. B	324. E	325. D	326. C	327. D	328. D	329. E	330. C
331. D	332. B	333. A							

1.A。解析:温热药分别具有温里散寒、暖肝散结、补火助阳、温阳利水、温经通络、引火归原、回阳救逆等作用,主要用于中寒腹痛、寒疝作痛、阳痿不举、宫冷不孕、阴寒水肿、风寒痹证、血寒经闭、虚阳上越、亡阳虚脱等一系列阴寒证。

4.C。解析:全蝎息风解痉,祛风止痛,解毒散结;蜈蚣祛风、解痉、解毒。治疗痉挛抽搐,将全蝎配合蜈蚣来提高息风止痉的功效,此为相须关系。

5.E。解析:十八反歌:本草明言十八反,半蒌贝蔹及攻乌,藻戟遂芫俱战草,诸参辛芍叛藜芦。甘草与芫花为相反关系,即两种药物配合应用后,可能发生剧烈的副作用。

7.D。解析:十九畏歌:硫黄原是火中精,朴硝一见便相争,水银莫与砒霜见,狼毒最怕密陀僧,巴豆性烈最为上,偏与牵牛不顺情,丁香莫与郁金见,牙硝难合京三棱,川乌草乌不顺犀,人参最怕五灵脂,官桂善能调冷气,若逢石脂便相欺。

8.B。解析:对于一些矿石贝壳类药物不易出汁的,需要先用水煎15～20分钟;一些含挥发油的芳香药物,久煎容易丧失药效的,须在其他药物煎沸5～10分钟后放入;有些粉末或小粒的种子类药物,应该"包煎",以免烧焦或使药汁混浊;有些药物需要"另煎"或"另炖",如人参、阿胶等,再冲入煎好的药汁中饮服;有些药物不必煎煮,如芒硝等,只要将药汁冲入溶化后即可服用。白豆蔻属于芳香药物,应后下。

9.E。解析:青黛难溶于水,一般作散剂冲服或入丸剂服用,入汤剂时应包煎。

11.A。解析:蒲黄为粉末状,应该"包煎",以免烧焦或使药汁混浊。

12.A。解析:有些贵重药物,为了更好地煎出有效成分,如人参、西洋参,需要"另煎",余选项煎煮方法无特殊。

13.B。解析:巴豆辛、热,有大毒,多配入丸散应用,外用适量。

15.E。解析:紫苏发汗解表,行气宽中,解鱼蟹毒。

16.D。解析:A 疏散风热,清利头目,利咽透疹,疏肝行气。B 化湿,止呕,解暑。C 化湿,解暑。E 补脾和中,化湿。D 发汗解表,化湿和中,利水消肿,有"夏月之麻黄"之称,善于治疗夏季感冒饮冷、发热恶寒、头痛无汗。

17.B。解析:紫苏的功效为发汗解表,行气宽中,解鱼蟹毒;荆芥的功效为祛风解表,止血,其辛散作用能助麻疹透发;香薷的功效为发汗解表,化湿和中,利水消肿;白芷的功效为祛风解表,祛风止痛,通鼻窍,消肿排脓,燥湿止带;防风的功效为祛风解表,胜湿止痛,解痉。

18.D。解析:细辛的功效为发散风寒,祛风止痛,通窍,温肺化饮。

20.C。解析:知母的功效为清热泻火,生津润燥。

22.B。解析:栀子泻火除烦,清热利湿,凉血解毒。

24.A。解析:连翘清热解毒,消肿散结,疏散风热。薄荷疏散风热,清利头目,利咽透疹,疏肝行气。紫花地丁、蒲公英、鱼腥草都只能清热解毒,无疏散风热的作用。

25.A。解析:金银花清热解毒,疏散风热。大青叶清热解毒,凉血消斑;鱼腥草清热解毒,消痈排脓,利尿通淋;穿心莲清热解毒,凉血,燥湿,消肿;淡竹叶清热泻火,除烦,利尿。这四项都无疏散风热的功效。

27.B。解析:败酱草的功效:清热解毒,消痈排脓,祛瘀止痛。金银花的功效:清热解毒,疏散风热。黄连的功效:清热燥湿,泻火解毒。黄芩的功效:清热燥湿,泻火解毒,止血,安胎。栀子的功效:泻火除烦,清热利湿,凉血解毒。

28.A。解析:玄参的功效为清热凉血,滋阴,泻火解毒。

29.B。解析:生地黄清热凉血,养阴生津;玄参清热凉血,滋阴,泻火解毒;牡丹皮清热凉血,活血散瘀;紫草清热凉血,活血,解毒透疹;大青叶清热解毒,凉血消斑。

30.C。解析:玄参的功效:清热凉血,滋阴降火,解毒散结。主治热入营血,温毒发斑;热病伤阴,舌绛烦渴,津伤便秘,骨蒸劳嗽;目赤肿痛,咽喉肿痛,白喉,瘰疬,痈肿疮毒。药性:甘、苦、咸、微寒。归肺、胃、肾经。

31.B。解析:地骨皮清热凉血,既能清虚热,又可清泄肺热;黄芩清热燥湿,泻火解毒,安胎;穿心莲清热解毒,凉血,燥湿,消肿;石膏清热泻火,敛疮生肌;

鱼腥草清热解毒,消痈肿。上药除地骨皮外都可用于清肺热,但无清虚热之力。

32.B。解析:银柴胡清虚热,除疳热。胡黄连退虚热,除疳热,清湿热。柴胡解表退热,疏肝解郁,升举阳气。牡丹皮清热凉血,活血祛瘀。赤芍清热凉血,散瘀止痛。黄连善清心火,泻胃火。白薇清热凉血,利尿通淋,解毒疗疮。秦艽祛风湿,通络止痛,退虚热,清湿热。

34.D。解析:大黄泻下攻积,清热泻火,凉血解毒,逐瘀通经。芒硝亦可泻下攻积,清热消肿,又善软坚散结。

35.B。解析:芒硝泻下攻积,润燥软坚,清热消肿。

37.E。解析:大黄泻下攻积,清热泻火,凉血解毒,逐瘀通经;芒硝泄热通便,润燥软坚,清热消肿;巴豆泻下逐水,祛痰,蚀疮,消肿散结;牵牛子泻水消肿,祛痰逐饮,杀虫攻积;甘遂泻水逐饮,消肿散结。

38.A。解析:甘遂属于泻下药,一般甘遂入丸、散服,每次0.5~1g,内服醋制可以减轻毒性。

39.B。解析:木瓜的功效为除湿利痹,舒筋活络,消食,治脚气。

40.D。解析:威灵仙祛除风湿,治骨鲠;白花蛇祛风通络,定惊止痛;羌活祛风解表,祛风湿,止痛,用于风湿痹痛,尤以风湿痹痛在身半以上者为宜;独活祛除风湿,散寒解表,用于风湿痹痛,尤以下部之风湿痹痛为适宜;防己祛除风湿,利水消肿。

41.C。解析:威灵仙的功效为祛风湿,通络止痛,消骨鲠。

46.D。解析:紫苏发汗解表,行气宽中,理气而安胎;狗脊功效为补肝肾,强筋骨,祛风湿,无安胎之功;黄芩清热燥湿,泻火解毒,安胎,主要用于血热胎动不安;桑寄生补肝肾,除风湿,强筋骨,安胎,治肝肾不足所致之胎动不安;五加皮祛风湿,补肝肾,强筋骨,利水,无安胎作用。

49.C。解析:A燥湿化痰,降逆止呕,消痞散结;外用消肿止痛。B化湿,止呕,解暑。C化湿,解暑。D化湿行气,温中止呕。E清热化痰,除烦止呕。

50.E。解析:厚朴主治湿滞伤中,脘腹吐泻;食积气滞,腹胀便秘;痰饮喘咳;梅核气。佩兰主治湿

浊中阻,脘痞呕恶;口中甜腻,口臭,多涎;暑湿表证,湿温初起,发热倦怠,胸闷不舒。苍术主治湿阻中焦,脘腹胀满,泄泻,水肿;风湿痹痛,脚气痿躄;风寒感冒;夜盲,眼目昏涩。藿香主治湿浊中阻,脘腹痞闷;呕吐;暑湿表证,湿温初起,发热倦怠,胸闷不舒;寒湿闭暑,腹痛吐泻。砂仁主治湿浊中阻,脘痞不饥;脾胃虚寒,呕吐泄泻;妊娠恶阻,胎动不安。

51.A。解析:砂仁有化湿行气、温中止泻、安胎的功效。主治病证有湿阻中焦及脾胃气滞证、脾胃虚寒吐泻、气滞妊娠恶阻及胎动不安。

53.B。解析:苍术主治:①湿阻中焦证。对湿阻中焦证最为适宜。②风湿痹证。③风寒夹湿表证。④此外,本品尚能明目,用于夜盲症及眼目昏涩。

55.E。解析:茯苓利水渗湿,健脾,化痰,宁心安神。海金沙利尿通淋,止痛。猪苓利水渗湿。车前子清热利水通淋,渗湿止泻,清肝明目,祛痰止咳。薏苡仁利水渗湿,健脾,除痹,排脓消痈,健脾利水,用治脾虚水肿;B、C、D、E均有利水的作用,但薏苡仁还有排脓消痈的作用,可用于治疗肺痈、肠痈。

58.E。解析:海金沙利尿通淋,止痛;猪苓利水渗湿;车前子清热利尿通淋,渗湿止泻,明目,祛痰;滑石清热利水通淋,清解暑热,收湿敛疮;薏苡仁利水渗湿,健脾,除痹,清热排脓,用治脾虚水肿。

60.E。解析:薏苡仁的功效:利水渗湿,健脾,除痹,清热排脓。药性甘、淡,凉。归脾、胃、肺经。主治水肿,脚气,小便不利;脾虚泄泻;湿痹拘挛;肺痈,肠痈。

62.A。解析:车前子的功效为清热利尿通淋,渗湿止泻,明目,祛痰;滑石的功效为清热利水通淋,清解暑热,收湿敛疮;石韦利尿通淋,清肺止咳,凉血止血;海金沙利尿通淋,止痛;草薢利湿祛浊,祛风除痹。

64.A。解析:附子的功效为回阳救逆,补火助阳,散寒止痛。为"回阳救逆第一品药"。

65.A。解析:肉桂为治命门火衰要药。附子归心、肾、脾经。功效:回阳救逆,补火助阳,散寒止痛。主治亡阳证;阳虚证;寒痹证。

66.C。解析:干姜药性辛,热。归脾、胃、肾、心、肺经。功效:温中散寒,回阳通脉,温肺化饮

主治脘腹冷痛,呕吐泄泻;亡阳证,肢冷脉微;寒饮喘咳。本品辛热燥烈,阴虚内热、血热妄行者忌用。

68.E。解析:花椒温中止痛,杀虫止痒。干姜温中散寒,回阳通脉,温肺化饮。吴茱萸散寒止痛,降逆止呕,助阳止泻。砂仁化湿行气,温中止泻,安胎。小茴香散寒止痛,理气和胃。除花椒外都不具有杀虫功效。

69.C。解析:肉桂用法用量:煎服,1~4.5g,宜后下或焗服;研末冲服,每次1~2g。

71.D。解析:陈皮主治脘腹胀满,食少吐泻;呕吐,呃逆;湿痰寒痰,咳嗽痰多;胸痹。木香主治脾胃气滞,脘腹胀痛,食积不消,不思饮食;泻痢后重;胸胁胀痛,黄疸;疝气疼痛。枳实主治积滞内停,痞满胀痛,泻痢后重,大便不通;痰阻气滞,胸痹,结胸;脏器下垂。青皮主治肝郁气滞,胸胁胀痛,疝气疼痛,乳癖乳痈;食积气滞,脘腹胀痛;久疟痞块。乌药主治寒凝气滞,胸腹胀痛,气逆喘急,疝气疼痛,经寒腹痛;膀胱虚冷,遗尿尿频。

73.E。解析:全蝎,辛,平,有毒;吴茱萸辛、苦,热,有小毒;川楝子苦,寒,有小毒;花椒、苦参无毒。结合题干苦寒有小毒,排除A、B、C、D。

75.A。解析:香附疏肝理气,调经止痛,理气调中,乃气病之总司,女科之主帅,常用于治疗肝气郁结所致月经不调。木香行气止痛,健脾消食。枳实破气消积,化痰除痞。陈皮理气健脾,燥湿化痰。川楝子行气止痛,杀虫。

76.D。解析:薤白药性辛、苦,温。归心、肺、胃、大肠经。功效:通阳散结,行气导滞。主治胸痹心痛;脘腹痞满胀痛,泻痢后重。

77.D。解析:鸡内金消食积,止遗尿,入膀胱经,有化坚消石之功。

78.A。解析:A、B、C、D都有消食的作用。山楂为消化油腻肉食积滞的要药;麦芽主要是促进淀粉类食物的消化;莱菔子善于行气除胀;鸡内金广泛用于米面、薯芋、乳肉等各种食积证;厚朴的功效为燥湿消痰,下气除满。

79.C。解析:生麦芽健脾和胃,疏肝行气,用于脾虚食少,乳汁淤积;炒麦芽行气消食回乳,用于食积不消,妇女断乳;焦麦芽消食化滞,用于食积不消,脘腹胀痛。

81.D。解析:山楂用于肉食积滞,胃脘胀痛;泻

痢腹痛,疝气疼痛;血瘀经闭,产后瘀阻,心腹刺痛,胸痹心痛;高脂血症。神曲用于饮食积滞。麦芽用于食积不化,脘腹胀满,脾虚食少;乳汁淤积,乳房胀痛,妇女断乳;肝郁胁痛,肝胃气痛。莱菔子用于饮食积滞,脘腹胀痛,大便秘结,积滞泻痢;痰壅喘咳。鸡内金用于食积不消,呕吐泻痢,小儿疳积;遗精,遗尿;石淋涩痛,胆胀胁痛。

83.D。解析:各选项都有消食的作用,山楂为消化油腻肉食积滞的要药;神曲消食和胃;麦芽主要是促进淀粉类食物的消化;鸡内金既能运脾消食,又能化坚消石;莱菔子善于行气除胀。

84.D。解析:槟榔的功效为杀虫,消积,行水;雷丸、鹤草芽的功效为杀虫;使君子的功效为杀虫消积;苦楝皮的功效为杀虫、疗癣。

85.E。解析:槟榔药性苦、辛,温。归胃、大肠经。功效:杀虫,消积,行气,利水,截疟。

87.B。解析:三七祛瘀止血,活血定痛。主治出血证,跌打损伤,瘀滞肿痛,为伤科要药。

88.D。解析:三七祛瘀止血,活血止痛;茜草凉血化瘀止血,通经;蒲黄止血,化瘀,利尿。三者都有活血化瘀止血的功效。

89.B。解析:三七祛瘀止血,活血定痛。

90.B。解析:艾叶性味辛、苦,温;有小毒。归肝、脾、肾经。散寒止痛,温经止血。用于少腹冷痛,经寒不调,宫冷不孕,吐血,衄血,崩漏经多,妊娠下血;外治皮肤瘙痒,脱皮。为治疗妇科经寒腹痛的要药。

91.B。解析:桃仁药性苦、甘,平。归心、肝、大肠经。功效:活血祛瘀,润肠通便,止咳平喘。主治瘀血阻滞之经闭痛经,产后腹痛,癥瘕痞块,跌仆损伤;肺痈,肠痈;肠燥便秘;咳嗽气喘。

92.A。解析:益母草的功效为活血调经,利水消肿,凉血消疹;鸡血藤的功效为活血调经,养血通络;丹参的功效为活血祛瘀,凉血清心,养血安神;川芎的功效为活血祛瘀,祛风止痛;郁金活血止痛,疏肝解郁,凉血清心,利胆退黄。上述药物都有活血作用,但只有益母草有利水消肿的作用。

93.C。解析:牛膝苦、甘、酸,平。归肝、肾经。功效:活血通经,补肝肾,强筋骨,利水通淋,引火(血)下行。

94.C。解析:白芥子药性辛,温。归肺经。功

效:温肺豁痰利气,散结通络止痛。主治寒痰咳嗽,悬饮胸胁胀痛;痰滞经络,关节麻木疼痛,痰湿流注,阴疽肿毒。

95.C。解析:竹茹的功效为清热,化痰,除烦,止呕。

96.B。解析:苦杏仁苦,微温。有小毒。归肺、大肠经。功效为止咳平喘,润肠通便。

97.A。解析:苦杏仁与紫苏子均有止咳平喘、润肠通便的作用,可用于治疗咳嗽气喘,肠燥便秘。苦杏仁降肺又能宣肺;紫苏子降气兼能化痰。

98.A。解析:药性甘、苦,微温。归肺经。功效:润肺下气止咳,杀虫灭虱。主治新久咳嗽,肺痨咳嗽,顿咳;头虱、体虱,疥癣,蛲虫病,阴痒。

99.D。解析:桑白皮药性甘、寒。归肺经。功效:泻肺平喘,利水消肿。主治肺热喘咳;水肿胀满尿少,面目肌肤浮肿。

100.E。解析:桑白皮、葶苈子二药均有泻肺平喘和利水消肿的作用。紫菀、款冬润肺化痰止咳。海藻、昆布消痰软坚,利水消肿。川贝母、浙贝母清热化痰散结。

101.A。解析:磁石重镇安神,纳气平喘,益肾潜阳。龙骨重镇安神,平降肝阳,收敛固涩。牡蛎重镇安神,平肝潜阳,收敛固涩,软坚散结。远志安神益智,祛痰,消肿。朱砂重镇安神,解毒。

102.D。解析:龙骨镇惊安神,平肝潜阳,收敛固涩。用治心悸失眠,惊痫癫狂,肝阳眩晕;滑脱诸证;湿疮痒疹,疮疡久溃不敛。注意本品的收敛固涩作用与煅牡蛎相似,同可用于治疗遗精、滑精、遗尿、尿频、崩漏、带下、自汗、盗汗等多种正虚不固、滑脱之证。

103.E。解析:朱砂清心镇惊,安神解毒。磁石镇惊安神,平肝潜阳,聪耳明目,纳气平喘。龙骨镇惊安神,平肝潜阳,收敛固涩。牡蛎重镇安神,潜阳补阴,软坚散结。琥珀镇惊安神,活血散瘀,利尿通淋。

104.D。解析:石膏配知母:石膏甘辛大寒,质重,入肺经,善清肺经实热;入胃经,能清泻胃火。知母苦甘寒,质润,上能清肺热而泻火,中善泻胃火而止渴,下能泻相火、滋肾燥。两药伍用,清热泻火,除烦止渴之力增强。适用于温热病气分热盛而见壮热、烦渴、汗出、脉洪大等症。栀子配淡豆豉适

用于外感热病,邪热内郁胸中,心中懊憹,烦热不眠。

105.E。解析:酸枣仁药性甘、酸,平。归肝、胆、心经。功效:养心补肝,宁心安神,敛汗,生津。主治虚烦不眠,惊悸多梦;体虚多汗;津伤口渴。

106.D。解析:石决明平肝潜阳,清热明目;珍珠母镇心定惊,清肝除翳,清热解毒,收敛生肌;刺蒺藜平肝,疏肝,祛风,明目;代赭石平肝潜阳,重镇降逆,凉血止血;牡蛎重镇安神,平肝潜阳,收敛固涩,软坚散结。

107.A。解析:珍珠母药性咸,寒。归肝、心经。功效:平肝潜阳,安神定惊,明目退翳。主治肝阳上亢,头痛眩晕;惊悸失眠;目赤翳障,视物昏花。

108.E。解析:牡蛎药性咸,微寒。归肝、胆、肾经。功效:潜阳补阴,重镇安神,软坚散结,收敛固涩,制酸止痛。主治肝阳上亢,眩晕耳鸣;惊悸失眠;瘰疬痰核,癥瘕痞块;自汗盗汗,遗精滑精,崩漏带下;胃痛吞酸。

109.B。解析:地龙的功效为清热息风,通络,平喘,利尿。

110.A。解析:干姜主治脾胃寒证,腹痛,呕吐,泄泻。干姜辛热燥烈,主入脾胃而长于温中散寒、健运脾阳,为温暖中焦之主药。多与党参、白术等同用,治脾胃虚寒,脘腹冷痛等,如理中丸。附子主治亡阳证;阳虚内寒证;寒湿痹证。肉桂主治肾阳虚证,脘腹冷痛,寒疝腹痛;寒痹腰痛,胸痹,阴疽,闭经,痛经。吴茱萸主治寒凝疼痛,呕吐吞酸,虚寒泄泻。

111.A。解析:石菖蒲药性辛、苦,温。归心、胃经。功效:开窍豁痰,醒神益智,化湿开胃。主治痰蒙清窍,神昏癫痫;健忘失眠,耳鸣耳聋;脘痞不饥,噤口下痢。

112.A。解析:五个选项都有补气的作用。人参能大补元气,其他药的补气作用皆弱于人参;党参的补气作用与人参相似,但功力较弱;黄芪的补气作用不及人参,但益气升阳,固表内托,且能利水退肿;太子参为补气扶阳的药物;甘草味甘性平,能补脾胃不足而益中气。

113.D。解析:薄荷、葛根、升麻都属于发散风热药。薄荷的功效是疏散风热,清利头目,利咽透疹,疏肝行气;葛根的功效是解肌退热,透疹,生津

止渴,升阳止泻,通经活络,解酒毒;升麻的功效是解表透疹,清热解毒,升举阳气,三味药均具有透疹功效。A 选项中三味药无透疹之功,B 选项中香薷无透疹之功,C 选项中柴胡和藁本无透疹之功,E 选项中麻黄无透疹之功。

114.E。解析: 山药补脾胃,益肺肾,益气养阴。党参补中益气,生津养血。浮小麦止汗,除热。麻黄根止汗。黄芪补气升阳,益卫固表,托毒生肌,利尿消肿。

115.C。解析: 白术与苍术二药均能健脾燥湿,可治脾失健运,湿浊中阻证。但白术善补气,并能固表止汗、益气安胎,用治气虚自汗、气虚胎动不安等。苍术燥湿力强,尤宜于湿盛不虚者,还能祛风湿、发汗解表、明目,用治风湿痹痛、外感风寒湿表证,以及夜盲症等。

116.E。解析: 菟丝子补肾益精,养肝明目,止泻安胎;用于治疗肝肾不足,目暗不明,和肝肾不足引起的胎元不固、胎动不安。杜仲用于肝肾不足,腰膝酸痛,及用于孕妇体虚,胎元不固,胎动。巴戟天用于肾虚阳痿,遗精早泄,及用于下肢寒湿痹痛等症。狗脊用于肝肾不足、腰膝酸痛、足软无力及风湿痹痛等症。桑寄生用于风湿腰痛,关节不利及妇人怀孕胎漏、胎动不安等症。

117.E。解析: 荆芥属于发散风寒药。功效是祛风解表,透疹消疮,止血。荆芥炒炭后其性味由辛温变为苦涩平和,长于理血止血,可用于吐血、衄血、便血、崩漏等多种出血证。其余几味药均无止血的功效。

118.A。解析: 当归性温,味甘、辛。归肝、心、脾经。

119.C。解析: 白芍药性苦、酸,微寒。归肝、脾经。功效:养血调经,敛阴止汗,柔肝止痛,平抑肝阳。主治血虚萎黄,月经不调;自汗,盗汗;胁痛,腹痛,四肢挛急疼痛;肝阳上亢,头痛眩晕。

120.B。解析: 紫苏解表散寒,行气宽中,解鱼蟹毒。生姜解表散寒,温中止呕,温肺止咳,解鱼蟹毒。白芷解表散寒,祛风止痛,通鼻窍,燥湿止带,消肿排脓。防风祛风解表,胜湿止痛,止痉。香薷发汗解表,化湿和中,利水消肿,主治外感风寒,内伤湿邪之阴暑证,有"夏月麻黄"之称。

121.A。解析: 北沙参的功效为养阴清肺,益胃生津;百合的功效为润肺止咳,宁心安神;石斛的功效为滋阴,养胃,生津;墨旱莲的功效为养阴益肾,凉血止血;女贞子的功效为补肾滋阴,养肝明目。

122.D。解析: 砂仁为干燥的成熟果实,宜后下。沉香为含有树脂的木材,性芳香辛散,入汤剂宜后下。磁石为矿石,宜打碎先煎。天南星为草本天南星的干燥块茎,无特殊煎法。五灵脂为复齿鼯鼠的干燥粪便,气味腥臭,服后易引起呕吐,故宜包煎。

123.D。解析: 肉豆蔻与白豆蔻均能温中散寒、行气消胀、开胃,可治寒湿中阻及脾胃气滞的脘腹胀满、不思饮食以及呕吐等。但肉豆蔻长于涩肠止泻,多用于脾胃虚寒的久泻;白豆蔻长于芳香化湿,多用于湿浊中阻的脘腹胀满,有呕吐者更宜。其余三药都有涩肠止泻之功,但无温中之效。

124.E。解析: 中药的剂量与年龄等因素相关,一般 5 岁以下的小儿用成人药量的 1/4。5、6 岁以上的儿童按成人用量减半服用。

125.C。解析: 乌梅的功效:敛肺止咳,涩肠,生津,安蛔。肉豆蔻的功效:温中行气,涩肠止泻。赤石脂的功效:涩肠止泻,收敛止血,生肌敛疮。莲子的功效:补脾止泻,止带,益肾涩精,养心安神。芡实的功效:益肾固精,补脾止泻,除湿止带。

127.B。解析: 桑螵蛸药性甘、咸,平。归肝、肾经。功效:固精缩尿,补肾助阳。主治遗精滑精,遗尿尿频,小便白浊;肾虚阳痿。

130.B。解析: 防风祛风解表,胜湿止痛,止痉。防风辛温发散,气味俱升,以辛散祛风解表为主,虽不长于散寒,但又能胜湿、止痛,且甘缓微温不峻烈,故外感风寒、风湿、风热表证均可配伍使用。

131.B。解析: 防风祛风解表,胜湿止痛,止痉。白芷解表散寒,祛风止痛,通鼻窍,燥湿止带,消肿排脓。羌活解表散寒,祛风胜湿,止痛。苍耳子散风寒,通鼻窍,祛风湿。藁本祛风散寒,除湿止痛。

133.C。解析: 栀子属于清热泻火药,其功效是泻火除烦,清热利湿,凉血解毒。栀子的应用:热病心烦、湿热黄疸、热淋涩痛、血热吐衄、目赤肿痛、火毒疮疡。A、B、D、E 均属于栀子的应用。

134.D。解析: 黄芩与黄柏均能清热燥湿,泻火解毒,常用于多种湿热、火热及热毒病证。但黄芩善清上焦热邪,善清肺热及少阳肝传之热,用于肺热咳嗽之邪在少阳,寒热往来,兼能凉血止血、清热安胎,可用于血热出血与胎热不安等证;黄柏善清下焦热邪,多用于下焦湿热证,并能退虚热,可用于阴虚发热证。

135. D。解析:这几味药都属于清热药,其中黄连既能清热燥湿,又能泻火解毒,可用于治疗痈肿疔毒。决明子清热明目,润肠通便;马勃清热解毒、利咽,止血;生地黄清热凉血,养阴生津,均不适合治疗痈疽疔疮。大血藤是治疗肠痈的要药,但不能治疗疔疮。

136. D。解析:茯苓利水渗湿,健脾,宁心。槟榔杀虫消积,行气,利水,截疟。猪苓利水渗湿。苦参清热燥湿,杀虫,利尿。秦皮清热燥湿,收涩止痛,止带,明目。

137. C。解析:苦参主治湿热泻痢,便血,黄疸;湿热带下,阴肿阴痒,湿疹湿疮,皮肤瘙痒,疥癣;湿热小便不利。金银花主治痈肿疔疮,外感风热,温病初起,热毒血痢。大青叶主治热入营血,温毒发斑,喉痹口疮,痄腮丹毒。秦皮清热燥湿,收涩止痢,止带,明目。龙胆主治湿热黄疸,阴肿阴痒,带下,湿疹瘙痒;肝火头痛,目赤耳聋,胁痛口苦;惊风抽搐。

138. E。解析:连翘苦寒通降,兼有清心利尿之功,多与车前子、白茅根、竹叶等药配伍,治疗湿热壅滞所致小便不利或淋沥涩痛,如如圣散。

139. C。解析:大青叶属于清热解毒药,其功效是清热解毒,凉血消斑,A、B、D、E均与题意不符。

140. A。解析:生地黄有清热凉血、养阴生津之功。牡丹皮清热凉血、活血化瘀。赤芍清热凉血、散瘀止痛。紫草清热凉血,活血消斑,解毒透疹。金银花清热解毒,疏散风热。

141. D。解析:青蒿属于清虚热药,故排除B、C、E。青蒿的功效是清透虚热,凉血除蒸,解暑,截疟,无除疳热、清湿热的功效,排除A。

142. C。解析:郁李仁润肠通便,下气利水。

143. A。解析:甘遂泻水逐饮,消肿散结。京大戟泻水逐饮,消肿散结。两者共同的功效是泻水逐饮。

144. A。解析:厚朴的功效是燥湿消痰,下气除满,排除B。广藿香的功效是芳香化浊,和中止呕,发表解暑,排除C。佩兰的功效是芳香化湿,醒脾开

胃,发表解暑,排除D。砂仁的功效是化湿开胃,温脾止泻,理气安胎,排除E。苍术的功效是燥湿健脾,祛风散寒,明目。

145. B。解析:山药补脾养胃,生津益肺,补肾涩精。大枣补中益气,养血安神。苍术燥湿健脾,祛风散寒,明目。白术健脾益气,燥湿利水,止汗,安胎。广藿香芳香化浊,和中止呕,发表解暑。佩兰芳香化湿,醒脾开胃,发表解暑。砂仁化湿开胃,温脾止泻,理气安胎。草果燥湿温中,除痰截疟。厚朴燥湿消痰,下气除满。茯苓利水渗湿,健脾,宁心。具有燥湿,健脾功效的药物是苍术、白术。

146. D。解析:茯苓主治水肿,小便不利,痰饮,脾虚泄泻,心悸、失眠,排除A。猪苓主治水肿,小便不利,泄泻,排除B。金钱草主治湿热黄疸,石淋、热淋;痈肿疔疮、毒蛇咬伤,排除C。泽泻主治水肿,小便不利,泄泻,淋证,遗精,排除E。滑石主治热淋,石淋,尿热涩痛,暑湿,湿温,湿疮,痱子;滑石既能利水湿,又能解暑热,是治疗暑热常用药。

147. D。解析:金钱草利湿退黄,利尿通淋,解毒消肿。用于热淋、石淋,湿热黄疸,痈肿疔疮,毒蛇咬伤。

148. E。解析:丹参活血祛瘀,通经止痛,凉血消痈,清心除烦,排除A。牛膝逐瘀通经,补肝肾,强筋骨,利水通淋,引火(血)下行,排除B。苏木活血祛瘀,消肿止痛,排除C。姜黄破血行气,通经止痛,排除D。虎杖利湿退黄,清热解毒,散瘀止痛,化痰止咳。

149. C。解析:这几味药都属于温里药。其中肉桂辛、甘,大热,入肝肾,具有引火归原的功效,可用于治疗元阳亏虚,虚阳上浮之虚喘、面赤、汗出、心悸、失眠、脉微弱者。其余几味药都不具有引火归原的功效。

150. A。解析:使君子的功效是杀虫消积,可应用于蛔虫病、蛲虫病和小儿疳积。而麦芽、稻芽属于消食类药物,不具有驱虫的功效,苦楝皮和槟榔虽有驱虫的功效,却无治疗小儿疳积的功效,与题意不符。

151. C。解析:白茅根的功效是凉血止血,清热利尿。

152. D。解析:苦楝皮的功效是杀虫,疗癣。沙苑子的功效是补肾助阳,固精缩尿,养肝明目。侧

柏叶的功效是凉血止血,化痰止咳,生发乌发。仙鹤草的功效是收敛止血,止痢,截疟,解毒补虚。三七的功效是散瘀止血,消肿定痛。

153.C。解析:延胡索活血,行气,止痛。姜黄破血行气,通经止痛。土鳖虫破血逐瘀,续筋接骨。乳香活血定痛,消肿生肌。郁金活血止痛,行气解郁,清心凉血,利胆退黄。丹参活血祛瘀,通经止痛,清心除烦,凉血消痈。红花活血痛经,祛瘀止痛。水蛭破血通经,逐瘀消癥。莪术破血行气,消积止痛。具有活血,凉血功效的药物是郁金、丹参。

154.A。解析:牛膝苦、甘、酸,平。主治瘀血阻滞的经闭、痛经、经行腹痛、胞衣不下、跌打伤痛;腰膝酸痛,下肢痿软;淋证,水肿,小便不利;上部火热证。川芎辛,温。主治血瘀气滞痛证;头痛,风湿痹痛。桃仁苦、甘,平。主治瘀血阻滞诸证;肺痈,肠痈;肠燥便秘;咳嗽气喘。益母草苦、辛,微寒。主治血滞经闭、痛经、经行不畅、产后恶露不尽、瘀滞腹痛。鸡血藤苦、甘,温。主治月经不调,痛经,闭经;风湿痹痛,肢体麻木,血虚萎黄。

155.B。解析:莪术力专破血行气,消积止痛。同类破血消癥药常用之品为三棱、水蛭、穿山甲。其余选项或清热,或活血,或解表,皆非破血药。

156.A。解析:水蛭破血通经,逐瘀消癥。莪术破血行气,消积止痛。丹参活血祛瘀,调经止痛,凉血消痈,清心除烦。红花活血通经,祛瘀止痛。白花蛇舌草清热解毒消痈,利湿通淋。

157.B。解析:白前有降气,祛痰,止咳之功效。旋覆花降气消痰、行水止呕。桔梗宣肺、祛痰、利咽、排脓。前胡降气化痰、疏散风热。芥子温肺豁痰、利气散结,通络止痛。

158.B。解析:瓜蒌主治痰热咳嗽;胸痹,结胸,肺痈、肠痈、乳痈;肠燥便秘。半夏主治湿痰,寒痰证;呕吐;心下痞、胸痹、梅核气、瘿瘤、痰核、痈疽肿毒、毒蛇咬伤。薤白主治胸痹心痛,脘腹痞满胀痛,泻痢里急后重。桂枝主治风寒感冒;寒凝血滞诸痛证;痰饮、蓄水证;心悸、奔豚。枳实主治胃肠积滞,湿热泻痢;胸痹,结胸;气滞胸胁疼痛。

159.C。解析:桔梗属于化痰止咳平喘药,药性苦、辛,平。归肺经。其功效是宣肺,祛痰,利咽,排脓。

160.C。解析:百部主治新久咳嗽,百日咳,肺痨咳嗽,蛲虫,阴痒,头虱或疥癣,排除 A。川贝母主治虚劳咳嗽,肺热燥咳,排除 B。苦杏仁主治咳嗽气喘,肠燥便秘,排除 D。旋覆花主治咳嗽痰多,痰饮蓄结,呕吐,排除 E。桔梗主治咳嗽痰多,胸闷不畅,咽喉肿痛,肺痈咳嗽。

161.B。解析:葶苈子属于止咳平喘药,药性是苦、辛,大寒,归肺、膀胱经,其功效是泻肺平喘,利水消肿。

162.A。解析:全蝎、蜈蚣的功效都是息风镇痉,攻毒散结,通络止痛,两味药相须有协同增效作用,与题意相符。地龙与僵蚕都有息风之效;天麻与钩藤都有平息肝风止痉之效;龙骨与牡蛎都有重镇安神、平肝潜阳、收敛固涩之效,石决明与决明子都有清肝明目之效。

163.B。解析:石菖蒲、牛黄、苏合香皆有开窍醒神之功,但是各有寒热偏性,不可同用于寒闭、热闭。羚羊角平肝息风,清肝明目,清热解毒,无开窍之功。麝香走窜之性甚烈,有极强的开窍通闭醒神作用,为醒神回苏之要药,无论寒闭、热闭,用之皆效。

168.B。解析:胸阳不振,血脉闭阻之胸痛治宜选用温胸阳、通血脉、止痹痛之品。桂枝温通经脉,助阳化气,可用于治疗寒凝血滞诸痛证。A 除解表外,还可宣肺平喘、利水消肿,无温阳之效。C 散寒、通窍、温肺,可用于治疗寒痰停饮、气逆喘咳。D 温中散寒,可用于胃寒呕吐。E 善散阳明经风湿之邪。

169.A。解析:患者症状提示风寒表证伴咳喘,治宜选用发散风寒、宣肺平喘之品。A 解表平喘,主治外感风寒,咳嗽气喘等。B 发汗解表、温通经脉,善治表虚有汗者。C 祛风散寒,通窍止痛,主治阳虚外感,头痛,痹痛等。D 祛痰止咳,平喘,润肠,下气。E 降气化痰,主治咳嗽痰多。

174.D。解析:葛根有解肌退热、透疹、生津止渴、升阳止泻的功效,且善治颈项强痛。

177.E。解析:阴虚燥热见干咳、口干舌燥者,治宜选滋阴生津润燥之品。A 大寒,主治壮热烦渴。B 清热生津,善治热病烦渴。C 清肺润燥,善治热病口渴、肺热燥咳等。D 清热燥湿,主治湿温暑热。E 滋阴润燥,可治阴虚燥热。

179.A。解析:各选项都有清热燥湿的功效,但黄芩则以清肺热为专长,黄连善泻心火而除烦,黄柏善泻肾火而退虚热,苦参善清下焦湿热,龙胆草为泻肝胆实火的要药。

182.D。解析:薏苡仁有利水渗湿、健脾、除痹、清热排脓的功效。可治疗水肿,小便不利,脚气浮肿,脾虚泄泻,湿痹拘挛,肺痈,肠痈。

186.D。解析:吴茱萸有散寒止痛、降逆止呕、助阳止泻的功效。本品性味辛热,能温脾益肾、助阳止泻,为治脾肾阳虚、五更泄泻之常用药,多与补骨脂、肉豆蔻、五味子同用,如四神丸。

189.B。解析:木香有行气止痛、健脾消食的功效。治疗脾胃气滞证;泻痢里急后重;腹痛胁痛,黄疸,疝气疼痛;胸痹。

190.D。解析:患者肝气郁结,则会出现"胁肋胀痛,常因情志变动而痛有增减,胸闷不舒",木克脾土,则会出现"嗳气吞酸",治宜疏肝与和胃同用。佛手疏肝解郁,理气和中,燥湿化痰。

192.B。解析:患者有内痰作祟的临床表现,提示食少难消与咳嗽痰多、胸闷并见。A善消油腻肉食积滞。B除消食除胀外,尚可降气化痰。C尤宜外感食滞者。D广泛用于米面、薯芋、肉食等各种食滞。E能促进淀粉性食物的消化。

195.B。解析:患者"经来淋漓不尽,经色鲜红",因其血色及脉象,可诊断其主要病因是热迫血妄行。治宜凉血止血。"颜面痤疮,色红肿痛",治宜散瘀解毒消痈。而大蓟、小蓟能够凉血止血、散瘀解毒消痈。

200.A。解析:患者为外感风邪头痛证。治宜选祛风止痛之品。A活血行气,祛风止痛,为活血调经止痛之要药,辛温升散,善上行头目而止头痛。B活血调经,凉血消痈,善调妇女经水,为活血化瘀之要药。C活血止痛,行气解郁,清心凉血,利胆退黄。D活血通经,补肝肾,强筋骨,利水通淋,可用于治疗瘀血阻滞诸证,肾虚腰痛,及淋证、水肿等。E活血调经,利尿消肿,清热解毒。

201.C。解析:白芷辛散温通,祛风解表散寒之力较温和,而以止痛、通鼻窍见长,宜于外感风寒,头身疼痛、鼻塞流涕之证。杏仁主入肺经,味苦降泄,肃降兼宣发肺气而能止咳平喘,为治咳喘之要药。故选白芷、杏仁。

203.D。解析:中风后气虚血滞者治宜选用通络能治疗半身不遂之品。地龙长于通络,常与黄芪、当归等同用治疗中风后气滞血瘀之半身不遂。A息风止痉,平抑肝阳,可用于治疗各种肝阳风动之证。B善治各种痉挛抽搐。C息风止痉,攻毒散结,通络止痛。E善治惊风、癫痫夹有痰热者。

204.D。解析:西洋参的功效为补气养阴,清热生津。枸杞子的功效为补肾益精,养肝明目,用于肝肾不足,遗精,腰膝酸痛,以及头晕、目眩等症。熟地黄的功效为补血养阴,填精益髓。补骨脂的功效为补肾助阳,固精缩尿,温脾止泻,纳气平喘。补骨脂用于下元虚冷,阳痿,遗精,早泄,腰部酸痛,及小便频数,遗尿等症。山药的功效为益气养阴,补脾肺肾,固精止带。

205.D。解析:黄芪:补气健脾,升阳举陷,益卫固表,利尿消肿,托毒生肌。应用:脾气虚证、肺气虚证、气虚自汗、内热消渴、血虚萎黄、半身不遂、痹痛麻木、气血亏虚、疮疡难溃难腐或溃久不敛。升麻:解表透疹,清热解毒,升举阳气。

206.C。解析:党参补脾肺气,补血,生津;黄芪补气健脾,升阳举陷,益卫固表,利尿消肿,托毒生肌;鹿茸补肾阳,强筋骨,益精血,调冲任;还具有托疮毒之功。续断补肝肾,强筋骨,续伤折,止血安胎,治崩漏,用于肝肾不足等证;何首乌补肝肾,益精血,固肾乌须,润肠通便,解毒,截疟,用于肝肾不足等证。此症状提示为肝肾阳虚,并有疮疡不敛的症状,选用鹿茸最为合适。

209.C。解析:患者咳嗽与蛔虫腹痛并见,提示所选中药除止咳外,尚需有安蛔之效。A敛肺止咳、涩肠止泻、利咽开音。B益肾固精,健脾止泻、除湿止带。C敛肺止咳、安蛔止痛、涩肠止泻、生津止渴。D涩肠止泻、温中行气。E固精缩尿,补肾助阳。

212~213.E、A。解析:相须指性能功效相类似的药物配合应用,可以增强原有疗效。相使指药物的性能功效方面有某些共性;或治疗目的一致的配合使用,而以一种药为主药,另一种药为辅药,能提高主药疗效。相畏指一种药物的毒副作用被另一种药物减轻或消除。相杀指一种药物能减轻或消除另一种药物的毒副作用。相恶指两药合用,一种药物能使另一种药物原有的功效降低,甚至丧失。

218~219.D、E。解析:A清热解毒,凉血止痢。B清热解毒,凉血消斑。C清热解毒,凉血,消肿,燥湿。D 清热解毒,祛痰,利咽。E 清热解毒,消痈排脓,利尿通淋。

222～223. C、C。解析:大黄主治实热积滞便秘、血热吐衄、目赤咽肿、痈肿疔疮、肠痈腹痛、瘀血经闭、产后瘀阻、跌打损伤、湿热痢疾、黄疸、淋证。

224～225. A、B。解析:A 除祛风止痹痛外,还有解表之功。B 祛风湿,止痛,利水消肿。C 祛风湿,止痹痛,退虚热,清湿热。D 舒筋活络,除湿和胃。E 祛风湿,通经络,消骨鲠。

228～229. D、E。解析:木瓜的功效:舒筋活络,和胃化湿。川乌的功效:祛风除湿,温经止痛。五加皮的功效:祛风除湿,补益肝肾,强筋壮骨,利水消肿。桑寄生的功效:祛风湿,补肝肾,强筋骨,安胎元。狗脊的功效:祛风湿,补肝肾,强腰膝。

232～233. A、C。解析:A 祛风湿,通经络,消骨鲠。B 祛风湿,利水消肿。C 祛风湿,补肝肾,强筋骨。D 祛风湿,止痹痛,解表。E 舒筋活络,除湿和胃。

242～243. D、E。解析:①薏苡仁:利水渗湿,健脾,除痹,清热排脓。②滑石:利尿通淋,清热解暑;外用祛湿敛疮。主治病证:热淋,石淋,尿热涩痛;暑湿,湿温;湿疮,湿疹,痱子。

250～251. E、C。解析:A 清利湿热,利胆退黄。B 利湿祛浊,祛风除痹。C 利湿退黄,清热解毒,散瘀止痛,化痰止咳。D 清热利湿止痒。E 除湿退黄,利尿通淋,解毒消肿。

252～253. A、B。解析:薤白功效为通阳散结、行气导滞。主治胸痹心痛;脘腹痞满胀痛,泻痢里急后重。吴茱萸可以用于寒滞肝脉所致的各种痛证。是治疗肝寒气滞诸痛的要药。小茴香功效:散寒止痛,理气和胃。主治寒疝腹痛,睾丸偏坠疼痛,少腹冷痛,痛经;中焦虚寒气滞证。

260～261. A、D。解析:A 回阳救逆,助阳补火,用于亡阳证,阳虚感寒,寒痹证等。B 偏于温脾阳,善治脘腹冷痛等,也可用于治疗亡阳证。C 为治命门火衰之要药,用于肾阳衰弱的阳痿宫冷,虚喘心悸。D 归厥阴经,可散寒止痛,助阳止泻,降逆止呕,疏肝下气、燥湿,故可治疗厥阴经头痛,助阳止泻之功可治疗脾肾阳虚之五更泄泻。E 能温肾暖肝,善治寒疝腹痛。

262～263. A、C。解析:①干姜:温中散寒,回

阳通脉,温肺化饮。治疗脾胃虚寒,腹痛,呕吐,泄泻;亡阳证;寒饮喘咳。②肉桂:补火助阳,散寒止痛,温通经脉,引火归原。可治疗肾阳虚证;脘腹冷痛,寒疝腹痛;寒痹腰痛,胸痹,阴疽,闭经,痛经;虚阳上浮。

268～269. D、A。解析:①小茴香功能散寒止痛、理气和中,既为治寒疝腹痛、睾丸偏坠胀痛之佳品,又常治肝经受寒之少腹冷痛、痛经等症。②丁香温中降逆,散寒止痛,温肾助阳。

272～273. C、D。解析:陈皮:理气健脾,燥湿化痰;青皮:疏肝破气,消积化滞;枳实:破气消积,化痰散痞。乌药:行气止痛,温肾散寒。香附:疏肝解郁,理气调中,调经止痛。

278～279. A、B。解析:苦楝皮有毒,不宜过量或持续服用。槟榔性苦,脾虚便溏或气虚下陷者忌用。

282～283. A、D。解析:白茅根甘,寒。归肺、胃、膀胱经。功效:凉血止血,清热利尿。主治血热吐血、衄血、尿血;热病烦渴,肺热咳嗽,胃热呕吐;湿热黄疸,水肿尿少,热淋涩痛。蒲黄甘,平。归肝、心包经。功效:止血,化瘀,通淋。主治吐血,衄血,咯血,崩漏,外伤出血;经闭痛经,胸腹刺痛,跌仆肿痛;血淋涩痛。

290～291. C、B。解析:A 化瘀止血,活血定痛。B 化瘀止血,利尿。C 凉血化瘀止血,通经。D 收敛止血,消肿生肌。E 凉血止血,清热利尿。

294～295. A、E。解析:白及主治咯血,吐血,外伤出血;疮疡肿毒,皮肤皲裂,烧烫伤。艾叶主治吐血,衄血,崩漏,月经过多;少腹冷痛,经寒不调,宫冷不孕,脘腹冷痛;胎动不安,胎漏下血;皮肤瘙痒。小蓟主治衄血,吐血,尿血,血淋,便血,崩漏,外伤出血;痈肿疮毒。白茅根主治血热吐血、衄血、尿血;热病烦渴,肺热咳嗽,胃热呕吐;湿热黄疸,水肿尿少,热淋涩痛。侧柏叶主治吐血,衄血,咯血,便血,崩漏下血;肺热咳嗽;血热脱发,须发早白。

298～299. B、E。解析:郁金有活血行气止痛,解郁清心,利胆退黄,凉血之效。红花有活血通经,祛瘀止痛之效。

302～303. C、C。解析:A 主治寒痰喘咳,悬饮。B 主治咳嗽气喘,肠燥便秘。C 主治湿痰、寒痰证;心下痞,结胸,梅核气;胃气上逆呕吐。D 主治咳

嗽痰多,胸闷不畅;肺痈咳吐脓痰。E 主治痰热咳嗽或胃热呕吐。

310~311.B、C。解析:柏子仁、酸枣仁均为养心安神药。柏子仁养心安神,润肠通便。酸枣仁养心益肝,安神,敛汗。

312~313.A、D。解析:A 安神解郁,活血消肿。B 养心益肝,安神,敛汗。C 宁心安神,祛痰开窍,消散痈肿。D 镇惊安神,活血散瘀,利尿通淋。E 镇惊安神,平肝潜阳,聪耳明目,纳气平喘。

314~315.C、B。解析:黄芩的功效:清热燥湿,泻火解毒,止血,安胎。甘草的功效:补脾益气,清热解毒,祛痰止咳,缓急止痛,调和诸药。白术的功效:健脾益气,燥湿利水,止汗,安胎。大枣的功效:补中益气,养血安神。党参的功效:健脾益肺,养血生津。

316~317.C、A。解析:阿胶主治血虚诸证;出血证;肺阴虚燥咳;热病伤阴,心烦失眠,阴虚风动,手足瘛疭。白芍主治肝血亏虚,月经不调;肝脾不和,胸胁脘腹胀疼痛,四肢挛急疼痛。当归主治血虚诸证;血虚血瘀,月经不调,经闭,痛经;虚寒性腹痛,跌打损伤,痈疽疮疡,风寒痹痛;血虚肠燥便秘。熟地黄主治血虚诸证;肝肾阴虚诸证。何首乌主治经血亏虚,头晕眼花,须发早白,腰膝酸软;久疟,痈疽,瘰疬,肠燥便秘。

320~321.E、B。解析:女贞子的功效:滋补肝肾,明目乌发。大枣的功效:补中益气,养血安神。西洋参的功效:补气养阴,清热生津。山药的功效:补脾养胃,生津益肺,补肾涩精。麦冬的功效:养阴润肺,益胃生津,清心除烦。

方剂学

1. B	2. B	3. D	4. E	5. E	6. C	7. C	8. C	9. A	10. A
11. B	12. E	13. C	14. B	15. E	16. D	17. A	18. D	19. B	20. B
21. C	22. A	23. B	24. D	25. C	26. C	27. A	28. C	29. E	30. E
31. D	32. E	33. D	34. B	35. A	36. D	37. A	38. E	39. A	40. E
41. E	42. C	43. A	44. E	45. C	46. D	47. B	48. B	49. E	50. C
51. B	52. B	53. A	54. D	55. E	56. A	57. C	58. B	59. A	60. A
61. A	62. D	63. C	64. E	65. E	66. A	67. B	68. C	69. E	70. E
71. B	72. A	73. E	74. D	75. D	76. C	77. B	78. C	79. E	80. D
81. B	82. C	83. B	84. E	85. C	86. B	87. D	88. B	89. A	90. C
91. C	92. C	93. B	94. C	95. E	96. D	97. B	98. E	99. A	100. C
101. D	102. D	103. B	104. B	105. E	106. C	107. D	108. A	109. C	110. C
111. B	112. E	113. E	114. B	115. A	116. D	117. E	118. B	119. C	120. B
121. D	122. C	123. C	124. C	125. B	126. A	127. B	128. B	129. D	130. D
131. D	132. D	133. A	134. D	135. B	136. C	137. B	138. B	139. B	140. C
141. D	142. E	143. E	144. C	145. C	146. A	147. C	148. A	149. D	150. A
151. B	152. A	153. C	154. E	155. A	156. B	157. D	158. E	159. D	160. A
161. B	162. C	163. C	164. C	165. B	166. B	167. B	168. A	169. A	170. D
171. B	172. A	173. A	174. B	175. E	176. E	177. B	178. D	179. E	180. B
181. D	182. B	183. C	184. D	185. B	186. C	187. C	188. B	189. C	190. E
191. A	192. B	193. E	194. C	195. C	196. B	197. C	198. B	199. A	200. E
201. E	202. C	203. E	204. B	205. C	206. D	207. A	208. C	209. B	210. C
211. D	212. E	213. C	214. C	215. D	216. A	217. C	218. A	219. B	220. C
221. E	222. B	223. A	224. B	225. A	226. B	227. C	228. A	229. C	230. C
231. A	232. B	233. A	234. E	235. C	236. B	237. C	238. C	239. D	240. E
241. B	242. A	243. C	244. C	245. B	246. A	247. D	248. B	249. C	250. B
251. A	252. C	253. D	254. D	255. B	256. A	257. B	258. A	259. B	260. E
261. A	262. D	263. A	264. A	265. B	266. E	267. D	268. C	269. B	270. B
271. E	272. C	273. E	274. E	275. E	276. E	277. D	278. D	279. C	280. D
281. B	282. E	283. C	284. A	285. E	286. C	287. C	288. D	289. A	290. A
291. E	292. A	293. D	294. B	295. C	296. C	297. B	298. A	299. D	300. B
301. A	302. E	303. D	304. C	305. E	306. B	307. D	308. E	309. A	310. D
311. B	312. C	313. A	314. C	315. E	316. B	317. B	318. B	319. A	320. B
321. E	322. C	323. A	324. B	325. D	326. C	327. E	328. A	329. D	330. C
331. E	332. A	333. B	334. E	335. D	336. B	337. B			

3.D。解析:消法是通过消食导滞、行气活血、化痰利水、驱虫等方法,使气、血、痰、食、水、虫等所结成的有形之邪渐消缓散的一种治法。适用于饮食停滞、气滞血瘀、癥瘕积聚、水湿内停、痰饮不化、疳积虫积等证。通导大便属于下法。

6.C。解析:止嗽散的组成:桔梗、荆芥、紫菀、百部、白前、甘草、陈皮。

7.C。解析:麻黄汤由麻黄、桂枝、杏仁、炙甘草组成,具有发汗解表,宣肺平喘的功效。解肌是桂枝汤的功效。

8.C。解析:麻杏石膏汤主治外感风邪,邪热壅肺证。功用辛凉疏表,清肺平喘。

9.A。解析:桂枝汤的组成为桂枝三两,芍药三两,炙甘草二两,生姜三两,大枣十二枚。

10.A。解析:桂枝汤主治外感风寒表虚证,症见恶风发热,汗出头痛,鼻鸣干呕,苔白不渴,脉浮缓或浮弱。麻黄汤主治外感风寒表实证,症见恶寒发热,头身疼痛,无汗而喘,舌苔薄白,脉浮紧。桑菊饮主治风温初起,邪客肺络证,症见但咳,身热不甚,口微渴,脉浮数。小青龙汤主治外寒内饮证,症见恶寒发热,头身疼痛,恶寒,喘咳,痰涎清稀量多,胸痞,或干呕,或痰饮喘咳不得平卧,或身体疼痛,或头面四肢浮肿,舌苔白滑,脉浮。止嗽散主风邪犯肺证。症见咳嗽咽痒,咯痰不爽,或微有恶风发热,舌苔薄白,脉浮缓。

12.E。解析:银翘散辛凉透表,清热解毒;桑菊饮疏风清热,宣肺止咳。此两方重在辛凉透表。杏苏散清肺润燥,益气养阴;桑杏汤清宣温燥,润肺止咳。此两方重在清肺润燥。止嗽散宣肺利气,疏风止咳,重在降气化痰。

13.C。解析:银翘散的组成为金银花、连翘、桔梗、薄荷、竹叶、生甘草、荆芥穗、淡豆豉、牛蒡子。方中重用银花、连翘为君,二药气味芳香,既能疏散风热、清热解毒,又可辟秽化浊,在透散卫分表邪的同时,兼顾温热病邪易蕴而成毒及多夹秽浊之气的特点。

14.B。解析:本治则"疏风清热,宣肺止咳"常用于外感风热、咳嗽初起之证。故选桑叶、菊花清散上焦风热为君药之桑菊饮。

15.E。解析:麻子仁丸的组成药物:麻子仁、白芍、枳实、大黄、厚朴、杏仁。

18.D。解析:A峻下热结。B有温肾益精之功,适用于老年肾虚引起的大便秘结。C泄热破瘀,散结消肿,主治肠痈初起。D润肠泄热,行气通便,主要为肠胃燥热,津液不足引起的大便干结。E峻下逐水。

20.B。解析:麻子仁丸主治脾约证,症见大便干结,小便频数,脘腹胀痛,舌红苔黄,脉数。

22.A。解析:小柴胡汤的组成为柴胡、半夏、人参、炙甘草、黄芩、生姜、大枣。半夏泻心汤的组成为半夏、黄芩、干姜、人参、黄连、大枣、炙甘草。大柴胡汤的组成为柴胡、黄芩、芍药、半夏、生姜、枳实、大枣、大黄。四逆散的组成为炙甘草、柴胡、芍药。蒿芩清胆汤的组成为青蒿、竹茹、黄芩、半夏、茯苓、枳壳、陈皮、碧玉散。

23.B。解析:逍遥散的药物组成:柴胡、当归、白芍、白术、茯苓、生姜、薄荷、炙甘草。

24.D。解析:方中柴胡清透少阳半表之邪,从外而解,为君;黄芩清泄少阳半里之热,为臣。二者相伍和解少阳。

26.C。解析:逍遥散疏肝解郁,养血健脾。主治肝郁血虚脾弱证。两胁作痛,头痛目眩,口燥咽干,神疲食少,或月经不调,乳房胀痛,脉弦虚。

27.A。解析:蒿芩清胆汤的组成药物:青蒿、竹茹、法半夏、赤茯苓、黄芩、枳壳、陈皮、碧玉散(滑石、甘草、青黛)。

28.C。解析:逍遥散主肝郁血虚脾弱证。由甘草、当归、茯苓、白芍药、白术、柴胡、薄荷、生姜组成。枳术丸由枳实、白术组成,功为健脾消食,行气化湿。半夏泻心汤寒热平调,消痞散结,由半夏、黄芩、干姜、人参、炙甘草、黄连、大枣组成。桂枝汤为调和营卫,散寒解表之要剂,组成为桂枝、芍药、生姜、大枣、甘草。橘皮竹茹汤理气降逆,益胃清热,组成为橘皮、竹茹、大枣、生姜、甘草、人参。以上含有干姜、半夏的方剂为半夏泻心汤。

29.E。解析:清热剂使用时若热在气而治血,则将引邪深入,故A错。需辨明热证真假,勿被假象所迷惑。真寒假热之证不可误投清热剂,故B错。辨明热证的虚实,应注意屡用清热泻火之剂而热仍不退者,当改用甘寒滋阴壮水之法,阴复则其热自退。故E正确。对于平素阳气不足,脾胃虚弱者,外感之邪虽已入里化热,亦应慎用,必要时配伍护中醒脾和胃之品,以免伤阳碍胃。故 C 错。对于热邪炽盛,服清热剂入口即吐者,可于清热剂中少佐温热之品,或采用凉药热服的反佐法。故 D 错。

30.E。解析:玉女煎清胃热,滋肾阴。清气化痰丸清热化痰,理气止咳。蒿芩清胆汤清胆利湿,和胃化痰。温胆汤理气化痰,和胃利胆。清胃散清胃凉血。

32.E。解析:芍药汤的组成为芍药、当归、黄连、槟榔、木香、炙甘草、大黄、黄芩、肉桂。龙胆泻肝汤的组成为龙胆草、黄芩、山栀子、泽泻、木通、车前子、当归、生地黄、柴胡、生甘草。清营汤的组成为水牛角、生地黄、玄参、竹叶心、麦冬、丹参、黄连、银花、连翘。导赤散的组成为生地黄、木通、生甘草梢、竹叶。玉女煎的组成为石膏、熟地黄、麦冬、知母、牛膝。

33.D。解析:清营汤主治热入营分证。本方以清营解毒为主,配以养阴生津和"透热转气",使入营之邪透出气分而解。具体用银花、连翘、竹叶清热解毒,轻清透泄,使营分热有外达之机,促其透出气分而解。

34.B。解析:清营汤主治证为热入营分证。身热夜甚,神烦少寐,时有谵语,目常喜开或喜闭,口渴或不渴,斑疹隐隐,脉细数,舌绛而干。本方证乃邪热内传营分,耗伤营阴所致。邪热传营,伏于阴分,入夜阳气内归营阴,与热相合,故身热夜甚。

36.D。解析:普济消毒饮的功用为清热解毒,疏散风邪。犀角地黄丸功用为清热解毒,凉血散瘀。黄连解毒汤功用为泻火解毒。白虎汤功用为清热生津。清营汤功用为清营解毒,透热养阴。

38.E。解析:题中五个方剂的药物组成如下。乌梅丸:乌梅、细辛、干姜、黄连、当归、附子、蜀椒、桂枝(去皮)、人参、黄柏。桂枝汤:桂枝(去皮)、芍药、生姜、大枣、甘草。猪苓汤:猪苓(去皮)、茯苓、泽泻、阿胶、滑石。麻黄汤:麻黄、桂枝、杏仁、甘草。芍药汤:芍药、当归、黄连、黄芩、大黄、木香、甘草、槟榔、肉桂(官桂为上等肉桂)。

40.E。解析:仙方活命饮的药物组成为白芷、贝母、防风、赤芍、当归、甘草、皂角刺、穿山甲、天花粉、乳香、没药、金银花、陈皮。主治阳证痈疡肿毒初起。方中金银花善清热解毒疗疮,乃"疮疡圣药",重用为君。

41.E。解析:竹叶石膏汤的组成:竹叶、石膏、半夏、麦冬、人参、粳米、甘草。

42.C。解析:龙胆泻肝汤的组成为龙胆草、黄芩、山栀子、泽泻、木通、车前子、当归、生地黄、柴胡、生甘草。蒿芩清胆汤的组成为青蒿、竹茹、法半夏、赤茯苓、黄芩、枳壳、陈皮、碧玉散(滑石、甘草、青黛)。

45.C。解析:小建中汤的方歌为"小建中汤芍药多,桂枝甘草姜枣和,更加饴糖补中脏,虚劳腹痛服之瘥"。其组成为芍药、桂枝、炙甘草、大枣、生姜、饴糖。

50.C。解析:大黄牡丹汤为寒下剂,主治肠痈初起;黄芪桂枝五物汤为温经散寒剂,主治血痹;阳和汤为温经散寒剂,主治阴疽;半夏厚朴汤为行气剂,主治梅核气;仙方活命饮为清热解毒剂,主治阳证痈疡肿毒初起。

53.A。解析:一贯煎主治肝肾阴虚,肝气郁滞证;百合固金汤主治肺肾阴亏,虚火上炎证;六味地黄丸主治肾阴精不足证;地黄饮子主治下元虚衰,痰浊上泛之暗痱证。肾气丸主治肾阳不足证。

54.D。解析:补中益气汤:黄芪一钱;甘草(炙)五分;人参三分;当归二分;橘皮二分或三分;升麻二分或三分;柴胡二分或三分;白术三分。

55.E。解析:补中益气汤的方歌"补中益气芪术陈,升柴参草当归身,虚劳内伤功独擅,亦治阳虚外感因"。其药物组成为黄芪、炙甘草、人参、当归、橘皮、升麻、柴胡、白术。

56.A。解析:六味地黄丸的组成药物为熟地黄、山萸肉、干山药、泽泻、牡丹皮、白茯苓。

58.B。解析:肾气丸病机是肾阳虚,命门之火不足。《医方考》:渴而未消者,此方主之。此为心肾不交,水不足以济火,故令亡液口干,乃是阴无阳而不升,阳无阴而不降,水下火上,不相既济耳! 故用肉桂、附子之辛热壮其少火,用六味地黄丸益其真阴。真阴益,则阳可降;少火壮,则阴自生。

59.A。解析:参苓白术散主治脾虚夹湿证,症见气短乏力,形体消瘦,胸脘痞闷,饮食不化,肠鸣泄泻,面色萎黄,舌质淡,苔白腻,脉虚缓。

61.A。解析:清暑益气汤清暑益气,养阴生津。六一散清暑利湿。竹叶石膏汤清热生津,益气和胃。白虎汤清热生津。生脉散益气生津,敛阴止汗。

63.C。解析: 方中重用黄芪,其用量五倍于当归,其义有二:本方证为阴血亏虚,以致阳气欲浮越散亡,此时,恐一时滋阴补血固里不及,阳气外亡,故重用黄芪补气而专固肌表,此其一;有形之血生于无形之气,故用黄芪大补脾肺之气,以资化源,使气旺血生,此其二。

64.E。解析: 当归补血汤主治证候为血虚阳浮发热证。包括肌热面赤,烦渴欲饮,脉洪大而虚,重按无力。亦治妇人经期、产后血虚发热头痛;或疮疡溃后,久不愈合者。

65.E。解析: 炙甘草汤的组成:炙甘草、生姜、桂枝、人参、生地黄、阿胶、麦冬、麻仁、大枣。其中大枣、阿胶、生地黄皆具有补血的作用,选项中只有阿胶属于炙甘草汤组成。

66.A。解析: 一贯煎:北沙参、麦冬、当归身、生地黄、枸杞子、川楝子。芍药汤:芍药、当归、黄连、槟榔、木香、甘草、大黄、黄芩、官桂。归脾汤:白术、当归、白茯苓、炒黄芪、远志、龙眼肉、酸枣仁、人参、木香、甘草。当归补血汤:黄芪、当归。当归四逆汤:当归、桂枝、芍药、细辛、甘草、通草、大枣。

67.B。解析: 一贯煎:北沙参、麦冬、当归身、生地黄、枸杞子、川楝子。

69.E。解析: 生脉散益气生津,敛阴止汗;玉屏风散益气固表止汗。此二方止汗之功重在益气。牡蛎散敛阴止汗,益气固表,止汗之功重在敛阴。A、B是混淆选项。参苓白术散益气健脾,渗湿止泻。桑螵蛸散调补心肾,涩精止遗。

72.A。解析: 固冲汤的功用为益气健脾,固冲摄血;归脾汤的功用为益气补血,健脾养心;四物汤的功用为补血和血;黄土汤的功用为温阳健脾,养血止血;桑螵蛸散的功用为调补心肾,涩精止遗。

73.E。解析: 血府逐瘀汤主治胸中血瘀证。本方以活血化瘀,行气止痛为法。方中桃仁破血行滞润燥,红花活血祛瘀止痛,共为君药;赤芍、川芎助君药活血祛瘀,牛膝活血通经,祛瘀止痛,引血下行,共为臣药;生地黄、当归养血益阴,清热活血,桔梗、枳壳,一升一降,宽胸行气,柴胡疏肝解郁,升达清阳,与桔梗、枳壳同用,尤善理气行滞,使气行则血行,以上均为佐药;桔梗并能载药上行,兼有使药之用,甘草调和诸药亦为使药。

74.D。解析: 补阳还五汤主治中风之气虚血瘀证。功用为补气、活血、通络。方中主要由黄芪、当归、赤芍、地龙、川芎、红花、桃仁组成。

76.C。解析: 天王补心丹主治阴虚血少,神志不安证。心悸失眠,虚烦神疲,梦遗健忘,手足心热,口舌生疮,舌红少苔,脉细而数。

77.B。解析: 天王补心丹是由人参、茯苓、玄参、丹参、桔梗、远志、当归、五味子、麦冬、天冬、柏子仁、酸枣仁、生地黄组成。以上选项中只有玄参是天王补心丹中的药物。

78.C。解析: 朱砂安神丸的方歌为"朱砂安神东垣方,归连甘草合地黄;怔忡不寐心烦乱,养阴清热可复康"。其药物组成为朱砂、黄连、炙甘草、生地黄、当归。

80.D。解析: 酸枣仁汤的方歌为"酸枣仁汤治失眠,川芎知草茯苓煎,养血除烦清虚热,安然入睡梦乡甜"。其药物组成为酸枣仁、甘草、知母、茯苓、川芎。

82.C。解析: 桑杏汤的功用是清宣温燥,润肺止咳。主治外感温燥证。症见身热不甚,口渴,咽干鼻燥,干咳无痰或少痰而黏,舌红,苔薄白而干,脉浮数而右脉大者。

83.B。解析: 三仁汤的功用是宣畅气机、清利湿热,主治湿温初起及暑温夹湿之湿重于热证。症见头痛恶寒,身重疼痛,肢体倦怠,面色淡黄,胸闷不饥,午后身热,苔白不渴,脉弦细而濡。

85.C。解析: 紫雪属凉开剂,具有清热开窍、息风止痉的功效;主治热闭心包,热盛动风证。

86.B。解析: 苏合香丸是温开剂的代表,用治寒闭。功效为芳香开窍,行气止痛。主治突然昏倒,牙关紧闭,不省人事,苔白,脉迟,亦治心腹卒痛,甚则昏厥,属寒凝气滞者。

88.B。解析: 苏合香丸主治寒闭证,症见突然昏倒,牙关紧闭,不省人事,苔白,脉迟;亦治心腹卒痛,甚则昏厥,属寒凝气滞者。

89.A。解析: 半夏厚朴汤主治梅核气,组方以行气散结,降逆化痰为法。方中半夏辛温入脾胃,化痰散结,降逆和胃,为君药;厚朴苦辛性温,下气除满,为臣药;茯苓甘淡渗湿健脾,助半夏化痰,符合"治痰不理脾胃非其治也"之说;生姜辛温散结,和胃止呕,且制半夏之毒;苏叶芳香,理肺疏肝,助厚朴行气宽中、宣通郁结之气,共为佐药。

90. C。解析:半夏厚朴汤的功用为行气散结,降逆化痰;枳实薤白桂枝汤的功用为通阳散结,祛痰下气;越鞠丸的功用为行气解郁;苏子降气汤的功用为降气平喘,祛痰止咳;天台乌药散的功用为行气疏肝,散寒止痛。

91. C。解析:越鞠丸的药物组成:香附、川芎、山栀子、苍术、神曲。其中香附行气解郁以治气郁;川芎活血祛瘀以治血郁;栀子清热泻火以治火郁;苍术燥湿运脾以治湿郁;神曲消食导滞以食郁。从越鞠丸的药物组成可排除 A、B、D、E 选项,而方中香附功效以行气为主,

92. C。解析:半夏泻心汤:半夏、黄芩、干姜、人参、黄连、大枣、炙甘草。苏子降气汤:紫苏子、半夏、当归、炙甘草、前胡、厚朴、肉桂、苏叶、生姜、大枣。两方共有的药物是半夏、炙甘草、大枣。

93. B。解析:苏子降气汤的配伍特点:一是上下并治,标本兼顾,但以治上治标为主;二是宣降结合,大队降逆之品中配伍少量宣肺散邪之品,但以降肺为主。主治上实下虚之咳喘证。

95. E。解析:旋覆代赭汤药物组成及剂量:旋覆花三两、代赭石一两、半夏半升、人参二两、甘草三两(炙)、生姜五两、大枣十二枚(擘)。

96. D。解析:A主治虚阳上攻、气不升降、上盛下虚、痰涎壅盛、喘嗽短气、胸膈痞闷、咽喉不利,或腰痛脚弱、肢体倦怠,或肢体浮肿。B主治胸阳不振痰气互结之胸痹。C主治气、血、痰、火、湿、食等郁。E主治伤寒误治,脾胃之气受损,而见心下痞硬,嗳气之症。D主治梅核气。

97. B。解析:越鞠丸行气解郁,主治六郁证。方中以香附行气治气郁,川芎活血治血郁,栀子清热治火郁,苍术燥湿治湿郁,神曲消食治食郁。因痰郁多由气滞湿聚而成,若气行湿化,则痰郁亦解,故方中不另用治痰之品,全方以五药治六郁。

100. C。解析:二陈汤的组成为半夏、橘红、白茯苓、甘草、乌梅、生姜。半夏白术天麻汤的组成为半夏、天麻、茯苓、橘红、白术、甘草、生姜、大枣。两方的共同药物是半夏、茯苓。

102. D。解析:复元活血汤:柴胡、瓜蒌根、当归、红花、甘草、炮穿山甲、大黄、桃仁。

104. B。解析:生化汤的组成为全当归、川芎、桃仁、炮干姜、炙甘草、黄酒、童便。温经汤的组成

为吴茱萸、当归、芍药、川芎、人参、桂枝、阿胶、丹皮、生姜、甘草、半夏、麦冬。血府逐瘀汤的组成为桃仁、红花、当归、生地黄、川芎、赤芍、牛膝、桔梗、柴胡、枳壳、甘草。复元活血汤的组成为柴胡、瓜蒌根、当归、红花、甘草、穿山甲、酒大黄、酒桃仁。补阳还五汤的组成为生黄芪、当归尾、赤芍、地龙、川芎、红花、桃仁。

105. E。解析:补阳还五汤中重用黄芪,大补脾胃之元气,使气旺血行,瘀去络通,为方中君药。

106. C。解析:血府逐瘀汤:桃仁、红花、当归、生地黄、川芎、赤芍、牛膝、桔梗、柴胡、枳壳、甘草。

109. C。解析:生化汤主治产后血虚寒凝,功能养血化瘀,温经止痛。

111. B。解析:A是血淋,应用小蓟饮子。C为痔疮出血,血色鲜红或晦暗,选用槐花散。D为肝火犯肺之咳血证,应选用咳血方。E为血热妄行导致的吐血。黄土汤主治阳虚便血。B见面色萎黄,为脾阳虚证。

112. E。解析:题中五个方剂的药物组成如下。越鞠丸:苍术、香附、川芎、神曲、栀子。茵陈蒿汤:茵陈蒿、栀子、大黄。保和丸:山楂、神曲、半夏、茯苓、陈皮、连翘、莱菔子。一贯煎:北沙参、麦冬、当归身、生地黄、枸杞子、川楝子。镇肝熄风汤:怀牛膝、生赭石、川楝子、生龙骨、生牡蛎、生龟甲、生杭芍、玄参、天冬、生麦芽、茵陈、甘草。

113. E。解析:消风散主治风疹、湿疹;地黄饮子主治喑痱;大定风珠主治阴虚风动证;羚角钩藤汤主治肝热生风证;天麻钩藤饮主治肝阳偏亢,肝风上扰证。

115. A。解析:川芎茶调散主治诸风上攻,正偏头痛,恶风有汗,憎寒壮热,鼻塞痰盛,头晕目眩。

117. E。解析:消风散的组成药物:当归、生地黄、防风、蝉蜕、知母、苦参、胡麻仁、荆芥、苍术、牛蒡子、石膏、甘草、木通。

118. B。解析:清燥救肺汤的方歌为"清燥救肺参草杷,石膏胶杏麦胡麻,经霜收下冬桑叶,清燥润肺效堪夸"。其药物组成为桑叶、石膏、甘草、人参、胡麻仁、真阿胶、麦冬、杏仁、枇杷叶。

120. B。解析:清燥救肺汤的组成为霜桑叶、煅石膏、甘草、人参、胡麻仁、阿胶、麦冬、杏仁、枇杷叶。桑叶、杏仁、沙参、浙贝母是桑杏汤的主要药

物。半夏、人参、麦冬是麦门冬汤的主要药物。

121.D。解析:清燥救肺汤清肺润燥,益气养阴。

122.C。解析:麦门冬汤由人参、大枣、甘草、粳米、半夏、麦冬组成;桑杏汤由桑叶、杏仁、象贝、沙参、栀皮、香豉、梨皮组成;清燥救肺汤由桑叶、煅石膏、甘草、人参、胡麻仁、阿胶、麦冬、杏仁、枇杷叶组成;杏苏散由苏叶、杏仁、半夏、橘皮、前胡、枳壳、茯苓、甘草、大枣、生姜组成。青蒿鳖甲汤由青蒿、鳖甲、知母、生地黄、牡丹皮组成。

123.C。解析:桑杏汤主治外感温燥证。身热不甚,口渴,咽干鼻燥,干咳无痰,舌红,脉数等。

124.C。解析:麦门冬汤的药物组成:麦冬、半夏、人参、甘草、粳米、大枣。

125.B。解析:A解表化湿,理气和中。B燥湿运脾,行气和胃。C益气健脾。D温中祛寒,补气健脾。E清利湿热,宣畅气机。

126.A。解析:藿香正气散方歌为"藿香正气大腹苏,甘桔陈苓术朴俱,夏曲白芷加姜枣,感伤岚瘴并能驱";组成有大腹皮、白芷、紫苏、茯苓、半夏曲、白术、陈皮、厚朴、桔梗、藿香、炙甘草。

128.B。解析:甘露消毒丹主治湿温时疫,邪在气分。症见发热困倦,胸闷腹胀,肢酸,咽肿,颐肿,口渴,身黄,小便短赤,淋浊,吐泻,舌苔淡白或腻或干黄者。其功用为清热解毒,利湿化浊。

129.D。解析:三仁汤的组成为杏仁、滑石、通草、白蔻仁、竹叶、厚朴、生苡仁、半夏。方中杏仁宣利上焦气机,白蔻仁宣畅中焦气机,薏苡仁渗利下焦气机,共为君药。三子养亲汤组成为紫苏子、白芥子、莱菔子。

130.D。解析:实脾散的药物组成是厚朴、白术、木瓜、木香、草果仁、大腹子、炮附子、白茯苓、炮干姜、炙甘草、生姜、大枣。

132.D。解析:八正散具有清热泻火,利水通淋的功用;主治热淋,症见尿频尿急,溺时涩痛,淋沥不畅,尿色混赤,甚则癃闭不通,小腹急满,口燥咽干,舌苔黄腻,脉滑数。

133.A。解析:二陈汤燥湿化痰,理气和中,主治湿痰之证。

134.D。解析:小柴胡汤主治:①伤寒少阳证。往来寒热,胸胁苦满,默默不欲饮食,心烦喜呕,口苦,咽干,目眩,舌苔薄白,脉弦。②妇人中风,热入血室。经水适断,寒热发作有时。③疟疾、黄疸以及内伤杂病而见少阳证者。

135.B。解析:蒿芩清胆汤清胆利湿,和胃化痰。小柴胡汤和解少阳。四逆散透邪解郁,疏肝理脾。半夏泻心汤寒热平调,散结除痞。竹叶石膏汤清热生津,益气和胃。

136.C。解析:温胆汤主治胆郁痰扰证:胆怯易惊,头眩心悸,心烦不眠,夜多异梦或呕恶呃逆,眩晕,癫痫,苔白腻,脉弦滑。功效:理气化痰,和胃利胆。

137.B。解析:桑菊饮治风温初起,邪犯肺络证。桑杏汤治外感温燥证,特点为干咳无痰或痰少而黏。清燥救肺汤治温燥伤肺证,干咳无痰,心烦口渴,舌干少苔,脉虚大数。百合固金汤治肺肾阴虚,虚火上炎证。咳嗽气喘,痰中带血。泻白散治肺热喘咳证。肺主气,宜清肃下降,火热郁结于肺,则气逆不降为喘咳;肺合皮毛,肺热则外蒸于皮毛,故皮肤蒸热;伏热渐伤阴,故午后热甚;阴虚发热则舌红苔黄,脉细数。

138.B。解析:芍药汤中大黄苦寒沉降,合芩、连则清热燥湿之功著,合归、芍则活血行气之力彰其泻下通腑可导湿热积滞从大便而去,乃"通因通用"之法。

139.B。解析:二陈汤的组成为半夏、橘红、茯苓、炙甘草、生姜、乌梅。方中半夏、橘红燥湿化痰;半夏、茯苓健脾渗湿;生姜既能助半夏、橘红降逆理气,又能助半夏、橘红和胃化痰,并能解半夏毒性;甘草益气祛痰,并调和诸药。

141.D。解析:半夏白术天麻汤主治证的病机是脾胃虚弱,痰湿内阻,虚风上扰,致痰厥头痛。

142.E。解析:败毒散的药物组成:柴胡、前胡、川芎、枳壳、羌活、独活、茯苓、桔梗、人参、甘草。当归、芍药不属败毒散的组成药物。

143.E。解析:麻子仁丸的药物组成:麻子仁、芍药、枳实、厚朴、大黄、杏仁。甘草不属麻子仁丸的组成药物。

144.C。解析:温胆汤的方歌为"温胆夏茹枳陈助,佐以茯草姜枣煮,理气化痰利胆胃,胆郁痰扰诸症除",其组成有半夏、竹茹、枳实、陈皮、茯苓、炙甘草、生姜、大枣。

145. C。解析:桑杏汤的功用是清宣温燥、润肺止咳,主治外感温燥证。温胆汤的功用是理气化痰、清胆和胃,主治胆胃不和,痰热内扰证。清气化痰丸的功用是清热化痰、理气止咳,主治痰热咳嗽。清燥救肺汤的功用是清燥润肺、养阴益气,主治温燥伤肺证。贝母瓜蒌散的功用是润肺清热,理气化痰,主治燥痰咳嗽。

147. C。解析:麻黄杏仁甘草石膏汤主治外感风邪,邪热壅肺证。石膏倍于麻黄,使本方不失为辛凉之剂。麻黄得石膏,宣肺平喘而不助热;石膏得麻黄,清解肺热而不凉遏,相制为用。方中石膏半斤,麻黄四两,两药比例为2∶1。

148. A。解析:保和丸的药物组成为山楂、神曲、半夏、茯苓、陈皮、连翘、莱菔子,不包括生麦芽。

149. D。解析:银翘散于辛凉之中配伍少量辛温之品。荆芥穗、淡豆豉辛而微温,解表散邪,虽属辛温,但辛而不烈,温而不燥,配入辛凉解表方中,增强辛散透表之力,是为去性取用之法。

150. A。解析:保和丸功用为消食、导滞、和胃。用于食积停滞,脘腹胀满,嗳腐吞酸,不欲饮食。食积易于化热,连翘清热而散结,为佐药。

151. B。解析:止嗽散主治风邪犯肺之咳嗽证。方用紫菀、百部为君,止咳化痰,桔梗开宣肺气,白前降气化痰,二者一宣一降,恢复肺气之宣降,为臣药。陈皮燥湿化痰,仅用一味荆芥,辛而微温,疏风解表,后用甘草调和诸药,又有利咽之功。诸药配伍,宣肺利气,疏风止咳,则咳痰咽痒得瘥。

152. A。解析:乌梅丸主治蛔厥证。症见腹痛时作,手足厥冷,烦闷呕吐,时发时止,得食即呕,常自吐蛔;亦治久泻、久痢。

153. E。解析:理中丸的药物组成为人参、干姜、炙甘草、白术。四君子汤的药物组成为人参、白术、茯苓、炙甘草。两方均含有人参、白术、炙甘草。

154. E。解析:理中丸温中祛寒、补气健脾。无和中缓急、止呕、止痛、养血之功,排除A、B、C、D。

155. A。解析:吴茱萸汤温中补虚,降逆止呕。方中吴茱萸味辛苦而性热,归肝、脾、胃、肾经,既能温胃暖肝以祛寒,又善和胃降逆以止呕,一药而两擅其功,是为君药。

156. B。解析:当归四逆汤温经散寒,养血通脉,主治血虚寒厥证。由营血虚弱,寒凝经脉,血行不利所致。素体血虚又经脉受寒,寒邪凝滞,血行不利,阳气不能达于四肢末端,营血不能充盈血脉,遂手足厥寒、脉细欲绝。

157. D。解析:当归四逆汤主治血虚寒厥证。小柴胡汤主治伤寒少阳证;妇人中风,热入血室证;黄疸、疟疾,以及内伤杂病而见少阳证者。蒿芩清胆汤主治少阳湿热痰浊证。大柴胡汤主治少阳阳明合病。葛根芩连汤主治表证未解,邪热入里证。

158. E。解析:酸枣仁汤养血安神,清热除烦。酸枣仁养肝血,安心神为主药;川芎调养肝血;茯苓宁心安神;知母滋阴润燥,清热除烦,滋清兼备;甘草调和诸药。

159. D。解析:血府逐瘀汤主治胸中血瘀证,功用为活血化瘀,行气止痛。方中主要由桃仁、红花、当归、生地黄、川芎、赤芍、牛膝、桔梗、柴胡、枳壳、甘草组成。

160. A。解析:咳血方清肝宁肺,凉血止血,主治肝火犯肺之咳血证。本方证系肝火犯肺,灼伤肺络所致。病位虽在肺,但病本则在肝,按治病求本的原则,治当清肝泻火,使火清气降,肺金自宁。

161. B。解析:川芎茶调散的功用是疏风止痛,主治外感风邪头痛。症见偏正头痛,或颠顶作痛,目眩鼻塞,或恶风发热,舌苔薄白,脉浮。

162. C。解析:天麻钩藤饮主治肝阳偏亢,肝风上扰证,功用为平肝息风、清热活血、补益肝肾。大定风珠主治阴虚风动证,功用为滋阴息风。羚角钩藤汤主治肝热生风证,功用为凉肝息风、增液舒筋。镇肝熄风汤主治类中风,功用为镇肝息风、滋阴潜阳。川芎茶调散主治外感风邪头痛,功用为疏风止痛。

163. C。解析:镇肝熄风汤的功用是镇肝息风、滋阴潜阳。方中怀牛膝引血下行,补益肝肾为君;代赭石镇肝降逆,合牛膝引血下行,急治其标;龙骨、牡蛎、龟甲滋阴潜阳,白芍补血敛阴,泻肝柔筋,共为臣药。玄参、天冬下走肾经,滋阴清热,合龟甲、白芍滋水以涵木,滋阴以柔肝;茵陈利湿,川楝子、生麦芽清泄肝热,疏肝理气,甘草调和诸药,以防金石、介类药物碍胃。

164. C。解析:三仁汤中杏仁宣利上焦肺气。白蔻仁宣畅中焦气机,薏苡仁渗利下焦气机,共为君药。三仁"宣上、畅中、渗下"。

165.B。解析:八正散的组成为车前子、瞿麦、萹蓄、滑石、山栀子仁、甘草、木通、大黄、灯心。

166.B。解析:五苓散重用泽泻为君,直达下焦,利水渗湿。臣以淡渗之茯苓、猪苓,利水渗湿,与君药相须为用。脾能化湿,以白术健脾燥湿制水,用为佐药。阳能化水,又佐以桂枝温阳化气以助利水,病兼表证则解表散邪。诸药配伍,共奏利水渗湿、温阳化气,兼以解表之效。

173.A。解析:本题考查大柴胡汤的主治。A项正确:大柴胡汤功用和解少阳,内泄热结。主治:少阳阳明合病。证候表现为往来寒热,胸胁苦满,郁郁微烦,心下痞硬,或心下满痛,大便不解或协热下利,舌苔黄,脉弦数有力。故A正确。

195.C。解析:根据题干辨证,此为阳虚血虚之证,归脾汤益气补血,健脾养心;四物汤主治营血虚滞证;槐花散清肠止血,疏风行气;小蓟饮子凉血止血,利水通淋。以上均不适宜。黄土汤温阳健脾,养血止血,用于脾阳不足、脾不统血之证。症见"大便下血,先便后血,或吐血、衄血,妇人崩漏,血色暗淡,四肢不温,面色萎黄,舌淡苔白,脉沉细无力"。故当选C。

214~215.C、D。解析:君药是针对主病或主证起主要治疗作用的药物,是方中不可或缺,且药力居首的药物。臣药一是辅助君药加强治疗主病或主证的药物,二是针对兼病或兼证起治疗作用的药物,其在方中之药力小于君药。佐药一是佐助药,二是佐治药。使药一是引经药,即能引方中诸药以达病所的药物;二是调和药,即具有调和诸药作用的药物。

220~221.C、E。解析:麻黄汤之炙甘草:①调和麻杏宣降。②缓和麻桂峻烈。桂枝汤之炙甘草:①益气和中,与桂辛甘化阳扶卫,与芍酸甘化阴助营。②调和诸药。

226~227.B、C。解析:①大黄牡丹汤的组成是大黄、丹皮、桃仁、冬瓜仁、芒硝。方歌:金匮大黄牡丹汤,桃仁瓜子芒硝襄;肠痈初起腹按痛,泄热逐瘀自能康。②桃核承气汤组成为桃仁、炙甘草、芒硝、大黄、桂枝。

230~231.C、A。解析:①大承气汤,方中以苦寒通降之生大黄为君,泄热通便,荡涤胃肠实热积滞。②济川煎主治肾虚便秘。方中以肉苁蓉为君,

甘咸性温,温肾益精,暖腰润肠。

234~235.E、C。解析:A 透邪解郁,疏肝理脾。B 疏肝解郁,健脾和营。C 和解少阳,内泄热结。D 清泄里热,解肌散邪。E 和解少阳。

236~237.B、C。解析:①逍遥散主治肝郁血虚脾弱证。肝郁易化火,故加少许薄荷为佐药,疏散郁遏之气,透达肝经郁热。②普济消毒饮主治大头瘟。故需薄荷辛凉疏散头面风热,为臣药。

238~239.C、D。解析:逍遥散中以柴胡为君,疏肝解郁,条达肝气。小柴胡汤中以苦平之柴胡为君,入肝胆经,透泄少阳半表之邪,疏泄气机之郁滞,使少阳半表之邪得以疏解,气机得以调畅。

240~241.E、B。解析:①补中益气汤由黄芪、白术、陈皮、升麻、柴胡、人参、甘草、当归组成。趣记:不种参草沉(陈)住(术)气(芪),升麻当柴烧。②逍遥散的组成:当归、白芍、柴胡、茯苓、白术、炙甘草、生姜、薄荷。

242~243.A、C。解析:①清营汤治疗热入营分导致的身热夜甚、时有谵语等营血蒸腾之象。亦是透热转气法之代表方。②当归六黄汤治疗阴虚火旺之盗汗,滋阴与泻火并进,阴固而水能制火,且益气固表与育阴泻火相配,育阴为主,使营阴内守,卫外固密。

244~245.C、B。解析:清营汤为清热凉血剂,主治热入营分证,其发热特点为身热夜甚。羚角钩藤汤为平息内风剂,主治肝热生风证,其发热特点为高热不退。

246~247.A、D。解析:龙胆泻肝汤的功用为清泻肝胆实火,清利肝经湿热,主治肝胆实火上炎证和肝经湿热下注证。茵陈蒿汤功用为清热利湿退黄,主治黄疸阳黄证。

254~255.D、B。解析:①吴茱萸汤主治肝胃虚寒,浊阴上逆证。②理中丸主治脾胃虚寒证,阳虚失血证。脾胃虚寒所致的胸痹,或病后喜唾涎沫,或小儿慢惊等。

256~257.A、B。解析:归脾汤益气补血,健脾养心。四君子汤益气健脾。

260~261.E、A。解析:①六味地黄丸组成:山茱萸、泽泻、茯苓、熟地黄、牡丹皮、山药;参苓白术散组成:人参、茯苓、白术、白扁豆、陈皮、山药、甘草、莲子、砂仁、薏苡仁、桔梗。②归脾汤组成:人

参、白术、黄芪、当归、甘草、茯神、远志、酸枣仁、木香、龙眼肉、生姜、大枣。

262～263.D、A。解析：①补中益气汤的主治是脾虚气陷证；气虚发热证。②玉屏风散的主治证是表虚自汗。

264～265.A、B。解析：①适用于温热、暑热，耗气伤阴证或久咳肺虚，气阴两虚证。②当归补血汤主治血虚阳浮发热证。肌热面红，烦渴欲饮，脉洪大而虚，重按无力。亦治妇人经期、产后血虚发热头痛，或疮疡溃后，久不愈合者。

266～267.E、D。解析：①真人养脏汤：涩肠固脱，温补脾肾。②牡蛎散：敛阴止汗，益气固表，主治体虚自汗、盗汗证。

272～273.C、E。解析：吴茱萸汤主要治疗胃、肝、肾所致的呕吐，故重用生姜，生姜为呕家圣药，用生姜六两；小建中汤、桂枝汤之生姜三两。十枣汤大枣10枚，当归四逆汤25枚，吴茱萸汤、桂枝汤、小建中汤大枣12枚。

276～277.E、D。解析：阳和汤方组成：熟地黄、鹿角胶、姜炭、肉桂、白芥子、麻黄、生甘草。四逆汤组成：附子，干姜，甘草；温脾汤组成：人参、附子、干姜、甘草、大黄、当归、芒硝；真武汤组成：茯苓、白术、芍药、附子、生姜；当归四逆汤组成：当归、桂枝、芍药、细辛、炙甘草、通草、大枣。

280～281.D、B。解析：安宫牛黄丸清热解毒，开窍醒神。至宝丹化浊开窍，清热解毒。安宫牛黄丸、紫雪、至宝丹三者均能清热解毒。安宫牛黄丸长于清热解毒，适用于邪热重，身热甚；紫雪长于息风止痉，适用于热极动风而抽搐惊厥；至宝丹长于芳香开窍，化浊辟秽，适用于痰浊偏盛，昏迷较重者。

282～283.E、C。解析：紫雪主治温热病，热闭心包及热盛动风证。高热烦躁，神昏谵语，痉厥，口渴唇焦，舌质红绛，苔黄燥，脉数有力或弦数。至宝丹主治痰热内闭心包证。身热烦躁，神昏谵语，痰盛气粗，舌绛苔黄厚腻，脉滑数。苏合香丸主治寒闭证，突然昏倒，不省人事，苔白，脉迟，亦治心腹卒痛，甚则昏厥，属寒凝气滞证。羚角钩藤汤主治热盛动风证。高热不退，烦闷躁扰，手足抽搐，发为痉厥，甚则神昏，舌绛而干，脉弦而数。安宫牛黄丸主治邪热内陷心包证。高热烦躁，神昏谵语，舌强肢

厥，舌红或绛，脉数有力，亦治中风昏迷。其中A、B、E均可清热开闭，治疗闭证，然E长于清热解毒，适用于邪热偏盛而身热较重者，A长于息风止痉，适用于热动肝风而痉厥抽搐者，B长于芳香开窍，化浊辟秽，适用于痰浊偏盛而昏迷较重者。

286～287.C、C。解析：①旋覆代赭汤由旋覆花、代赭石、半夏、人参、生姜、炙甘草、大枣组成。②苏子降气汤的组成是紫苏子、半夏、川当归、甘草、前胡、厚朴、肉桂、生姜、枣子、苏叶。

288～289.D、A。解析：①越鞠丸主治六郁证。功用为行气解郁。主要组成为香附、川芎、苍术、栀子、神曲。②暖肝煎组成：枸杞、茯苓、肉桂、茴香、沉香、乌药、生姜、当归。

292～293.A、D。解析：血府逐瘀汤活血祛瘀，行气止痛。复元活血汤主治因跌打损伤，致瘀血停滞，使得气机受阻，肝气不舒，胸胁疼痛，有活血祛瘀，疏肝通络的功用。

294～295.B、C。解析：温经汤能温经散寒，养血祛瘀，擅长治疗冲任虚寒导致的瘀血阻滞。生化汤养血祛瘀，温经止痛。

298～299.A、D。解析：羚角钩藤汤主治肝热生风证。大定风珠主治阴虚动风证。天麻钩藤饮主治肝经有热，肝阳偏亢。消风散主治风疹、湿疹。镇肝熄风汤主治类中风。

302～303.E、D。解析：①大定风珠的组成：白芍、阿胶、生龟甲、干地黄、麻仁、五味子、生牡蛎、麦冬、炙甘草、鸡子黄、鳖甲。②镇肝熄风汤的组成是怀牛膝、生赭石、生龙骨、生牡蛎、生龟甲、生杭芍、玄参、天冬、川楝子、生麦芽、茵陈、甘草。

304～305.C、E。解析：川芎茶调散方中川芎为诸经头痛之要药，长于治少阳、厥阴经头痛（头顶或两侧痛），为君药。薄荷、荆芥轻而上行，善能疏风止痛，并能清利头目，为臣药。羌活、白芷均能疏风止痛，其中羌活长于治太阳经头痛（后脑牵连项痛）；白芷长于治阳明经头痛（前额及眉心痛）；细辛散寒止痛，并长于治少阴经头痛；防风辛散上部风邪。以上各药协助君、臣以增强疏风止痛之效，均为佐药。炙甘草益气和中，调和诸药，为使。

310～311.D、B。解析：杏苏散的组成为苏叶、半夏、茯苓、甘草、前胡、苦桔梗、枳壳、生姜、橘皮、大枣、杏仁。泻白散的组成为地骨皮、桑白皮、甘草。

314～315.C、E。解析:①八正散具有清热泻火、利水通淋之功效。主治湿热淋证,症见尿频尿急,溺时涩痛,淋沥不畅,尿色浑赤,甚则癃闭不通,小腹急满,口燥咽干,舌苔黄腻,脉滑数。②热结下焦之血淋、尿血,用小蓟饮子,凉血止血,利水通淋。

316～317.B、B。解析:①真武汤组成:茯苓、白术、白芍、炮附子、生姜。②实脾散组成:厚朴、白术、木瓜、木香、草果仁、大腹子、附子、白茯苓、干姜、甘草。

318～319.B、A。解析:甘露消毒丹组成:白蔻仁、藿香、茵陈、滑石、木通、石菖蒲、黄芩、连翘、川贝母、射干、薄荷;三仁汤组成:杏仁、白蔻仁、薏苡仁、厚朴、半夏、白通草、滑石、竹叶。八正散组成:木通、车前子、萹蓄、大黄、滑石、甘草、瞿麦、山栀子、灯心草。

320～321.B、E。解析:六味地黄丸的组成为熟地黄、山药、丹皮、泽泻、茯苓、山萸肉。猪苓汤的组成为猪苓、茯苓、泽泻、阿胶、滑石。

322～323.C、A。解析:①八正散:清热泻火,利水通淋。②三仁汤:清利湿热,宣畅气机。

324～325.B、D。解析:五苓散的组成为猪苓、泽泻、白术、茯苓、桂枝。猪苓汤的组成为猪苓、茯苓、泽泻、阿胶、滑石。两方均有猪苓、茯苓、泽泻。

326～327.C、E。解析:①防己黄芪汤组成:防己、甘草、白术、黄芪、生姜、大枣。方歌:防己黄芪金匮方,术甘姜枣共煎尝;此治风水与风湿,身重汗出服之良。②独活寄生汤组成:独活、桑寄生、杜仲、牛膝、细辛、秦艽、茯苓、肉桂心、防风、川芎、人参、甘草、当归、芍药、干地黄。

328～329.A、D。解析:①五苓散重用泽泻利水渗湿,为君药;茯苓、猪苓助君利水渗湿,为臣药;白术健脾燥湿,桂枝温阳化气兼以解表,为佐药。全方于淡渗利水中佐以温阳化气,使水湿之邪从小便而去。②猪苓汤的功用是利水养阴清热,方中猪苓为君,专以淡渗利湿,臣以泽泻、茯苓甘淡,增加猪苓利水渗湿之力,且泽泻性寒能泄热,茯苓尚可健脾运湿,佐以滑石甘寒,利水、清热两彰其功,阿胶滋阴润燥,既益已伤之阴,又防诸药渗利重伤阴血。

330～331.C、E。解析:清气化痰丸主治热痰咳嗽者,能清热化痰,理气止咳;贝母瓜蒌散主治燥痰证,能润肺清热,理气化痰;止嗽散具有宣利肺气、疏风止咳之功效,主治风邪犯肺证;泻白散主治肺热喘咳,能清泄肺热,止咳平喘;苏子降气汤主治痰涎壅盛、上实下虚之咳喘。

中医内科学

1. C	2. D	3. B	4. B	5. C	6. A	7. C	8. D	9. E	10. C
11. C	12. A	13. B	14. E	15. A	16. D	17. D	18. C	19. C	20. E
21. C	22. B	23. E	24. A	25. B	26. D	27. C	28. E	29. C	30. B
31. D	32. B	33. C	34. C	35. E	36. C	37. B	38. C	39. D	40. B
41. B	42. E	43. E	44. E	45. C	46. D	47. C	48. D	49. B	50. E
51. D	52. A	53. C	54. E	55. D	56. C	57. B	58. B	59. C	60. E
61. B	62. C	63. D	64. B	65. A	66. A	67. C	68. E	69. A	70. A
71. A	72. C	73. D	74. D	75. B	76. B	77. D	78. A	79. D	80. D
81. B	82. E	83. C	84. E	85. C	86. E	87. C	88. C	89. D	90. C
91. C	92. E	93. D	94. B	95. E	96. A	97. B	98. B	99. A	100. C
101. E	102. A	103. B	104. E	105. B	106. D	107. B	108. B	109. B	110. E
111. A	112. C	113. A	114. D	115. B	116. C	117. B	118. B	119. C	120. C
121. E	122. C	123. C	124. D	125. B	126. C	127. C	128. A	129. D	130. B
131. C	132. C	133. C	134. B	135. C	136. B	137. C	138. E	139. C	140. A
141. A	142. C	143. C	144. B	145. E	146. D	147. C	148. C	149. B	150. A
151. C	152. B	153. A	154. A	155. A	156. A	157. C	158. A	159. E	160. C
161. A	162. C	163. D	164. E	165. E	166. B	167. E	168. E	169. A	170. B
171. D	172. B	173. C	174. D	175. D	176. C	177. B	178. E	179. A	180. A
181. B	182. C	183. B	184. C	185. C	186. D	187. D	188. E	189. D	190. A
191. A	192. A	193. C	194. D	195. D	196. C	197. D	198. C	199. B	200. A
201. C	202. A	203. B	204. B	205. C	206. D	207. C	208. E	209. C	210. B
211. A	212. D	213. B	214. A	215. D	216. E	217. B	218. E	219. C	220. B
221. C	222. B	223. C	224. A	225. D	226. C	227. B	228. B	229. D	230. A
231. D	232. C	233. D	234. E	235. B	236. C	237. B	238. E	239. A	240. A
241. C	242. D	243. E	244. D	245. E	246. B	247. A	248. A	249. E	250. D
251. B	252. D	253. A	254. D	255. B	256. B	257. A	258. D	259. E	260. C
261. A	262. B	263. E							

1. C。解析:感冒的病位在肺卫;基本病机为六淫入侵,卫表不和,肺气失宣。因病邪在外、在表,故尤其以卫表不和为主。

2. D。解析:感冒是感受风邪或时行病毒(也可兼夹寒、热、暑、湿、燥邪,但以风寒、风热居多),引起肺卫功能失调,出现鼻塞、流涕、喷嚏、头痛、恶寒、发热、全身不适、脉浮等为主要临床表现的一种外感病证。食滞不是感冒常见病因,为内伤的原因之一。

4. B。解析:素体气虚者易反复感冒,感冒则恶寒较重,或发热,热势不高,鼻塞流涕,头痛,汗出,倦怠乏力,气短,咳嗽咯痰无力,舌质淡苔薄白,脉浮无力。治法为益气解表,方用参苏饮加减。

5. C。解析:咳嗽的病位在肺,与肝脾有关,久则及肾。咳嗽的治疗除直接治肺外,还应从整体出发,注意治脾、治肝、治肾等。

9. E。解析:哮病缓解期肺脾气虚证用六君子汤,肺肾两虚证用生脉地黄汤合金水六君煎。

11. C。解析:喘证的病位主要在肺和肾,涉及肝脾。喘证的病理性质有虚实之分。实喘在肺,为外邪、痰浊、肝郁气逆,邪壅肺气,宣降不利所致;虚喘责之肺、肾两脏,因阳气不足,阴精亏耗,而致肺肾出纳失常,且尤以气虚为主。

12. A。解析:虚喘责之肺肾,为阳气不足,阴精亏耗而致肺肾出纳失常,气不归元,逆于肺而为喘,所以虚喘的病位主要在肺、肾。

13. B。解析:实喘的辨证分型是风寒壅肺、表寒肺热、痰浊阻肺、肺气郁痹。

14. E。解析:实喘则祛邪为主,正气不虚,则祛邪无过多顾虑;虚喘则虚实夹杂,故祛邪之时当考虑祛邪不伤正,所以复杂的病情更难处理。

15. A。解析:虚喘之肺气虚证气阴两虚,治法补肺益气养阴。生脉散益气阴,补肺汤补益肺气。

17. D。解析:心悸心阳不振证:若形寒肢冷者,重用人参、黄芪、附子、肉桂温阳散寒;大汗出者重用人参、黄芪、煅龙骨、煅牡蛎、山萸肉益气敛汗,或用独参汤煎服;兼见水饮内停者,加葶苈子、五加皮、车前子、泽泻等利水化饮;夹瘀血者,加丹参、赤芍、川芎、桃仁、红花;若心阳不振,以致心动过缓者,酌加炙麻黄、补骨脂,重用桂枝以温通心阳。

18. C。解析:心悸心阳不振证的主症为心悸不

安,胸闷气短,动则尤甚,面色苍白,形寒肢冷,舌淡苔白,脉虚弱或沉细无力。A为心虚胆怯证的主症;B为心血不足证的主症;D为水饮凌心证的主症;E为痰火扰心证的主症。

20. E。解析:胸痹与肺气不足及痰热壅肺一般而言关系不大。气滞血瘀、痰热壅肺和阴寒痹阻是胸痹的辨证分型,而心脉痹阻是胸痹的主要病机。

21. C。解析:胸痹寒凝心脉证症见猝然心痛如绞,心痛彻背,喘不得卧,多因气候骤冷或骤感风寒而发病或加重,伴形寒,甚则手足不温,冷汗自出,胸闷气短,心悸,面色苍白,苔薄白,脉沉紧或沉细。而时欲太息,暴怒加重是气滞心胸证的症状。

25. B。解析:不寐肝火扰心证病机为肝郁化火,上扰心神。治法为疏肝泻火,镇心安神,方选龙胆泻肝汤加减。痰热扰心证用黄连温胆汤,心脾两虚证用归脾汤,心肾不交证用六味地黄丸合交泰丸,心胆气虚证用安神定志丸合酸枣仁汤。

27. C。解析:癫证初病的病机为气郁、痰阻、血瘀蒙蔽心窍,相应的治则为理气解郁,化痰醒神。

28. E。解析:癫狂的基本病机是阴阳失调,情志抑郁,痰气上扰,气血凝滞。外感风寒是与癫狂发病无关的病因病机。

29. C。解析:痰气郁结之癫证的病机为肝气郁滞,脾失健运,痰郁气结,蒙蔽神窍,相应的治疗原则为理气解郁,化痰醒神,代表方为顺气导痰汤。A用于痰热瘀结之狂证,B用于火盛阴伤之狂证,E用于痰火扰神之狂证。

32. B。解析:治疗风痰闭阻之痫病,治以涤痰息风,开窍定痫,方选定痫丸加减。

35. E。解析:瘀血停胃证表现为胃脘疼痛,痛如针刺刀割,痛有定处,按之痛甚,食后加剧,入夜尤甚,或见吐血、黑便,舌质紫暗或有瘀斑,脉涩。

37. B。解析:胃阴亏虚之胃痛的临床表现为胃脘隐隐作痛,似饥而不欲食,口燥咽干,五心烦热,消瘦乏力,欲饮,大便干结,舌红少津,脉细数。

38. C。解析:胃痛胃阴亏耗证的病机为胃阴亏耗,胃失濡养。治法为养阴益胃,和中止痛,方用一贯煎合芍药甘草汤加减。

39. D。解析:隐痛、喜温喜按,此为虚寒之证。患者食后痛减,神疲乏力,手足欠温,纳差便溏,故可诊断为脾胃虚寒型胃痛,治以温中健脾,和胃止

痛,方选黄芪建中汤加减。

42.E。解析:根据呕吐胃失和降,胃气上逆的基本病机,其治疗原则为和胃降逆止呕。但应分虚实辨证论治,实者重在祛邪,分别施以解表、消食、化痰、理气之法,辅以和胃降逆之品以求邪去胃安呕止之效;虚者重在扶正,分别施以益气、温阳、养阴之法,辅以降逆止呕之药,以求正复胃和呕止之功;虚实并见者,则予攻补兼施。

44.E。解析:外感时邪、饮食不节、情志失调、阳气素虚均是腹痛的常见病因,而外感风燥不是腹痛的常见病因。

45.C。解析:腹痛发病涉及脏腑及经脉较多,有肝、胆、脾、肾、大小肠、膀胱、胞宫等脏腑,以及足三阴、足少阳、手足阳明、冲、任、带等经脉。

48.D。解析:泄泻以大便清稀为临床特征,或大便次数增多,粪质清稀;或便次不多,但粪质清稀,甚至如水状;或大便清薄,完谷不化,便中无脓血。

49.B。解析:泄泻脾胃虚弱证的病机为脾虚不运,清浊不分。治法为健脾益气,化湿止泻,方用参苓白术散加减。

51.D。解析:保和丸主治呕吐之食滞内停证,痞满之饮食内停证,泄泻之食滞胃肠证,胃痛之饮食伤胃证。痢疾湿热痢的主方为芍药汤加减,疫毒痢的主方为白头翁汤加减,寒湿痢的主方为不换金正气散加减,阴虚痢的主方为驻车丸加减,虚寒痢的主方为桃花汤合真人养脏汤加减,休息痢的主方为连理汤加减。

52.A。解析:里急后重是痢疾的特异性表现。腹部疼痛、恶心呕吐、大便溏泻、肛门灼热是非特异性表现。

53.C。解析:寒湿痢的病机为寒湿客肠,气血凝滞,传导失司。治法为温中燥湿,调气和血,方用不换金正气散加减。

55.D。解析:冷秘的临床表现为大便艰涩,腹痛拘急,胀满拒按,胁下偏痛,手足不温,呃逆呕吐,舌苔白腻,脉弦紧。A为肠胃积热证的表现;B为气机郁滞证的表现;C为气虚秘的表现;E为阳虚秘的表现。

56.C。解析:热秘用麻子仁丸;气秘用六磨汤;冷秘用温脾汤;气虚秘用黄芪汤;阴虚秘用增液汤;阳虚秘用济川煎。

58.B。解析:胁痛的常见病因有情志不遂导致肝气郁结;跌仆损伤、饮食不调、外感湿热导致肝胆湿热;劳欲久病导致肝阴不足。

59.C。解析:因肝居胁下,经脉布于两胁,胆附于肝,其脉亦循于胁,故胁痛之病,当主要责之于肝胆。

61.B。解析:黄疸的辨证,应首辨阳黄、阴黄;次辨阳黄湿热之轻重、胆腑郁热及疫毒炽盛;三辨阴黄之病因。

64.B。解析:鼓胀的病变部位在肝、脾、肾。基本病机是肝、脾、肾三脏功能失调,气滞、血瘀、水停于腹中。

66.A。解析:头为诸阳之会,手足三阳经均circulate头面,厥阴经亦上会于颠顶,由于受邪之脏腑经络不同,头痛之部位亦不同。大抵太阳头痛,在头后部,下连于项;阳明头痛,在前额部及眉棱骨等处;少阳头痛,在头之两侧,并连于耳;厥阴头痛则在颠顶部位,或连目系。

67.C。解析:外感头痛,一般发病较急,病势较剧,多表现掣痛、跳痛、胀痛、重痛、痛无休止,每因外邪所致。内伤头痛,一般起病缓慢,痛势较缓,多表现隐痛、空痛、昏痛、痛势悠悠,遇劳则剧,时作时止。

69.A。解析:风热头痛的治法为疏风清热和络,首选方是芎芷石膏汤加减。B为肝阳头痛的首选方,C为肾虚头痛的首选方,D为肝胆实火上炎证或肝经湿热下注证的首选方,E为痰浊头痛的首选方。

71.A。解析:瘀血内停,经脉不通则痛。相应的治法为活血化瘀,通窍止痛。因其病位在上,所以选通窍活血汤。

74.D。解析:眩晕的病位在于头窍,其病变脏腑与肝、脾、肾三脏有关。其常见的病理因素有风、火、痰、瘀。

77.D。解析:水肿与鼓胀二者均可见肢体水肿,腹部膨隆。鼓胀主要为肝、脾、肾受损,气、血、水互结于腹中,以腹部胀大为主,四肢肿不甚明显,晚期方伴肢体浮肿,每兼见面色青晦,面颈部有血痣赤缕,胁下癥积坚硬,腹皮青筋显露等。水肿主要为肺、脾、肾功能失调,水湿泛溢肌肤。其浮肿多从眼睑开始,继则延及头面及肢体,或下肢先肿,后及全身,每见面色㿠白、腰酸倦怠等,水肿较甚者亦可伴见腹水。

79. D。解析:水肿风水相搏证若表证渐解,身重而水肿不退者,可按水湿浸渍证论治。水湿浸渍证的治法为运脾化湿,通阳利水,方用五皮饮合胃苓汤加减。

81. B。解析:血淋和尿血都有小便出血,尿色红赤,甚至尿出纯血等症状。其鉴别的要点是有无尿痛。尿血多无疼痛之感,虽亦间有轻微的胀痛或热痛,但终不若血淋的小便滴沥而疼痛难忍,故一般以痛者为血淋。

83. C。解析:气淋的病机为气机郁结,膀胱气化不利。治法为理气疏导,通淋利尿,方用沉香散加减。

84. E。解析:石淋治宜清热利湿,排石通淋。腰腹绞痛者,加芍药、甘草以缓急止痛;若尿中带血,可加小蓟、生地黄、藕节以凉血止血,去炮山甲、王不留行。

86. E。解析:咳血与吐血血液均经口出,但两者截然不同。咳血是血由肺来,经气道随咳嗽而出,血色多为鲜红,常混有痰液,咳血之前多有咳嗽、胸闷、喉痒等症状,大量咳血后,可见痰中带血数天,大便一般不呈黑色。吐血是血自胃而来,经呕吐而出,血色紫暗,常夹有食物残渣,吐血之前多有胃脘不适或胃痛、恶心等症状,吐血之后无痰中带血,但大便多呈黑色。大便潜血是否阳性是测定消化道出血的一种方法。

87. C。解析:咳血燥热伤肺证的病机为燥热伤肺,肺失清肃,肺络受损。治法为清热润肺,宁络止血,方用桑杏汤加减。

88. C。解析:消渴的病机主要在于阴津互损,燥热偏盛,而以阴虚为本,燥热为标。病变的脏腑主要在肺、胃、肾,而尤以肾为关键。

91. C。解析:着痹临床表现为肢体关节疼痛重着、酸楚,或有肿胀,痛有定处,肌肤麻木,手足困重,活动不便,苔白腻,脉濡缓。

92. E。解析:风寒湿痹疼痛剧烈者,常用附子、川乌、草乌等药物。应用这些药物时,用量宜从小剂量开始递增,适量为度,不可久服。应用时可文火久煎,或与甘草同煎,有缓解毒性的作用。服药

后出现唇舌发麻、头晕、心悸、恶心、脉迟等中毒反应,即应停服,并用绿豆甘草汤频饮,无效或危重者,按药物中毒急救处理。

93. D。解析:时行感冒起病急,具有传染性,证候相似,集中发病;全身症状较重,高热,全身酸痛,退热之后肺系症状始明显。时行感冒可见于任何年龄。

94. B。解析:咳嗽之风寒袭肺证治当疏风散寒,宣肺止咳,方选三拗汤合止嗽散加减。桑菊饮适用于风热犯肺证,桑杏汤适用于风燥伤肺证,沙参麦冬汤适用于内伤咳嗽之肺阴亏耗证,荆防达表汤适用于感冒之风寒束表证。

95. E。解析:哮病的病理因素以痰为主。痰的产生主要由于人体津液不归正化,凝聚而成,痰伏藏于肺,成为发病的"夙根"。

96. A。解析:肺痈初期治当疏风散热,清肺化痰,方选银翘散加减。千金苇茎汤适用于肺痈成痈期,加减桔梗汤适用于肺痈溃脓期,沙参清肺汤和桔梗杏仁煎则适用于肺痈恢复期。

99. A。解析:胸痹之气阴两虚证胸痛的特点是心胸隐痛,时作时休;寒凝心脉证胸痛的特点是猝然心痛如绞,心痛彻背,喘不得卧;心肾阴虚证胸痛的特点是心痛憋闷;痰浊闭阻证的胸痛特点是胸闷重而心痛微。

100. C。解析:不寐的病因虽多,但其病理变化,总属阳盛阴衰,阴阳失交。其病位主要在心,与肝、脾、肾密切相关。

101. E。解析:不寐辨证首分虚实。虚证多属阴血不足,心失所养。实证为邪热扰心。次辨病位,病位主要在心,且与肝、胆、脾、胃、肾相关。如急躁易怒而不寐,多为肝火内扰;脘闷苔腻而不寐,多为胃腑宿食,痰热内盛;心烦心悸,头晕健忘而不寐,多为阴虚火旺,心肾不交;面色少华,肢倦神疲而不寐,多属脾虚不运,心神失养;心烦不寐,触事易惊,多属心胆气虚等。

102. A。解析:不寐痰热扰心证乃痰热内盛,扰乱心神所致,治疗应清化痰热,和中安神,方选黄连温胆汤。安神定志丸有镇惊安神定志的功效,适用于心胆气虚型不寐。六味地黄丸有降火滋阴之效,适用于心肾不交型不寐。甘麦大枣汤养心安神,和中缓急,为治疗脏躁的主方,以精神恍惚,悲伤欲哭

为证治要点。

103. B。解析:不寐之心胆气虚证治当益气镇惊,安神定志,方选安神定志丸合酸枣仁汤加减。六味地黄丸和交泰丸适用于心肾不交证,黄连温胆汤适用于痰热扰心证,归脾汤适用于心脾两虚证。

104. E。解析:头痛的病位在头脑,多与肝、脾、肾三脏密切相关。病理因素涉及痰湿、风火、血瘀。病理性质有虚有实。外感头痛一般病程较短,治疗养护得当则少有转化。内伤头痛大多起病较缓,病程较长,病性较为复杂,一般来说,气血亏虚、肾精不足之头痛属虚证,肝阳、痰浊、瘀血所致之头痛多属实证。

105. B。解析:肝阳头痛治当平肝潜阳息风,方选天麻钩藤饮加减。加味四物汤适用于血虚头痛,通窍活血汤适用于瘀血头痛,半夏白术天麻汤适用于痰浊头痛,芎芷石膏汤适用于风热头痛。

106. D。解析:中风脱证属虚,乃为五脏真阳散脱,阴阳即将离决之候,临床可见突然昏仆,不省人事,目合口张,鼻鼾息微,手撒肢冷,汗多,大小便自遗,肢体软瘫,舌痿,脉细弱或脉微欲绝。口噤不开,牙关紧闭为中风闭证的临床表现。

107. B。解析:发热,微恶风,鼻塞喷嚏,流稠涕,咽痛,咳嗽痰稠,舌苔薄黄,脉浮数,为风热感冒之表现。治以辛凉解表,排除 A。无暑湿症状,排除 C。无气虚、阴虚之表现,排除 D、E。

108. B。解析:风燥伤肺不但会见到燥邪致病的症状,也会见到伴鼻塞、头痛、微寒、身热等风寒表证。凉燥伤肺兼有恶寒发热的症状,排除 A。风热犯肺见鼻流黄涕,舌苔薄黄,排除 C。风寒袭肺见鼻流清涕,舌苔薄白,脉浮,排除 D。这几个选项容易混淆的是都有燥的症状,区别在于兼证不同。肺阴虚则有午后潮热颧红,手足心热,夜寐盗汗,脉细数等阴虚表现,排除 E。

109. B。解析:风热袭肺,肺失清肃,肺气上逆,故咳嗽;风热熏蒸,故痰黄黏稠;肺气失宣,鼻窍不利,津液为热邪所灼,故鼻流黄涕;卫气被遏,肌表失于温煦,故恶风。辨证属风热犯肺证,治以疏风清热,宣肺化痰,用桑菊饮。杏苏散润燥止咳,主治风燥伤肺。止嗽散疏风散寒,主治风寒咳嗽。二陈汤燥湿化痰,主治痰湿咳嗽。清金化痰汤清热化痰,主治痰热咳嗽。

110. E。解析:气粗息涌,喉中痰鸣,胸高胁胀,咳痰色黄,口渴,为痰热壅肺,肺气上逆之表现,辨证为热哮证。舌红苔黄,脉弦滑为痰热内盛之候。治以清热宣肺,化痰定喘,故用定喘汤。

112. C。解析:该患者可诊断为喘证表寒肺热证,首选麻杏甘石汤加味。麻黄汤合华盖散主治喘证风寒壅肺证;桑白皮汤主治喘证痰热郁肺证;二陈汤合三子养亲汤主治喘证痰浊阻肺证;五磨饮子主治喘证肺气郁痹证。

113. A。解析:外感风寒,外闭皮毛,内遏肺气,肺气不得宣畅,气机壅阻,上逆作喘,伴胸闷;肺津不布,聚成痰饮,随肺气逆于上,故咯痰色白清稀;风寒犯表,凝滞经络,经气不利,故头痛;寒性收引,腠理闭塞,故无汗;舌苔薄白,脉弦紧,亦为感受风寒之征。辨证属风寒壅肺证,治以宣肺散寒,方用麻黄汤。麻杏石甘汤宣肺泄热,主治表寒里热,排除 B。定喘汤清热宣肺,排除 C。杏苏散清宣凉燥,排除 D。苏子降气汤降气平喘,排除 E。

114. D。解析:外感风寒,外闭皮毛,内遏肺气,肺气不得宣畅,气机壅阻,上逆作喘,伴胸闷;肺津不布,聚成痰饮,随肺气逆于上,故咯痰色白清稀;风寒犯表,凝滞经络,经气不利,故头痛;寒性收引,腠理闭塞,故无汗;舌苔薄白,脉弦紧,亦为感受风寒之征。辨证属风寒壅肺证,治以宣肺散寒,方用麻黄汤合华盖散。

115. B。解析:初期为发热,恶寒,咳嗽等肺卫表证;成痈期为高热,振寒,咳嗽,气急,胸痛等痰瘀热毒蕴肺之候;溃脓期为脓肿溃破,排出大量腥臭脓痰或脓血痰;恢复期为邪去正虚,阴伤气耗之证。题中咳痰色黄绿、有腥味,尚无大量腥臭脓痰或脓血痰,属成痈期。

116. C。解析:惊则气乱,心神不能自主,故发为心悸。心不藏神,心中惕惕,则善惊易恐,坐卧不安,多梦易醒。辨证属心虚胆怯证。

117. B。解析:根据患者症状可诊断为心悸之心血不足证,治法为补血养心,益气安神,方用归脾汤加减。A 为心虚胆怯证的代表方,C 为阴虚火旺证的代表方,D 为心阳不振证的代表方,E 为瘀阻心脉证的代表方。

118. B。解析:手足心热,耳鸣腰酸,舌红少苔,脉细数,为阴虚火旺之候。治以滋阴清火,养心安神。

119. C。解析:易惊,胆怯心悸,遇事善惊,舌淡苔白,脉虚弦,为心胆气虚之表现,治以益气镇惊,安神定志。

120. C。解析:根据患者症状可诊断为胸痹之痰浊闭阻证。痰浊盘踞,故痰多,形体肥胖,便溏,舌体胖大,苔白滑,脉滑;胸阳失展,故胸闷重而心痛微;气机痹阻,脉络阻滞,故肢体沉重,倦怠乏力,纳呆。治法为通阳泄浊,豁痰宣痹。A 为心肾阳虚证的治法;B 为气滞心胸证的治法;D 为寒凝心脉证的治法;E 为气阴两虚证的治法。

121. E。解析:心气不足,阴血暗耗,血行瘀滞,故胸闷隐痛,心悸气短,倦怠懒言,面色少华,头晕;舌脉均为气阴两虚之象。辨证属气阴两虚证,治以益气养阴,活血通脉。枳实薤白桂枝汤主治阴寒凝滞,参附汤合右归饮主治阳气虚衰,瓜蒌薤白半夏汤主治痰浊壅塞,血府逐瘀汤主治心血瘀阻。

122. C。解析:心悸、汗出,为心阳不振之状。畏寒,肢冷,腰酸,乏力,为肾阳虚衰之表现。面色苍白,舌质淡苔白,脉沉微欲绝,为阳气虚衰之征。辨证属心肾阳衰证。

123. C。解析:胸痛心悸,感寒痛甚,加之面色苍白,舌苔白,脉沉细为一派寒象,辨证为寒凝心脉。

124. D。解析:患者辨证为寒凝心脉之胸痹。血府逐瘀汤加减用于心血瘀阻胸痹,排除 A。瓜蒌薤白半夏汤加味用于痰浊闭阻之胸痹,排除 B。左归饮用于心肾阴虚之胸痹,排除 C。柴胡疏肝散加减用于气滞心胸之胸痹,排除 E。

126. C。解析:湿食生痰,郁痰生热,扰动心神,故心烦不寐;痰湿上蒙则头重目眩;痰阻气机则胸闷;痰热中阻,胃失和降,则嗳气吞酸;热迫胆气上溢,则口苦;舌脉均为痰热内扰之征。辨证属痰热扰心证,治以化痰清热,和中安神,方用黄连温胆汤。顺气导痰汤无清热之功,丹栀逍遥散无安神之功,排除 A、D。半夏秫米汤主治痰食阻滞,胃中不和,排除 B。朱砂安神丸无化痰之功,排除 E。

127. C。解析:肝气郁滞,脾失健运,痰郁气结,蒙蔽神窍,故表情淡漠,神志痴呆,喃喃自语;舌苔白腻,脉弦滑为痰浊之象。故辨证属痰气郁结,蒙蔽神窍,治以理气解郁,化痰开窍。题中为气郁痰

阻,无虚证,排除 A。无血瘀症状,排除 B。题为精神抑郁,非精神狂躁,需解郁,不需安神,排除 D、E。

128. A。解析:根据患者症状可诊断为痫病的风痰闭阻证。痰浊素盛,故舌苔白腻,脉滑;肝阳化风,痰随风动,风痰闭阻,上干清窍,神机受累,故突然昏倒仆地,神志不清,牙关紧闭,两目上视,手足抽搐,口吐涎沫。治法为涤痰息风,开窍定痫,方用定痫丸加减。

129. D。解析:情绪急躁,心烦失眠,为肝气不舒,郁久化火,火扰心神之表现口苦而干,舌红苔黄腻,脉弦滑数,皆为肝火痰热偏盛之征。辨证属痰火扰神,治以清肝泻火,化痰开窍。题中无阴虚表现,排除 B。苏合香丸不宜用于此病,排除 C。定痫丸治疗风痰闭阻证,无清肝泻火之功,排除 E。

130. B。解析:情绪急躁,心烦失眠,为肝气不舒,郁久化火,火扰心神之表现。口苦而干,舌红苔黄腻,脉弦滑数,皆为肝火痰热偏盛之征。辨证属痰火扰神,治以清肝泻火,化痰开窍。A 治疗风痰闭阻未化火之证。

131. C。解析:胃脘刺痛,痛有定处而拒按,为血瘀内停之表现。食后则触动其瘀,故食后痛甚。舌质紫暗,脉涩,为血瘀血行不通之表现。辨证属瘀血停滞。

132. C。解析:胃脘刺痛,痛有定处而拒按,为血瘀内停之表现。食后则触动其瘀,故食后痛甚。舌质紫暗,脉涩,为血瘀血行不通之表现。辨证属瘀血停胃证。治法为活血化瘀。

133. C。解析:胃脘灼热疼痛,为胃热灼伤血络;易怒,口苦,泛吐酸水,舌红苔薄黄,脉弦数,均为肝热之征。故辨证为肝胃郁热,治以疏肝泄热和胃。

134. B。解析:根据患者症状可诊断为胃痛之脾胃虚寒证。胃中虚寒,故胃脘疼痛反复发作,隐痛,喜温喜按,劳累、受凉后加重。胃络失荣,故空腹痛甚,进食后稍缓解;脾虚故神疲乏力,四肢倦怠,手足不温,大便溏薄,舌淡苔白,脉虚弱。治法为温中健脾,和胃止痛,方用黄芪建中汤加减。

135. C。解析:呕吐清水痰涎,胸闷食少,为脾不运化、痰饮内停、胃气不降之表现。水饮上犯,清阳之气不展,故头眩。水气凌心则心悸。舌苔白腻,脉滑,为痰饮内停之征。

136.B。解析:脾胃虚寒,失于温煦,腐熟无力,运化失职,故呕吐未消化食物;脾为后天之本,化源不足,则面色白,倦怠乏力;脾主四肢肌肉,脾胃阳虚则四肢不温;舌淡苔白,脉濡弱均为脾胃阳虚之证。故辨证属脾胃阳虚证,治以温中健脾,和胃降逆,方用理中丸。吴茱萸汤主治胃中虚寒,黄芪建中汤主治虚劳里急,苓桂术甘汤主治痰饮内阻,四君子汤主治脾胃气虚。

137.C。解析:呕吐清水痰涎,胸闷食少,为脾不运化、痰饮内停、胃气不降之表现。水饮上犯,清阳之气不展,故头眩。水气凌心则心悸。舌苔白腻,脉滑,为痰饮内停之征。辨证属痰饮内阻,治以温中化饮,和胃降逆。

138.E。解析:脘腹胀闷疼痛,攻窜不定,为气机郁滞之表现。嗳气,善太息,舌苔薄白,脉弦,为肝气郁滞之候。辨证属气机郁滞。

139.C。解析:刺痛为血瘀特点,患者腹部刺痛较剧,痛处不移,触之痛甚,舌质紫暗,脉弦涩,为瘀血表现。治以活血化瘀。

140.A。解析:中阳不振,气血不足,失于温养,不荣则痛,故腹痛绵绵,喜热恶冷,痛时喜按;空腹时气血化源不足,劳则耗气,故空腹或劳累后痛甚,得食稍减;脾失健运则大便溏薄;舌苔淡白,脉细无力亦为中虚脏寒之征。故辨证属中虚脏寒,治以温中补虚,和里缓急,方用小建中汤。桂枝茯苓丸主治瘀血留结胞宫,正气天香散主治寒邪内阻腹痛,参苓白术散主治脾胃虚弱腹泻,痛泻要方主治脾虚肝旺腹泻。

141.A。解析:腹痛肠鸣,泻下粪便臭如败卵,但泻而不爽,脘腹胀满,为宿食不化,食滞中阻,运化失司之表现。舌苔白厚而腐,脉滑属食积之候。辨证属食滞肠胃之泄泻,治以消食导滞。

142.C。解析:脾胃虚弱,运化无权,水谷不化,清浊不分,故大便溏泻,稍进油腻之物则大便次数增多,饮食减少,脘腹胀闷不舒。面色萎黄,肢倦乏力,舌淡苔白,脉濡弱,为脾胃虚弱之象。辨证属脾胃虚弱证。

143.C。解析:情绪紧张时,肝气不舒,横逆犯土,脾失健运,故大便溏稀,胸胁胀闷。故辨证属肝气乘脾证,治以柔肝扶脾,方用痛泻要方。四逆散透邪解郁、疏肝理脾,题中无外感,排除A。柴胡疏肝散疏肝行气、和血止痛,主治胁痛,排除B。逍遥散疏肝解郁,主治肝郁血虚,排除D。香砂六君子汤健脾和胃,理气止痛,主治脾胃气虚兼有痰湿,排除E。

144.B。解析:大便艰涩难下,四肢不温,喜热畏冷,腹中冷痛,腰脊酸冷,小便清长为阳气虚衰,肠道传送无力,阳虚温煦无权之表现。舌淡嫩苔白,脉沉迟为阳虚内寒之象。辨证属阳虚之冷秘,治以温阳通便。

145.E。解析:气机郁滞,不能宣达,通降失滞,传导失职,糟粕内停,不得下行,故大便秘结;肝脾气滞,则胸胁胀满,腹中胀痛;脉弦为气滞之象。故辨证为肝脾不和,内有湿滞之气秘。治以顺气行滞,六磨汤调肝理脾,通便导滞。麻子仁丸、润肠丸以润肠为主,保和丸消食,排除A、B、C。乌梅丸温脏安蛔,主治脏寒蛔厥证,无通便之功,排除D。

146.D。解析:根据患者症状可诊断为便秘之气虚秘。大肠传导无力,故大便并不硬,虽有便意,但排便困难;其人肺脾气虚,故用力努挣则汗出短气,便后乏力,面白神疲,肢倦懒言,舌淡苔白,脉弱。治法为益气润肠,方用黄芪汤加减。

147.C。解析:胁痛口苦,纳呆泛恶,目黄溲赤,苔黄而腻,脉弦数,为肝胆湿热之表现。治以清热利湿。

148.C。解析:患者胁肋隐痛,悠悠不休,诊断为胁痛。肝肾阴亏,精血耗伤,肝络失养,则胁肋隐痛,遇劳加重,头晕目眩;舌红少苔,脉细弦而数为肝病之象,故辨证为肝络失养证。治宜养阴柔肝,代表方是一贯煎加减。

149.B。解析:胁痛,痛势隐隐,绵绵不休,头晕目眩,为肝郁日久化热伤阴,久病体虚,精血亏损,不能濡养肝络之表现。口干咽燥,心烦少寐,舌红少苔,脉弦细为阴虚内热之象。辨证属肝络失养证,治以养阴柔肝。

150.A。解析:根据患者症状可诊断为黄疸。中阳不振,则腹胀纳少,神疲畏寒;寒湿滞留,脾失健运,则大便不实,口淡不渴,舌淡苔腻,脉濡缓,皮肤晦暗;肝胆失于疏泄、胆汁外溢则身目俱黄。辨证为阴黄寒湿阻遏证。

151.C。解析:腹大坚满,脘腹绷急为浊水停聚之状。烦热口苦,渴不欲饮,便溏不爽,小便短赤,舌红苔黄腻,脉滑数,均为湿热壅盛之象。辨证属湿热蕴结证。

152.B。解析:湿阻中焦,浊水内停,则腹膨大,按之坚满;湿阻中焦,气机不利,则脘闷腹胀;肝病乘脾,脾失健运,则大便溏泄;舌苔白腻,脉缓乃湿邪为患。故辨证属脾虚湿阻证,治以运脾利湿,化气行水。A、E无治脾之法,排除之。患者无血瘀之象,排除C。患者无热象,排除D。

153.A。解析:风寒外袭,上犯颠顶,凝滞经脉,则头痛时作,连及项背;遇风尤甚,恶风寒,肢体酸楚,口不渴,舌苔薄白,脉浮均为风寒侵袭之征。辨证属风寒头痛,方用川芎茶调散疏散风寒。芎芷石膏汤治疗风热头痛,羌活胜湿汤治疗风湿头痛,大补元煎治疗肾虚头痛,天麻钩藤饮治疗肝阳头痛。

154.A。解析:头痛如裹,身体困重酸楚,恶寒而身热不扬,舌苔白滑,脉濡,为风湿外感之表现。辨证属风湿头痛,治以祛风胜湿,方用羌活胜湿汤。独活寄生汤主治痹证日久,肝肾两虚,气血不足,排除B。新加香薷饮祛暑解表,清热化湿,排除C。加味二妙散主治湿热证,藿朴夏苓汤解表化湿,无祛风之功,排除D、E。

155.A。解析:气血不足,清阳不展,脑失所养,则眩晕;气血不能荣心,则不寐心悸;清阳不升,则神疲乏力,倦怠食少;唇甲不华,舌质淡,脉细弱,为气血亏虚之征。故辨证属气血亏虚证,治以补养气血,健运脾胃。病位非肝、胃、肾、肺,排除B、C、D、E。

156.A。解析:根据患者症状可诊断为中风之阴虚风动证。肝肾阴虚,清窍及经脉失养,故头晕耳鸣,腰酸,舌质红,脉细;风阳内动,风痰闭阻经络,故突然发生口眼歪斜,语言不利,口角流涎,手指动,半身不遂,苔腻,脉弦数。

157.C。解析:中风分中经络、中脏腑两类。中经络,常无神志改变;中脏腑,常有神志不清。患者不省人事,属中风中脏腑。中脏腑分为闭证、脱证。闭证的主要症状为牙关紧闭,两手握固等;脱证症状为目合口张、手撒肢冷,二便自遗等。患者牙关紧闭,为闭证。闭证分阳闭、阴闭,阳闭表现为面赤身热等阳证,阴闭表现为四肢不温等阴证。患者面赤身热,舌红苔黄,脉弦数,属闭证之阳闭。

158.A。解析:头晕头痛,耳鸣目眩为肾阴素亏,肝阳上亢之症状。突发右半身不遂,肢软无力,口舌歪斜,言謇语涩,为风阳内动,夹痰走窜经络,脉络不畅之症状。舌暗苔薄腻,脉弦细为肝肾阴虚而生内热。辨证属肝肾阴虚、风阳上扰,治以滋阴潜阳,息风通络。B、C、D、E无滋阴之法,排除之。

159.E。解析:根据患者症状可诊断为中风脱证(阴竭阳亡)。正不胜邪,元气衰微,阴阳欲绝,故目合口开,鼻鼾息微,汗多,大小便自遗,脉微欲绝。治法为回阳救阴,益气固脱,方用参附汤合生脉散加味。

160.C。解析:风邪袭者,肺气闭塞,通调失职,风遏水阻,则突发眼睑及四肢浮肿,肿势迅速,肢体酸重;恶风寒,舌苔薄白,脉浮为风邪外感之征。辨证属风水相搏证,治以疏风清热,宣肺行水,方用越婢加术汤。

161.A。解析:石淋,小便排出砂石为主要症状。膏淋,淋证见小便混浊如米泔水,滑腻如膏脂。血淋,尿血而痛。气淋,少腹胀满较为明显,小便艰涩疼痛,尿有余沥。热淋,小便灼热刺痛。劳淋,小便淋沥不已,遇劳即发。小便涩痛,尿色淡红,为血淋。

162.C。解析:头晕耳鸣,腰脊酸软,多梦遗精,为肾虚下元不固之表现;口咽干燥,舌质红,脉沉细而数,为阴虚之表现。故治法为滋阴固肾。

163.D。解析:湿热蕴结下焦,膀胱气化失司,则便短数,灼热刺痛;尿色黄赤,舌苔黄腻,脉滑数,为湿热之征。辨证属热淋,治以清热利湿通淋,方用八正散。程氏萆薢分清饮分清泄浊,主治膏淋,排除A。知柏地黄丸滋阴清热,治疗肾阴不足之血淋,排除B。小蓟饮子凉血止血,治疗血淋,排除C。沉香散利气疏导,治疗气淋,排除E。

164.E。解析:患者尿频量多,混浊如脂膏,辨病为尿浊。肾虚不固,脂液下漏,故尿频量多,混浊如脂膏;精微下泄过多而加重肾阴损伤,水不以制火,周身失养,故头晕耳鸣,口干唇燥,皮肤干燥,瘙痒,腰膝酸软,乏力,舌红苔少,脉细数。辨证为肾阴亏虚证。

165.E。解析:咽中不适,如有物梗阻,为痰气郁结于胸膈之上之状。舌苔白腻,脉沉弦而滑,为肝郁夹痰湿之征。辨证属痰气郁结。

166.B。解析:根据患者症状可诊断为鼻衄之热邪犯肺证,治法为清泄肺热,凉血止血,方用桑菊饮加减。

167. E。解析:血色淡红,齿摇不坚,舌红少苔,脉细数,为肾阴虚,阴虚火动之象。治以滋阴降火。

168. E。解析:吐血过多,气随血脱,表现面色苍白、四肢厥冷、汗出、脉微等症者,当益气固脱,可用独参汤等积极救治。

169. A。解析:口臭,便秘,舌红苔黄腻,脉滑数,为胃热炽盛之表现。辨证为吐血之胃热壅盛证。治以清胃泻火,化瘀止血,方用泻心汤合十灰散。白虎汤清热生津,治疗阳明气分热盛,排除 B。玉女煎清胃滋阴,排除 C。失笑散、丹参饮活血祛瘀止痛,排除 D、E。

170. B。解析:虚火内炽,灼伤脉络,血溢脉外,故双下肢青紫斑块,心烦口渴,手足心热,盗汗,形体消瘦,舌红少苔,脉细数,均为阴虚火旺之征。辨证属紫斑之阴虚火旺证,治以滋阴降火,宁络止血,方用茜根散。清胃散、玉女煎清胃泻火,归脾汤补养气血,健运脾胃,地榆散主治下痢脓血。

171. D。解析:肾失固藏,肾气独沉,故小便频数,混浊如膏。水谷之精微随尿液下注,无以熏肤充身,残留之浊阴未能排出,故面色黧黑。肾虚故耳轮焦干,腰膝酸软。命门火衰,故见形寒畏冷。舌淡苔白,脉沉细无力,是阴阳俱虚之象。辨证属下消阴阳两虚证,治以温阳滋肾固摄。

172. B。解析:肺脏燥热,津液失布,故烦渴多饮,口干舌燥;舌边尖红苔薄黄,脉洪数,为肺热之象。辨证属上消之肺热津伤,治以清热润肺,生津止渴,清胃泻火。A用治中消之胃热炽盛证;C用治下消之肾阴亏虚证;D治下消之阴阳两虚证;E非治疗消渴之法。

173. C。解析:肢体关节重着、酸痛、痛有定处,手足沉重,肌肤麻木不仁,辨证为着痹。行痹为肢体关节疼痛,游走不定,关节屈伸不利。痛痹为肢体关节疼痛剧烈,痛有定处。热痹为关节疼痛,局部灼热红肿。久痹为痹证迁延,疼痛时轻时重,关节肿大、畸形。

174. D。解析:根据患者症状可辨病为痹证。感受风湿热邪,袭于肌腠则发热,恶风,汗出,口渴;热邪盛则局部灼热红肿,痛不可触,得冷则舒;风邪善行而数变故关节游走性疼痛,活动不便;苔黄腻

则为湿热之象。辨证为风湿热痹,治法为清热通络,祛风除湿,方用白虎加桂枝汤或宣痹汤加减。

175. D。解析:由患者症状可诊断为痹证之行痹,治法为祛风通络,散寒除湿,方用防风汤。

177. B。解析:阴虚感冒见发热,手足心热,微恶风寒,盗汗,头昏心烦,口干,干咳少痰,鼻塞流涕,舌红少苔,脉细数。气虚感冒见恶寒,发热,无汗,头痛身楚,咳嗽痰白,咳痰无力,神疲体倦,乏力,舌淡,苔薄白,脉浮无力。风寒束表证见恶寒重,发热轻,无汗,头痛,肢节酸疼,鼻塞声重,或鼻痒喷嚏,时流清涕,咽痒,咳嗽,咳痰稀薄色白,口不渴或渴喜热饮,舌苔薄白而润,脉浮或浮紧。风热犯表证见身热较著,微恶风,汗出不畅,头胀痛,面赤,咳嗽,痰黏或黄,咽燥,或咽喉红肿疼痛,鼻塞,流黄稠涕,口干欲饮,舌边尖红,苔薄黄,脉浮数。暑湿伤表证见身热,微恶风,汗少,肢体酸重或疼痛,头昏重胀痛,胸闷脘痞,小便短赤,舌苔薄黄而腻,脉濡数。

178. E。解析:阴虚感冒治法为滋阴解表,气虚感冒治法为益气解表,风寒犯表证治法为辛温解表,风热犯表证治法为辛凉解表,暑湿伤表证治法为清暑祛湿解表。

179. A。解析:阴虚感冒首选加减葳蕤汤化裁。新加香薷饮主治暑湿伤表证;银翘散主治风热犯表证;荆防达表汤主治风寒束表证;败毒散主治外感风寒湿表证。

180. A。解析:冷哮证见喉中哮鸣如水鸡声,呼吸急促,喘憋气逆,胸膈满闷如塞,咳不甚,痰少咯吐不爽,色白而多泡沫,面色青暗,舌苔白滑,脉弦紧或浮紧。热哮证见喉中痰鸣如吼,喘而气粗息涌,胸高胁胀,咳呛阵作,咳痰色黄或白,黏浊稠厚,排吐不利,口苦,口渴喜饮,汗出,面赤,舌苔黄腻,质红,脉滑数或弦滑。寒包热哮证见喉中哮鸣有声,胸膈烦闷,呼吸急促,喘咳气逆,身痛,口干欲饮,大便偏干,舌苔白腻,舌尖边红,脉弦紧。风痰哮证见喉中痰涎壅盛,声如拽锯,或鸣声如吹哨笛,喘急胸满,但坐不得卧,咳痰黏腻难出,或为白色泡沫痰液,无明显寒热倾向,面色青暗,起病多急,舌苔厚浊,脉滑实。虚哮证见喉中哮鸣如鼾,声低,气短息促,动则喘甚,发作频繁,甚则持续喘哮,口唇爪甲青紫,咳痰无力,舌质淡或偏红,或紫暗,脉沉

细或细数。

181.B。解析:冷哮证的治法是宣肺散寒,化痰平喘。热哮证须清热宣肺,化痰定喘;寒包热哮证须解表散寒,清化痰热;风痰哮证须祛风涤痰,降气平喘;虚哮证须补肺纳肾,降气化痰。

182.C。解析:冷哮证首选射干麻黄汤或小青龙汤。定喘汤是治疗热哮证的首选;小青龙加石膏汤用于治疗寒包热哮证;平喘固本汤用于治疗虚哮证。

183.B。解析:心悸阴虚火旺证见心悸易惊,心烦失眠,五心烦热,口干,盗汗,思虑劳心则症状加重,伴耳鸣腰酸,头晕目眩,急躁易怒,舌红少津,苔少或无,脉细数。心悸心虚胆怯证见心悸不宁,善惊易恐,坐卧不安,不寐多梦而易惊醒,恶闻声响,食少纳呆,苔薄白,脉细略数或细弦。心悸心血不足证见心悸气短,头晕目眩,失眠健忘,面色无华,倦怠乏力,纳呆食少,舌淡红,脉细弱。心悸心阳不振证见心悸不安,胸闷气短,动则尤甚,面色苍白,形寒肢冷,舌淡苔白,脉虚弱或沉细无力。心悸水饮凌心证见心悸,眩晕,胸闷痞满,渴不欲饮,小便短少,或下肢浮肿,形寒肢冷,伴恶心、欲吐、流涎,舌淡胖,苔白滑,脉弦滑或沉细而滑。

184.C。解析:心悸阴虚火旺证的治法为滋阴清火,养心安神。心虚胆怯证的治法为镇惊定志,养心安神。心悸心虚胆怯证的治法为镇惊定志,养血安神。心悸心血不足证的治法为补血养心,益气安神。心悸心阳不振证的治法为温补心阳,安神定悸。心悸水饮凌心证的治法为振奋心阳,化气行水,宁心安神。

185.C。解析:心悸阴虚火旺证的治疗首选天王补心丹合朱砂安神丸。桂枝甘草龙骨牡蛎汤合参附汤主治心悸心阳不振证;归脾汤主治心悸心血不足证;安神定志丸主治心悸心虚胆怯证;苓桂术甘汤主治心悸水饮凌心证。

186.D。解析:患者经常失眠多梦,以入睡困难为主,诊断为不寐。肾水亏虚,不能上济于心,心火炽盛,不能下交于肾,则入睡困难,心悸,头晕耳鸣,腰膝酸软;阴虚生热,则五心烦热,午后面部潮红;舌红,苔少而干,脉细数为阴虚之象,故辨证为心肾不交证。

187.D。解析:心肾不交证的治法是滋阴降火,交通心肾。心胆气虚证须益气镇惊,痰热扰心证须清化痰热,心脾两虚证须补益心脾,肝火扰心证须疏肝泻火。

188.E。解析:治疗心肾不交证,首选六味地黄丸合交泰丸加减。归脾汤加为心脾两虚证首选,安神定志丸、酸枣仁汤为心胆气虚证首选,黄连温胆汤为痰热扰心证首选。

189.D。解析:患者受凉后出现呕吐,吐胃内容物及清水,辨病为呕吐。外邪犯胃,中焦气滞,浊气上逆,则见呕吐,胸脘满闷;风寒外束,卫阳被郁,腠理闭塞,则恶寒发热,头身疼痛,无汗,口不渴;舌苔白腻,脉濡缓为风寒外袭之象,故诊断为外邪犯胃型呕吐。

190.A。解析:外邪犯胃证的治法是疏邪解表,化浊和中。消食化滞,和胃降逆用于食滞内停证;温中化饮,和胃降逆用于痰饮中阻证;温中健脾,和胃降逆用于脾胃阳虚证;疏肝理气,和胃降逆用于肝气犯胃证。

191.A。解析:治疗外邪犯胃证,首选藿香正气散加减。理中丸为脾胃阳虚证首选,小半夏汤为痰饮中阻证首选,四七汤为肝气犯胃证首选,保和丸为食滞内停证首选。

192.A。解析:患者大便溏薄迁延日久,近日每日排便5~6次,粪质稀薄,伴腹痛、腹胀、进食减少,进食油腻易致发作,可诊断为泄泻。胃痛以上腹近心窝处胃脘部发生疼痛为特征,常伴食欲不振、恶心呕吐、嘈杂泛酸等上消化道症状。腹痛以胃脘以下、耻骨毛际以上部位的疼痛为主要表现。胃痞以胃脘痞塞,满闷不舒为主症,并有按之柔软,压之不痛,望之胀形的特点。呕吐是指胃失和降,气逆于上,迫使胃中之物从口中吐出的一种病证。

193.C。解析:脾虚失运,清浊不分,则大便稀薄,每日5~6次;脾气虚弱,失于健运,则腹痛隐隐喜按;进食减少,食则闷胀,自述进食油腻易致发作,辨证为脾胃虚弱证,治宜健脾益气,化湿止泻。芳香化湿,解表散寒用于寒湿内盛证;消食导滞,和中止泻用于食滞肠胃证;温肾健脾,固涩止泻用于肾阳虚衰证;抑肝扶脾用于肝气乘脾证。

194.D。解析:治疗泄泻脾胃虚弱证,首选参苓白术散加减。藿香正气散为寒湿内盛证首选,四神丸为肾阳虚衰证首选,痛泻要方为肝气乘脾证首选,保和丸为食滞胃肠证首选。

195．D。解析：患者有发热咽痛史,颜面、下肢浮肿,按之没指,诊断为水肿。水湿内侵,脾气受困,脾阳不振,则颜面、下肢浮肿,小便短少,纳呆泛恶,身体困重,胸闷,苔白腻,脉沉缓为水湿内浸之象,故辨证为阳水水湿浸渍证。

196．C。解析：阳水水湿浸渍证的治法是健脾化湿,通阳利水。健脾温阳利水用于脾阳虚衰证;宣肺解毒,利湿消肿用于湿毒浸淫证;疏风清热,宣肺行水用于风水相搏证;温肾助阳,化气行水用于肾阳衰微证。

197．D。解析：治疗阳水水湿浸渍证,首选五皮饮合胃苓汤加减。麻黄连翘赤小豆汤为湿毒浸淫证首选,越婢加术汤为风水相搏证首选,真武汤为肾阳虚衰证首选,实脾饮为脾阳虚衰证首选。

198．C。解析：营阴暗耗,心神失养,则出现精神恍惚,心神不宁,悲忧善哭,喜怒无常,故辨证为心神失养证。

199．B。解析：心神失养证的治法是甘润缓急,养心安神。疏肝解郁,清肝泻火用于气郁化火证;健脾养心,补益气血用于心脾两虚证;疏肝解郁,理气畅中用于肝气郁结证;滋养心肾用于心肾阴虚证。

200．A。解析：治疗心神失养证,首选甘麦大枣汤加减。半夏厚朴汤为痰气郁结证首选,天王补心丹为心肾阴虚证首选,丹栀逍遥散为气郁化火证首选,归脾汤为心脾两虚证首选。

201．C。解析：风湿热邪壅滞经脉,气血闭阻不通,则双膝关节游走性疼痛,活动不便,局部灼热红肿,痛不可触,得冷则舒;风热袭表,热郁肌腠,卫表失和,则发热,恶风,汗出,口渴;舌红,苔黄腻,脉滑数为湿热内蕴之象,故辨证为风湿热痹。

202．A。解析：风湿热痹的治法是清热通络,祛风除湿。除湿通络,祛风散寒用于着痹;化痰行瘀,蠲痹通络用于痰瘀痹阻证;散寒通络,祛风除湿用于痛痹;培补肝肾,舒筋止痛用于肝肾亏虚证。

203．B。解析：治疗风湿热痹,首选白虎加桂枝汤。乌头汤为痛痹首选,独活寄生汤为肝肾亏虚证首选,薏苡仁汤为着痹首选,双合汤为痰瘀痹阻证首选。

204～205．B、C。解析：喘证风寒壅肺证的治法为宣肺散寒,方用麻黄汤合华盖散加减。喘证痰浊阻肺证的治法为祛痰降逆,宣肺平喘,方用二陈汤合三子养亲汤加减。

206～207．D、C。解析：肺痈共分4期。初期的治法是疏风散热,清肺化痰;成痈期的治法是清热解毒,化瘀消痈;溃脓期的治法是排脓解毒;恢复期的治法是清热养阴,益气补肺。

208～209．E、C。解析：心悸眩晕,胸闷痞满,渴不欲饮,小便短少,恶心,欲吐,流涎,舌淡胖,苔白滑,为水饮凌心之表现。胸闷不舒,心痛时作,痛如针刺,唇甲青紫,舌质紫暗或有瘀斑,为血瘀之表现。

210～211．B、A。解析：喧扰不宁,躁妄打骂,动而多怒,诊断是狂证。沉默痴呆,语无伦次,静而多喜,诊断是癫证。突然昏仆,不省人事,口吐白沫,两目上视,四肢抽搐,为痫证。项背强直,四肢抽搐,甚至角弓反张,为痉证。猝然昏仆,不省人事,伴口眼歪斜,半身不遂,语言不利,或不经昏仆已歪僻不遂,为中风。

212～213．D、B。解析：胃痛暴作,畏寒喜暖,脘腹得温则痛减,为寒邪客胃之表现,治法为散寒止痛。胃痛隐隐,喜温喜按,空腹痛甚,得食痛减,泛吐清水,神疲乏力,大便溏薄,为脾胃虚寒之表现,治法为温中健脾。

214～215．A、D。解析：胃痛肝气犯胃证治法为疏肝理气,方用柴胡疏肝散,重在理气止痛。呕吐肝气犯胃证治以疏肝和胃,降逆止呕,方用半夏厚朴汤,重在理气和胃止呕。

218～219．E、C。解析：六磨汤顺气行滞,主治气滞便秘。四磨饮、五磨饮主治气郁之腹胀。黄芪汤益气润肠,主治气虚便秘。黄芪建中汤和里缓急,主治腹痛。

220～221．B、C。解析：胁痛肝胆湿热证的治法为清热利湿,方用龙胆泻肝汤加减。胁痛瘀血阻络证的治法为祛瘀通络,方用血府逐瘀汤或复元活血汤加减。

222～223．B、C。解析：茵陈蒿汤清热利湿,治疗阳黄热重于湿。茵陈五苓散利湿化浊,治疗阳黄湿重于热。茵陈术附汤健脾和中,温化寒湿,治疗阴黄。鳖甲煎丸活血化瘀,逍遥散疏肝扶脾。

224～225．A、D。解析：黄疸的主要诊断依据是目睛黄染,非皮肤发黄。积聚的主要诊断依据是腹内积块,非腹大胀满。胁肋疼痛是胁痛的主症。

226～227.C、B。解析:肝脾血瘀表现为腹大坚满,青筋暴露,胁腹攻痛,可触及肿块。水湿内停表现为腹膨大如鼓,按之坚满,脘闷纳呆。气滞湿阻表现为腹大按之不坚,胁下胀满或痛,纳食减少。脾肾阳虚表现为腹大胀满,入暮尤甚,面色萎黄或白,肢冷浮肿。湿热蕴结表现为腹大坚满,胁腹疼痛拒按,烦热口苦,渴不欲饮。

232～233.C、D。解析:精髓不足,不能上充于脑,故眩晕,精神萎靡;肾虚,心肾不交,故少寐多梦、健忘;腰为肾之府,肾虚则腰膝酸软;肾开窍于耳,肾虚故时时耳鸣;精关不固,则见遗精;偏阴虚则生内热,故舌红,脉细数。痰浊蒙蔽清阳,清阳不升,则眩晕、头重如蒙;痰浊中阻,浊阴不降,气机不利,故胸闷恶心;脾阳不振,则少食多寐;苔白腻,脉濡滑均为痰浊内蕴之象。

236～237.C、B。解析:中风中经络,肝肾阴虚,风阳上扰证,治宜滋阴潜阳,息风通络,方用镇肝熄风汤。眩晕痰浊中阻证,治法为燥湿祛痰,方用半夏白术天麻汤。天麻钩藤饮主治风阳上扰之眩晕,补阳还五汤主治中风后遗症之气虚血瘀,地黄饮子主治肾虚精亏之言语不利。

238～239.E、A。解析:畏寒肢冷,脉沉弱,为阳虚表现。眼睑浮肿,继则四肢及全身皆肿,来势迅速,伴有恶寒发热,小便不利,舌苔薄白,脉浮紧,为风邪袭表,肺失宣降,不能通调水道之表现。

240～241.A、C。解析:水肿分为阳水和阴水。阳水风水相搏证用越婢加术汤,湿毒浸淫证用麻黄连翘赤小豆汤合五味消毒饮,水湿浸渍证用五皮饮合胃苓汤,湿热壅盛证用疏凿饮子;阴水脾阳虚衰证用实脾饮,肾阳衰微证用济生肾气丸合真武汤,瘀水互结证用桃红四物汤合五苓散。

242～243.D、E。解析:淋证是指小便频数短涩,滴沥刺痛,欲出未尽,小腹拘急等症,病位在膀胱、肾。喘证病位在肺。

246～247.B、A。解析:吐血胃热壅盛证治法为清胃泻火,化瘀止血,方用泻心汤合十灰散,有苦寒泻火之功。鼻衄胃热壅盛证治法为清胃泻火,凉血止血,方用玉女煎,有引血下行之功。

248～249.A、E。解析:百合固金汤滋阴润肺,功用在肺,主治阴虚肺热咳血。无比山药丸补益肾气,功效在肾,主治肾虚不固尿血。

256～257.B、A。解析:鼓胀的病机重点为肝脾肾三脏功能失调,气滞、血瘀、水饮互结于腹中,与肝脾肾三脏的关系最密切。消渴以多尿、多饮、多食,形体消瘦为主要临床表现。其病因为禀赋不足,饮食失节,情志失调及劳欲过度,导致肾精不足,脾胃失运,阴精亏虚,虚火上炎,燥热偏盛。肺主气为水之上源,输布津液,胃为水谷之海,受纳腐熟之谷,肾为先天之本,藏精,肾阳虚则虚火内生,致肺燥津伤,脾胃失运,肾精亏虚为消渴最主要的脏腑病变。因此,消渴的病位主要在肺、胃、肾。

中医外科学

1. A	2. D	3. D	4. B	5. A	6. E	7. C	8. E	9. D	10. D
11. E	12. E	13. E	14. C	15. A	16. D	17. D	18. A	19. D	20. C
21. B	22. D	23. D	24. E	25. E	26. C	27. E	28. D	29. E	30. C
31. C	32. A	33. B	34. C	35. C	36. B	37. A	38. E	39. B	40. C
41. D	42. B	43. C	44. B	45. D	46. B	47. E	48. B	49. C	50. B
51. B	52. A	53. E	54. C	55. A	56. C	57. C	58. E	59. B	60. A
61. C	62. E	63. E	64. E	65. B	66. B	67. C	68. A	69. B	70. A
71. C	72. E	73. E	74. B	75. A	76. C	77. A	78. C	79. C	80. E
81. A	82. C	83. B	84. D	85. B	86. B	87. A	88. B	89. D	90. D
91. B	92. C	93. A	94. C	95. C	96. D	97. C	98. A	99. B	100. C
101. D	102. A	103. B	104. A	105. D	106. B	107. C	108. A	109. D	110. D
111. D	112. D	113. D	114. A	115. C	116. C	117. B	118. C	119. E	120. D
121. D	122. C	123. C	124. A	125. C	126. E	127. D	128. E	129. E	130. C
131. B	132. A	133. D	134. B	135. A	136. D	137. B	138. D	139. E	140. B
141. C	142. A	143. A	144. B	145. D	146. D	147. D	148. E	149. B	150. E
151. C	152. C	153. C	154. C	155. C	156. A	157. B	158. E	159. C	160. B
161. D	162. C	163. D	164. D	165. B	166. C	167. D	168. E	169. D	170. E
171. C	172. B	173. A	174. D	175. D	176. D	177. D	178. B	179. B	180. C
181. E	182. D	183. D	184. A	185. B	186. E	187. D	188. D	189. C	190. A
191. D	192. B	193. B	194. B	195. A	196. A	197. B	198. B	199. B	200. E
201. D	202. C	203. B	204. A	205. B	206. A	207. B	208. A	209. E	210. C
211. D	212. D	213. A	214. C	215. D	216. C	217. A	218. C	219. E	220. E
221. B	222. A	223. D	224. B	225. E	226. B	227. D	228. A	229. B	230. C
231. D	232. A	233. D	234. C	235. D	236. D	237. E	238. A	239. C	240. B
241. C	242. A	243. D	244. C	245. B	246. B	247. B	248. D	249. B	

1．A。解析：冻疮是由于寒冷引起的局限性炎症损害，是以病因命名的疾病。

2．D。解析：A肿而色红，皮薄光泽，焮热疼痛，肿势急剧。B肿而不硬，皮色不泽，苍白或紧暗，皮肤清冷，常伴有酸痛，得暖则舒。C发病急骤，漫肿宣浮，或游走不定，不红微热，轻微疼痛。D肿势如棉，或硬如馒，大小不一，形态各异，不红不热，皮色不变。E肿而皮肉重垂胀急，深则按之如烂棉不起，浅则光亮如水疱，搔破流黄水，浸淫皮肤。

3．D。解析：麻风性溃疡，呈穿凿形，常可深及骨部，并发出腐臭气味，不觉痛感为麻风溃疡之特点。压迫性溃疡，又称褥疮性溃疡，均发生于人体易摩擦的部位，如臀、背、足跟等处，疮面坏死不易脱落或疮口凹陷甚深，肉色不鲜，日久不易愈合。疮痨性溃疡，疮口多呈凹陷形或潜行空洞或漏管，创面肉色不鲜，脓水清稀，并夹有败絮状物，疮口愈合缓慢或反复溃破，经久难愈。岩性溃疡，疮面多呈翻花如岩穴，有的在溃疡底部见有珍珠样结节，内有紫黑坏死组织，渗流血水。梅毒性溃疡，其边缘削直而如凿成或略微内凹，基底高低不平。

4．B。解析：确认成脓的方法有按触法、穿刺法、透光法、点压法。

5．A。解析：风痛：风善行而数变，故其痛无定处，忽彼忽此，走注甚速，遇风则剧。湿痛：痛而酸胀，肢体沉重，按之出现可凹性水肿或见糜烂流滋。痰痛：疼痛轻微，或隐隐作痛，皮色不变，压之酸痛。热痛：皮色焮热疼痛，遇冷则减。化脓痛：痛势急胀，痛无止时，如同鸡啄，按之中软应指。

9．D。解析：若脓液不多且位于组织深部时，用按触法辨脓有困难时，可直接采用注射器穿刺抽脓方法。

12．E。解析：乳房部应以乳头为中心，放射状切开。

13．E。解析：溻是将饱含药液的纱布或棉絮湿敷患处，渍是将患处浸泡在药液中。溻渍法是通过湿敷、淋洗、浸泡对患处的物理作用，以及不同药物对患部的药效作用，从而达到治疗目的的一种方法。适应证为阳证疮疡初起、溃后，半阴半阳证，阴证疮疡，美容，保健。

14．C。解析：垫棉法适用于溃疡脓出不畅有袋脓者；或疮孔窦道形成脓水不易排尽者；或溃疡脓腐已尽，新肉已生，但皮肉一时不能黏合者。垫棉法在急性炎症红肿热痛尚未消退时不可应用，否则有促使炎症扩散之弊。应用本法期间若出现发热、局部疼痛加重者，则应立即终止使用，采取相应措施。

15．A。解析：膏药现称硬膏——①太乙膏、千捶膏消肿解毒，均用于红肿热痛明显之阳证疮疡，为肿疡、溃疡通用方。太乙膏偏生肌；千捶膏偏提脓祛腐止痛。②阳和解凝膏温经散寒，化痰通络，用于疮形不红不热，漫肿无头之阴证疮疡未溃者。③咬头膏具有腐蚀性，适用于肿疡脓成，不能自破，以及患者不愿接受手术切开排脓者。金黄膏、玉露膏清热解毒、消肿止痛、散瘀化痰，适用于疮疡阳证。油膏现称软膏——①金黄膏长于除湿化痰，对肿而有结块，尤其是急性炎症控制后形成的慢性迁延性炎症更适宜。②玉露膏对焮红灼热明显，肿势散漫者效果较佳。③冲和膏适用于半阴半阳证。④回阳玉龙膏温经散寒，活血化瘀，适用于阴证。⑤溃疡期可选用生肌玉红膏、红油膏、生肌白玉膏。生肌玉红膏适用于一切溃疡；生肌白玉膏适用于溃疡腐肉已净，疮口不敛者，以及乳头皲裂、肛裂等。⑥疯油膏润燥杀虫止痒，适用于牛皮癣、慢性湿疮、皲裂等。⑦青黛散油膏收湿止痒、清热解毒，适用于蛇串疮、急慢性湿疮等皮肤焮红痒痛、渗液不多之症，或痄腮，以及对各种油膏过敏者。⑧消痔膏、黄连膏消痔退肿止痛，适用于内痔脱出、赘皮外痔、血栓外痔等出血、水肿、疼痛之症。

18．A。解析：提脓祛腐的主药是升丹，目前常用的有九一丹、八二丹、七三丹、五五丹、九黄丹等。

19．D。解析：导管引流，是将导管（塑胶管或橡皮管）插入疮口中，引导脓水外流的一种引流方法。适用于附骨疽、流痰、流注等脓腔较深、脓液不易畅流者，或腹腔手术后。

21．B。解析：疖病好发于项后发迹、背部、臀部，也可以在身体各处散发，排除A、D；疖病好发于消渴患者、习惯性便秘患者或营养不良患者，排除C；疖病反复发作，缠绵不愈，排除E。疖病没有明显的季节性。

22．D。解析：疖分为疖病、无头疖、蝼蛄疖、有头疖。其中有头疖指患处皮肤有一红色结块，焮热疼痛，范围约3cm，突起根浅，中心有一脓头，出脓即愈。

24.E。解析:有头疖患处皮肤上有一色红灼热之肿块,范围约 3cm 大小,疼痛,突起根浅,中央有一脓头,脓出则愈。

25.E。解析:疖的病因病机:常因内郁湿火,外感风邪,两相搏结,蕴阻肌肤所致;或夏秋季节感受暑毒而生;或因汗出不畅,暑湿热蕴蒸肌肤,引起痱子,复经搔抓,破伤染毒而成。

26.C。解析:蝼蛄疖多发于儿童头部。临床常见两种类型。一种是坚硬型,疮形肿势虽小,但根脚坚硬,溃破出脓而坚硬不退,疮口愈合后还会复发,常为一处未愈,他处又生。一种是多发型,疮大如梅李,相联三五枚,溃破脓出而不易愈合,日久头皮窜空,如蝼蛄串穴之状。病久可损及颅骨,如以探针或药线探之,可触及粗糙的骨质。

27.E。解析:如处理不当,发于颜面部的疔疮很容易走黄而有生命危险,发于手足部的疔疮则易损筋伤骨而影响功能。

28.D。解析:红丝疔好发于四肢内侧,常有手足部生疔或皮肤破损等病史。多先在手足生疔部位或皮肤破损处见红肿热痛,继而在前臂或小腿内侧皮肤上起红丝一条或多条,迅速向躯干方向走窜。

30.C。解析:生于躯干部为内发丹毒,发于头面部为抱头火丹,发于小腿足部为流火,新生儿多生于臀部为赤游丹毒。无头疽是发生于骨与关节间的急慢性化脓性疾病的统称,因其初起无头故名。

31.C。解析:丹毒总的由血热火毒为患。凡发于头面部者,多夹风热;发于胸腹腰胯部者,多夹肝脾郁火;发于下肢者,多夹湿热;发于新生儿者,多由胎热火毒所致。

32.A。解析:瘰疬的发生可因情志不畅,肝气郁结,进而影响脾的运化功能(主要指消化、吸收功能),使痰热内生,于颈项结成核块;或者患者原有肺肾阴虚,阴虚则火旺,热灼津液为痰,痰火互相凝结成核而生瘰疬。

33.B。解析:乳痈的病因:乳汁淤积、肝郁胃热、感受外邪。其中乳汁淤积是最常见的病因。初产妇乳头破碎,或乳头畸形、凹陷,影响充分哺乳;或哺乳方法不当,或乳汁多而少饮,或断乳不当,均

可导致乳汁淤积,乳络阻塞成块,郁久化热成痈肿。

34.C。解析:乳痈初起多见乳汁淤积结块,皮色不变或微红,肿胀疼痛。伴有恶寒发热,周身酸楚,口渴,便秘,苔薄,脉数。为气滞热壅证,治宜疏肝清胃,通乳消肿。

35.C。解析:乳痈热毒炽盛证证候:乳房肿痛,皮肤焮红灼热,肿块变软,有应指感。或切开排脓后引流不畅,红肿热痛不消,有"传囊"现象。壮热,舌红,苔黄腻,脉洪数。治法:清热解毒,托里透脓。方药:透脓散加味。

36.B。解析:乳痈的病因病机:①乳汁淤积:乳汁淤积是最常见的原因。初产妇乳头破碎,或乳头畸形、凹陷,影响充分哺乳;或哺乳方法不当,或乳汁多而少饮,或断乳不当,均可导致乳汁淤积,乳络阻塞结块,郁久化热酿脓而成痈肿。②肝郁胃热:情志不畅,肝气郁结,厥阴之气失于疏泄;产后饮食不节,脾胃运化失司,阳明胃热壅滞,均可使乳络闭阻不畅,郁而化热,形成乳痈。③感受外邪:产妇体虚汗出受风,或露胸哺乳外感风邪;或乳儿含乳而睡,口中热毒之气侵入乳孔,均可使乳络郁滞不通,化热成痈。

38.E。解析:乳岩的特点是乳房部出现质地坚硬的肿块,推之不移,表面不光滑,凹凸不平。乳块肿痛,皮色微红,按后痛甚可为乳痈的特点。乳块皮肉相连,溃破脓稀薄如痰为乳痨的特点。乳块呈卵圆形,表面光滑,推之活动为乳癖的特点。乳癖的肿块经前期增大变硬,经后稍见缩小变软,但总体质地中等或偏硬。

41.D。解析:肉瘿的概念、特点:肉瘿是瘿病中较常见的一种,其临床特点是颈前喉结一侧或两侧结块,柔韧而圆,如肉之团,随吞咽动作而上下移动,发展缓慢。好发于青年女性及中年人。相当于西医的甲状腺腺瘤或囊肿,属甲状腺的良性肿瘤。

43.C。解析:石瘿相当于西医学中的甲状腺癌,属于恶性肿瘤,应及早诊断并早期手术治疗。

45.D。解析:岩、瘤是全身性疾病的局部表现,病因复杂,归纳起来不外内因、外因两个方面。外因为六淫邪气,内因为正气不足和七情所伤,导致机体阴阳失调,脏腑功能障碍,经络阻塞,气血运行失常,气滞血瘀,痰凝毒聚等。本题中A、B可直接排除;C、E虽然是病机之一,但是不完全;整体病机

当属本虚而标实。

46. B。解析:海绵状血管瘤:表现为质地柔软似海绵,常呈局限性半球形、扁平状或高出皮面的隆起物,肿物有很大压缩性,可因体位下垂而充盈,或随患肢抬高而缩小,在瘤内有时可扪及颗粒状的静脉石硬结,外伤后可引起出血,继发感染,可形成慢性出血性溃疡。

47. E。解析:毛细血管瘤:多在出生后 1~2 个月内出现,部分在 5 岁左右自行消失,多发生在颜面、颈部,可单发,也可多发。多数表现为在皮肤上有红色丘疹或小的红斑,逐渐长大,界限清楚,大小不等,质软可压缩,色泽为鲜红色或紫红色,压之可褪色,抬手复原。

48. B。解析:血瘤是指体表血络,纵横交集而形成的肿瘤。肉瘤发于皮里膜外,由脂肪组织过度增生而形成的良性肿瘤。脂瘤是指皮脂腺中皮脂潴留郁积而形成的囊肿,又称粉瘤。西医所称的肉瘤是指发生于软组织的恶性肿瘤,如脂肪肉瘤、纤维肉瘤等。失荣是发于颈部及耳之前后的岩肿,因其晚期气血亏虚而瘀滞,出现面容憔悴,形体消瘦,状如树之枝叶枯萎,失去荣华而名。

51. B。解析:本题考查原发性、继发性皮损的内容。继发性皮损是原发性皮损经过搔抓、感染、治疗处理和在损害修复过程中演变而成。痂属于继发性皮损,丘疹属于原发性皮损,鳞屑属于继发性皮损,糜烂属于继发性皮损,色素沉着属于继发性皮损。

52. A。解析:疱疹为内有腔隙、含有液体、高出皮面的损害。水疱内含有血样液体者称血疱。水疱为白色,血疱为红色或紫红色。疱疹的疱壁一般较薄易破,破后形成糜烂,干燥后结痂脱屑。疱疹常发于红斑之上,多属湿热或热毒所致,常见于湿疮、接触性皮炎、虫咬皮炎等。

56. C。解析:肥疮的特点:有黄癣痂堆积,癣痂呈蜡黄色,肥厚,富黏性,边缘翘起,中心微凹,上有毛发贯穿,质脆易粉碎,有特殊的鼠尿臭味。

57. C。解析:白秃疮相当于西医的白癣,本病是头癣的一种,多见于学龄儿童,男性多于女性。皮损特征是头皮有圆形或不规则的覆盖灰白鳞屑的斑片。病损区毛发干枯无泽,常在距头皮 0.3~0.8cm 处折断而呈参差不齐状。头发易于拔落且不

疼痛,病发根部包绕有白色鳞屑形成的菌鞘。自觉瘙痒。发病部位以头顶、枕部居多,但发缘处一般不被累及。青春期可自愈,秃发也能再生,不遗留疤痕。

58. E。解析:花斑癣常发于多汗体质青年,可在家庭中互相传染。皮损好发于颈项、躯干,尤其是多汗部位及四肢近心端,为大小不一、边界清楚的圆形或不规则的无炎症性斑块,色淡褐、灰褐至深褐色,或轻度色素减退,或附少许糠秕状细鳞屑,常融合成片。有轻微痒感,常夏发冬愈,复发率高。

59. B。解析:肥疮,相当于西医的黄癣,有传染性,多见于儿童,其特点是初起红色丘疹,后有脓疱,干后结痂,颜色蜡黄,形成黄癣痂,扩大融合成片,可散发似鼠屎的臭味,自觉瘙痒,头发干燥、失去光泽,病变先从头顶部开始,逐渐向四周扩大,可侵及整个头皮,当病变痊愈后,则在头皮留下广泛、光滑的萎缩性瘢痕。

60. A。解析:白秃疮相当于西医的白癣,肥疮相当于西医的黄癣。其外治法均可采用拔发法。

62. E。解析:圆癣初起为丘疹或水疱,逐渐形成边界清楚的钱币形红斑,其上覆盖细薄鳞屑。病灶中央皮疹消退,呈自愈倾向,但向四周蔓延,有丘疹、水疱、脓疱、结痂等损害。圆癣的皮损特征为环形或多环形、边界清楚、中心消退、外围扩张的斑块。

63. E。解析:疥疮是由疥虫寄生在人体皮肤引起的一种接触传染性皮肤病。疥疮传染性极强,冬春季多见,皮损好发于皮肤薄嫩和褶皱处,如手指侧、指缝、腕肘关节屈侧、腋窝前缘、女性乳房下、少腹、外阴、腹股沟、大腿内侧等处。头面部和头皮、掌跖一般不易累及,但婴儿例外。皮疹初起主要为针头大小的丘疹和水疱。若不及时治疗,迁延日久则全身遍布抓痕、结痂、黑色斑点,甚至脓疱。患者常有奇痒,遇热或夜间尤甚,常影响睡眠。

65. B。解析:脾虚湿蕴证证候:发病较缓,皮损潮红,有丘疹,瘙痒,抓后糜烂渗出,可见鳞屑;伴纳少,腹胀便溏,易疲乏;舌淡胖,苔白腻,脉濡缓。治法:健脾利湿止痒。方药:除湿胃苓汤或参苓白术散。

67. C。解析:药毒与患者的过敏体质有关。总由禀赋不耐,邪毒侵犯所致。

68.A。解析:药毒的诊断:本病临床表现复杂,基本具有以下特征:①发病前有用药史。②有一定的潜伏期,第一次发病多在用药后 5～20 天内,重复用药常在 24 小时内发生,短者甚至在用药后瞬间或数分钟内发生。③突然发病,自觉灼热瘙痒,重者伴有发热、倦怠、纳差、大便干燥、小便黄赤等全身症状。④皮损形态多样,颜色鲜艳,分布为全身性、对称性,可泛发或仅限于局部。

69.B。解析:系统性红斑狼疮约80%患者出现对称性皮损。典型者在两颊和鼻部出现蝶形红斑,为不规则形,色鲜红或紫红,边界清楚或模糊,有时可见鳞屑。皮损发生在指甲周围皮肤及甲下者,常为出血性紫红色斑片,高热时红肿光亮,时隐时现。发生在唇者,则为下唇部红斑性唇炎的表现。皮损严重者,可有全身泛发性多形性红斑、紫红斑、水疱等,口腔、外阴黏膜糜烂,头发逐渐稀疏或脱落。手部遇冷时有雷诺现象,常为早期症状。

70.A。解析:有与尖锐湿疣患者不洁性交或生活接触史。潜伏期一般为 1～8 个月,平均 3 个月。

71.C。解析:内痔可分为四期:Ⅰ期内痔痔核较小,不脱出,以便血为主。Ⅱ期内痔痔核较大,大便时可脱出肛外,便后自行回纳,便血或多或少。Ⅲ期内痔痔核更大,大便时痔核脱出肛外,甚至行走、咳嗽、站立时也会脱出,不能自行回纳,须用手推回或平卧、热敷后才能回纳。Ⅳ期内痔痔核脱出,不能及时回纳,嵌顿于外,因充血、水肿和血栓形成,以致肿痛、糜烂和坏死。

72.E。解析:贯穿结扎法适用于Ⅱ、Ⅲ期内痔,尤其是纤维型内痔更为适宜。

73.E。解析:内痔初期主要表现为无痛性便血,血液与大便不相混合,出血呈间歇性。肛裂以肛门周期性疼痛为主要症状,大便时出血,量不多,鲜红色。肛痈主要表现为肛门周围皮肤发红、疼痛、肿胀、结块,伴不同程度全身症状。肛瘘以局部反复流脓、疼痛、瘙痒为主要症状。外痔特点是自觉肛门坠胀、疼痛、有异物感。

74.B。解析:肛痈是指肛管直肠周围间隙发生急慢性感染而形成的脓肿,相当于西医学的肛门直肠周围脓肿。故主要表现为肛门周围疼痛、肿胀、有结块,伴有不同程度发热、倦怠等全身症状。

75.A。解析:肛管的皮肤全层纵行裂开并形成感染性溃疡者称肛裂。本病好发于青壮年,女性多于男性。肛裂的部位一般在肛门前后正中位,尤以后位多见,位于前正中线的肛裂多见于女性。临床上以肛门周期性疼痛、出血、便秘为主要特点。中医将本病称为"钩肠痔""裂痔"等。

76.C。解析:便血是直肠癌最常见的早期症状。大便带血,血为鲜红或暗红,量不多,常同时伴有黏液,呈持续性,有特殊臭味。

77.A。解析:便血是直肠癌(锁肛痔)最常见的早期症状,大便带血,血为鲜红或暗红色,量不多,常同时伴有黏液,呈持续性,此时常被误认为"痔疮"。病情进一步发展,可出现大便次数增多,有里急后重、排便不尽感,粪便中有血、脓、黏液,并有特殊的臭味。

78.C。解析:本病多由肾虚和下焦湿热引起,病位在肾、膀胱和溺窍,肾虚为本,湿热为标。肾虚则膀胱气化不利,尿液生成与排泄失常,加之摄生不慎,感受湿热之邪,或饮食不节,嗜食辛辣肥甘醇酒之品,致湿热内生,蕴结膀胱,煎熬尿液,结为砂石;湿热蕴结,气机不利,结石梗阻,不通则痛;热伤血络,可引起血尿。

79.C。解析:疼痛和尿血。湿热蕴结,气机不利,结石梗阻,不通则痛;热伤血络,可引起血尿。

80.E。解析:慢性前列腺炎,直肠指检前列腺多为正常大小,或稍大或稍小,质软或软硬不均,轻度压痛。

81.A。解析:慢性者多由相火妄动,所愿不遂,或忍精不泄,肾火郁而不散,离位之精化成白浊;或房事不洁,精室空虚,湿热从精道内侵,湿热壅滞,气血瘀阻而成。病久伤阴,肾阴暗耗,可出现阴虚火旺证候;亦有体质偏阳虚者,久则火势衰微,易见肾阳不足之象。

82.C。解析:血栓性浅静脉炎湿热瘀阻证的治法为清热利湿,解毒通络,方用二妙散合茵陈赤豆汤加减。

83.B。解析:发病多见于筋瘤后期,部位则以四肢多见(尤其多见于下肢),次为胸腹壁等处。

84.D。解析:臁疮湿热下注证的治法为清热利湿,和营解毒,方用二妙丸合五神汤加减。

85.B。解析:本病多由久站或过度负重而致小腿筋脉横解,青筋显露,瘀停脉络,久而化热,或小腿皮肤破损染毒,湿热下注而成,疮口经久不愈。

86．B。解析:脱疽湿热毒盛证的治法为清热利湿、解毒活血,方用四妙勇安汤加减。寒湿阻络证用阳和汤加减。血脉瘀阻证用桃红四物汤加减。热毒伤阴证用顾步汤加减。气阴两虚证用黄芪鳖甲汤加减。

87．A。解析:脱疽是指发于四肢末端,严重时趾(指)节坏疽脱落的周围血管疾病,又称脱骨疽。

88．B。解析:一期(局部缺血期):患肢末端发凉、怕冷、麻木、酸痛,间歇性跛行。患肢可出现轻度肌肉萎缩、皮肤干燥、皮温稍低于健侧,皮肤指压试验可见充盈缓慢,足背动脉搏动减弱,部分患者小腿可出现游走性红硬条索(游走性血栓性浅静脉炎)。二期(营养障碍期):患肢发凉、怕冷、麻木、坠胀疼痛,间歇性跛行加重,并出现静息痛。患肢肌肉明显萎缩、皮肤干燥、汗毛脱落、趾甲增厚且生长缓慢、皮肤苍白或潮红或紫红,患侧足背动脉搏动消失。三期(坏死期或坏疽期):坏疽可先为一趾或数趾,逐渐向上发展,合并感染时,则红肿明显,患足剧烈疼痛,全身发热。足趾紫红肿胀、溃烂坏死,呈湿性坏疽,或足趾发黑,干瘪呈干性坏疽。

90．D。解析:脱疽的分型论治为:①寒湿阻络——温阳散寒,活血通络——阳和汤加减。②血脉瘀阻——活血化瘀,通络止痛——桃红四物汤加减。③湿热毒盛——清热利湿,活血化瘀——四妙勇安汤加减。④热毒伤阴——清热解毒,养阴活血——顾步汤加减。⑤气阴两虚——益气养阴——黄芪鳖甲汤加减。

91．B。解析:中国九分法将全身体表面积分为11个9%和1个1%。成人头、面、颈部为9%;双上肢为2×9%;躯干前后包括外阴部为3×9%;双下肢包括臀部为5×9%+1%=46%。

92．C。解析:浅Ⅱ°1~2周愈合,无瘢痕,有色素沉着。

93．A。解析:神经毒者有银环蛇、金环蛇、海蛇,血循毒者有蝰蛇、尖吻蝮蛇、竹叶青蛇和烙铁头蛇,混合毒者有眼镜蛇、眼镜王蛇和蝮蛇。

95．C。解析:内托法中,透托法的代表方是透脓散。益气托毒法的代表方是托里消毒散。温阳脱毒法的代表方是神功内托散。

96．D。解析:膏药:适用于一切外科疾病的初

起成脓、溃后各个阶段。油膏:适用于肿疡、溃疡,皮肤病糜烂结痂渗液不多者及肛门病等。箍围药:适用于凡外疡不论初起、成脓及溃后,肿势散漫不聚而无集中之硬块者。酊剂:一般用于疮疡未溃及皮肤病等。腐蚀药:凡肿疡在脓未溃时,或痔疮、瘰疬、赘疣、息肉等病;或溃疡破溃以后,疮口太小,引流不畅;或疮口僵硬,或胬肉突出,或腐肉不脱等妨碍收口时,均可使用。

97．C。解析:当肿疡成脓之后,脓肿中央出现透脓点(脓腔中央最软的一点),即为脓已成熟,此时予以切开最为适宜。切口位置应以便于引流为原则,选择脓腔最低点或最薄弱处进刀。

98．A。解析:颈痈内治用牛蒡解肌汤或银翘散加减。

99．B。解析:疖是发生于肌肤浅表部位、范围较小的急性化脓性疾病;有头疽是发于肌肤间的急性化脓性疾病;疔是一种发病迅速,易于变化而危险性较大的急性化脓性疾病;痈是指发生于体表皮肉之间的急性化脓性疾病。

100．C。解析:乳核多发于20~25岁女性,其次是15~20岁和25~30岁女性。乳房内出现肿块,常为单发性,或多个在单侧或双侧乳房内同时或先后出现。

101．D。解析:药毒的发生有一定的潜伏期,第一次发病多在用药后5~20天内,重复用药常在24小时内发生,短者甚至在用药后瞬间或数分钟内发生。

102．A。解析:痔是直肠末端黏膜下和肛管皮肤下的静脉丛发生扩大、曲张所形成的柔软静脉团。直肠息肉发生于直肠黏膜上的赘生物,是一种常见的直肠良性肿瘤。肛裂是齿状线下肛管皮肤纵向全层裂开或形成的缺血性溃疡。

103．B。解析:子痈气滞痰凝证表现为附睾结节,子系粗肿,轻微触痛,或牵引少腹不适;多无全身症状,舌淡苔薄白或腻,脉弦滑。应治以疏肝理气,化痰散结,方用橘核丸加减。枸橘汤为湿热下注证首选。

106．B。解析:提脓祛腐类主要药物是升丹制剂,如有汞中毒或对汞过敏者使用黑虎丹。由于升丹药力过猛,可加赋形剂,制成九一丹、八二丹、七三丹、五五丹使用。九一丹、八二丹一般用于阳证;

七三丹、五五丹一般用于阴证。本证脓腐稠厚且多,不易脱落,故选八二丹。

107.C。解析:切口的选择以便于引流为原则,选择脓腔最低点或最薄弱处进刀。手指脓肿,应从侧方切开。

108.A。解析:金黄膏、玉露膏:二者具有解毒消肿、散瘀化痰之功,适用于外科阳证。金黄膏长于散结,适用于红肿热痛而有结块或迁延成慢性炎症者;玉露膏善于解毒,常用于红肿热痛漫肿无块者。冲和膏:药性平和,有活血止痛、消肿散结之功,适用于半阴半阳证。回阳玉龙膏:药性温热,具有温阳散寒、活血化痰之功,适用于外科阴证。生肌玉红膏、红油膏:具有祛腐生肌之功,可用于一切溃疡腐肉未脱,新肉未长之时。生肌白玉膏:润肤、生肌、收敛,适用于脓腐已去,新肉不长之时。本题为半阴半阳之证,故选用冲和膏。

109.D。解析:蝼蛄疖,多发于儿童头部。常见两种类型:一种是坚硬型,疮形肿势虽小,但根脚坚硬,溃破出脓而坚硬不退,疮口愈合后还会复发,常为一处未愈,他处又生。一种是多发型,疮大如梅李,相连三五枚,溃破脓出而不易愈合,日久头皮窜空,如蝼蛄窜穴之状。

110.D。解析:疖病好发于项后发际、背部、臀部。几个到几十个,反复发作,缠绵不愈。也可在身体各处散发疖肿,一处将愈,他处续发,或间隔周余、月余再发。患消渴病、习惯性便秘或营养不良者易患本病。

111.D。解析:多先在手足生疗部位或皮肤破损处见红肿疼痛,继而在前臂或小腿内侧皮肤上起红丝一条或多条,迅速向躯干方向走窜,上肢可停于肘部或腋部,下肢可停于腘窝或胯间。腋窝或腘窝、腹股沟部常有臀核肿大作痛。

112.D。解析:该患者可诊断为蛇头疗,应从指掌面一侧做纵行切口,必要时行对口引流。蛇眼疗宜沿甲旁0.2cm挑开引流。蛇肚疗宜在手指侧面做纵行切口,切口长度不得超过上下指关节。托盘疗应依掌横纹切开,切口应够大,保持引流通畅,手掌处显有白点者,应先剪去厚皮,再挑破脓头。甲下溃空者需拔甲。

113.D。解析:手足部疗疮主要有蛇眼疗、蛇头疗、蛇肚疗、托盘疗和足底疗。托盘疗,生于手掌心劳宫穴处,肿形如托盘之状,本病例手掌红肿热痛,肿胀高突,符合托盘疗的临床表现。

114.A。解析:臀痈是发生于臀部肌肉丰厚处范围较大的急性化脓性疾病。由肌肉注射引起者俗称针毒。特点是发病来势急,病位深,范围大,难于起发,成脓起块,但腐溃较难,收口亦慢。

116.C。解析:据患者恶寒、发热等临床表现,为风寒束表证。桑菊饮,应用于风热表证,排除A;银翘散,应用于风热表证,排除B;龙胆泻肝汤,应用于湿热毒蕴证,排除D;黄连解毒汤,应用于热毒盛证,偏于中焦热,排除E。普济消毒饮,用于内有热邪,外有表证,疏风清热解毒。

117.B。解析:看到夹有败絮样物质,首先应考虑瘰病,此为其典型的临床表现。发以皮肤疏松的部位突然红肿蔓延成片,灼热疼痛,红肿以中心最为明显是典型特点。颈痈以初起脐部微肿,渐大如瓜,脓稠无臭则易愈,脓水臭秽则成漏为临床表现。失荣是以颈部肿块坚硬如石,推之不移,皮色不变,面容憔悴,形体消瘦,状如树木失去荣华为主要表现的肿瘤性疾病。无头疽发于四肢长骨,局部胖肿,附筋着骨,推之不移,疼痛彻骨,溃后脓水淋漓,不易收口。

118.C。解析:肛痈热毒蕴结证见肛门周围突然肿痛,持续加剧,伴有恶寒、发热、便秘、溲赤;肛周红肿,触痛明显,质硬,皮肤焮热;舌红,苔薄黄,脉数。肛痈火毒炽盛证见肛周肿痛剧烈,持续数日,痛如鸡啄,难以入寐,伴恶寒发热,口干便秘,小便困难;肛周红肿,按之有波动感或穿刺有脓;舌红,苔黄,脉弦滑。肛痈阴虚毒恋证见肛周肿痛,皮色暗红,成脓时间长,溃后脓出稀薄,疮口难敛,伴有午后潮热,心烦口干,盗汗;舌红,苔少,脉细数。内痔风伤肠络证见大便带血、滴血或喷射状出血,血色鲜红,或有肛门瘙痒等;舌质红,苔薄白或薄黄,脉浮数。内痔气滞血瘀证见肛内肿物脱出,甚或嵌顿,肛管紧缩,坠胀疼痛,甚则肛缘水肿、血栓形成,触痛明显;舌质红或暗红,苔白或黄,脉弦细涩。

119.E。解析:脱肛湿热下注证见肛内肿物脱出,色紫暗或深红,甚则表面溃破、糜烂,肛门坠痛,肛内指检有灼热感;舌红,苔黄腻,脉弦数。脱肛脾虚气陷证见便时肛内肿物脱出,轻重不一,色淡红,伴有肛门坠胀,大便带血,神疲乏力,食欲不振,甚则头昏耳鸣,腰膝酸软;舌淡,苔薄白,脉细弱。肛裂血热肠燥证见大便两三日一行,质干硬,便时肛门疼痛、滴血或手纸染血,裂口色红,腹部胀满,溲黄;舌偏红,脉弦数。肛裂阴虚津亏证见大便干结,数日一行,便时疼痛点滴下血,裂口深红;口干咽燥,五心烦热;舌红,苔少或无苔,脉细数。肛裂气滞血瘀证见肛门刺痛明显,便时便后尤甚,肛门紧缩,裂口色紫暗;舌紫暗,脉弦或涩。

120. C。解析:乳痈初起可热敷加乳房按摩,以疏通乳络。先轻揪乳头数次,然后从乳房四周按摩,再用金黄散外敷。成脓时切口排脓,以乳头放射状切开。溃后用八二丹或九一丹提脓拔毒,待脓尽改用生肌散收口。

121. D。解析:情志内伤,肝气郁结,郁久化热,加之产后恣食厚味,胃内积热,以致肝胃蕴热,气血凝滞,乳络阻塞,不通则痛,故乳房肿胀疼痛有块;毒热内蕴,故患侧乳房皮肤微红;邪热内盛,正邪相争,营卫失和,故恶寒发热,头痛骨楚;胃经热盛,故口渴、便秘、舌红苔薄黄;弦脉属肝,数脉主热。故为乳痈初起,应治以乳房按摩,金黄散外敷。

122. C。解析:根据患者症状诊断为乳癖之冲任失调证,治法为调摄冲任,方用二仙汤合四物汤加减。

124. A。解析:气瘿的临床特点为女性发病率较男性略高。一般多发生在青春期,初起时无明显不适感,甲状腺呈弥漫性肿大,腺体表面较平坦,质软不痛,皮色如常,腺体随吞咽动作而上下移动,题中患者符合气瘿的诊断。

127. D。解析:血瘤可发生于身体任何部位,但以四肢、躯干、面颈部多见。常在出生后即发现,随着年龄增长而长大,长到某种程度后,可停止进展。瘤体外观呈暗红色或紫蓝色,亦可为正常皮色,小如豆粒,大如拳头,质地柔软,状如海绵,压之可缩小,肢体活动时胀大。

128. E。解析:肉瘤的概念及临床表现特点:肉瘤是发于皮里膜外,由脂肪组织过度增生而形成的良性肿瘤。相当于西医的脂肪瘤。西医所称的肉瘤是指发生于软组织的恶性肿瘤,如脂肪肉瘤、纤维肉瘤等,与本病有本质区别,临证中不可混淆。本病多见于成年女性,可发于身体各部,好发于肩、背、腹、臀及前臂皮下。大小不一,边界清楚,皮色不变,生长缓慢,触之柔软,呈扁平团块状或分叶状,推之可移动,基底较广阔,一般无疼痛。多发者常见于四肢、胸或腹部。

129. E。解析:本题考查外用药物的剂型的适应证。油剂具有润泽保护、解毒收敛、止痒生肌的作用。适用于亚急性皮肤病中有糜烂、渗出、鳞屑、脓疱、结痂、溃疡的皮损,本患者渗液与糜烂少,有鳞屑和结痂,当选油剂。

130. C。解析:接触性皮炎是指皮肤或黏膜因接触某些外界致病物质引起的皮肤急性或慢性炎症;白疕皮损初起为针头大小的丘疹,逐渐扩大为绿豆、黄豆大小的淡红色或鲜红色丘疹或斑丘疹,可融合成形态不同的斑片,边界清楚,表面覆盖多层干燥银白色鳞屑,刮除鳞屑则露出发亮的半透明的薄膜,再刮除薄膜,出现多个筛状出血点;热疮,是指发热或高热过程中皮肤黏膜交界处所发生的急性疱疹性皮肤病;湿疮,是一种过敏性炎症性皮肤病。蛇串疮,是一种皮肤上出现成串水疱,呈身体单侧带状分布,痛如火燎的急性疱疹性皮肤病。

131. B。解析:传染性软疣,皮损好发于躯干、四肢,散在不融合;典型损害为米粒至豌豆大小的半球形丘疹,表面呈蜡样光泽,呈灰白或珍珠色,继发感染也可发红;中心有脐凹,可挤出白色乳酪状物,又称软疣小体。寻常疣,初起为针尖大的丘疹,渐渐扩大到豌豆大或更大,呈圆形或多角形,表面粗糙,角化明显,质坚硬,呈灰黄、污黄或污褐色;好发于手指、手背、足缘等处;数目不等,初起多为一个,以后可发展为数个或数十个。掌跖疣,初发时为角化的小丘疹,表面粗糙,逐渐长大后疣体周围形成比较明显的角质环,表面光滑,质地坚硬,中心的疣表面粗糙易出血,可见出血点,多数情况下可见凝固的出血点或黑点。丝状疣,皮损表现为褐色、淡褐色或皮色,数目从单个到数百个不等,有传染性且影响美观,好发于眼睑、颈项、颏部和头皮等部位。扁平疣,质地柔软、顶部光滑、粟粒至绿豆大、淡褐色的高出皮肤表面的扁平状丘疹,好发于面部、手背部等暴露部位,极易传染。

132. A。解析:圆癣,本病因皮损多呈钱币状、圆形故名,亦称铜钱癣。好发于面部、颈项、躯干及四肢近端。圆癣初起为丘疹或水疱,逐渐形成边界清楚的钱币形红斑,其上覆盖细薄鳞屑。病灶中央皮疹消退,呈自愈倾向,但向四周蔓延,有丘疹、水疱、脓疱、结痂等损害。圆癣的皮损特征为环形或多环形、边界清楚、中心消退、外围扩张的斑块。斑块一般为钱币大或更大,多发时可相互融合形成连环形。若发于腰间,常沿扎裤带处皮肤多汗潮湿处传播,形成带形损害。阴癣发于胯间与阴部相连的皱褶处,向下可蔓延到阴囊,向后至臀间沟,向上可蔓延至下腹部。由于患部多汗潮湿,易受摩擦,故瘙痒明显,发展较快,皮肤损害基本同圆癣。自觉瘙痒,搔抓日久皮肤可呈苔藓样变,病情多在夏季发作或扩大,入冬痊愈或减轻。

133. D。解析:患者为湿疮,脾虚湿蕴证。证候:发病较缓,皮损潮红,有丘疹、瘙痒,抓后糜烂渗出,可见鳞屑;伴纳少,腹胀便溏,易疲乏;舌淡胖,苔白腻,脉濡缓。治法:健脾利湿止痒。方药:除湿胃苓汤或参苓白术散加紫荆皮、地肤子、白鲜皮。

134. B。解析:药毒呈麻疹样或猩红热样型。皮损为密集、红色、帽针头至米粒大的斑疹或斑丘疹,常对称分布、泛发全身,以躯干为多,类似麻疹。猩红热样发疹型开始为小片红斑,从面、颈、上肢、躯干向下发展,快者24小时,慢者3~4天可遍及全身,为水肿性鲜红色斑疹,弥漫对称分布,互相融合,很似猩红热。若不及时停药,则可发展为重症药疹。

135. A。解析:药毒的诊断:①发病前有用药史。②有一定的潜伏期,第一次发病多在用药后5~20天内。③突然发病,自觉灼热瘙痒,重者伴发热、倦怠、纳差、大便干燥、小便黄赤。④皮损形态多样,颜色鲜艳,分布为全身性、对称性,可泛发或局限于局部。药毒固定型典型皮损为圆形或椭圆形水肿性紫红斑,边界清楚,重者红斑中央形成水疱或大疱。

136. D。解析:药毒湿毒蕴肤证。证候:皮疹为红斑、丘疹、风团、水疱,甚则糜烂渗液,表皮剥脱;伴灼热剧痒,口干,大便燥结,小便黄赤,或有发热;舌红,苔薄白或黄,脉滑或数。治法:清热利湿,解毒止痒。方药:萆薢渗湿汤加减。

137. B。解析:风热之邪客于肌肤,外不得透达,内不得疏泄,故风团鲜红、灼热、遇热则皮损加重;风盛则剧痒;营卫不和则发热恶寒;舌红、苔薄

黄或薄白、脉浮数为风热犯表之象。故辨证属瘾疹之风热犯表证,治以疏风清热,方选消风散。桂枝汤主治外感风寒表虚证。防风通圣散主治外感风邪,内有蕴热,表里皆实之证。银翘散、桑菊饮主治外感风热证。

138. D。解析:患者皮疹颜色淡红,舌质淡红,脉沉细,为血虚所致。有鳞屑减少,干燥皲裂,自觉瘙痒等症,故可诊断为血虚风燥型白疕,治以养血滋阴,润肤息风,方选当归饮子加减。

139. E。解析:白疕湿毒蕴阻证的皮损多发生在腋窝、腹股沟等皱褶部位,红斑糜烂,痂屑黏厚,瘙痒剧烈;或掌跖红斑、脓疱、脱皮;或伴关节酸痛、肿胀、下肢沉重;舌质红,苔黄腻,脉滑,首选萆薢渗湿汤。当归饮子主治白疕血虚风燥证;犀角地黄汤主治白疕血热内蕴证;桃红四物汤主治白疕气血瘀滞证,清瘟败毒饮主治白疕火毒炽盛证。

140. B。解析:尖锐湿疣的特点是以皮肤黏膜交界处,尤其是外阴、肛周出现淡红色或污秽色表皮赘生物为主要表现。湿毒下注,则可见外生殖器及肛门出现疣状赘生物,湿毒困阻气机,则见小便黄、不畅,舌苔黄腻,脉弦数均为湿毒之象。当利湿化浊、清热解毒,方用萆薢化毒汤。

141. C。解析:Ⅰ度:便时带血、滴血或喷射状出血,便后出血可自行停止,无痔脱出。Ⅱ度:常有便血,排便时有痔脱出,便后可自行还纳。Ⅲ度:偶有便血,排便或久站、咳嗽、劳累、负重时痔脱出,需用手还纳。Ⅳ度:偶有便血,痔脱出不能还纳,多伴有感染、水肿、糜烂和坏死,疼痛剧烈。

142. A。解析:低位复杂性肛漏:漏管在外括约肌深层以下,有两个以上外口,或两条以上管道,内口在肛窦部位。

143. A。解析:低位单纯性肛漏:只有一个漏管,并通过外括约肌深层以下,内口在肛窦附近。

144. B。解析:扩肛法适用于早期肛裂,无结缔组织外痔、肛乳头肥大等合并症。切开法适用于陈旧性肛裂伴有结缔组织外痔、肛乳头肥大等合并症。肛裂侧切术适用于不伴有结缔组织外痔、皮下漏等的陈旧性肛裂。纵切横缝法适用于陈旧性肛裂伴肛管狭窄者。

145. D。解析:内痔,是生于齿线以上,由黏膜下痔内静脉丛扩大曲张所形成柔软的静脉团,排除

A;外痔,位于齿线以下,是由痔外静脉丛曲张或肛缘皱襞皮肤发炎、肥大、结缔组织增生或血栓淤滞而形成的肿块,排除B;肛窦炎,是指发生在肛窦、肛门瓣的急慢性炎症,又称肛隐窝炎,排除C;患者出现症状1周,排除陈旧性肛裂可能,排除E。肛裂,是指肛管的全层皮肤纵行裂开并形成感染性溃疡者,患者发病1周,为早期肛裂。

146.D。解析:肛裂是齿状线下肛管皮肤纵行全层裂开或形成的缺血性溃疡,主要表现为周期性疼痛,便血量不多、色红、便秘等,故可诊断为肛裂。根据病程长短及病情轻重分为早期肛裂和陈旧性肛裂,患者肛裂5月余未经适当治疗,裂口组织发炎、充血,引起水肿及结缔组织增生,形成赘皮性外痔,属陈旧性肛裂。

147.D。解析:据患者临床症状,可诊为瘰疬,肿处按之中软,可知脓已形成,治疗以切开排脓为主。

148.E。解析:子痈湿热下注证的治法为清热利湿,解毒消肿,方用枸橘汤或龙胆泻肝汤加减。

149.B。解析:患者男性,突然腰腹胀痛,疼痛向外阴部放射,尿频、尿急、尿黄赤可诊断为尿石症;舌暗红,有瘀斑,脉弦为气血瘀滞之象。治法:理气活血,通淋排石。方药:金铃子散合石韦散加减。

150.E。解析:根据患者症状可诊断为股肿之湿热下注证。治法为清热利湿,活血化瘀,方用四妙勇安汤加味。

151.C。解析:股肿湿热下注证发病较急,见下肢粗肿,局部发热、发红、疼痛,活动受限,舌质红,苔黄腻,脉弦滑,首选四妙勇安汤加味。活血通脉汤主治股肿血脉瘀阻证;二妙散合茵陈赤豆汤主治青蛇毒湿热瘀阻证;柴胡清肝汤主治青蛇毒肝郁蕴结证。

152.C。解析:该患者可诊断为筋瘤劳倦伤气证,首选补中益气汤。暖肝煎合当归四逆汤主治筋瘤寒湿凝筋证,活血散瘀汤主治筋瘤外伤瘀滞证,活血通脉汤主治青蛇毒血瘀湿阻证,柴胡清肝汤主治青蛇毒肝郁蕴结证。

153.D。解析:患者右侧脚趾麻木,皮肤干燥,毫毛脱落,趾甲增厚变形,呈干性坏疽,辨病为脱疽;口干欲饮,便秘溲赤,舌红,苔黄,脉弦细数,辨

证为热毒伤阴证。治法为清热解毒,养阴活血,方用顾步汤加减。

154.C。解析:该患者可诊断为脱疽寒湿阻络证,治法为温阳散寒,活血通络。血脉瘀阻证须活血化瘀,通络止痛;湿热毒盛证须清热利湿,解毒活血;热毒伤阴证须清热解毒,养阴活血;气阴两虚证须益气养阴。

155.C。解析:该患者辨证为脱疽血脉瘀阻证,治法是活血化瘀,通络止痛。寒湿阻络证须温阳散寒,活血通络;湿热毒盛证须清热利湿,解毒活血;热毒伤阴证须清热解毒,养阴活血;气阴两伤证须益气养阴。

157.B。解析:出现水疱而非红斑,不属于Ⅰ度。出现水疱,疼痛剧烈,符合浅Ⅱ度表现。虽有水疱,有痛觉,深Ⅱ度失去痛觉。Ⅲ度表现为焦痂,不见正常皮肤。无痛觉消失、坚硬如皮革样的典型症状。

158.E。解析:肠痈特点:转移性右下腹疼痛,伴恶心、呕吐、发热,右下腹局限性压痛,符合患者表现,因此可诊断为肠痈瘀滞证。复方大柴胡汤适用于肠痈湿热证。阑尾化瘀汤适用于阑尾炎症消散后。藿香正气散、大承气汤不适用于肠痈。大黄牡丹汤合红藤煎适用于肠痈瘀滞证。

160.B。解析:肠痈——瘀滞证。证候:转移性右下腹痛,呈持续性、进行性加剧,右下腹局限性压痛或拒按,伴恶心纳差,可有轻度发热。苔白腻,脉弦滑或弦紧。治法:行气活血,通腑泄热。方药:大黄牡丹汤合红藤煎剂加减。

161.D。解析:颜面部疔疮初期,在颜面部某处皮肤上忽起一粟米样脓头,或痒或麻,以后逐渐红肿热痛,肿势范围约3~6cm,但根深坚硬,状如钉钉,重者有恶寒发热等症状。

162.C。解析:红丝疔是发于四肢,皮肤呈红丝显露,迅速向上走窜的急性感染性疾病。红丝细者,宜用砭镰法治疗。蛇眼疔、蛇头疔、蛇肚疔、托盘疔、足底疔均是常见的手足部疔疮。

163.D。解析:患者皮肤红肿蔓延,其病为丹毒,因其发于胸腹部,故为内发丹毒;摸之灼手,肿胀疼痛,为火热之象,其口苦且干,舌红,苔黄腻,脉弦滑数,为肝脾湿火证。治法为清肝泻火利湿,方用柴胡清肝汤、龙胆泻肝汤或化斑解毒汤加减。

164.D。解析:乳房局部可见一肿块,皮色不变,质硬而边界不清,可诊断为乳岩,好发于 40～60 岁。其人肝郁气滞,脾失健运,痰湿内生,以致气郁痰湿交阻乳络,故乳房肿块,皮色不变,质地坚硬,边界不清;肝失疏泄,故性情急躁;肝郁气滞,故胸闷胁胀;舌淡、苔薄、脉弦均为肝郁气滞之象。辨证为肝郁痰凝证。治法为疏肝解郁,化痰散结。方以神效瓜蒌散合开郁散加减。

165.B。解析:肝郁痰凝,阻隔经络,故颈部或耳前后肿块质地坚硬,与周围组织粘连而固定;肝气郁结,故轻度胀痛,胸闷胁痛、情绪急躁;肝木克脾土,故其水液运化障碍而痰生,苔腻、脉弦滑为肝郁痰凝之象。辨证为气郁痰结证。治法为理气解郁,化痰散结。方用化痰开郁方加减。

166.C。解析:肥疮有黄癣痂堆积,呈蜡黄色,肥厚,上有毛发贯穿,质脆易粉碎,有特殊的鼠尿臭,排除 A;牛皮癣为圆形或多角形的扁平丘疹融合成片,剧烈瘙痒,搔抓后皮损肥厚,皮沟加深,排除 B;白疕,特点为表面覆盖有干燥的银色鳞屑,轻轻刮除鳞屑,可见小片血点,排除 D;圆癣,皮损多呈钱币状,圆形,多发于股胯、外阴处,排除 E。白秃疮,特征为头皮有圆形或不规则的覆盖灰白鳞屑的斑片,病损区毛发干枯无泽,头发易剥落且无疼痛。

167.D。解析:肛痈指肛管直肠周围间隙发生急慢性感染而形成的脓肿。其特点是多发病急骤,疼痛剧烈,伴高热,破溃后多形成肛漏。多因过食肥甘、辛辣、醇酒等物,湿热内生,下注大肠,蕴阻肛门;或肛门破损染毒,致经络阻塞,气血凝滞而成。此患者大量饮酒后肛门周围突然肿痛符合肛痈诊断。且持续加剧,肛周红肿,伴有恶寒发热、口干尿黄,舌红苔黄腻,脉数,辨证为热毒蕴结,兼有湿热之象,治宜清热解毒,用仙方活命饮、黄连解毒汤加减。A 用于肛痈火毒炽盛证。B 用于肛痈阴虚毒恋证。E 为干扰项。

173.A。解析:丹毒是患部皮肤突然发红成片、色如涂丹的急性感染性疾病。其特点是病起突然,恶寒发热,局部皮肤忽然变赤,色如丹涂脂染,焮红肿胀,边界清楚,迅速扩大,数日内可逐渐痊愈,但容易复发。发的特点是在皮肤疏松的部位突然红肿,蔓延成片,灼热疼痛,红肿以中心最为明显,而四周较淡,边缘不清,有的 3～5 天后皮肤湿烂,随即变成褐色腐溃,或中软而不溃,伴有明显的全身症状。有头疽的特点是初起皮肤上即有粟粒样脓头,焮热红肿胀痛,迅速向深部及周围扩散,脓头相继增多,溃烂后状如莲蓬、蜂窝,范围常为 9～12cm,大者可在 30cm 以上。疔疮形虽小,但根脚坚硬,状如钉钉,病情变化迅速,易毒邪走散。痈的特点是局部光软无头,红肿疼痛(少数初起皮色不变),结块范围多在 6～9cm,发病迅速,易肿、易脓、易溃、易敛,或伴恶寒、发热、口渴等症状。

174.D。解析:丹毒胎火蕴毒证发生于新生儿,多见臀部,局部红肿灼热,常呈游走性;或伴壮热烦躁,甚则神昏谵语、恶心呕吐。丹毒风热毒蕴证发于头面部,皮肤焮红灼热,肿胀疼痛,甚则发生水疱,眼胞肿胀难睁;伴恶寒,发热,头痛;舌质红,苔薄黄,脉浮数。丹毒肝脾湿火证发于胸腹腰胯部,皮肤红肿蔓延,摸之灼手,肿胀疼痛;伴口干且苦;舌红,苔黄腻,脉弦滑数。丹毒湿热毒蕴证发于下肢,局部红赤肿胀、灼热疼痛,或见水疱、紫斑,甚至结毒化脓或皮肤坏死;或反复发作,可形成大脚风;伴发热,胃纳不香;舌红,苔黄腻,脉滑数。正虚毒恋证不是丹毒的证型。

175.D。解析:治疗丹毒胎火毒蕴证应首选犀角地黄汤合黄连解毒汤。普济消毒饮主治丹毒风热毒蕴证,五神汤合草薢渗湿汤主治丹毒湿热毒蕴证,犀角地黄汤合黄连解毒汤主治丹毒胎火蕴毒证,柴胡清肝汤或龙胆泻肝汤主治脾肝湿火证。

176.D。解析:患者为产后哺乳期妇女,乳汁排出不畅,乳房局部疼痛,肿胀,结块,皮色微红,伴全身症状,诊断为乳痈。乳癖好发于 30～45 岁女性,月经前乳房疼痛、长大,有大小不等的结节状或片块状肿块,边界不清,质地柔韧,常为双侧性,肿块和皮肤不粘连。乳发可见乳房部皮肤焮红漫肿,疼痛较重,毛孔深陷,伴见恶寒发热、苔黄、脉数等,2～3 天后皮肤湿烂,继而发黑溃腐,疼痛加重,伴见壮热口渴、舌苔黄腻、脉象弦数。乳癖初起乳房内有 1 个或数个结块如梅李,边界不清,皮肉相连,日久破溃,脓出稀薄,常伴有阴虚内热之证。乳核多见于 20～30 岁女性,肿块多发生于一侧,形如丸卵,表面坚实光滑,边界清楚,活动度好,可推移。

177.D。解析:由患者症状可诊断为乳痈气滞热壅证,治法为疏肝清胃,通乳消肿,首选瓜蒌牛蒡汤加减。透脓散为热毒炽盛证首选,托里消毒散为正虚毒恋证首选。气滞热壅证、热毒炽盛证、正虚毒恋证是乳痈的三个证型。

178.B。解析:题干所述症状为乳痈初起,若病程发展进入成脓期,可见患乳肿块逐渐增大,局部疼痛加重,或有雀啄样疼痛,皮色焮红,皮肤灼热。同侧腋窝淋巴结肿大压痛。至乳房红肿热痛第10天左右,肿块中央渐渐变软,按之应指有波动感。

179.C。解析:乳痈正虚毒恋证见溃脓后乳房肿痛虽轻,但疮口脓水不断,脓汁清稀,愈合缓慢或形成乳漏;全身乏力,面色少华,或低热不退,饮食减少;舌淡,苔薄,脉弱无力。

180.C。解析:乳痈正虚毒恋者当益气和营托毒。疏肝清胃,通乳消肿治疗乳痈气滞热壅证;清热解毒,托毒透脓治疗乳痈热毒炽盛证;疏肝解郁,化痰散结治疗乳癖肝郁痰凝证;调摄冲任失调证。

181.E。解析:乳痈正虚毒恋证首选托里消毒散。逍遥蒌贝散主治乳癖肝郁痰凝证;二仙汤合四物汤加减主治乳癖冲任失调证;瓜蒌牛蒡汤主治乳痈气滞热壅证;透脓散加味主治热毒炽盛证。

182.D。解析:乳癖冲任失调证见乳房肿块月经前加重,经后缓减,伴有腰酸乏力,神疲倦怠,舌淡,苔白,脉沉细。乳癖肝郁痰凝证见乳房肿块随喜怒消长,伴有胸闷胁胀,善郁易怒,失眠多梦,心烦口苦,苔薄黄,脉弦滑。乳痈气滞热壅证见乳汁淤积结块,皮色不变或微红,肿胀疼痛,口渴,便秘,苔薄,脉数。乳痈热毒炽盛证见乳房肿痛,皮肤焮红灼热,肿块变软,有应指感,或切开排脓后引流不畅,红肿热痛不消,有"传囊"现象,壮热,舌红,苔黄腻,脉洪数。乳痈正虚毒恋证溃脓后乳房肿痛虽轻,但疮口脓水不断,脓汁清稀,愈合缓慢或形成乳漏,全身乏力,面色少华,或低热不退,饮食减少,舌淡,苔薄,脉弱无力。

183.D。解析:乳癖冲任失调证治法为调摄冲任。乳癖肝郁痰凝证治法为疏肝解郁,化痰散结。乳痈气滞热壅证治法为疏肝和胃,通乳消肿。乳痈热毒炽盛证治法为清热解毒,托里透脓。乳痈正虚毒恋证治法为益气和营托毒。

184.A。解析:乳癖冲任失调证应首选二仙汤合四物汤。瓜蒌牛蒡汤主治乳痈气滞热壅证;透脓

散加味主治乳痈热毒炽盛证;托里消毒散加味主治乳痈正虚毒恋证;逍遥蒌贝散主治乳癖肝郁痰凝证。

185.B。解析:乳核血瘀痰凝证见肿块较大,坚硬木实,重坠不适,伴胸闷牵痛,烦闷急躁,或月经不调、痛经等;舌质暗红,苔薄腻,脉弦滑或弦细。乳核肝气郁结证见肿块较小,发展缓慢,不红不热,不觉疼痛,推之可移,伴胸闷叹息;舌质正常,苔薄白,脉弦。乳岩肝郁痰凝证见情志抑郁,或性情急躁,胸闷胁胀,或伴经前乳房作胀或少腹作胀,乳房部肿块皮色不变,质硬,边界不清;苔薄,脉弦。乳岩正虚毒炽证见乳房肿块扩大,溃后愈坚,渗流血水,不痛或剧痛,精神萎靡,面色晦暗或苍白,饮食少进,心悸失眠;舌紫或有瘀斑,苔黄,脉弱无力。

186.E。解析:乳核血瘀痰凝证的治法为疏肝活血,化痰散结。乳岩肝郁痰凝证的治法为疏肝解郁,化痰散结。乳岩冲任失调证的治法为调摄冲任,理气散结;乳岩正虚毒炽证证的治法为补益气血,宁心安神;乳核肝气郁结证的治法为疏肝解郁,化痰散结。

187.D。解析:治疗乳核血瘀痰凝证首选逍遥散合桃红四物汤加山慈菇、海藻。逍遥散主治乳核肝气郁结证;神效瓜蒌散合开郁散主治乳岩肝郁痰凝证;二仙汤合开郁散主治冲任失调证;八珍汤主治乳岩正虚毒炽证。

188.D。解析:患者左乳外上象限出现无痛性包块,质硬,表面欠光滑,表皮呈橘皮样改变,诊断为乳岩。乳痈初起常有乳头皲裂,哺乳时感觉乳头刺痛,伴乳汁淤积或结块,乳房局部肿胀疼痛,皮色不红或微红,患乳肿块逐渐增大,局部疼痛加重,皮色焮红,皮肤灼热,同侧腋窝淋巴结肿大压痛。乳房红肿疼痛第10天左右,肿块中央渐软,按之应指有波动感,穿刺抽吸有脓液。乳癖是单侧或双侧乳房疼痛并出现肿块,肿块大小不等,形态不一,边界不清,质地不硬,活动度好。乳房部漏管,多因乳痈脓出不畅,或切开不当,以致长期流脓、溢乳而成;或因乳痨溃后,日久不愈所致。乳晕部漏管,多因乳头感染毒邪,或脂瘤染毒,疮口久不愈合而成。乳核肿块多发于一侧,形如丸卵,表面坚实光滑,边界清楚,活动度好,可推移。

189.C。解析:肝郁气滞,气血凝结乳络又兼脾

失健运,痰湿内生,气滞痰凝结聚,则情志不舒,胸闷胁胀,苔薄,脉弦,故辨证为肝郁痰凝证。

190. A。解析:治疗肝郁痰凝证,首选神效瓜蒌散合开郁散加减。二仙汤合开郁散为冲任失调证首选,八珍汤为正虚毒炽证首选,人参养荣汤为气血两亏证首选,参苓白术散为脾虚胃弱证首选。

191. D。解析:乳岩冲任失调证见经事紊乱,素有经前期乳房胀痛;或婚后未育,或有多次流产史;乳房结块坚硬;舌淡,苔薄,脉弦细。乳岩气血两亏证多见于癌肿晚期或手术、放化疗后,患者形体消瘦,面色萎黄或白,头晕目眩,神倦乏力,少气懒言,术后切口皮瓣坏死糜烂,时流渗液,皮肤灰白,腐肉色暗不鲜;舌质淡,苔薄白,脉沉细。乳岩脾胃虚弱证见手术或放化疗后,食欲不振,神疲肢软,恶心欲呕,肢肿倦怠。乳岩肝郁痰凝证见情志抑郁,或性情急躁,胸闷胁胀,或伴经前乳房作胀或少腹作胀;乳房部肿块皮色不变,质硬而边界不清;苔薄,脉弦。乳岩正虚毒炽证见乳房肿块扩大,溃后愈坚,渗流血水,不痛或剧痛;精神萎靡,面色晦暗或苍白,饮食少进,心悸失眠;舌紫或有瘀斑,苔黄,脉弱无力。

192. B。解析:乳岩冲任失调证应调摄冲任,理气散结。乳岩肝郁痰凝证治法为疏肝解郁,化痰散结;乳岩正虚毒炽证治法为调补气血,清热解毒;乳岩气血两亏证治法为补益气血,宁心安神;乳岩脾虚胃弱证治法为健脾和胃。

193. B。解析:乳岩冲任失调证首选二仙汤合开郁散。神效瓜蒌散合开郁散主治乳岩肝郁痰凝证;八珍汤主治乳岩正虚毒炽证;人参养荣汤加味主治乳岩气血两亏证;参苓白术散主治乳岩脾虚胃弱证。

197. B。解析:肛裂血热肠燥证见大便两三日一行、质干硬,便时肛门疼痛、滴血或手纸染血,裂口色红,腹部胀满,溲黄,舌偏红,脉弦数。肛裂阴虚津亏证见大便干结、数日一行,便时疼痛点滴下血,裂口深红,苔少或无苔,脉细数。肛裂气滞血瘀证见肛门刺痛明显,便时便后尤甚,肛门紧缩、裂口色紫暗,舌紫暗,脉弦或涩。

198. B。解析:肛裂血热肠燥证的治法是清热润肠通便。肛裂阴虚津亏证须养阴清热润肠;肛裂气滞血瘀证须理气活血,润肠通便。血热肠燥证、

阴虚津亏证、气滞血瘀证这是肛裂三个证治。

199. B。解析:凉血地黄汤合脾约麻仁丸是肛裂血热肠燥证首选。润肠汤是肛裂阴虚津亏证首选,六磨汤加红花、桃仁、赤芍是肛裂气滞血瘀证首选。

204～205. A、B。解析:①砭镰法的适应证:急性阳证疮疡,如下肢丹毒、红丝疔、疖疮痛肿初起、外伤瘀血肿痛、痔疮肿痛等。②切开法的适应证:一切外疡,确已成脓者。

206～207. A、B。解析:①箍围药:金黄散、玉露散用于红肿热痛明显的阳证疮疡;冲和散用于疮形肿而不高,痛而不甚,微红微热属半阴半阳证者;回阳玉龙散用于疮形不红不热、漫肿无头属阴证者。②消散药:具有渗透和消散作用。适用于肿疡初起,而肿势局限尚未成脓者。阳毒内消散、红灵丹活血止痛、消肿化痰,适用于一切阳证。阴毒内消散、桂麝散、黑退消温经活血、破坚化痰、散风逐寒,适用于一切阴证。

208～209. A、E。解析:①月白珍珠散清热解毒、祛腐生肌,用于腐肉脱而未尽,新肉不生,久不收口者。②回阳玉龙散温阳活血、祛腐生肌,适用于阴证溃疡,腐肉难脱,肉芽暗红或腐肉已脱,肉芽灰白,新肉不长者。

214～215. C、D。解析:①消法是运用不同治疗方法和方药,使初起肿疡得到消散,是一切肿疡初起的治法总则。②托法是用补益气血和透脓的药物,扶助正气,托毒外出,以免邪扩散和内陷的治疗法则。

216～217. C、A。解析:①肝脾湿火证——治法:清肝泻火利湿。方药:柴胡清肝汤、龙胆泻肝汤或化斑解毒汤。②胎火蕴毒证——治法:凉血清热解毒。方药:犀角地黄汤合黄连解毒汤。

220～221. E、B。解析:男子乳头属肝,乳房属肾;女子乳头属肝,乳房属胃。

222～223. A、D。解析:乳痈多见于产后3～4周的哺乳期妇女。乳癖好发年龄在25～45岁。乳核好发于20～25岁青年妇女。乳岩发病年龄一般在40～60岁。

224～225. B、E。解析:①肝郁胃热——情志不畅,肝气郁结,厥阴之气失于疏泄;产后饮食不节,脾胃运化失司,阳明胃热壅滞,均可使乳络闭阻

不畅,郁而化热,形成乳痈。②感受外邪——产妇体虚汗出受风,或露胸哺乳外感风邪;或乳儿含乳而睡,口中热毒之气侵入乳孔,均可使乳络郁滞不通,化热成痈。

226~227.B、D。解析:①乳痈初期为气滞热壅证,多由乳汁淤积,乳络阻塞结块,郁久化热酿脓而成,治法为疏肝清胃、通乳消肿,方用瓜蒌牛蒡汤加减。②乳癖肝郁痰凝证多因情志不畅,肝郁气滞,脾失健运,痰浊内生所致。治法为疏肝解郁、化痰散结。方用逍遥蒌贝散加减。

228~229.A、B。解析:①乳痈的病因:乳汁淤积、肝郁胃热、感受外邪。②乳癖的病因:情志不遂,忧郁不解,久郁伤肝或受到精神刺激,急躁恼怒,导致肝气郁结,气机阻滞,蕴结于乳房,乳络经脉阻塞,不通则痛而引起乳房疼痛;肝气郁久化热,热灼津液为痰,气滞痰凝血瘀即可形成乳房肿块。因冲任失调,使气血瘀滞,或阳虚痰湿内结,经脉阻塞,而致乳房结块、疼痛,月经不调。

230~231.C、D。解析:乳岩正虚毒炽证的治法为调补气血,清热解毒,方用八珍汤加减。气血两亏证的治法为补益气血,宁心安神,方用人参养荣汤加味。

232~233.A、D。解析:瘤、岩是全身性疾病的局部表现,病因可归纳为内因、外因两个方面。外因为六淫之邪或环境污染,内因为正气不足和七情刺激。瘤主要是邪气偏盛,岩主要是正气不足。

234~235.C、D。解析:红丝疔,致病因素包括内外因,外因为皮肤破损,内因为火毒凝聚;失荣,致病因素多为内因,如七情内伤、忧思郁怒等;漆疮,为漆刺激引起,为感受特殊之毒;水火烫伤,为外来伤害;红蝴蝶疮,致病因素为先天禀赋不足,肝肾亏虚而成。

236~237.D、E。解析:白疕血虚风燥证首选

当归饮子,白疕气血瘀滞证首选桃红四物汤。犀角地黄汤主治白疕血热内蕴证;萆薢渗湿汤主治白疕湿毒蕴阻证;清瘟败毒饮主治白疕火毒炽盛证。

238~239.A、C。解析:内痔:Ⅰ期内痔:痔核较小,不脱出,以便血为主。Ⅱ期内痔:痔核较大,大便时可脱出肛外,便后自行回纳,便血或多或少。Ⅲ期内痔:痔核更大,不能自行回纳,须用手推回,便血不多或不出血。Ⅳ期内痔:嵌顿性内痔。直肠脱垂分三度:Ⅰ度脱垂:为直肠黏膜脱出。环状淡红色黏膜皱襞,长3~5cm,触之柔软,无弹性,便后能自行回纳,不易出血。Ⅱ度脱垂:为直肠全层脱出。脱出物长5~10cm,呈圆锥状,淡红色,表面为环状有层次的黏膜皱襞,触之较厚,有弹性,肛门松弛,便后须用手回复。Ⅲ度脱垂:为直肠及部分乙状结肠脱出。脱出物达10cm以上,呈圆柱形,触之很厚,肛门松弛无力。

242~243.A、D。解析:肛痈的分型论治:①湿热蕴结——清热解毒——仙方活命饮、黄连解毒汤加减。②火毒炽盛——清热解毒透脓——透脓散加减。③阴虚毒恋——养阴清热,祛湿解毒——青蒿鳖甲汤合三妙丸加减。

244~245.C、B。解析:①精浊相当于西医学的前列腺炎,气滞血瘀证的治法为活血化瘀、行气止痛,方用前列腺汤加减。②精癃相当于西医学的前列腺增生症,气滞血瘀证的治法为行气活血、通窍利尿,方用沉香散加减。

246~247.B、B。解析:①慢性前列腺炎肾阳不足证,应选用济生肾气丸。②前列腺增生,肾阳不足,气化无权证,应选用济生肾气丸。

248~249.D、B。解析:中国九分法将全身体表面积分为11个9%和1个1%。成人头、面、颈部为9%;双上肢为2×9%;躯干前后包括外阴部为3×9%;双下肢包括臀部为5×9%+1%=46%。

中医妇科学

1. D	2. C	3. B	4. E	5. C	6. D	7. D	8. E	9. D	10. C
11. C	12. D	13. D	14. D	15. C	16. A	17. C	18. A	19. C	20. D
21. D	22. A	23. C	24. B	25. A	26. B	27. C	28. B	29. E	30. D
31. D	32. C	33. E	34. B	35. D	36. D	37. B	38. B	39. C	40. E
41. B	42. D	43. A	44. D	45. B	46. A	47. C	48. E	49. B	50. C
51. C	52. C	53. D	54. E	55. D	56. C	57. B	58. D	59. E	60. C
61. A	62. D	63. E	64. C	65. B	66. A	67. D	68. A	69. B	70. D
71. E	72. B	73. B	74. E	75. A	76. E	77. A	78. C	79. C	80. B
81. E	82. D	83. D	84. A	85. B	86. A	87. A	88. C	89. E	90. C
91. D	92. A	93. C	94. C	95. C	96. E	97. E	98. D	99. A	100. C
101. E	102. B	103. A	104. D	105. C	106. B	107. B	108. A	109. A	110. A
111. D	112. C	113. C	114. C	115. B	116. E	117. C	118. E	119. D	120. B
121. A	122. A	123. C	124. C	125. B	126. E	127. A	128. E	129. E	130. B
131. E	132. E	133. B	134. B	135. A	136. A	137. A	138. B	139. C	140. B
141. A	142. A	143. D	144. D	145. A	146. B	147. B	148. C	149. C	150. A
151. A	152. B	153. B	154. D	155. B	156. B	157. A	158. E	159. A	160. C
161. A	162. E	163. D	164. C	165. B	166. B	167. D	168. A	169. A	170. B
171. C	172. B	173. D	174. A	175. D	176. B	177. E	178. E	179. C	180. B
181. A	182. D	183. A	184. A	185. A	186. B	187. A	188. C	189. D	190. C
191. C	192. D	193. B	194. D	195. D	196. B	197. B	198. A	199. E	200. B
201. C	202. D	203. E	204. E	205. A	206. A	207. B	208. C	209. C	210. B
211. E	212. C	213. E	214. C	215. A	216. D	217. E	218. C	219. E	220. A
221. C	222. B	223. C	224. A	225. B	226. A	227. D	228. C	229. D	230. A
231. C	232. A	233. C	234. B	235. C	236. A	237. B	238. B	239. D	240. C
241. D	242. A	243. C	244. B	245. C	246. A	247. B	248. E	249. D	250. A
251. C									

1. D。解析:预产期从末次月经的第一天算起,月数加9(或减3),日数加7。

2. C。解析:经量正常为50~80mL。

3. B。解析:身体无病而月经定期两个月来潮一次者,称为并月;三个月一潮者,称为"居经"或"季经";一年一行者称为"避年";还有终生不潮却能受孕者,称为"暗经";受孕初期仍能按月经周期有少量出血而无损于胎儿者,称为"激经",又称"盛胎"。

6. D。解析:寒邪致病,有外寒、内寒之分。外寒入侵冲任、子宫,进而发生经行发热、经行身痛、痛经、月经后期、月经过少、闭经、产后身痛、不孕症等病证。内寒,是机体阳气虚衰,命火不足,或阴寒之气不散,故内寒的产生与脾肾阳虚关系最大。内寒致病常导致闭经、多囊卵巢综合征、月经后期、痛经、带下病、子肿、宫寒不孕。

8. E。解析:生活因素包括房劳多产、饮食不节、劳逸失常、跌仆损伤、调摄失宜、嗜烟酗酒或经常夜生活影响,以及不健康、不科学的生活方式和环境因素。

11. C。解析:血寒、血热、血虚、气滞、气虚、出血、久病、肾虚等均可导致血瘀,进而发生痛经、闭经、崩漏、月经过多、经期延长、胎动不安、异位妊娠、产后腹痛、恶露不绝、产后发热、不孕、癥瘕等。

14. D。解析:月经先期气虚证以气虚为主证,气虚统血无权,月经量多。色淡质稀、神疲肢软、纳少便溏为气虚之表现。小腹疼痛拒按为实证之表现。

16. A。解析:月经先期主要病机为气虚和血热。脾气虚用补中益气汤或归脾汤;肾气虚用固阴煎或归肾丸。阳盛血热用清经散;阴虚血热用两地汤;肝郁血热用丹栀逍遥散。

17. C。解析:主症为月经提前,伴经色深红,经行不畅、有血块,胸胁胀痛,乳房胀痛,口苦,辨证为月经先期肝郁血热证,治宜疏肝清热、凉血调经。A为月经先期肾虚证的治法,B为月经先期血虚证的治法,D为月经先期血寒之虚寒证的治法,E为月经先期血寒之实寒证的治法。

18. A。解析:清经散的组成药物:丹皮、地骨皮、白芍、熟地黄、青蒿、茯苓、黄柏。

20. D。解析:月经先期阴虚血热证的发病机理为素体阴虚,虚热内生,热扰冲任,冲任不固,不能制约经血,遂令月经提前而至。

21. D。解析:月经后期气滞证的临床表现为月经周期延后,量少或正常,色暗红,或有血块,小腹胀痛;或精神抑郁,胸胁乳房胀痛;舌质正常或红,苔薄白或微黄,脉弦或弦数。小腹隐痛喜按为虚寒证的表现。

22. A。解析:实寒证方用温经汤(《妇人大全良方》),虚寒证方用温经汤(《金匮要略》),血虚证方用大补元煎,气滞证方用乌药汤,肾虚证方用当归地黄饮。

23. C。解析:《良方》温经汤治疗实寒证,《金匮》温经汤治疗虚寒证。桂枝茯苓丸主治癥阻胞宫证。寿胎丸主治肾虚滑胎。归肾丸主治肾阴不足。

26. B。解析:肾气虚弱,封藏失司,冲任失调,血海蓄溢无常,以致月经先后无定期;肾气亏损,阴阳两虚,阴不足则经血少,阳不足则经血淡。治以补肾调经,方用固阴煎。

28. B。解析:月经先后无定期的发病机理,主要是肝、肾功能失调,冲任功能紊乱,血海蓄溢失常。其病因多为肝郁、肾虚。

31. D。解析:月经过少病因病机:月经过少的发病机理有虚有实。虚者多因精亏血少,冲任血海亏虚,经血乏源;实者多由瘀血内停,或痰湿阻滞,冲任壅塞,血行不畅而月经过少。临床以肾虚、血虚、血瘀、痰湿为多见。

32. C。解析:月经过少肾虚证的临床表现为经量素少或渐少,色暗淡,质稀;腰膝酸软,头晕眼花,头晕耳鸣,足跟痛,或小腹冷,或夜尿多;舌淡,脉沉弱或沉迟。头晕目眩,胸胁胀满为肝郁证的表现。

34. B。解析:实热内蕴,损伤冲任,血海沸溢,迫血妄行,故经来无期,突然暴崩如注或淋漓日久难止,治以清热凉血,固冲止血,方用清热固经汤。

35. D。解析:"治崩三法"是指塞流、澄源、复旧。塞流指止血,澄源指求因治本,复旧为调理善后。

38. B。解析:闭经的治疗原则应根据病证,虚者补而通之,实者泻而通之,虚实夹杂者当补中有通,攻中有养。

40. E。解析:先天禀赋不足,肾气未盛,精气未充,天癸匮乏,故月经未潮,或月经初潮偏迟,全身发育欠佳,第二性征发育不良。肾气亏虚,冲任损伤,血海空虚致月经周期延后,经量少,渐至停闭,治以补肾益气,调理冲任,方用加减苁蓉菟丝子丸加淫羊藿、紫河车。

42.D。 解析:两地汤滋阴清热,主治月经先期。知柏地黄丸调补肝肾、滋阴清热。左归丸滋阴补肾。加减一阴煎滋阴养血清热,主治阴血不足之虚热。保阴煎主治阴虚内热动血之血崩血淋。

43.A。 解析:闭经的临床常见证型有气血虚弱、肝肾不足、气滞血瘀、痰湿阻滞、寒凝血瘀等。无湿热之证,湿热常能迫血妄行,非闭经之常见证型。

45.B。 解析:经前、经期小腹冷痛,属寒凝血瘀型。经前、经期小腹胀痛,为气滞血瘀型。经前、经期小腹坠痛,为气虚型。经期、经后小腹隐痛,为肾气亏损、气血虚弱型。经期、经后小腹灼痛,为湿热蕴结型。

46.A。 解析:主要证候:经前或经期小腹胀痛拒按,经血量少,行而不畅,血色紫暗有块,块下痛暂减,乳房胀痛,胸闷不舒,舌质紫暗或有瘀点,脉弦。

47.C。 解析:痛经气血虚弱证主要证候:经期或经后小腹隐隐作痛,喜按,或小腹及阴部空坠不适;月经量少,色淡,质清稀;面色无华,头晕心悸,神疲乏力;舌质淡,脉细无力。

50.C。 解析:经行泄泻肾虚型主要证候:经行或经后,大便泄泻,或五更泄泻,经色淡,质清稀;腰膝酸软,头晕耳鸣,畏寒肢冷;舌淡,苔白,脉沉迟。治法:温阳补肾,健脾止泻。方药:健固汤。

53.D。 解析:经行吐衄的定义:每逢经行前后,或正值经期,出现周期性的吐血或衄血者,称"经行吐衄"。常伴经量减少,好像是月经倒行逆上,亦有"倒经""逆经"之称。本病相当于西医学的"代偿性月经"。

54.E。 解析:经行吐衄病因病机:本病之因,由血热而冲气上逆,迫血妄行所致。出于口者为吐,出于鼻者为衄。临床以鼻衄为多。常见肝经郁火、肺肾阴虚。

56.C。 解析:素体肺肾阴虚,虚火上炎,经行后阴虚更甚,虚火内炽,损伤肺络,故血上溢而为吐衄,治以滋阴养肺,方用顺经汤。

58.D。 解析:肾藏元阴而寓元阳,阴损及阳,或阳损及阴,真阴真阳不足,不能濡养、温煦脏腑,或激发、推动机体的正常生理功能而致诸症丛生,治以阴阳双补,方用二仙汤合二至丸加菟丝子、何首乌、龙骨、牡蛎。

59.E。 解析:带下过多脾虚证临床表现为带下量多,色白或淡黄,质稀薄,或如涕如唾,绵绵不断,无臭;面色白或萎黄,四肢倦怠,脘胁不舒,纳少便溏,或四肢浮肿;舌淡胖,苔白或腻,脉细缓。

61.A。 解析:带下过多者,治疗以除湿为主,一般治脾宜运、宜升、宜燥,治肾宜补、宜固、宜涩,湿热和热毒宜清、宜利,阴虚夹湿则补清兼施,虚实夹杂证及实证治疗还需配合外治法。

64.C。 解析:带下过多热毒蕴结证。主要证候:带下量多,黄绿如脓,或赤白相兼,或五色杂下,质黏腻,臭秽难闻;小腹疼痛,腰骶酸痛,烦热头晕,口苦咽干,小便短赤,大便干结;舌红,苔黄或黄腻,脉滑数。治法:清热解毒。方药:五味消毒饮加土茯苓、败酱草、鱼腥草、薏苡仁。

65.B。 解析:妊娠恶阻的主要病机是冲气上逆,胃失和降。

66.A。 解析:胎动不安肾虚证的治法为补肾健脾,益气安胎,方用寿胎丸加党参、白术或滋肾育胎丸。

67.D。 解析:产后的常见病和危重症可概括为"三病""三冲""三急"。"三病"是指产后病痉、郁冒、大便难;"三冲"是指败血冲心、冲胃、冲肺;"三急"是指呕吐、盗汗、泄泻。

69.B。 解析:产后用药三禁即禁大汗以防亡阳,禁峻下以防亡阴,禁通利小便以防亡津液。

71.E。 解析:产后发热的原因较为复杂,但致病机理与产后"正气易虚,易感病邪,易生瘀滞"的特殊生理状态密切相关。由于产后胞脉空虚,邪毒乘虚直犯胞宫,正邪交争,正气亏虚,易感外邪,败血停滞,营卫不通,阴血亏虚,阳气浮散,均可致发热。常见病因有感染邪毒、外感、血瘀、血虚。

72.B。 解析:解毒活血汤治疗感染邪毒型。生化汤化瘀生新、温经止痛,治疗产后瘀血腹痛,恶露不行,小腹冷痛。桃红四物汤养血活血,主治妇女经期超前,血多有块,色紫稠黏,腹痛等。少腹逐瘀汤活血祛瘀,温经止痛,主治少腹瘀血积块。失笑散活血祛瘀,散结止痛,主治瘀血停滞。

73.B。解析:感染邪毒所致的产后发热,是产科危急重症。治宜清热解毒、凉血化瘀,方用五味消毒饮合失笑散或解毒活血汤。

74.E。解析:癥瘕湿热瘀阻证,治法:清热利湿,化瘀消癥,用大黄牡丹汤,功用:泄热破结,散结消肿。方中大黄清热解毒、祛瘀通便为君;丹皮凉血散瘀为君,芒硝助大黄清热解毒、泻下通便为臣;桃仁、丹皮活血化瘀为佐,冬瓜仁排脓散结为使。五味合用,共奏泄热逐瘀、散结消痈之功。

75.A。解析:慢性盆腔炎是指女性内生殖器及其周围结缔组织、盆腔腹膜的慢性炎症。常为急性盆腔炎未能彻底治疗,或患者体质虚弱,病程迁延所致;亦可无急性发病史,起病缓慢,病情顽固,反复不愈。

77.A。解析:急性盆腔炎热毒炽盛证。主要证候:高热腹痛,恶寒或寒战,下腹部疼痛拒按,咽干口苦,大便秘结,小便短赤,带下量多,色黄,或赤白兼杂,质黏稠,如脓血,味臭秽,月经量多或淋漓不净;舌红,苔黄厚,脉滑数。治法:清热解毒,利湿排脓。方药:五味消毒饮合大黄牡丹汤。

78.C。解析:血瘀不孕症治以逐瘀荡胞,调经助孕,方用少腹逐瘀汤,主治少腹瘀血。血府逐瘀汤主治胸中血瘀,膈下逐瘀汤主治膈下瘀血,桃红四物汤主治血虚夹瘀,开郁种玉汤主治肝郁不孕症。

79.C。解析:不孕症的主要病机为肾虚和瘀滞。肾虚有气虚——毓麟珠,阳虚——温胞饮或右归丸,阴虚——养精种玉汤;瘀滞有肝郁(肝气郁结)——开郁种玉汤,血瘀(瘀滞胞宫)——少腹逐瘀汤,痰湿内阻——苍附导痰丸。

80.B。解析:阴痒有内外因,常见病机为肝经湿热,肝肾阴虚。

81.E。解析:左归丸育阴涵阳,适用于真阳不足,精髓亏损之证;归肾丸滋阴养血,填精益髓,用于肾水不足,精亏血少证;保阴煎滋阴清热凉血,用于阴虚内热动血证;固阴煎滋补肝肾,用于肝肾两亏证;知柏地黄汤滋阴降火,用于阴虚热盛证。阴痒肝肾阴虚证应滋阴补肾,清肝止痒,方选知柏地黄汤。

82.D。解析:阴痒肝经湿热证,症见阴部瘙痒

灼痛,带下量多,色黄如脓,稠黏臭秽,头晕目眩,口苦咽干,心烦不宁,便秘溲赤,舌红,苔黄腻,脉弦滑而数。治法为清热利湿、杀虫止痒,方用龙胆泻肝汤或萆薢渗湿汤,外用蛇床子散。

83.D。解析:阴痒肝肾阴虚证症见阴部瘙痒难忍,干涩灼热,夜间加重,或会阴部肤色变浅白,皮肤粗糙,皲裂破溃;眩晕耳鸣,五心烦热,烘热汗出,腰酸腿软,口干不欲饮;色红少苔,脉细数无力。

84.A。解析:阴挺相类于西医的"子宫脱垂"。本病辨证论治主要分为:①气虚证;②肾虚证。

85.B。解析:子宫从正常位置沿阴道下降,宫颈外口达坐骨棘水平以下,甚至子宫全部脱出于阴道口以外,称"阴挺"。常合并阴道前壁和后壁膨出。也称"阴脱""阴菌""阴痔""产肠不收"。本病相类于西医的"子宫脱垂"。

86.A。解析:子宫脱垂与分娩损伤有关。产伤未复,中气不足,或肾气不固,带脉失约,日渐下垂脱出。亦见于长期慢性咳嗽、便秘、年老体衰之体,冲任不固,带脉固摄无力而子宫脱出。常见病因有气虚、肾虚。

87.A。解析:男女之精妙合,结为胚胎,并在子宫内种植,在肾气、天癸、冲任、胞宫各个环节的协调和滋养下,逐渐发育成长。

88.C。解析:妊娠的生理现象有月经停闭;脉滑;孕后常出现胃纳不香或饱胀不思饮食或恶心欲呕、择食的早孕反应;子宫增大;乳房自孕早期开始增大、发胀,乳头增大变黑,易勃起,乳晕变大变黑,乳晕外周散在褐色小结节状隆起;下腹膨隆。

89.E。解析:现代推算预产期的方法是按末次月经的第一天算起,月数加9(或减3),日数加7(阴历则加14)。故此题算法为:(7-3)月(22+7)日=4月29日。

90.C。解析:温补肾阳的常用药有附子、肉桂、巴戟天、肉苁蓉、淫羊藿、仙茅、补骨脂、菟丝子、鹿角霜、益智仁、蛇床子等。代表方有右归丸、右归饮、温胞饮等。左归丸为滋肾益阴的代表方;温经汤为温经散寒的代表方;举元煎为健脾升阳的代表方。

91.D。解析:营阴不足,肝血衰少,肝脉乳络失于濡养,治宜养血柔肝。常用地黄、白芍、桑椹子、女贞子、枸杞子、玉竹、山茱萸、北沙参、制首乌、当

归等药。代表方有一贯煎、杞菊地黄丸。乌药汤为疏肝解郁的代表方;丹栀道遥散为疏肝清热的代表方;左归丸、六味地黄丸为滋肾益阴的代表方。

92.A。解析:坐浴可以起到清热解毒、杀虫止痒、消肿止痛及软化局部组织的治疗作用。适用于阴疮、阴痒、阴痛、外阴白色病变、带下量多、小便淋痛、子宫脱垂合并感染等。凡阴道出血、患处溃烂出血、月经期禁用,妊娠期慎用;注意浴具分开,防止交叉感染。阴道纳药适用于带下病、阴痒、阴道炎、宫颈糜烂或肥大、宫颈原位癌、子宫脱垂等。贴敷法多用于外阴红肿、溃疡、脓处切开、回乳、乳痈、痛经、产后腹痛、妇产科术后腹痛、不孕症、癥瘕等。宫腔注入适用于了解输卵管畅通情况,治疗宫腔及输卵管粘连、阻塞造成的疾病。中药离子导入适用于治疗慢性盆腔炎、输卵管阻塞、妇科术后盆腔粘连、子宫内膜异位症、陈旧性宫外孕、外阴炎等。

93.C。解析:主症为月经延后,伴经色暗红,经行不畅,有血块,胸胁胀痛,乳房胀痛,辨证为月经后期气滞证,治宜理气行滞调经。A为月经后期肾虚证的治法,B为月经后期血虚证的治法,D为月经后期血寒之虚寒证的治法,E为月经后期血寒之实寒证的治法。

94.C。解析:主症为月经先后不定期,伴经行不畅,胸胁、乳房、少腹胀痛,脘闷不舒,嗳气少食,辨证为月经先后无定期肝郁证,治宜疏肝理气调经,首选逍遥散。A用治月经先后无定期肾虚证。

95.C。解析:痛经之所以伴随月经周期而发,与经期及经期前后特殊生理状态有关。未行经期间,由于冲任气血平和,致病因素尚不足以引起冲任、子宫气血瘀滞或不足,故平时不发生疼痛。经期前后,血海由满盈而泻溢,气血盛实而骤虚,子宫、冲任气血变化较平时急剧,易受致病因素干扰,加之体质因素的影响,导致子宫、冲任气血运行不畅或失于煦濡,不通或不荣而痛。

96.E。解析:经前、经行时气血下注于胞宫,若素体脾肾虚损,值经行则脾肾更虚,气化运行失司,水湿生焉,因而出现经行浮肿。也有因肝郁气滞,血行不畅,滞而作胀者。常见脾肾阳虚证,用肾气丸合苓桂术甘汤;气滞血瘀证,用八物汤加泽泻、益母草。

97.E。解析:妇女在绝经期前后,围绕月经紊乱或绝经出现明显不适证候,如烘热汗出、烦躁易怒、潮热面红、眩晕耳鸣、心悸失眠、腰背酸楚、面浮肢肿、情志不宁等症状,称为绝经前后诸证。

98.D。解析:经断复来见于老年妇女,其一生经历了经、孕、产、乳等数伤阴血的阶段,年届七七,肾气虚,天癸竭,太冲脉衰少,地道不通经水断绝。当进入老年期后,肾阴虚逐渐影响他脏,或脾虚肝郁、冲任失固,或湿热下注,或血热,或湿毒瘀结损伤冲任以致经断复行。

99.A。解析:经断复来脾虚肝郁证症见经断后阴道出血,量少,色淡,质稀,气短懒言,神疲肢倦,食少腹胀,胁肋胀满;舌苔薄白,脉弦无力。

100.C。解析:带下过多的主要病机是湿邪伤及任带二脉,使任脉不固,带脉失约。

101.E。解析:妊娠恶阻脾胃虚弱证治宜健脾和胃,降逆止呕,用香砂六君子汤。肝胃不和证治宜清肝和胃,降逆止呕,用橘皮竹茹汤加减。

102.B。解析:胎漏、胎动不安的主要病机是冲任损伤,胎元不固。常见的病因有肾虚、血热、气血虚弱、跌仆伤胎、癥瘕伤胎。常见证型有肾虚证、血热证、气血虚弱证、跌仆伤胎证、癥瘕伤胎证。

103.A。解析:子肿肾虚证症见妊娠数月,面浮肢肿,下肢尤甚,按之如泥,腰酸无力,下肢逆冷,小便不利,舌淡,苔白润,脉沉迟。A为脾虚证的表现。

104.D。解析:阴挺与分娩损伤有关。产伤未复,中气不足,或肾气不固,带脉失约,日渐下垂出。亦见于长期慢性咳嗽、便秘、年老体衰之体,冲任不固,带脉固摄无力而子宫脱出。常见病因有气虚、肾虚。

105.C。解析:子宫脱垂分为3度。Ⅰ度轻型:宫颈外口距处女膜缘<4cm,未达处女膜缘;重型:宫颈已达处女膜缘,阴道口可见子宫颈。Ⅱ度轻型:宫颈脱出阴道口,宫体仍在阴道内;重型:部分宫体脱出阴道口。Ⅲ度:宫颈与宫体全部脱出阴道口外。

106.B。解析:中气虚弱,统摄无权,冲任不固,则经来先期,量多。脾虚化源不足,不能奉心化赤,则红色淡而质清稀。中气不足,失于旁达升举,则气短懒言。脾虚运化无力,则纳少便溏。舌淡苔白,脉弱,均为气虚之象。辨证为脾气虚证,治以补脾益气,摄血调经。

107. B。解析：首先看周期,月经提前 7 天以上为月经先期。量多、色淡、质稀,神疲、肢软,少腹空坠,纳少便溏,舌淡苔薄,脉缓弱为气虚之表现。

108. A。解析：肝郁化热,热迫血行,则月经提前,经色紫红,质稠;疏泄失调,则经量或多或少;气郁血滞,则时有瘀块;气滞肝经,则乳房、胸胁、少腹胀痛;精神抑郁,舌红,苔薄黄,脉弦数,均为肝郁化热之象。辨证属肝郁血热证,治以疏肝清热,凉血调经,方用丹栀逍遥散。清经散主治阳盛血热。两地汤主治阴虚血热。

109. A。解析：月经每提前 8～9 天来潮,辨病为月经先期。阳盛则热,热扰冲任、胞宫,冲任不固,经血妄行,故月经提前来潮、经量增多;血为热灼,故经色深红或紫红,质黏稠;热邪扰心则心烦;热甚伤津则口干,小便黄,大便燥结;面红,舌红,苔黄,脉数,均为热盛于里之象。辨证为阳盛血热证,治以清热凉血调经,方用清经散。

110. A。解析：月经后期是指月经周期延后 7 日以上,甚至 3～5 个月一行者。

111. D。解析：头晕眼花,神疲倦怠,舌少苔,脉细弱为血虚之表现,辨证属气血虚弱。

112. C。解析：气不宣达,血行受阻,冲任气血运行不畅,血海不能如期满溢,而致月经后期,量少,少腹胀闷,胸胁乳房作胀,舌苔薄白,脉弦。辨证属气滞,方用乌药汤,理气行滞。逍遥散调和肝脾。丹栀逍遥散疏肝清热。香棱丸行气活血。小柴胡汤和解少阳。

113. C。解析：由月经 2～3 月一行,辨病为月经后期。由时有小腹冷痛,喜热喜按,伴有面色少华,小便清长,便溏,腰酸乏力,四肢欠温,舌淡,苔薄白,脉沉迟无力,辨证为虚寒证。方选温经汤(《金匮要略》)。

114. C。解析：经行不畅,有血块,胸胁、乳房、少腹胀痛,精神抑郁,舌苔薄白,脉弦,为肝郁之表现。治以疏肝解郁、和血调经,方用逍遥散。无肝郁化热之候,排除 B。

115. B。解析：由于情志抑郁或多怒伤肝,影响肝的疏泄和藏血功能,导致气血失调,血海蓄溢的功能失调,则月经先后无定期。经量时多时少,色暗有块,下行不畅,乳房胀痛,舌苔薄白,脉弦均为肝郁之象。题干中有肾虚、脾虚等症,排除 C、D、

E。也无化热之象,排除 A。

116. E。解析：月经过多的定义是月经量较正常明显增多,而周期基本正常。由题干经来量多半年,周期 23 天,经期 7 天,妇科检查无异常可判断为月经过多。

117. C。解析：该患者辨证为月经过多气虚证,治法是补气摄血固冲。月经过多血热证须清热凉血,固冲止血;血瘀证须活血化瘀止血。月经过少肾虚证须补肾益精,养血调经;月经过少血虚证须养血益气调经。

118. E。解析：湿邪阻于冲任胞络之间,蕴蒸生热,得经间期重阴转阳,阳气内动,引动内蕴之湿热,而扰动冲任血海,影响固藏,而见阴道出血,湿热与血搏结,故血色深红,质黏腻;湿热搏结,瘀滞不通,则小腹作痛;湿热流注下焦,任带两脉失约,故带下量多色黄;湿邪阻络故神疲乏力;舌红、苔黄腻,脉滑数,均为湿热之象。

119. D。解析：肾阴不足,受阳气冲击,阴络易伤而血溢,出现经间期出血。色红,头晕腰酸,大便艰难,溲黄,舌红,脉细弦数,均为肾阴虚之表现。治以滋肾养阴,固冲止血,方选两地汤合二至丸。

120. B。解析：色深红,质稠,伴心烦,口渴欲饮,便干溲黄,面部痤疮,舌红,苔薄黄,脉数,为血热之表现。辨证属血热型崩漏,治以清热凉血,固冲止血。

122. A。解析：经血非时暴下不止或淋漓不尽,辨病为崩漏。冲任、子宫瘀血阻滞,新血不安,故经血非时或淋漓不断;离经之瘀时聚时散,故出血量时多时少,时出时止或崩闭交替,反复难止;舌质紫暗或边有瘀点,脉弦涩,均为血瘀之征,辨证为血瘀证。治以活血化瘀,固冲止血,方用逐瘀止血汤或将军斩关汤。

123. C。解析：患者阴道出血 40 天不止,量多,色淡,质稀,神倦乏力,面浮肢肿,不思饮食,手足不温,舌淡苔白,脉沉细。辨证属脾虚证,治以补气摄血,固冲止崩,方选固本止崩汤。归脾汤、补中益气汤无固冲止血之功。香砂六君子汤健脾和胃,降逆止呕。大补元煎主治肾虚证。

124. C。解析：血热妄行,郁而化火,伤及冲任,遂见阴道出血色紫红稠,尿黄便秘。舌红苔黄,脉洪数,辨证属血热,治以清热凉血,固冲止血。方用

清热固经汤(《简明中医妇科学》)。

125.B。解析:形体日渐肥胖,伴神疲倦怠,肢体沉重,面浮足肿,为痰湿阻滞之表现。舌苔白腻,脉滑为痰湿阻滞之候。

127.A。解析:带下量多,色白,形体肥胖,胸脘满闷,时欲呕恶,舌苔腻,脉滑,为痰湿阻滞之表现。治以豁痰除湿,活血通经,方用苍附导痰丸。芎归二陈汤主治痰湿犯肺,病位不同。启宫丸主治妇人体肥痰盛,子宫脂满,不能孕育者。归肾丸主治肾阴不足。温胆汤主治痰热证。

128.E。解析:肝郁气滞,气滞血瘀,瘀滞冲任,血行不畅,经时气血下注冲任,胞脉气血更加郁滞,"不通则痛"。故行经少腹胀痛明显,拒按,伴乳房胀痛,脉弦,属肝郁气滞;月经量少、色暗、有块属气滞血瘀。辨证属气滞血瘀证,治以理气化瘀止痛。

129.E。解析:湿热内蕴,与血搏结,稽留于冲任胞宫,以致气血凝滞不畅,经行之际,气血下注冲任,胞脉气血更加壅滞,"不通则痛",故出现少腹灼痛,拒按,痛连腰骶,经量多,色暗红,带下量多、黄稠、臭秽,舌红苔黄腻,脉滑数。辨证属湿热蕴结证,治以清热除湿、化瘀止痛,方用清热调血汤。血府逐瘀汤主治胸中血瘀证。解毒活血汤清热解毒止血。膈下逐瘀汤主治气滞血瘀。清热固经汤主治实热血热证。清热调血汤清热除湿、化瘀止痛。

130.B。解析:小腹冷痛,形寒肢冷,面色苍白,为寒凝之表现。经色紫暗、有块、块下痛减,舌紫暗有瘀点,为血瘀之表现,辨证属寒凝血瘀。

131.E。解析:该患者可辨证为痛经气滞血瘀证,治法为理气行滞,化瘀止痛。寒凝血瘀证须温经散寒,化瘀止痛;湿热瘀阻证须清热除湿,化瘀止痛;气血虚弱证须益气养血,调经止痛;痛经肾气亏损证须补肾益精,养血止痛。

132.E。解析:大便溏泄,脘腹胀满,面浮肢肿,神疲肢软,经净渐止,舌淡红,苔白,脉濡缓为脾气虚之表现。治以补脾益气,除湿止泻,方用参苓白术散。健固汤治肾虚型经行泄泻。香砂六君子汤、补中益气汤、白术散无除湿止泻之功。

133.B。解析:肝经郁火,伏于冲任,经期冲气偏盛,冲气夹肝火循经上逆,肝脉过亢,损伤阳络,则经行衄血,色深红;经不下行而由口鼻溢出,冲任气血因而不足,血海满溢不多甚或无血可下,则经

量减少;肝气郁结,则烦躁易怒,两胁胀痛;舌红,苔黄,脉弦数,也为郁火之症。辨证属肝经郁火证,治以疏肝泻火,降逆止血,方用清肝引经汤。加味逍遥散疏肝泻火。顺经汤主治阴虚肺燥证。清经散治疗阳盛血热证。清热固经汤主治实热血热证。

134.B。解析:由患者49岁月经紊乱可知属绝经前后诸证。烘热汗出,头晕耳鸣,失眠多梦,腰膝酸软,烦躁起急,舌红少苔,脉细数,皆属于肾阴虚。辨证属肾阴虚证,治以滋养肾阴,佐以潜阳。方用左归丸合二至丸加制首乌、龟甲。

135.A。解析:带下清冷、量多、质稀,腰酸腿软,为肾阳虚之表现。舌淡苔薄白,脉沉迟,为肾阳虚之候。

136.A。解析:脾虚运化失职,内湿流注下焦,出现白带量多、无味、色白、质黏,纳少便溏,神疲肢倦,舌淡苔白腻,脉缓弱。辨证属脾阳虚,治以健脾益气,升阳除湿,方用完带汤。止带方、萆薢渗湿汤主治湿热下注。参苓白术散主治脾虚夹湿。香砂六君子汤健脾止呕。

137.A。解析:该患者可诊断为带下过多湿热下注证,治法是清热利湿,佐以解毒杀虫。健脾益气,升阳除湿用于治疗带下过多脾虚证;温肾培元,固涩止带用于治疗带下过多肾阳虚证;滋肾益阴,清热利湿用于治疗带下过多阴虚夹湿证;清热解毒用于治疗带下过多热毒蕴结证。

138.B。解析:该患者诊断为带下过多肾阴虚证,首选内补丸。完带汤是脾虚证首选;知柏地黄汤是阴虚夹湿证首选;止带方是湿热下注证首选;五味消毒饮加土茯苓、败酱草、鱼腥草、薏苡仁是热毒蕴结证首选。

139.C。解析:查尿妊娠试验阳性确诊妊娠。素体肝旺,孕后阴血聚下以养胎,肝失血养,肝体不足而肝阳偏亢,且肝脉夹胃贯膈,肝火上逆犯胃,胃失和降,则恶心呕吐;肝胆互为表里,肝气上逆则胆火随之上升,故呕吐酸水,烦渴口苦;胸满胁痛,嗳气叹息,舌淡红,苔微黄,脉弦滑,均为肝胃不和之征。治以清肝和胃,降逆止呕,方用橘皮竹茹汤加减。

140.B。解析:肝失疏泄,孕后阴血聚下以养胎,冲脉气盛,肝血益虚,肝失血养,肝体不足,肝气偏旺,冲气夹肝气上逆犯胃,恶心呕吐,不能进食,

呕吐酸苦水,肝郁化火则胸满胁痛,头晕而胀,烦渴口苦,脉弦滑。辨证属肝胃不和证。方选橘皮竹茹汤加减以清肝和胃,降逆止呕。香砂六君子汤健脾养胃。半夏加茯苓汤化痰止呕。二陈汤燥湿化痰。苍附导痰丸化痰燥湿。

141.A。解析:该患者可诊断为妊娠恶阻。妊娠恶阻的证型有脾胃虚弱证、肝胃不和证,故可排除B、D、E选项。由食入即吐,口淡无味,时时呕吐清涎,倦怠嗜卧,舌淡苔白润,脉缓滑无力,辨证为脾胃虚弱。肝胃不和证症见妊娠早期,恶心、呕吐酸水或苦水,胸胁满闷,嗳气叹息,头晕目眩,口苦咽干,舌红,苔黄燥,脉弦滑数。

142.A。解析:肾虚无力系胎,封藏失司,以致冲任不固,出现腰酸腿软,阴道少量出血,色暗淡,头晕耳鸣,小便清长等。辨证属肾虚,治以补肾固冲,止血安胎。方药为寿胎丸。圣愈汤补气养血,主治血虚。胎元饮主治气虚。举元煎益气升提。保阴煎清热凉血。

143.D。解析:气虚冲任不固,胎失摄载,故孕后腰酸腹痛。气虚不化,则出血色淡,质稀。气虚中阳不振,则神疲肢倦。清阳不升,则面色白。脉细滑缓为气虚之表现。辨证属气血虚弱。

144.D。解析:妊娠期间出血腰酸、腹痛、小腹下坠,或伴阴道少量出血,诊为胎动不安。热邪直犯冲任、子宫,内扰胎元,胎元不固,故妊娠期阴道出血;血为热灼故色鲜红;热邪内扰,胎气不安,胎系于肾,故见腰酸;口干心烦、舌红、苔黄、脉滑数,均为血热之征。治以清热凉血,养血安胎,方选保阴煎或当归散。

145.A。解析:气虚冲任不固,胎失摄载,故孕后腰酸腹痛。气虚不化,则出血色淡,质稀。气虚中阳不振,则神疲肢倦。清阳不升,则面色白。脉细滑缓为气虚之表现。辨证属气血虚弱。

146.B。解析:妊娠胎漏肾虚证见妊娠期阴道少量出血、色淡质稀,头晕耳鸣,腰膝酸软,小便频数,舌淡,苔白,脉沉滑无力。妊娠胎动不安气血虚弱证见孕后腰腹坠痛,阴道少量流血、色淡质稀,头晕眼花,舌淡,苔薄白,脉细滑。胎漏血热证见妊娠期阴道下血、色深红或鲜红、质稠,心烦少寐,口渴饮冷,溲黄便结,面红唇赤,舌红,苔黄,脉滑数。胎漏血瘀证见素有癥积,孕后常有腰酸腹痛下坠,阴

道不时出血、色暗红,或妊娠期跌仆闪挫,继之腹痛或少量阴道出血,舌暗红,或有瘀斑,脉弦滑或沉弦。脾虚证应有气短懒言,食欲不振,大便溏薄,苔薄白,脉缓滑无力等辨证要点。

147.B。解析:面浮肢肿,肿处皮薄而光亮,按之凹陷不起,腰酸无力,下肢逆冷,为肾虚之表现。舌淡苔白润,脉沉迟为肾阳不足之候。

148.C。解析:妊娠中晚期,孕妇出现肢体面目肿胀者诊为子肿。妊娠数月,胎体上升,肺气壅塞,不能通调水道,或气滞水停,中州水湿停滞,故见胸闷胁胀,头晕胀痛,舌苔薄腻,脉弦滑。辨证为气滞证。治以理气行滞,除湿消肿,方用天仙藤散或正气天香散。

149.C。解析:患者尿频尿急尿痛,辨病为妊娠小便淋痛。湿热之邪,侵入膀胱,湿热蕴结,气化不利,故小便淋沥不尽;小腹坠胀,带下黄稠,胸闷纳少,舌红苔黄腻,脉弦数,均为湿热内盛之象。治以清热利湿,润燥通淋,方用加味五苓散。

151.A。解析:该患者可诊断为产后腹痛气血两虚证,代表方为肠宁汤。生化汤主治产后腹痛瘀滞子宫证;黄芪桂枝五物汤加当归、秦艽、丹参、鸡血藤主治产后身痛血虚证;独活寄生汤主治产后身痛风寒证;养荣壮肾汤加秦艽、熟地黄主治产后腹痛肾虚证。

152.B。解析:患者产后恶露不止,辨病为产后恶露不绝。气虚冲任子宫失摄,故恶露过期不止而量多;血虚则阳气不振,血失温煦,故恶露色淡、质稀;中阳不振,则神疲体倦;气虚下陷,故小腹空坠;舌淡,脉细弱,均为气虚之征。

153.B。解析:患者产后2周,恶露过期不止,辨病为产后恶露不绝。量多,色紫红,质黏稠,有臭秽气,面色潮红,舌红,脉细数,辨证为血热证。治法为养阴清热止血,方用保阴煎加益母草、七叶一枝花、贯众。

155.B。解析:妇人下腹结块,伴有或胀,或痛,或满,或异常出血者,称为癥瘕。癥瘕肾虚血瘀证主要证候:下腹部结块,触痛;月经量多或少,经行腹痛较剧,经色紫暗有块,婚久不孕或曾反复流产;腰酸膝软,头晕耳鸣;舌暗,脉弦细。治法:补肾活血,消癥散结。方药:补肾祛瘀方或益肾调经汤。

156.A。解析:根据患者症状,可辨证为癥瘕痰

湿瘀结证,方选苍附导痰丸合桂枝茯苓丸。香棱丸主治癥瘕气滞血瘀证;大黄牡丹汤主治癥瘕湿热瘀阻证;补肾祛瘀汤、益肾调经汤可主治癥瘕肾虚血瘀证。

158.E。解析:辨病为慢性盆腔炎。气滞血瘀证主要证候:少腹部胀痛或刺痛,经行腰腹疼痛加重,经血量多有块,瘀块排出则痛减,带下量多,婚久不孕;经行情志抑郁,乳房胀痛,舌体紫暗,有瘀斑、瘀点,苔薄,脉弦涩。治法:活血化瘀,理气止痛。方药:膈下逐瘀汤。

159.A。解析:根据患者症状可诊断为不孕症之痰湿内阻证。治法为燥湿化痰,行滞调经,方用苍附导痰丸。因患者有糖尿病病史,需服二甲双胍治疗。

160.C。解析:由题干阴部干涩、灼热瘙痒,辨病为阴痒病。由阴部干涩、灼热瘙痒、带下量少色黄、五心烦热、烘热汗出、口干不欲饮,舌红少苔,脉细数无力,辨证为肝肾阴虚证。治法是滋肾降火、调补肝肾。

161.A。解析:根据患者临床表现诊断为月经先期。肝气郁结不舒,则见经前乳房、胸胁、少腹胀痛,烦躁易怒,经血有块;血热炽盛,则见经量多,经色紫红,质稠;舌红,苔黄,脉弦数均为血热之象。辨证为月经先期肝郁血热证。

162.E。解析:阴虚内热,热扰血海,迫血妄行,故月经先期而至。水亏火旺,故量少、色红而质稠。若虚热上浮则两颧潮红。手足心热,舌红,苔少,脉细数,均为阴虚内热之症。辨证属月经先期阴虚血热证,治法为养阴清热调经,方选两地汤。A用于月经后期血虚证。B用于肝郁血热证。C用于阳盛血热证。

164.C。解析:气滞情志久郁,经行不畅,气机受阻,升降失司,水道通调不利,水湿不运,水泛为肿,按之随手而起。气滞则血瘀,经色暗红有块,舌紫暗,脉弦涩。脘闷胁胀,善叹息,均属于气滞之象。故辨证属经行浮肿之气滞血瘀证治以理气行滞,养血调经,方选八物汤。肾气丸合苓桂术甘汤主治经行浮肿之脾肾阳虚证。

165.B。解析:肾阴不足,相火偏旺,损伤血络,或复感湿邪,损伤任带,带脉不固,表现出带下量多,有臭味,腰膝酸软,阴部灼热或瘙痒,舌红少

苔,脉细数等,均为湿热之象。辨证属带下过多之阴虚夹湿证。治法为滋肾益阴,清热利湿。

166.B。解析:患者胎动下坠,腰酸腹痛,可诊为胎动不安病。同时,精神倦怠,脉滑无力,是气血虚弱,冲任匮乏而致,应为气血虚弱证。治法为补气养血,固肾安胎,方药首选胎元饮。

167.D。解析:主症为产后乍寒乍热,伴恶露虽下甚少,色紫暗有块,小腹疼痛拒按,舌紫暗,有瘀斑,脉弦涩有力,辨证为产后发热之血瘀证,治宜活血化瘀,和营退热,用生化汤加丹参、丹皮、益母草。

168.A。解析:该患者可诊断为月经后期。经期错后、量少、色淡暗、质清稀、腰酸腿软,头晕耳鸣,带下清稀,面色晦暗,或面部暗斑,舌淡暗,苔薄白,脉沉细,可辨证为肾虚证。血虚证见经期错后、量少、色淡质稀,小腹空痛,头晕眼花,心悸失眠,皮肤不润,面色苍白或萎黄,舌淡,苔薄,脉细无力。月经后期血虚证见经期错后,量少、色淡红、质清稀,小腹隐痛,喜暖喜按;腰酸无力,小便清长,大便稀溏;舌淡,苔白,脉沉迟或细弱。月经后期血实寒证见月经周期延后,量少、色暗有块,小腹冷痛拒按,得热痛减;畏寒肢冷,或面色青白;舌质淡暗,苔白,脉沉紧。月经后期气滞证见月经周期延后,量少或正常、色暗红,或有血块,小腹胀痛;或精神抑郁,胸胁、乳房胀痛;舌质正常或红,苔薄白或微黄,脉弦或弦数。

169.A。解析:月经后期肾虚证治法为补肾养血调经,血虚证治法为补血益气调经,虚寒证为扶阳祛寒调经,实寒证治法为温经散寒调经,气滞证治法为理气行滞调经。

170.B。解析:月经后期肾虚证首选当归地黄饮,血虚证首选大补元煎,虚寒证和实寒证均首选温经汤,气滞证首选乌药汤,痰湿证首选芎归二陈汤。

171.C。解析:该患者月经持续20多天不止,可诊断为崩漏。经色淡、质稀,腰酸腿软,溲频清冷,舌淡苔白,脉沉细,可辨证为肾阳虚证。崩漏脾虚证见经血而下,或淋漓不断,色淡,质稀;神疲气短,或面浮肢肿,面色淡黄,舌淡胖,苔薄白,脉沉弱。崩漏肾气虚多见青春期少女或经断前后妇女出现经乱无期,出血量多势急如崩,或淋漓日久不净,色淡红或淡暗,质清稀;面色晦暗,眼眶暗,小腹

空坠,腰脊酸软;舌淡暗,苔白润,脉沉弱。崩漏肾阴虚证见经血非时而下,淋漓不断,色鲜红,质稠,头晕耳鸣,手足心热,舌红,苔少,脉细数。崩漏血瘀证见经血非时而下,淋漓不净,血色紫暗有块,小腹疼痛拒按;舌紫暗或有瘀点,脉涩或弦涩有力。

172.B。解析:崩漏肾阳虚证当温肾益气,固冲止血。补气摄血,固冲止崩治疗崩漏脾虚证;补肾益气,固冲止血治疗崩漏肾气虚证;滋肾益阴,固冲止血治疗崩漏肾阴虚证;养阴清热,固冲止血治疗崩漏虚热证;活血化瘀,固冲止血治疗崩漏血瘀证。

173.D。解析:崩漏肾阳虚证首选右归丸加党参、黄芪、三七;肾气虚证首选苁蓉菟丝子丸加党参、黄芪、阿胶;肾阴虚证首选左归丸合二至丸或滋阴固气汤;虚热证首选上下相资汤;实热证首选清热固经汤。

174.A。解析:患者经期洗冷水浴后即出现经前或经行腹痛半年,诊断为痛经。寒凝血瘀,气血运行不畅,不通则痛,故见行经期间小腹冷痛,拒按,得热痛减;血行瘀滞,则月经量少;瘀血内阻,则经色暗,有血块;寒邪凝滞,则畏寒肢冷,面色青白;舌暗苔白,脉沉紧为寒凝血瘀之象,故诊断为寒凝血瘀型痛经。

175.D。解析:寒凝血瘀证的治法是温经散寒,化瘀止痛。补肾益精,养血止痛用于肾气亏损证;清热除湿,化瘀止痛用于湿热瘀阻证;理气行滞,化瘀止痛用于气滞血瘀证;益气养血,调经止痛用于气血虚弱证。

176.B。解析:治疗寒凝血瘀证,首选少腹逐瘀汤。膈下逐瘀汤为气滞血瘀证首选,圣愈汤为气血虚弱证首选,益肾调经汤为肾气亏损证首选。

177.E。解析:痛经肾气亏损证见经期或经后小腹隐隐作痛、喜按,月经量少、色淡质稀;头晕耳鸣,腰酸腿软,面色晦暗;舌淡,苔薄,脉沉细。气滞血瘀证见经前或经期小腹胀痛拒按,胸胁、乳房胀痛,经行不畅,经色紫暗有块,块下痛减;舌紫暗,或有瘀点,脉弦。寒凝血瘀证见经前或经期小腹冷痛拒按,得热痛减,量少,色暗有块;面色青白,肢冷畏寒;舌暗,苔白,脉沉紧。湿热瘀阻证见经前或经期小腹灼痛拒按,痛连腰骶,或平时小腹疼痛,经前加剧,经血量多或经期长,色紫红,质稠或有血块;舌质红,苔黄腻,脉滑数或濡数。气血虚弱证见经期

或经后小腹隐隐作痛,喜按,月经量少、色淡、质稀;头晕心悸,神疲乏力;舌淡,苔薄,脉细弱。

178.E。解析:痛经气滞血瘀证治法为理气行滞,化瘀止痛;寒凝血瘀证治法为温经散寒,祛瘀止痛;湿热瘀阻证治法为清热除湿,化瘀止痛;气血虚弱证治法为补气养血,调经止痛;肾气亏损证治法为补肾益精,养血止痛。

179.C。解析:痛经气滞血瘀证首选膈下逐瘀汤;寒凝血瘀证首选少腹逐瘀汤;湿热瘀阻证首选清热调血汤加车前子、薏苡仁、败酱草或银甲丸;气血虚弱证首选圣愈汤;肾气亏损证首选益肾调经汤(《中医妇科治疗学》)或调肝汤(《傅青主女科》)。

180.B。解析:经行浮肿脾肾阳虚证见经行面浮肢肿,按之没指,晨起头面肿甚,月经推迟,经行量多、色淡、质薄,腹胀纳减,腰膝酸软,大便溏薄;舌淡,苔白腻,脉沉缓或濡细。经行浮肿气滞血瘀证见经行肢体肿胀,按之随手而起,经血色暗有块,脘闷胁胀,善太息;舌紫暗,苔薄白,脉弦涩。经行吐衄肝经郁火证尖经前或经期吐血、衄血,量较多、色鲜红,心烦易怒,或两胁胀痛,口苦咽干,头晕耳鸣,尿黄便结;舌红,苔黄,脉弦数。经行吐衄肺肾阴虚证见经前或经期吐血、衄血,经量少、色鲜红,头晕耳鸣,手足心热,舌红或绛红,苔花剥或无苔,脉细数。经行身痛血虚证见经行时肢体疼痛麻木,肢软乏力,月经量少、色淡,面色无华,舌质淡红,苔白,脉细弱。

181.A。解析:经行浮肿脾肾阳虚证的治法为温肾化气,健脾利水。理气行滞,养血调经治疗经行浮肿气滞血瘀证;清肝调经治疗经行吐衄肝经郁火证;滋阴养肺治疗经行吐衄肺肾阴虚证;养血益气,柔筋止痛治疗经行身痛血虚证。

182.D。解析:治疗经行浮肿脾肾阳虚证首选肾气丸合苓桂术甘汤。八物汤加泽泻、益母草主治气滞血瘀证;清肝引经汤主治经行吐衄肝经郁火证;知柏地黄汤主治经行口糜阴虚火旺证;当归补血汤加白芍、鸡血藤、丹参、玉竹主治经行身痛血虚证。

183.A。解析:热毒损伤任带,发为带下,则带下增多,色黄绿如脓,臭秽难闻,小腹疼痛,腰骶酸痛;舌红,苔黄腻,脉滑数为热毒内蕴之象,诊断为带下过多之热毒蕴结证。

184.A。解析:热毒蕴结证的治法是清热解毒。湿热下注证须清热利湿,阴虚夹湿证须滋肾益阴,肾阳虚证须温肾培元,脾虚证须健脾益气。

185.A。解析:治疗热毒蕴结证,首选五味消毒饮加土茯苓、败酱草、鱼腥草、薏苡仁。龙胆泻肝汤为湿热下注证首选,易黄汤为脾虚证首选,知柏地黄汤为阴虚夹湿证首选,内补丸为肾阳虚证首选。

186.B。解析:患者妊娠期间阴道少量出血,小腹空坠而痛,腰酸,可诊断为胎动不安。胎漏为妊娠期间少量阴道出血,时出时止,或淋漓不断,而无腰酸、腹痛、小腹下坠。妊娠腹痛为妊娠期因胞脉阻滞或失养发生小腹疼痛。堕胎为妊娠 12 周内胚胎自然陨堕。滑胎为堕胎或小产连续发生 3 次或 3 次以上。

187.A。解析:根据患者临床表现可诊断为胎动不安之气血虚弱证,治法为补气养血,固肾安胎。补肾健脾,益气安胎用于肾虚证;活血化瘀,佐以益气用于胎堕不全证;补肾健脾,固冲安胎用于肾气不足证;补肾填精,固冲安胎用于肾精亏虚证。

188.C。解析:治疗胎动不安之气血虚弱证,首选胎元饮。滋肾育胎丸为肾虚证首选,寿胎丸、桂枝茯苓丸为血瘀证首选,保阴煎为血热证首选。

200.B。解析:试题考查疾病的辨证论治。患者婚后 4 年未孕,诊断为不孕症。肾气不足,冲任虚衰,不能摄精成孕,则婚后 4 年未孕;冲任不调,血海失司,则月经先后无定期,量少;肾开窍于耳,脑为髓海,髓海不足,则头晕耳鸣;肾主骨生髓,腰为肾之府,肾虚则腰酸膝软,神疲肢倦;气化失常,则小便清长,经色暗;舌淡,苔薄,脉沉细均为肾气虚之象,辨证为肾气虚证。不孕症肾气虚证的治法为补肾益气,温养冲任,首选毓麟珠加减。痰湿内阻证的治法为燥湿化痰,理气调经,首选苍附导痰丸。肝气郁结证的治法为疏肝解郁,理血调经首选开郁种玉汤。肾阴虚证的治法为滋肾养血调补冲任,首选养精种玉汤。肾阳虚证的治法为温肾暖宫,调补冲任,首选温胞汤。

204～205.E、A。解析:经期产时,感染邪毒,搏结胞宫,直接损伤冲任,导致妇科疾病。气血失调,脏腑功能失常,冲任功能失常,间接损伤冲任,导致妇科疾病。

206～207.A、B。解析:月经提前来潮,发为月经一月两行,诊为月经先期。阳盛则热,经血妄行,故经量增多;血为热灼,故经色深红,质黏稠;热邪扰心则心烦;热盛伤津则口渴,喜冷饮,小便黄,大便干燥;舌红,苔黄,脉滑数均为热盛于里之象。辨证为血热证。经行量多诊为月经过多。气虚火衰不能化血为赤,故经色淡红;气虚中阳不振,故四肢倦怠,气短懒言;气虚失于升提,故小腹空坠;面色白,舌淡,脉细弱均为气虚之征。辨证为气虚证。

208～209.C、C。解析:两症表现除经期一提前一或先或后外基本相同,皆为肾虚证,治法皆为补肾调经,同用固阴煎。A 用治月经后期血虚证,B 用治月经后期肾虚证,D 用治月经先期阴虚血热证,E 用治月经后期血寒之实寒证。

210～211.B、E。解析:温经汤(《妇人大全良方》)的组成:人参、当归、川芎、白芍、肉桂、莪术、丹皮、甘草、牛膝。顺经汤的组成:当归、熟地黄、白芍、丹皮、茯苓、沙参、黑芥穗。

212～213.C、E。解析:月经后期的常见证候有肾虚证、血虚证、血寒证、气滞证、痰湿证。月经过少的常见证候有肾虚证、血虚证、血瘀证、痰湿证。

214～215.C、A。解析:肾虚肝郁,血海蓄溢失常,遂致月经先后无定期。肾气虚,封藏失司,冲任不固,不能制约经血,遂致月经提前而至,可发生月经先期。

216～217.D、E。解析:月经过少肾虚证,选归肾丸补肾为主。月经过少血虚证,选滋血汤补血为主。

218～219.C、E。解析:月经过少血瘀证,选桃红四物汤活血化瘀。月经过少痰湿证,选苍附导痰丸化痰燥湿。

220～221.A、C。解析:经间期出血:①肾阴虚证——治法:滋肾养阴,固冲止血。方药:两地汤合二至丸。②湿热证——治法:清利湿热,固冲止血。方药:清肝止淋汤去阿胶、红枣,加小蓟、茯苓。③血瘀证——治法:化瘀止血。方药:逐瘀止血汤。

222～223.B、C。解析:崩漏脾虚证用固本止崩汤或固冲汤,肾气虚证用加减苁蓉菟丝子丸,肾阳虚证用右归丸,肾阴虚证用左归丸合二至丸或滋阴固气汤,血虚热证用上下相资汤,血实热证用清热固经汤,血瘀证用逐瘀止血汤或将军斩关汤。

224～225．A、B。**解析**：痛经寒凝血瘀证——主要证候：经前或经期小腹冷痛拒按，得热痛减；月经或见推后，量少，经色暗而有瘀块；面色青白，肢冷畏寒；舌暗，苔白，脉沉紧。治法：温经散寒，化瘀止痛。方药：少腹逐瘀汤。痛经气滞血瘀证——主要证候：经前或经期小腹胀痛拒按，经血量少，行而不畅，血色紫暗有块，块下痛暂减，乳房张痛，胸闷不舒，舌质紫暗或有瘀点，脉弦。治法：理气行滞，化瘀止痛。方药：膈下逐瘀汤（《医林改错》）。

226～227．A、D。**解析**：忧郁过度是脾虚肝郁的病因。经期不洁，感受外邪，为湿热下注的病因。多产房劳、素体虚弱、久病伤阴，为虚证之病因。

230～231．A、C。**解析**：妊娠期间阴道有少量出血，时出时止，或淋漓不断，而无腰酸、腹痛、小腹下坠者，称为"胎漏"。妊娠期间出现尿频、尿急、淋沥涩痛等症，称为"子淋"。胞阻：又称妊娠腹痛。妊娠恶阻，又称子病。妊娠肿胀，又称子肿。

232～233．A、C。**解析**：呕吐不食，或呕吐清涎，为脾胃虚弱之表现。呕吐酸水、苦水，为肝胃不和之表现。

234～235．B、C。**解析**：产后发热血瘀证，治法为活血化瘀，和营退热，方用生化汤加味或桃红消瘀汤；产后发热血虚证，治法为补血益气，和营退热，方用补中益气汤加地骨皮。

238～239．B、D。**解析**：产后腹痛血虚证的治法是补血益气，缓急止痛。产后腹痛瘀滞子宫证的治法是活血化瘀，温经止痛。

246～247．A、B。**解析**：阴痒者，内因脏腑虚损，肝肾功能失常，外因湿热或湿热生虫，虫毒侵蚀，则致外阴痒痛难忍。肾阳虚，命门火衰，不能暖宫，可发生不孕症。

248～249．E、D。**解析**：①气虚证治法：补中益气，升阳举陷。方药：补中益气汤。②肾虚证治法：补肾固脱，益气升提。方药：大补元煎。

250～251．A、C。**解析**：恶阻病，口淡，呕吐清涎，是脾失健运，胃失和降所致，应属于脾胃虚弱；口苦，呕吐酸水是肝气上逆，肝热犯胃所致，故为肝胃不和。

中医儿科学

1. E	2. B	3. C	4. C	5. B	6. B	7. C	8. B	9. A	10. E
11. B	12. D	13. A	14. D	15. B	16. B	17. A	18. C	19. A	20. E
21. A	22. A	23. D	24. B	25. C	26. A	27. E	28. E	29. C	30. C
31. C	32. A	33. D	34. A	35. B	36. E	37. C	38. A	39. B	40. A
41. A	42. C	43. E	44. B	45. A	46. C	47. A	48. D	49. C	50. B
51. C	52. E	53. B	54. A	55. A	56. B	57. E	58. B	59. B	60. A
61. B	62. E	63. B	64. E	65. A	66. C	67. E	68. E	69. D	70. B
71. C	72. B	73. C	74. B	75. C	76. D	77. D	78. A	79. C	80. E
81. D	82. B	83. A	84. C	85. B	86. A	87. A	88. A	89. A	90. A
91. B	92. C	93. A	94. A	95. B	96. C	97. A	98. D	99. C	100. A
101. D	102. C	103. D	104. D	105. D	106. C	107. A	108. C	109. E	110. C
111. D	112. E	113. B	114. B	115. A	116. D	117. C	118. C	119. E	120. B
121. C	122. C	123. B	124. D	125. D	126. C	127. B	128. E	129. D	130. D
131. C	132. C	133. B	134. D	135. A	136. B	137. D	138. C	139. B	140. D
141. C	142. D	143. D	144. E	145. B	146. A	147. A	148. B	149. C	150. B
151. D	152. C	153. A	154. E	155. C	156. B	157. C	158. D	159. B	160. E
161. A	162. A	163. D	164. B	165. D	166. D	167. C	168. D	169. B	170. D
171. A	172. B	173. D	174. A	175. B	176. D	177. D	178. E	179. D	180. D
181. D	182. A	183. C	184. B	185. D	186. A	187. A	188. A	189. E	190. D
191. C	192. A	193. B	194. B	195. B	196. A	197. D	198. C	199. D	200. A
201. B	202. B	203. A	204. A	205. D	206. A	207. B	208. C	209. B	210. D
211. A	212. A	213. B	214. B	215. E	216. B	217. E	218. C	219. D	220. C
221. B	222. E	223. D	224. A	225. D	226. C	227. E	228. E	229. D	230. A
231. B	232. D	233. A	234. B	235. A	236. A	237. D			

1. E。解析:小儿出生时体重约为 3kg,出生后前半年平均每月增长约 0.7kg,后半年平均每月增长约 0.5kg,1 周岁以后平均每年增加 2kg。公式推算:<6 个月,体重 = 3 + 0.7 × 月龄;7 ~ 12 个月,体重 = 7 + 0.5 ×(月龄 - 6);1 岁以上,体重 = 8 + 2 × 年龄。小儿 3 岁,代入公式得体重约 14kg。

3. C。解析:新生儿期指的是自胎儿娩出脐带结扎时开始至 28 天之前。

4. C。解析:小儿能独走的时间是 12 个月,即幼儿期刚开始时。小儿 8 个月会爬;10 ~ 11 个月可扶着走;18 个月可跑步和倒退行走。

5. B。解析:2 岁以内乳牙颗数推算公式:乳牙数 = 月龄 - 4(或 6);11 个月婴儿的乳牙颗数为 11 - 4(或 6)= 5 ~ 7 颗。

6. B。解析:小儿肝常有余,外感内伤均可使肝气亢盛,刚性之脏,易于动风,风阳上扰,伤及头面,故见头面部肌肉不自主抽动,肝气不舒,肝风内动,欲畅其通达之性,故喉中有异声或口出秽语,肝阳上亢故抽动有力而频繁,声音响亮,且性情急躁、好动。

7. C。解析:面色青多见于寒证、痛证、瘀证、惊痫;面色赤多为热证;面色黄多为脾虚证或有湿浊;面色白多为虚证、寒证;面色黑多为寒证、痛证、瘀证、水饮证。小儿惊痫多呈现的面色为青。

8. B。解析:正常小儿舌象表现为舌体灵活,活动自如,舌质淡红,舌苔薄白质润。舌色淡白为气血不足,主虚主寒;舌色紫暗为气滞血瘀;舌色红绛主热入营血、瘀热互结。

9. A。解析:指纹的辨证纲要,可以归纳为"浮沉分表里,红紫辨寒热,淡滞定虚实,三关测轻重"。淡主虚,红主寒。

10. E。解析:主要适用于小儿胎禀不足,肾气虚弱及肾不纳气之证,如解颅、五迟、五软、遗尿、哮喘等。常用方剂如六味地黄丸、金匮肾气丸、调元散、参蛤散等。A、B、C、D 均为肾不足所致,因此都可用培元补肾法。

11. B。解析:敷贴法是将药物制成药饼或研粉撒于普通药膏上,敷贴于局部的一种外治法。如用丁香、肉桂等药粉,撒于普通膏药上贴于脐部,治疗寒证泄泻。再入三伏贴,用延胡索、白芥子、甘遂、细辛研末,以生姜调成药饼,敷于肺俞、膏肓、百劳穴上,治疗哮喘等。

14. D。解析:断奶时间视母婴情况而定。一般可在小儿 10 ~ 12 个月时断奶。

15. B。解析:胎黄寒湿阻滞证的症状为面目皮肤发黄,色泽晦暗,或黄疸日久不退,精神萎靡,四肢欠温,不思乳食,大便溏薄灰白,小便深黄,舌质淡,苔白腻,指纹色淡。

16. B。解析:生理性胎黄大多在生后 2 ~ 3 天出现,4 ~ 6 天达高峰,7 ~ 10 天消退,早产儿持续时间较长,除有轻微食欲不振外,一般无其他临床症状。病理性胎黄常在生后 24 小时内出现黄疸,黄疸持续加深,或消退后复现,3 周后仍不消退。黄疸 7 ~ 10 天消退不属病理性胎黄。

18. C。解析:胎黄湿热郁蒸证的症状为面目、皮肤发黄,色泽鲜明如橘皮色,精神疲倦,不欲吮乳,口渴唇干,重者烦躁不安,呕吐腹胀,大便秘结,小便深黄,舌质红,苔黄腻,指纹紫红。

19. A。解析:小儿肺脏娇嫩,易受外邪,肺络失宣,气机不利,易凝聚津液,酿液为痰,以致痰阻气道,故可见咳嗽加剧,喉间有痰声,此为感冒夹痰。

20. E。解析:风热感冒的治法为辛凉解表,疏风清热,方用银翘散。

22. A。解析:感冒夹惊证证候:感冒兼见惊惕哭闹,睡卧不宁,甚至骤然抽风,舌质红,脉浮弦。治法:解表兼以清热镇惊。代表方剂:在疏风解表基础上加用镇惊丸。

24. B。解析:小儿外感咳嗽风寒用金沸草散,风热用桑菊饮;内伤咳嗽痰热用清金化痰汤阴虚用沙参麦冬汤。

26. A。解析:小儿肺炎喘嗽常证:风寒——华盖散,风热——银翘散合麻杏石甘汤,痰热——五虎汤合葶苈大枣泻肺汤,毒热——黄连解毒汤合三拗汤,阴虚肺热——沙参麦冬汤,肺脾气虚——人参五味子汤。

29. C。解析:肺炎喘嗽痰热闭肺证的治法为清热涤痰,开肺定喘,方用五虎汤合葶苈大枣泻肺汤。

31. C。解析:治疗心脾积热辨证,治以清心泻脾,方选清热泻脾散加减。

33. D。解析:口疮心火上炎证由心脾积热,循经上炎所致;治法为清心凉血,泻火解毒;方用泻心导赤散。

34.A。**解析**:泄泻是以大便次数增多,粪质稀薄如水样为主症的一种小儿常见脾胃系疾病。2岁以下小儿发病率高,因婴幼儿脾常不足,易于感受外邪、伤于乳食,或脾肾气阳亏虚,均可导致脾病湿盛而发生泄泻。

36.E。**解析**:脾虚泻的临床表现为大便稀溏,色淡不臭,多于食后作泻,时轻时重,面色萎黄,形体消瘦,神疲倦怠,舌淡苔白,脉缓弱,指纹淡。

37.C。**解析**:湿热泻的治法为清肠解热、化湿止泻,方用葛根黄芩黄连汤。保和丸为伤食泻的代表方,藿香正气散为风寒泻的代表方,参苓白术散为脾虚泻的代表方,附子理中汤合四神丸为脾肾阳虚泻的代表方。

38.A。**解析**:治疗小儿厌食脾失健运证,治以调和脾胃,运脾开胃,方选不换金正气散加减。

41.A。**解析**:厌食脾失健运证的治法为调和脾胃,运脾开胃,方用不换金正气散。

42.C。**解析**:积滞乳食内积证乳积者用消乳丸,食积者用保和丸;脾虚夹积证用健脾丸。厌食脾失健运证用不换金正气散,脾胃气虚证用异功散、参苓白术散。

43.E。**解析**:疳证指由于喂养不当或多种疾病的影响,使脾胃受损,气液耗伤而导致的以全身虚弱羸瘦,面黄发枯,精神萎靡或烦躁,饮食异常为特征的慢性病证。

44.B。**解析**:眼疳证。证候:两目干涩,畏光羞明,眼角赤烂,甚则黑睛混浊,白翳遮睛,或有夜盲等。治法:养血柔肝,滋阴明目。代表方剂:石斛夜光丸。

45.A。**解析**:口疳证。证候:口舌生疮,甚或满口糜烂,秽臭难闻,面赤心烦,夜卧不宁,小便短黄,或吐舌、弄舌,舌质红,苔薄黄,脉细数。治法:清心泻火,滋阴生津。代表方剂:泻心导赤散。

46.C。**解析**:疳积证多因脾虚夹积而致,脾胃虚损,化源不足,故形体明显消瘦,面色萎黄无华,四肢枯细;脾虚不运,乳食停积,故腹部膨隆;积久化热故烦躁不宁。治法为消积理脾。

47.A。**解析**:汗证的病因多为表虚不固,卫失外护;营卫失调,腠理不密;气阴虚弱,汗液外泄。而小儿脏腑娇嫩,形气未充,故多为表虚不固,气虚所致。

48.D。**解析**:小儿汗证病机:肺卫不固,营卫失调,气阴亏虚,湿热迫蒸。阴阳失调不属小儿汗证病机。

50.B。**解析**:惊风是小儿常见的一种急重病证,临床以抽搐、昏迷为主要症状。惊风的证候可概括为四证八候,四证即痰、热、惊、风;八候指搐、搦、掣、颤、反、引、窜、视。

51.C。**解析**:慢惊风脾虚肝亢证治宜温中健脾、缓肝理脾,方选缓肝理脾汤。

52.E。**解析**:急惊风多由外感时邪、内蕴湿热和暴受惊恐而引发。体虚多易导致慢惊风。

53.B。**解析**:急惊风的主证是热、痰、惊、风,治疗应以清热、豁痰、镇惊、息风为基本原则。

54.A。**解析**:水肿的发生,外因为感受风邪、水湿或疮毒入侵,内因主要是肺、脾、肾三脏功能失调。

55.A。**解析**:水肿病位主要在肺脾肾。病机关键为外邪诱发肺脾肾功能失调,气化失常,水液内停,泛溢肌肤。其病机可概括为"其标在肺,其制在脾,其本在肾"。

56.B。**解析**:水肿湿热内侵证:头面肢体浮肿或轻或重,小便黄赤而少,尿血,烦热口渴,头身困重,常有近期疮毒史,舌苔黄腻,脉滑数。治法:清热利湿,凉血止血。方药:五味消毒饮合小蓟饮子加减。

58.B。**解析**:菟丝子散能温补固涩,主治肾阳不足,下焦虚冷,小便多或不禁,菟丝子散所治的小儿遗尿应是肾气不足证。

59.B。**解析**:遗尿肾气不足证:寐中多遗,可达数次,小便清长,面白少华,神疲乏力,智力较同龄儿稍差,肢冷畏寒,舌质淡,苔白滑,脉沉无力。治法:温补肾阳,固涩膀胱。代表方剂:菟丝子散。

60.A。**解析**:遗尿多与膀胱和肾的功能失调有关,其主要病机为肾气不固,肺脾气虚。

61.B。**解析**:遗尿心肾失交证治法:清心滋肾,安神固脬。代表方剂:交泰丸合导赤散。

62.E。**解析**:该题考查麻疹病因,理解记忆即可。麻疹发病的原因为感受麻疹时邪。

63.B。**解析**:该题考查小儿麻疹的好发年龄。小儿麻疹一年四季均可发病,好发于冬春季节,6个月到5岁小儿均易发病。

64.E。解析:麻疹患儿护理应保持眼睛、鼻腔、口腔、皮肤的清洁卫生,故出疹期间也应洗脸、洗眼。

65.A。解析:玫瑰色丘疹自耳后发际→额面颈部→躯干→四肢,3天左右出齐。疹退后遗留棕色色素斑、糠麸样脱屑。

66.C。解析:初期发热,流涕,咳嗽,两目畏光多泪,口腔两颊黏膜近白齿处可见麻疹黏膜斑。麻疹黏膜斑为麻疹早期特有体征。

67.E。解析:在治疗上,麻疹顺证以透、清、养为治疗原则。

68.E。解析:麻疹收没期,可见发热渐退、咳嗽渐减,疹点依次渐回,皮肤呈麦麸状细微脱屑,并有色素沉着、纳食增加、精神好转等表现。

69.D。解析:水痘是由水痘时邪引起的一种传染性强的出疹性疾病,可见发热轻微,或无热,鼻塞流涕,喷嚏、咳嗽,起病后1~2天出皮疹,疹色红润,疱浆清亮,可见根盘红晕,红晕不明显。

70.B。解析:水痘病在肺脾两经。若邪毒炽盛,毒热化火,内陷心肝,可出现壮热不退、神志模糊,甚至昏迷、抽搐等邪毒内陷心肝之变证。

71.C。解析:水痘为感受水痘时邪,主要病机为时邪蕴郁肺脾,湿热蕴蒸,透于肌表。

72.B。解析:水痘邪伤肺卫证:发热轻微,或无发热,鼻塞流涕,喷嚏,咳嗽,起病后1~2天出皮疹,疹色红润,疱浆清亮,根盘红晕,皮疹瘙痒,分布稀疏,此起彼伏,以躯干为多,舌苔薄白,脉浮数。治法:疏风清热,利湿解毒。代表方剂:银翘散。

73.C。解析:水痘邪炽气营证:壮热不退,烦躁不安,口渴欲饮,面红目赤,皮疹分布较密,疹色紫暗,疱浆混浊甚至可见出血性皮疹、紫癜,大便干结,小便短黄,舌红或绛,苔黄糙而干,脉数有力。治法:清气凉营,解毒化湿。代表方剂:清胃解毒汤。

74.B。解析:该题考查小儿痄腮证型以及方药。龙胆泻肝汤治疗痄腮之毒窜睾腹证,治法:清肝泻火,活血止痛。

76.D。解析:痄腮多发于3岁以上儿童,2岁以下婴幼儿少见。本病一般预后良好。

77.D。解析:使君子仁,文火炒黄嚼服。每岁1~2粒,最大剂量不超过20粒,晨起空腹服,连服2~3天。

78.A。解析:蛔虫病肠虫证的治法为驱蛔杀虫、调理脾胃,方用使君子散。

80.E。解析:小儿素体脾肾虚弱,外为暑气熏蒸,内则真阳不足,易出现上盛下虚之证。

82.B。解析:小儿出生时体重约为3kg。小儿体重公式:<6个月体重(kg)=3+0.7×月龄;7~12个月体重(kg)=7+0.5×(月龄-6);1岁以上体重(kg)=8+2×年龄。因此,9个月婴儿体重(kg):7+0.5×3=8.5kg。

83.A。解析:出生时身长约为50cm。生后第一年身长增长最快,约25cm。第二年身长增长速度减慢,约10cm。因此,2岁小儿正常身高是50+25+10=85cm。临床可用以下公式估算2岁后至12岁儿童的身高:身高=70+7×年龄。

85.B。解析:小儿语言发育要经过发音、理解和表达3个阶段。1个月能哭,2个月发喉音,3个月发出咿呀发音,4个月能笑出声,7个月会发复音,如"爸爸""妈妈",1岁能说出简单的生活用词,15个月能说出几个词及自己的名字;18个月能指出身体各部分;2岁能用2~3个字组成的名词表达意思;3岁能说儿歌,能数几个数字;4岁能认识3种以上颜色;5岁能唱歌,并能认识简单的汉字;6~7岁能讲故事,学习写字,准备上学。

86.A。解析:纯阳学说:纯,指小儿初生,未经太多的外界因素影响,胎元之气尚未耗散;阳,指以阳为用,即生机。纯阳学说高度概括了小儿在生长发育、阳充阴长的过程中,表现为生机旺盛,发育迅速,犹如旭日之初升、草木之方萌,蒸蒸日上、欣欣向荣的生理现象。

87.A。解析:由于小儿为稚阴稚阳之体,脏腑娇嫩,卫外功能较成人为弱,又寒温不知自调,因而更易被"六淫"邪气所伤,产生各种肺系疾病;小儿脏腑娇嫩,又易被燥邪、暑邪所伤,形成肺胃阴津不足、气阴两伤等证;小儿为纯阳之体,六气易从火化,小儿伤于外邪以热性病证为多。

88.A。解析:历代儿科医家对于小儿诊法,既主张四诊合参,又特别重视望诊,诚如《幼科铁镜·望形色审苗窍从外知内》所说:"而小儿科,则惟以望为主。"

89.A。解析:指纹的辨证纲要归纳为"浮沉分表里,红紫辨寒热,淡滞定虚实,三关测轻重"。
"浮"指指纹浮现,显露于外,主病邪在表;"沉"指指
纹沉伏,深而不显,主病邪在里。正常小儿的指纹
大多淡紫隐隐在风关以内。纹色鲜红浮露,多为外
感风寒;纹色紫红,多为邪热郁滞;纹色淡红,多为
内有虚寒;纹色青紫,多为瘀热内结;纹色深紫,多
为瘀滞络闭,病情深重。指纹色淡,推之流畅,主气
血亏虚;指纹色紫,推之滞涩,复盈缓慢,主实邪内
滞,如瘀热、痰湿、积滞等。纹在风关,示病邪初入,
病情轻浅;纹达气关,示病邪入里,病情较重;纹进
命关,示病邪深入,病情加重;纹达指尖,称透关射
甲,若非一向如此,则示病情重危。

91.B。解析: 小儿正常脉象较成人软而稍数,
年龄越小,脉搏至数越快。

92.C。解析: 热熨法是将药炒热后,用布包裹
以熨肌表的一种外治法。如炒热食盐熨腹部治疗
寒证腹痛。用生葱、食盐炒热,熨脐周围及少腹,治
疗尿癃。用葱白、生姜、麸皮,热炒后用布包好,熨
腹部,治疗内寒积滞的腹部胀痛。用吴茱萸炒热
布包熨腹部,治风寒腹痛等。

93.A。解析: 胎怯的病因为先天禀赋不足,病
变脏腑主要在肾与脾,发病机制为先天禀赋不足,
化源未充,濡养不足,肾脾两虚,五脏失养。

94.A。解析: 生理性黄疸生后第2~3日出现,
第4~6日达高峰,7~10天消退,早产儿持续时间
较长。

97.A。解析: 哮喘的病机关键在痰伏于肺,形
成凤根,遇触即发。凤痰久伏造成哮喘反复发作。
哮喘发作的机制,在于外因引动伏痰,痰气相合。

98.D。解析: 泄泻治疗,以运脾化湿为基本
法则。

99.C。解析: 汗证营卫失调证的临床表现:以
自汗为主,或伴盗汗,汗出遍身而抚之不温,畏寒恶
风,不发热,或伴有低热,精神疲倦,胃纳不振,舌质
淡红,苔薄白,脉缓。

100.A。解析: 遗尿肺脾气虚证的治法为补肺
益脾,固涩膀胱,方用补中益气汤合缩泉丸。

101.D。解析: 五软指头项软、口软、手软、足
软、肌肉软,不包括腿软。

102.C。解析: 丹痧在起病24小时内开始出现
皮疹,先于颈、胸、背及腋下、肘弯等处,迅速蔓延全

身,其色鲜红细小,并见环口苍白圈和草莓舌。

103.D。解析: 痄腮热毒蕴结证的治法为清热
解毒,软坚散结,方用普济消毒饮。

104.D。解析: 蛔厥证蛔虫入膈,窜入胆腑,腹
痛在剑突下、右上腹,呈阵发性剧烈绞痛,痛时肢冷
汗出,多有呕吐,且常见呕吐胆汁和蛔虫,证属寒热
错杂,病初多偏寒,继之渐化热。

106.C。解析: 母乳喂养的优点有:①母乳中含
有最适合婴儿生长发育的各种营养素,易于消化和
吸收,是婴儿期前4~6个月最理想的食物;母乳含
不饱和脂肪酸较多,有利于脑发育。②母乳中含有
丰富的抗体、活性细胞和其他免疫活性物质可增强
婴儿抗感染能力。③母乳温度及泌乳速度适宜,新
鲜无细菌污染,直接喂哺,简便经济。④母乳喂养
有利于增进母子感情,又便于观察小儿变化,随时
照料护理。⑤产后哺乳可促进母体子宫收缩复原,
推迟月经复潮,不易怀孕,减少乳母患乳腺癌和卵
巢肿瘤的可能性。

107.A。解析: 银翘散辛凉透表,清热解毒。风
热感冒治法为辛凉解表,时邪感冒治法为清热解
毒,二者皆为银翘散所治。

108.C。解析: 脉搏的检测在小儿安静时进行,
新生儿的脉搏每分钟可达140~120次,随着年龄
的增长,脉搏次数逐渐降低。小儿血压的测量需根据
不同年龄选择不同宽度的袖带。不同年龄小儿血
压正常值推算公式为:收缩压=80+2×年龄,舒张
压=收缩压×2/3。小儿年龄越小,血压就越低。

111.D。解析: A、B多用于外科病证。C常用
以治疗痹证和哮喘等病证。E常用于肺炎喘嗽、哮
喘、腹痛、遗尿等病证。

112.E。解析: 患儿出生后28天,面目皮肤发
黄,辨病为胎黄。色泽鲜明如橘,不欲吮乳,大便秘
结,小便深黄,舌质红,苔黄腻,辨证为湿热郁蒸证。
治法为清热利湿退黄,方用茵陈蒿汤。

114.B。解析: 根据患儿症状可诊断为感冒风
寒夹痰证。治法为辛温解表,宣肺化痰,方药在疏
风解表的基础上,加二陈汤、三拗汤。

116.D。解析: 患儿咳嗽痰多,辨病为咳嗽。痰
热犯肺,肺失宣肃,则咳嗽痰多,色黄黏稠,难以咯
出,发热口渴;热扰心神,故烦躁不宁;舌红苔黄,脉
滑数为里热之征。辨证为痰热咳嗽证,治法为清热

化痰止咳,方选清金化痰汤。

117.C。解析:高热不退,咳嗽喘促,鼻扇,喉中痰声辘辘,口唇紫绀,为痰热闭肺之表现。病机已至肺气闭郁阶段,可与痰热咳嗽相鉴别。"热、咳、痰、喘、扇"是肺炎咳嗽的典型症状。

118.C。解析:患儿咳痰稠黄,口渴欲饮,大便干燥是有内热之征,又因受凉而发病,是一外寒内热证,外寒内热临床表现为喘促痰鸣,鼻塞喷嚏,流清涕,或恶寒发热,咯痰黏稠色黄,口渴,大便干结,尿黄,舌红,苔白,脉滑数或浮紧。治以解表清里,定喘止咳。

120.B。解析:主症见口腔满布白屑,兼见面赤唇红,烦躁不宁,吮乳哭啼,此为鹅口疮心脾积热证,治宜清心泻脾,用清热泻脾散。A用治鹅口疮虚火上浮证。

121.C。解析:口疮常见风热乘脾、心火上炎、虚火上浮三个证型。其中风热乘脾证与心火上炎证症状相似,但风热乘脾证可见口臭涎多,大便秘结;心火上炎证可见心烦不安,口干欲饮。虚火上浮证虚象明显,不易与此两证混淆。此患儿见口臭涎多,辨证为风热乘脾。

123.B。解析:口疮风热乘脾证见口腔溃疡较多,或满口糜烂红赤,拒食烦躁,多啼,口臭涎多,小便短黄,大便干结,或发热面赤,舌红苔黄,脉滑数。口疮心火上炎证见舌上糜烂或溃疡、色红赤,饮食困难,心烦不安,口干欲饮,小便短赤,舌尖红赤,舌苔薄黄,脉数。口疮虚火上浮证见舌口溃疡或糜烂,稀散色淡,口流清涎,神疲颧红,舌淡红,苔少或花剥,脉细数。乳蛾风热搏结证见喉核赤肿,咽喉疼痛,或咽痒不适,吞咽不利,发热重,恶寒轻,鼻塞流涕,头痛身痛,舌红,苔薄白或黄,脉浮数或指纹浮紫。乳蛾肺胃阴虚证见喉核肿大暗红,咽干咽痒,日久不愈,干咳少痰,大便干结,小便黄少,舌质红,苔少,脉细数或指纹淡紫。

124.D。解析:患儿以泻下稀薄为主症,当属泄泻,其湿热之邪,蕴结脾胃,下注大肠,传化失职,故见泻下稀薄或如水注。湿性黏腻,热性急迫,湿热交蒸,壅遏肠胃气机,故见泻下色黄而臭、肛门灼热。

126.C。解析:患儿症见泄泻2天,质稀如水,色黄混浊,诊断为泄泻。又见精神不振,口渴心烦,

眼眶凹陷,皮肤干燥,小便短赤。舌红少津,苔少,表明患儿阴津耗伤。此为泄泻之气阴两伤证,治疗时除止泻外应健脾益气,酸甘敛阴。

129.D。解析:积滞是以不思乳食,食而不化,脘腹胀满,嗳气酸腐,大便溏薄、秘结酸腐为特征。本患儿表现与积滞相符合。

130.D。解析:疳气症状轻;干疳消瘦症状明显;疳积有肚腹膨胀等积滞表现;疳肿胀有明显的浮肿及水湿停滞见症。本患者消瘦明显。

131.C。解析:厌食以长期食欲不振为主要特征,无明显消瘦。积滞以不思乳食,食而不化,脘腹胀满,大便酸臭为特征,无形体消瘦。疳证以形体消瘦,面色无华,毛发干枯,精神萎靡或烦躁不安,饮食异常为临床特征。疳气证辨证要点为形体消瘦,毛发稀疏,急躁易怒;疳积证辨证要点为形体明显消瘦,四肢枯细,肚腹膨胀,烦躁不宁;干疳证辨证要点为形体极度消瘦,精神萎靡,杳不思食。

132.C。解析:该题主要考查疳气的症状,理解记忆即可。疳气为疳证初起阶段,由脾胃失和,纳化失健所致。以形体略瘦、食欲不振为特征。该患儿2岁,易发腹泻,形体消瘦,面色少华,毛发稀疏,不欲饮食,急躁易怒,大便糖稀,舌淡红,苔薄白,指纹淡红,可判断为疳证的疳气证。

133.B。解析:干疳证:形体极度消瘦,皮肤干瘪起皱,大肉已脱,皮包骨头,貌似老人,毛发干枯,面色㿠白,精神萎靡,啼哭无力,腹凹如舟,杳不思食,大便稀溏或便秘,舌淡嫩,苔少,脉细弱。治法:补益气血。代表方剂:八珍汤。

134.D。解析:根据题干辨患儿为疳积重症阶段,因脾胃虚衰,生化乏源,气血亏耗,诸脏失养。

135.A。解析:自汗明显,伴盗汗,汗出以头部、肩背明显,动则益甚,面色少华,少气乏力,平时容易感冒,舌淡苔少,脉细弱,为表虚不固之表现。营卫失调表现为汗出遍身而不温,畏寒恶风等。气阴亏虚表现为口干、手足心灼热等。这是汗证的三个证型。

137.D。解析:该患儿可诊断为汗证肺卫不固证,首选玉屏风散合牡蛎散。黄芪桂枝五物汤是营卫失调证首选;生脉散是气阴亏虚证首选。

138.C。解析:气阴两伤,形体消瘦,气虚不能敛阴,阴虚而生内热,迫津外泄,故盗汗、自汗;汗为

心液,故心烦少寐;口干,足心灼热,舌淡苔花剥,均为阴亏之象。应治以益气养阴。

139.B。解析:患儿自汗,头、肩、背出汗明显,活动后加重,当属汗证。其肺卫不固,外邪易侵,卫阳之气无力温煦,故易感冒;神倦乏力,面色少华,四肢欠温,舌淡苔薄,脉弱亦为肺卫不固之象,治宜益气固表。

140.D。解析:患儿以汗出较多为特征,当属汗证,其气虚不能敛汗,而阴亏虚火内炽,迫津外泄而为汗,故见心烦少寐,寐后汗多、低热、口干、手足心热,舌脉亦为气阴亏虚之象,治以生脉散,可益气养阴。

141.C。解析:该患者可辨证为汗证湿热迫蒸证,首选泻黄散。玉屏风散合牡蛎散治疗汗证肺卫不固证,黄芪桂枝五物汤治疗汗证营卫失调证,生脉散治疗汗证气阴亏虚证。

143.D。解析:患儿具长期泄泻病史,有轻度抽搐症状,由此可诊为慢惊风。患儿久泻不止,脾土受伤,肝木无制,因脾虚肝旺而出现慢惊风的早期症状。

144.E。解析:外感风邪,内停水湿,风水相搏,风性向上,善行数变,故眼睑浮肿;邪气犯肺,水道通调失常,故尿少色赤;水湿化热,故伴发热咽痛;舌淡苔薄白,脉浮为外感风邪表现。辨证属风水相搏证,应治以疏风宣肺,利水消肿,方选麻黄连翘赤小豆汤合五苓散。

145.B。解析:该患者可诊断为水肿湿热内侵证,首选五味消毒饮合小蓟饮子。麻黄连翘赤小豆汤合五苓散是水肿风水相搏证首选。

146.A。解析:由患儿症状诊断为水肿之风水相搏证。治以疏风宣肺、利水消肿。清热利湿、凉血止血为湿热内侵之水肿治法。其他选项皆非水肿治法。

147.A。解析:水肿风水相搏证:水肿大都先从眼睑开始,继而四肢,甚则全身浮肿,来势迅速,颜面为甚,皮肤光亮,按之凹陷即起,尿少或有尿血,伴发热恶风,咽痛身痛,苔薄白,脉浮。治法:疏风宣肺,利水消肿。代表方剂:麻黄连翘赤小豆汤合五苓散。

148.B。解析:辨证属脾肾气虚证,治以温补脾肾、升提固摄,方用缩泉丸。八正散主治湿热下注;

菟丝子散主治肾气不足之遗尿;补中益气汤主治肺脾气虚之遗尿;金匮肾气丸温补肾阳,化气行水。

149.C。解析:尿频脾肾气虚证:病程日久,小便频数,滴沥不尽,尿液不清,神倦乏力,面色萎黄,食欲不振,甚则畏寒怕冷,手足不温,大便稀薄,眼睑浮肿,舌质淡或有齿痕,苔薄腻,脉细弱。治法:温补脾肾,升提固摄。代表方剂:缩泉丸。

150.B。解析:患儿遗尿日久,兼见虚寒诸症。肾气虚弱,命火不足,下元虚寒,不能约束水道而致小便清长,频频尿床。命火不足,故见面色苍白,肢凉怕冷;肾气虚弱,腰为肾府,故见腰腿酸软;舌象也符合肾气不足证,当用菟丝子散温补肾阳、固涩小便。

151.D。解析:遗尿肾气不足证:寐中多遗,可达数次,小便清长,面白少华,神疲乏力,智力较同龄儿稍差,肢冷畏寒,舌质淡,苔白滑,脉沉无力。治法:温补肾阳,固涩膀胱。代表方剂:菟丝子散。

152.C。解析:五迟是小儿生长发育障碍的病证,指立迟、行迟、发迟、齿迟、语迟。题中患儿为五迟的患者,舌淡、苔少是气虚所致,又目无神采,夜卧不安责之肝肾。

153.A。解析:水痘邪伤肺卫证:发热轻微,或无发热,鼻塞流涕,喷嚏,咳嗽,起病后1~2天出皮疹,疹色红润,疱浆清亮,根盘红晕,皮疹瘙痒,分布稀疏,此起彼伏,以躯干为多,舌苔薄白,脉浮数。治法:疏风清热,利湿解毒。代表方剂:银翘散。

154.E。解析:水痘邪炽气营证:壮热不退,烦躁不安,口渴欲饮,面红目赤,皮疹分布较密,疹色紫暗,疱浆混浊,甚至可见出血性皮疹、紫癜,大便干结,小便短黄,舌红或绛,苔黄糙而干,脉数有力。治法:清气凉营,解毒化湿。代表方剂:清胃解毒汤。

155.C。解析:水痘邪炽气营证:壮热不退,烦躁不安,口渴欲饮,面红目赤,皮疹分布较密,疹色紫暗,疱浆混浊,甚至可见出血性皮疹、紫癜,大便干结,小便短黄,舌红或绛,苔黄糙而干,脉数有力。治法:清气凉营,解毒化湿。代表方剂:清胃解毒汤。

156.B。解析:患儿壮热5天,疹点由细小稀少而逐渐稠密,为出疹期,又大便干结,小便短少,舌质红赤,舌苔黄腻,脉数有力,毒象明显,治当清凉解毒,透疹达邪,方用清解透疹汤。

158.D。解析:麻疹邪毒闭肺证:高热烦躁,咳嗽气促,鼻翼扇动,喉间痰鸣,疹点紫暗或隐没,甚则面色青灰,口唇紫绀,舌质红,苔黄腻,脉数。治法:宣肺开闭,清热解毒。代表方剂:麻杏石甘汤。

160.E。解析:麻疹阴津耗伤证(收没期):麻疹出齐,发热渐退,咳嗽减轻,胃纳增加,皮疹依布发顺序渐回,皮肤可见糠麸样脱屑,并有色素沉着,舌红少津,苔薄净,脉细无力或细数。治法:养阴益气,清解余邪。代表方剂:沙参麦冬汤。

161.A。解析:猩红热邪侵肺卫证:发热骤起,头痛畏寒,肌肤无汗,咽喉红肿疼痛,常影响吞咽,皮肤潮红,痧疹隐隐,舌质红,苔薄白或薄黄,脉浮数有力。治法:辛凉宣透,清热利咽。代表方剂:解肌透痧汤。

162.A。解析:患儿发热伴腮部漫肿,当属流行性腮腺炎,全身症状不明显可诊断为邪犯少阳证。邪毒侵犯足少阳胆经,邪毒循经上攻腮颊,与气血相搏,凝滞于耳下腮部,则致腮部肿胀疼痛,邪毒郁于肌表,则致发热恶寒,舌苔薄黄,脉浮数均为邪犯少阳之象,治以疏风清热、散结消肿。

163.D。解析:痄腮邪犯少阳证:轻微发热恶寒,一侧或两侧耳下腮部漫肿疼痛,咀嚼不便,或有头痛、咽红、纳少,舌质红,苔薄白或薄黄,脉浮数。治法:疏风清热,散结消肿。代表方剂:柴胡葛根汤。

164.B。解析:热毒壅盛时邪病毒壅盛于少阳经脉,循经上攻腮颊,气血凝滞不通,则致腮部肿胀、疼痛、坚硬拒按,张口咀嚼不便,舌红苔黄,脉数;热毒炽盛,则高热不退,邪热扰心,则烦躁不安。

165.D。解析:此证为痄腮变证之毒窜睾腹,治宜清泻肝火、活血镇痛,方用龙胆泻肝汤。

166.D。解析:根据患儿症状可诊断为虫证之虫瘕证,治法为行气通腑,散蛔驱虫,方用驱蛔承气汤。

167.C。解析:蛔厥证蛔虫入膈,窜入胆腑,腹痛在剑突下、右上腹,呈阵发性剧烈绞痛,痛时肢冷汗出,多有呕吐,且常见呕吐胆汁和蛔虫,证属寒热错杂,病初多偏寒,继之渐化热。肠虫证最为多见,虫踞肠腑,多为实证,以发作性脐周腹痛为主要症状。

168.D。解析:患儿突然胃脘部绞痛,弯腰曲背,肢冷汗出,呕吐蛔虫1条,属蛔厥证,当以乌梅丸

安蛔止痛,驱蛔杀虫。

169.B。解析:A主治紫癜之血热妄行证。B主治紫癜之风热伤络,从胁下至腰下肿,发赤色,大小便不通,治痈疽、疔疮、乳痈及一切无名肿毒,初期憎寒壮热,头痛拘急者。C主治紫癜之气不摄血。D主治气血两燔之发斑,症见发热,或身热夜甚,外透斑疹,色赤,口渴或不渴,脉数等。E主治紫癜之阴虚火旺。患儿紫癜色鲜红、瘙痒为风热之邪伤及络脉,发热、舌红、脉浮数都符合风热伤络证,为紫癜初起,病未入血分,无脾虚、阴虚表现,发热不属于气血两燔。故当疏风散邪,凉血止血。

170.D。解析:咳嗽痰多色黄,黏稠难咳,甚则气息粗促,喉中痰鸣,或伴发热口渴,烦躁不宁,小便短赤,大便干结,舌红苔黄,脉滑数,辨证为痰热咳嗽证。

171.A。解析:痰热咳嗽证的治法为清热化痰止咳。

172.B。解析:痰热咳嗽证首选清金化痰汤。

173.D。解析:肺炎喘嗽是小儿时期常见的一种肺系疾病,临床以发热、咳嗽、痰壅、气喘,肺部闻及中细湿啰音,X线胸片见炎性阴影为主要表现,重者可见张口抬肩、呼吸困难、面色苍白、口唇青紫等症。感冒以发热、鼻塞流涕、喷嚏、咳嗽为主要临床特征。哮指声响言,喘指气息言,哮必兼喘,故通称哮喘。临床以反复发作,发作时喘促气急、喉间哮鸣、呼吸困难、张口抬肩、摇身撷肚为主要特征。反复呼吸道感染是指呼吸道感染(包括上呼吸道感染、下呼吸道感染)年发病在一定次数以上者,以感冒、乳蛾、咳嗽、肺炎喘嗽在一段时间内反复感染经久不愈为主要临床特征。

174.A。解析:风寒郁肺证见恶寒发热,喘咳,呼吸气急,痰白质稀,咽部不红,舌淡红苔薄白,脉浮紧。风热郁肺证见发热恶风,咳嗽,气促,口渴痰多,咽红肿赤,汗出,舌苔薄白微黄,脉浮数。毒热闭肺证见高热持续,咳嗽剧烈,面赤唇红,气急鼻扇,烦渴,舌红而干,苔黄腻,脉滑数。痰热闭肺证见发热烦躁,咳嗽而喘,呼吸困难,气急鼻扇,面赤口渴,苔黄质红,脉弦滑。阴虚肺热证见潮热盗汗,面色潮红,干咳无痰,舌苔光剥,质红而干,脉细数,指纹淡紫。

175.B。解析:肺炎喘嗽风寒郁肺证首选华盖

散。银翘散合麻杏甘石汤主治风热郁肺证;黄连解
毒汤合三拗汤主治毒热闭肺证;五虎汤合葶苈大枣
泻肺汤主治痰热闭肺证;沙参麦冬汤主治阴虚肺
热证。

176.D。解析:泄泻脾肾阳虚证见久泻不止,食
入即泻,便质清稀,完谷不化,精神萎靡,形寒肢冷,
面色白,睡时露睛,舌淡,脉细弱。伤食泻见脘腹胀
满疼痛,痛则欲泻,泻后痛减,大便酸臭,不思乳食,
舌质红,舌苔厚腻或微黄,脉滑数。湿热泻见泻下
稀薄,或如水注,大便深黄臭秽,或见少许黏液,食
欲不振,肢体倦怠,舌质红,苔黄腻,脉滑数。脾虚
泻见大便稀溏,色淡不臭,时轻时重,面色萎黄,神
疲倦怠,舌淡苔白,脉沉缓。风寒泻见泄泻清稀,夹
有泡沫,臭气不甚,肠鸣腹痛,或伴恶寒发热,舌苔
薄白或白腻,脉浮紧。

177.D。解析:伤食泻治法为运脾和胃,化湿和
中;风寒泻治法为疏风散寒,化湿和中;湿热泻治法
为清肠解热,化湿止泻;脾虚泻治法为健脾益气,助
运止泻;脾肾阳虚泻治法为温补脾肾,固涩止泻。

178.E。解析:伤食泻首选保和丸;风寒泻首选
藿香正气散;湿热泻首选葛根黄芩黄连汤;脾虚泻
首选参苓白术散;脾肾阳虚泻首选附子理中丸合四
神丸。

179.D。解析:全身虚弱羸瘦,面黄发枯,精神
萎靡,饮食异常,可诊断为疳证。足踝水肿,面色无
华,四肢欠温,小便不利,大便溏薄,舌淡红,苔薄
白,可辨证为疳肿胀证。疳气证见形体略瘦,面色
少华,毛发稍稀,精神欠佳,易发脾气,舌质红,舌苔
薄黄,脉细数。疳积证见形体明显消瘦,面色萎黄,
肚腹鼓胀,甚则青筋暴露,毛发稀疏如穗,睡眠不
宁,或见揉眉挖鼻,咬指磨牙,动作异常,食欲不振,
舌淡苔薄腻,脉沉细。干疳证见极度消瘦,皮肤干
瘪起皱,大肉已脱,毛发干枯,舌淡嫩或红。眼疳证
见两目干涩,畏光羞明,眼角赤烂,甚则黑睛混浊,
白睛生翳遮等。

180.D。解析:疳肿胀证治法为健脾温阳,利水
消肿;疳气证治法为调脾健运;疳积证治法为消积
理脾;干疳证治法为补益气血;眼疳证治法为养血
柔肝,滋阴明目。

181.D。解析:治疗疳肿胀证首选防己黄芪汤
合五苓散。资生健脾丸主治疳气证;肥儿丸主治疳

积证;八珍汤主治干疳证;石斛夜光丸主治眼疳证。

182.A。解析:麻毒入于气分,正气与毒邪抗
争,驱邪外泄,皮疹依序透发于全身,达于四末,出
现高热、神烦等,根据患者症状可诊断为麻疹邪入
肺胃证(出疹期)。初热期可见发热、咳嗽、喷嚏、流
涕等肺卫证。收没期可见麻疹依次回退,热退咳
减,精神转佳,胃纳渐增等。邪毒闭肺可见高热烦
躁、咳嗽气促、鼻翼扇动、喉间痰鸣,疹点紫暗,甚则
面色青灰、口唇紫绀。邪陷心肝可见高热不退,烦
躁谵妄,皮肤疹点密集成片,色泽紫暗,甚则神昏、
抽搐等。

183.C。解析:治疗麻疹邪入肺胃证(出疹
期),首选清解透表汤。解肌透痧汤为丹痧邪侵肺
卫证首选,宣毒发表汤为麻疹邪犯肺卫证(初热期)
首选,透疹凉解汤为风痧邪热气营证首选,清胃解
毒汤为水痘邪炽气营证首选。

184.B。解析:麻疹典型皮疹自耳后发际及颈
部开始,自上而下,蔓延全身,最后达于手足心。

188～189.A、E。解析:①根据公式,1岁以上
小儿体重(kg)=8+2×年龄,7～12个月体重(kg)
=7+0.5×(月龄-6)。1岁小儿体重(kg)为7+
0.5×(12-6)=10kg;3岁小儿体重(kg)为8+2×
3=14kg。小儿出生时身长约50cm,生后一年身长
增长最快,约25cm,其中前3个月约增长12cm。第
二年身长增长速度减慢,约10cm。2周岁后至青春
期身高(长)增长平稳,每年约7cm。进入青春期,
身高增长出现第二个高峰,其增长速率约为学龄期
的2倍,持续2～3年。可用以下公式推算2岁后至
12岁儿童的身高:身高(cm)=70+7×年龄。

190～191.D、C。解析:从1周岁至满3周岁,
称为幼儿期。3～7周岁为学龄前期,也称幼童期。

194～195.B、D。解析:乳食摄入量偏少可导
致气血生化不足,乳食摄入量过多又可导致食伤脾
胃,因此小儿出现脾胃病时,应注意喂养史。传染
病鉴别时,应询问预防接种史,包括卡介苗、麻疹减
毒活疫苗、脊髓灰质炎减毒活疫苗、白喉类毒素疫
苗的预防接种情况,记录接种年龄和反应等。

198～199.C、D。解析:①厌食脾胃气虚证:不
思进食,食而不化,大便溏薄夹不消化食物,面色少
华,形体偏瘦,肢倦乏力,舌质淡,苔薄白,脉缓无
力。②厌食脾胃阴虚证:不思进食,食少饮多,皮肤

失润,大便偏干,小便短黄,甚或烦躁少寐,手足心热,舌红少津,苔少或花剥,脉细数。

200~201.A、B。解析:常见的汗证有四种:①肺卫不固:以自汗为主,或伴盗汗,以头部、肩背部汗出明显,动则尤甚,神疲乏力,面色少华,平时易患感冒。舌淡,苔薄,脉细弱。②营卫失调:以自汗为主,或伴盗汗,汗出遍身而不温,微寒怕风,不发热,或伴有低热,精神疲倦,胃纳不振,舌质淡红,苔薄白,脉缓。③气阴亏虚:以盗汗为主,常伴自汗,手足心热。

204~205.A、D。解析:急惊风的四证是热、痰、惊、风,惊风八候:搐、搦、掣、颤、反、引、窜、视。

206~207.A、B。解析:①水肿风水相搏证:水肿大都先从眼睑开始,继而四肢,甚则全身浮肿,来势迅速,颜面为甚,皮肤光亮,按之凹陷即起,尿少或有尿血,伴发热恶风,咽痛身痛,苔薄白,脉浮。②水肿湿热内侵证:浮肿或轻或重,小便黄赤短少或见尿血,伴脓疱疮、疖肿、丹毒等,发热口渴,烦躁,头痛头晕,大便干结,舌红,苔黄腻,脉滑数。

208~209.C、B。解析:①尿频脾肾气虚证:病程日久,小便频数,滴沥不尽,尿液不清,神倦乏力,面色萎黄,食欲不振,甚则畏寒怕冷,手足不温,大便稀薄,眼睑浮肿,舌质淡或有齿痕,苔白腻,脉细弱。治法:温补脾肾,升提固摄。代表方剂:缩泉丸。②遗尿心肾失交证治法:清心滋肾,安神固脬。方药:导赤散合交泰丸。

212~213.A、B。解析:①麻疹邪犯肺卫证(初热期):发热咳嗽,微恶风寒,喷嚏流涕,咽喉肿痛,两目红赤,泪水汪汪,畏光羞明,神烦哭闹,纳减口干,小便短黄,大便不调。发热第2~3天,口腔两颊黏膜红赤,贴近白齿处可见麻疹黏膜斑,周围红晕。舌质偏红,苔薄白或薄黄,脉象浮数。②麻疹邪入肺胃证(出疹期):壮热持续,起伏如潮,肤有微汗,烦躁不安,目赤眵多,咳嗽阵作,皮疹布发,疹点由细小稀少而逐渐稠密,疹色先红后暗,皮疹凸起,触之碍手,压之褪色,大便干结,小便短少,舌质红赤,苔黄腻,脉数有力。

214~215.B、E。解析:①麻疹邪毒闭肺证辨证要点:高热不退,咳嗽气急,喉间痰鸣,鼻翼扇动,疹点紫暗。②麻疹邪毒攻喉证辨证要点:咽喉肿痛,咳声如吠,声音嘶哑,吸气困难。

222~223.E、D。解析:麻疹发热3~4天出疹,出疹时发热更高,一般出现麻疹黏膜斑。猩红热发热数小时~1天出疹,出疹时热高,一般会出现环口苍白圈、草莓舌、帕氏线等特殊体征。

224~225.A、D。解析:①水痘邪伤肺卫证:发热轻微,或无发热,鼻塞流涕,喷嚏,咳嗽,起病后1~2天出皮疹,疹色红润,疱浆清亮,根盘红晕,皮疹瘙痒,分布稀疏,此起彼伏,以躯干为多,舌苔薄白,脉浮数。治法:疏风清热,利湿解毒。代表方剂:银翘散。②水痘邪炽气营证:壮热不退,烦躁不安,口渴欲饮,面红目赤,皮疹分布较密,疹色紫暗,疱浆混浊,甚至可见出血性皮疹、紫癜,大便干结,小便短黄,舌红或绛,苔黄糙而干,脉数有力。治法:清气凉营,解毒化湿。代表方剂:清胃解毒汤。

226~227.C、E。解析:①痄腮热毒壅盛证治应清热解毒、息风开窍,方用普济消毒饮。②痄腮毒窜睾腹证治应清肝泻火、活血止痛,方用龙胆泻肝汤。

228~229.E、D。解析:①肠虫证:轻者可无症状,或时有绕脐腹痛,食欲不振,日渐消瘦,大便不调;重者,面色萎黄,形体消瘦,腹部疼痛,时作时止,可见面部白斑、白睛蓝斑,唇内栗状白点,大便下虫,或粪便镜检有蛔虫卵,舌苔薄腻或花剥,脉滑数。②蛔厥证:有肠蛔虫症状,突然腹部绞痛,弯腰屈背,辗转不宁,肢冷汗出,恶心呕吐,常吐出胆汁或蛔虫。腹部绞痛呈阵发性,疼痛部位在右上腹或剑突下,疼痛可暂时缓解减轻,但又反复发作。重者腹痛持续而阵发性加剧,可伴畏寒发热,甚至出现黄疸。舌苔多黄腻,脉弦数或滑数。

230~231.A、B。解析:本病治疗以驱蛔杀虫为主,辅以调理脾胃之法。如病情较重,腹痛剧烈,或出现蛔厥、虫瘕等并发症者,根据蛔"得酸则安、得辛则伏、得苦则下"的特性,先予酸、辛、苦等药味,以安蛔止痛治标,也可以标本兼施,安蛔、驱虫、通下并用,使胆腑、肠腑通利,腹痛较快缓解。

322~233.D、A。解析:夏季热之暑伤肺胃证主症:入夏后体温逐渐增高,发热持续,气温越高体温越高,皮肤灼热,少汗或无汗,口渴引饮,小便频数,甚则饮一溲一,精神烦躁,口唇干燥,舌质稍红,苔薄黄,脉数。治法:清暑益气,养阴生津。方药:王氏清暑益气汤加减。夏季热之上盛下虚证主症:精神萎靡,或虚烦不安,面色苍白,下肢清冷,小便清长,频繁无度,大便稀溏,身热不退,朝盛暮衰,口渴多饮,舌质淡,舌苔薄黄,脉细数无力。治法:温补肾阳,清心护阴。方药:温下清上汤加减。

　　234~235.B、A。解析:风热伤络之紫癜是由风热之邪外感,内窜血络所取,治疗疏风散邪,清热凉血。阴虚火旺之紫癜为阴虚不能敛阳而致火旺,灼伤血络所致,治以滋阴降火,凉血止血。

　　236~237.A、D。解析:紫癜风热伤络证的治法为疏风散邪,清热凉血,方用连翘败毒散。紫癜阴虚火旺证的治法为滋阴降火,凉血止血,方用大补阴丸。

针灸学

1. E	2. A	3. A	4. B	5. B	6. D	7. D	8. D	9. A	10. B
11. B	12. D	13. D	14. C	15. A	16. B	17. B	18. B	19. B	20. C
21. C	22. C	23. B	24. B	25. D	26. D	27. A	28. E	29. C	30. C
31. C	32. B	33. B	34. E	35. E	36. C	37. B	38. E	39. D	40. B
41. D	42. C	43. A	44. C	45. A	46. D	47. A	48. E	49. C	50. C
51. A	52. B	53. D	54. D	55. B	56. D	57. A	58. E	59. B	60. A
61. B	62. E	63. C	64. C	65. B	66. B	67. E	68. E	69. B	70. B
71. C	72. D	73. E	74. E	75. B	76. E	77. C	78. C	79. B	80. E
81. A	82. A	83. D	84. A	85. A	86. B	87. B	88. D	89. A	90. E
91. A	92. B	93. B	94. B	95. D	96. C	97. B	98. B	99. E	100. D
101. A	102. B	103. A	104. D	105. D	106. C	107. B	108. E	109. D	110. D
111. E	112. B	113. B	114. E	115. A	116. D	117. C	118. B	119. A	120. A
121. E	122. D	123. D	124. B	125. C	126. B	127. B	128. C	129. A	130. D
131. E	132. A	133. C	134. E	135. B	136. D	137. D	138. B	139. D	140. D
141. E	142. B	143. D	144. C	145. B	146. E	147. A	148. A	149. A	150. B
151. D	152. E	153. A	154. C	155. C	156. D	157. D	158. B	159. E	160. B
161. A	162. C	163. E	164. C	165. B	166. B	167. C	168. A	169. C	170. D
171. C	172. A	173. C	174. B	175. B	176. E	177. C	178. A	179. A	180. D
181. E	182. A	183. B	184. A	185. B	186. A	187. C	188. C	189. D	190. A
191. A	192. C	193. E	194. D	195. A	196. C	197. D	198. E	199. B	200. E
201. C	202. A	203. B	204. D	205. D	206. B	207. E	208. A	209. D	210. C
211. E	212. E	213. B	214. C	215. A	216. E	217. A	218. D	219. C	220. B
221. D	222. D	223. B	224. C	225. D	226. D	227. C	228. C	229. A	230. A
231. C	232. A	233. C	234. A	235. C	236. B	237. C	238. B	239. A	240. A
241. D	242. B	243. C	244. D	245. A	246. C	247. D	248. B	249. D	250. C
251. B	252. D	253. E							

1. E。解析：手三阴、手三阳经循行经过上肢；阳经过外侧，阴经过内侧。外侧前、中、后分别为手阳明大肠经、手少阳三焦经和手太阳小肠经。

2. A。解析：足三阳经分布于下肢外侧，排除B、E。足三阳经在下肢外侧的前、中、后分别为足阳明胃经、足少阳胆经、足太阳膀胱经。

4. B。解析：足三阳经均由头面部经躯干部行至下肢，其在躯干部的分布是阳明经行于前（胸腹面），太阳经行于后（背面），少阳经行于侧面。其共同的循行部位是头面部。

5. B。解析：表里手经接于手，表里足经接于足，同名阳经接头面，衔接阴经接胸腹。

7. D。解析：督脉总督一身阳经。故称为"阳脉之海"。任脉总任一身阴经，故称为"阴脉之海"。带脉约束纵行之脉。阴维脉调节六阴经经气。冲脉涵蓄十二经气血，故称"十二经脉之海""五脏六腑之海"或"血海"。其与生殖机能关系密切，冲、任脉盛，才能使胞宫行经、胎孕的生理功能正常运行。

12. D。解析：肘横纹（平尺骨鹰嘴）至腕掌（背）侧远端横纹的距离是12寸；胫骨内侧髁下方阴陵泉至内踝尖的距离是13寸；臀沟至腘横纹的距离是14寸；腘横纹（平髌尖）至外踝尖的距离是16寸；股骨大转子至腘横纹（平髌尖）的距离是19寸。

14. C。解析：剑突至脐中为8寸，两完骨间为9寸，天突至歧骨为9寸，剑突联合至脐中为9寸，腋前、后纹头至肘横纹（平肘尖）为9寸，前两额角发际（头维）之间为9寸。

15. A。解析：以上五穴皆分布在肘关节附近。尺泽，肘横纹中，肱二头肌腱桡侧凹陷中；曲泽，肘横纹中，肱二头肌腱尺侧凹陷中；少海，肘横纹内侧端与肱骨内上髁连线中点处；小海，肘内侧，尺骨鹰嘴与肱骨内上髁之间凹陷处；曲池，肘横纹外侧，尺泽与肱骨外上髁连线中点。

17. B。解析：少商穴位于拇指末节桡侧，指甲根角侧上方0.1寸；商阳穴位于食指末节桡侧，指甲根角侧上方0.1寸；少冲穴位于小指末节桡侧，指甲根角侧上方0.1寸；少泽穴位于小指末节尺侧，指甲根角侧上方0.1寸。

18. B。解析：手三里在前臂背面桡侧，当阳溪与曲池连线上，肘横纹下2寸处；而曲池在肘横纹外侧端，前臂骨度分寸为12寸。因此，手三里位于曲池穴下2寸处，阳溪穴上10寸处。

19. B。解析：曲泽在肘前区，肘横纹上，肱二头肌腱的尺侧缘凹陷中。曲池在肘区，尺泽与肱骨外上髁连线中点处。尺泽在肘区，肘横纹上，肱二头肌桡侧缘凹陷中。内关在前臂前区，腕掌侧远端横纹上2寸，掌长肌腱与桡侧腕屈肌腱之间。郄门在前臂前区，腕掌侧远端横纹上5寸，掌长肌腱与桡侧腕屈肌腱之间。

20. C。解析：下关位于面部，颧弓下缘中央与下颌切迹之间凹陷中，隶属于足阳明胃经。

21. C。解析：A为四白；B为颊车；C为地仓；D为颧髎；E为迎香。

22. C。解析：天枢穴属足阳明胃经，位于腹中部，平脐中，距脐中2寸。脐中即神阙穴。

24. B。解析：足三里主治胃痛、呕吐、噎膈、腹胀、腹泻、痢疾、便秘等胃肠病证；下肢痿痹；癫狂等神志病；乳痈、肠痈等外科疾患；虚劳诸证，为强壮保健要穴。

25. D。解析：足太阴经主治脾胃病、前阴病、妇科病。

26. D。解析：大都主治腹胀、胃痛、呕吐、腹泻、便秘等脾胃病证；热病，无汗。太白主治肠鸣、腹胀、腹泻、胃痛、便秘等脾胃病证；体重节痛。公孙主治胃痛、呕吐、腹痛、腹泻、痢疾等脾胃肠腑病证；心烦、失眠、狂证等神志病证；逆气里急、气上冲心（奔豚气）等冲脉病证。隐白主治月经过多、崩漏等妇科病；便血、尿血等慢性出血证；癫狂，多梦；惊风；腹满，暴泻。漏谷主治腹胀，肠鸣；小便不利，遗精；下肢痿痹。

27. A。解析：梁丘是胃经穴，胃俞是胃的俞穴，三阴交、公孙、阴陵泉是脾经穴。循行所过，主治所及，所以以上各穴均可以用来治疗脾胃病。而脾经的穴位还对生殖泌尿系统疾病有治疗作用，但是根据穴位的不同其治疗作用的强弱依次为三阴交、阴陵泉、公孙。

29. C。解析：会宗为手少阳三焦经的郄穴；梁丘为足阳明胃经的郄穴；养老为手太阳小肠经的郄穴；阳交为阳维脉的郄穴；金门为足太阳膀胱经的郄穴。

30. C。解析：听宫穴属手太阳小肠经。

31. C。解析：耳门位于耳屏上切迹与下颌骨髁突之间凹陷中;听会位于面部,耳屏间切迹与下颌骨髁突之间凹陷中;听宫位于面部,耳屏正中与下颌骨髁突之间凹陷中;下关位于面部,颧弓下缘中央与下颌切迹之间凹陷中;颊车穴位于面部,下颌角前上方一横指,按之凹陷处。

32.B。**解析:** A为足少阴肾经的起止穴;B为足太阳膀胱经的起止穴;C为足少阳胆经的起止穴;D为足厥阴肝经的起止穴;E为足阳明胃经的起止穴。

33.B。**解析:** 足太阳经主治脏腑病证、神志病、头面五官病、经脉循行部位的其他病证。

34.E。**解析:** 肺俞穴为肺之背俞穴,主治:①咳嗽、气喘、咳血等肺疾;②骨蒸潮热、盗汗等阴虚病证。

35.E。**解析:** 太冲主治中风、癫狂痫、小儿惊风、头痛、眩晕、耳鸣、目赤肿痛、口歪、咽痛等肝经风热病证;月经不调、痛经、经闭、崩漏、带下、难产等妇科病证;黄疸、胁痛、腹胀、呕逆等肝胃病证;癃闭、遗尿;下肢痿痹、足跗肿痛。行间主治中风、癫痫、头痛、目眩、目赤肿痛、青盲、口歪等肝经风热病证;月经不调、痛经、闭经、崩漏、带下等妇科经带病证;阴中痛、疝气、遗尿、癃闭、五淋等泌尿系病证;胸胁满痛。大敦主治疝气、少腹痛、遗尿、癃闭、五淋、尿血等泌尿系病证;月经不调、崩漏、阴缩、阴中痛、阴挺等月经病及前阴病证;癫痫、善寐。隐白主治月经过多、崩漏等妇科病;便血、尿血等慢性出血证;癫狂,多梦;惊风;腹满,暴泻。漏谷主治腹胀、肠鸣;小便不利,遗精;下肢痿痹。涌泉主治昏厥、中暑、小儿惊风、癫狂痫等急症及神志病证;头痛、头晕、目眩、失眠;咯血、咽喉肿痛、喉痹、失音等肺系病证;大便难、小便不利;奔豚气;足心热。

36.C。**解析:**《席弘赋》:伤寒无汗,攻复溜宜泻;伤寒有汗,取合谷当随。大椎与风池适用于治疗外感初起,太溪滋阴的作用强。

37.B。**解析:** 郄门主治心痛、心悸、心烦胸痛等心胸病证;咯血、呕血、衄血等热性出血证;疔疮;癫痫等神志病证。内关主治心痛、胸闷、心动过速或过缓等心系病证;胃痛、呕吐、呃逆等胃腑病证;中风、偏瘫、眩晕、偏头痛;失眠、郁证、癫狂痫等神志病证;肘臂挛痛。劳宫主治中风昏迷、中暑等急症;心痛、烦闷、癫狂痫等心与神志疾患;口疮、口臭、鹅掌风。

曲泽主治心痛、心悸、善惊等心系病证;胃痛、呕血、呕吐等胃腑热病病证;热病,昏迷;肘臂挛痛,上肢颤动。外关主治热病;咽喉肿痛、口歪、齿痛、目赤肿痛、耳鸣、耳聋等头面五官病证;瘰疬,胁肋痛;上肢痿痹不遂。

39.D。**解析:** 手少阳三焦经,起于无名指尺侧末端,向上经小指与无名指之间、手腕背侧,上达前臂外侧,沿桡骨和尺骨之间,过肘尖,沿上臂外侧上行至肩部,交出足少阳经之后,进入缺盆部,分布于胸中,散络于心包,向下通过横膈,从胸至腹,依次属上、中、下三焦。其支脉,从胸中分出,进入缺盆部,上行经颈项旁,经耳后直上,到达额角,再下行至面颊部,到达眼眶下部。另一支脉,从耳后分出,进入耳中,再浅出到耳前,经上关、面颊到目外眦。

40.B。**解析:** 五输穴不仅有经脉归属,而且具有自身的五行属性,按照"阴井木""阳井金"和五行生克规律进行配属。阳陵泉为胆经合穴,属土。

41.D。**解析:** 悬钟属足少阳胆经,八会穴之髓会。

42.C。**解析:** A是昆仑穴;C是悬钟穴;D为丰隆穴;E为内庭穴。B是C的混淆选项。

43.A。**解析:** A是丘墟的定位;B是照海的定位;C是公孙的定位;D是大都的定位;E是隐白的定位。

44.C。**解析:** 悬钟主治痴呆、中风等髓海不足疾患;颈项强痛,胸胁满痛,下肢痿痹。风市主治下肢痿痹、麻木及半身不遂等下肢疾患;遍身瘙痒。阳陵泉主治黄疸、胁痛、口苦、呕吐、吞酸等肝胆犯胃病证;膝肿痛、下肢痿痹及麻木等下肢、膝关节疾患;小儿惊风。环跳主治腰胯疼痛、下肢痿痹、半身不遂等腰腿疾患;风疹。足临泣主治偏头痛、目赤肿痛、胁肋疼痛、足跗疼痛等痛证;月经不调,乳痈;瘰疬。

45.A。**解析:** 阳陵泉主治黄疸、胁痛、口苦、呕吐、吞酸等肝胆犯胃病证;膝肿痛、下肢痿痹,麻木,小儿惊风;此外,阳陵泉为八会穴之筋会,可治疗筋脉失养病证。阳白主治内、外风所致的病证,以及目赤肿痛等五官病证,颈项强痛。丘墟主治目赤肿痛、目生翳膜等目疾;下肢痿痹,颈项痛,腋下肿,胸胁痛,外踝肿痛,足内翻,足下垂;以及疟疾。神庭主治癫狂痫,不寐,惊悸;头痛,眩晕,目赤,目翳,鼻渊,鼻衄。环跳主治腰腿疾患及风疹。

46.D。解析:足厥阴肝经:肝足厥阴之脉,起于大指丛毛之际,上循足跗上廉,去内踝一寸,上踝八寸,交出太阴之后,上腘内廉,循股阴,入毛中,环阴器,抵小腹,夹胃,属肝,络胆,上贯膈,布胁肋,循喉咙之后,上入颃颡。

48.E。解析:水沟即为人中,具有开窍醒神的作用。太冲穴也可以用来治疗晕厥,但是太冲穴不能治疗闪挫腰痛。临床上常用水沟穴治疗急性腰扭伤,尤其是腰正中线损伤者效果为佳。委中虽然可治闪挫腰痛,但是不能治疗晕厥。

49.C。解析:大椎主治热病、疟疾等外感病证,症见骨蒸潮热,神志病证,项强,风疹,痤疮等。腰阳关主治腰骶疼痛,下肢痿痹,妇科病证和男科病证。哑门主治暴喑,舌强不语,神志病证,头痛,颈项强痛。百会主治痴呆、中风、失语、头面病证,下陷性病证。水沟主治急危重症,为急救要穴之一,还主治神志病证、面鼻口部病证、闪挫腰痛、风水面肿等。

50.C。解析:长强位于督脉。

51.A。解析:关元脐下3寸,石门脐下2寸,气海脐下1.5寸,阴交脐下1寸,中极脐下4寸,以上五穴皆为任脉穴,位于前正中线上。

52.B。解析:承浆穴属于任脉,位于面部,颏唇沟正中的凹陷处。

53.D。解析:十宣位于手指尖端,距指甲游离缘0.1寸(指寸),左右共10穴。少冲位于小指末节桡侧,指甲根角侧上方0.1寸(指寸)。中渚位于手背第4、5掌骨间,第4掌指关节近端凹陷中。后溪在手内侧,第5掌指关节尺侧近端赤白肉际凹陷中。劳宫位于手掌。

55.B。解析:提捏进针法,适用于皮肤浅薄部位,如印堂穴。

59.B。解析:晕针处理:立即停止针刺,将针全部起出。使患者平卧,注意保暖,轻者仰卧片刻,给饮温开水或糖水后,即可恢复正常。重者在上述处理基础上,可刺水沟、素髎、内关、足三里,灸百会、关元、气海等穴,即可恢复。若仍不省人事,呼吸细微,脉细弱者,应配合其他治疗或采用急救措施。

60.A。解析:隔姜灸有温胃止呕、散寒止痛的作用;隔蒜灸有清热解毒、杀虫的作用;隔盐灸有回阳、救逆、固脱之功;隔附子饼灸有温补肾阳的作用;无瘢痕灸一般用于虚寒性疾患。

62.E。解析:远部选穴是指选取距离病痛较远处部位的腧穴,体现了"经脉所通,主治所及"的治疗规律。如胃痛选足阳明胃经的足三里,腰背痛选足太阳膀胱经的委中,上牙痛选足阳明胃经的内庭,下牙痛选手阳明大肠经的合谷等。辨证选穴是根据疾病的证候特点,分析病因病机而辨证选取穴位的方法。虚热选太溪为辨证选穴。

64.C。解析:本经配穴法是当某一脏腑、经脉发生病变时,即选该脏腑、经脉的腧穴配成处方的配穴方法。颊车、内庭均隶属于足阳明胃经,均可治疗牙痛。

65.B。解析:《难经》:井主心下满,荥主身热,输主体重节痛,经主喘咳寒热,合主逆气而泄。

66.B。解析:公孙、内关相配合主治心、胸、胃疾病;后溪、申脉相配合主治目内眦、颈项、耳、肩疾病;足临泣、外关相配合主治目锐眦、耳后、颊、颈、肩部疾病;列缺、照海相配合主治肺系、咽喉、胸膈疾病。外关和内关不属于相配合的八脉交会穴。

67.E。解析:《难经·六十九难》提出"虚者补其母,实者泻其子",将五输穴配属五行,然后按"生我者为母,我生者为子"的原则,虚证用母穴,实证用子穴。这一取穴法称为子母补泻取穴法,临床应用很广泛,分为本经子母补泻和他经子母补泻两种。题中诸选项均为胆经的腧穴,胆经五行属木,据"阴井木,阳井金",其子穴五行应属火,为经穴阳辅。

68.E。解析:原穴是脏腑原气经过和留止的部位,分布在腕、踝关节附近。络穴是由经脉别出的部位,分布在肘膝关节以下。俞穴是脏腑之气汇集于背腰部的腧穴。郄穴是各经经气深聚的腧穴,多分布在肘膝关节以下。

69.B。解析:后溪为手太阳小肠经的腧穴,为八脉交会穴,通于督脉。

70.B。解析:十二经脉和阴阳跷脉、阴阳维脉各有一个郄穴,合称为十六郄穴,多用于治疗本经循行部位及所属脏腑的急性病证。阴经郄穴多治疗血证;阳经郄穴多治疗急性痛证,如孔最治咯血、中都治崩漏、颈项痛取外丘、胃脘疼痛取梁丘等。下合穴主要用于治疗六腑疾病。原穴用于诊断和治疗脏腑疾病。络穴能沟通表里二经。募穴用于治疗相关脏腑和对应脏腑经络相联属的组织器官疾患。

71.C。解析:八会穴分别为脉会太渊、气会膻中、血会膈俞、脏会章门、腑会中脘、骨会大杼、髓会绝骨(悬钟)、筋会阳陵泉。其中阳陵泉又是胆的下合穴。

72.D。解析:头痛的治法为调和气血,通络止痛。主穴为百会、太阳、风池、阿是穴、合谷,厥阴头痛配四神聪、太冲、内关。

73.E。解析:腰痛主穴取大肠俞、阿是穴、委中。配穴是督脉病证配后溪,足太阳经证配申脉。寒湿腰痛配命门、腰阳关。瘀血腰痛配膈俞、次髎。肾虚腰痛配肾俞、太溪。腰椎病变配腰夹脊。

74.E。解析:针灸治疗漏肩风时,肩髃、肩髎、肩贞、肩前为局部取穴,可祛风散寒、活血通络、舒筋止痛;曲池、合谷、外关、阳陵泉为远部取穴,可疏导阳明、少阳经气,通络止痛。

75.B。解析:中风中经络的主穴是委中、尺泽、内关、三阴交、水沟、极泉。

76.E。解析:通里穴隶属手少阴心经,主治心病,舌强不语,暴喑,腕臂痛;哑门穴隶属督脉,系督脉与阳维脉之会穴,为治疗舌强不语、癫痫、项强首选穴。

77.C。解析:百会位于颠顶,可清利脑窍而定眩;风池位于头部,局部取穴,疏调头部气机;太冲为肝之原穴,可平肝潜阳;内关为八脉交会穴,通阴维脉,可宽胸理气,和中化痰止呕,与太冲配伍,属同名经配穴,加强平肝之力。

78.C。解析:廉泉穴位任脉、阴维脉交会穴,位于人体的颈部,当前正中线上,结喉上方,舌骨上缘凹陷处。根据腧穴近治作用的特点,廉泉可治舌部疾病。

79.B。解析:不寐应调理跷脉,安神利眠,选穴以手厥阴经、督脉和八脉交汇穴为主。治疗主穴为百会、安眠、神门、三阴交、照海、申脉。

80.E。解析:感冒为外邪侵犯肺卫所致,太阴、阳明互为表里,故取手太阴、手阳明经列缺、合谷以祛邪解表;督脉主一身之阳气,温灸大椎可通阳散寒,刺络出血可清泄热邪;风池为足少阳经与阳维脉的交会穴,"阳维为病苦寒热",故风池既可疏散风邪,又与太阳穴相配可清利头目。

81.A。解析:哮喘实证的治法为祛邪肃肺,化痰平喘。取手太阴经穴及相应背俞穴为主。手太阴经络穴列缺可宣通肺气,驱邪外出,合穴尺泽以肃肺化痰,降逆平喘;肺俞、中府乃肺之俞、募穴,调理肺脏,宣肺祛痰,止哮平喘,虚实之证皆可用之;定喘为止哮平喘的经验效穴。

82.A。解析:治疗胃痛的主穴有足三里、内关、中脘,寒邪犯胃者,加胃俞。

83.D。解析:治疗呕吐,取胃的募穴、足阳明经穴为主。治疗呕吐的主穴为中脘、内关、足三里。

84.A。解析:治疗呕吐的主穴为中脘、内关、足三里。寒邪客胃配上脘、胃俞;热邪内蕴配合谷、金津、玉液;饮食停滞配梁门、天枢;肝气犯胃配期门、太冲;痰饮内停配丰隆、公孙;脾胃虚寒配脾俞、胃俞。

85.A。解析:呕吐治疗的主穴操作为毫针平补平泻法。金津、玉液在口腔内,当舌系带两侧静脉上,左为金津,右为玉液。金津、玉液穴有清泄热邪,生津止渴的作用。热邪内蕴者金津、玉液点刺出血。

86.B。解析:便秘主穴:天枢、大肠俞、上巨虚、支沟。近取大肠募穴天枢与大肠俞同用为俞募配穴,远取大肠下合穴上巨虚合治内腑,三穴同用通调大肠腑气,理肠通便;支沟宣通三焦,行气导滞,为通便之经验效穴。

87.B。解析:中脘属奇经八脉之任脉,亦为胃经募穴,八会穴之腑会,位于人体上腹部,前正中线上,当脐中上4寸,可以降胃气,通腑气;太冲为肝之原穴,疏泄少阳经气,调理气机。

88.D。解析:慢性泄泻的主穴有神阙、天枢、足三里、公孙,天枢用平补平泻法。

89.A。解析:崩漏实证应通调冲任,祛邪固经,选穴以任脉、足太阴脾经为主;崩漏虚证应调补冲任,益气固经,选穴以任脉、足太阴脾经和足阳明胃经为主。

90.E。解析:遗尿的治法为调理膀胱,温肾健脾。取任脉、足太阴经穴及膀胱的背俞穴、募穴为主。

91.A。解析:瘾疹的主穴为曲池、合谷、血海、膈俞、三阴交。曲池、合谷属于手阳明经穴,与肺经相表里,可通经络、行气血、疏风清热;血海、膈俞合用意在"治风先治血,血行风自灭",两组穴位相配能疏风、活血、止痒;三阴交属足太阴经,乃足三阴经之交会穴,可养血活血、润燥祛风止痒。

92.B。解析:目赤肿痛的治法为疏散风热,消肿止痛。以近部取穴及手阳明、足厥阴经穴为主。主穴为睛明、太阳、风池、合谷、太冲。局部穴睛明、太阳宣泄患部郁热以消肿;取合谷调阳明经气,善清头面热邪;太冲、风池分属于肝胆两经,上下相应,可导肝胆之火下行。

93.B。解析:足少阳经主治侧头、耳病、胁肋病,手少阳经主治侧头、目病、耳病、胁肋病。

94.B。解析:十二经脉的交接规律是:①相表里的阴经与阳经在手足末端交接,如手太阴肺经在食指端与手阳明大肠经相交接;手少阴心经在小指端与手太阳小肠经相交接;手厥阴心包经在无名指端与手少阳三焦经相交接;足阳明胃经从跗(即足背部)上至足大趾内端与足太阴脾经相交接;足太阳膀胱经在小趾端与足少阴肾经相交接;足少阳胆经从跗上分出,至大趾外端与足厥阴肝经相交接。②同名的阳经与阳经在头面部交接,如手足阳明经交接于鼻旁,手足太阳经皆通于目内眦,手足少阳经皆通于目外眦。③相互衔接的阴经与阴经在胸中交接,如足太阴经与手少阴经交接于心中,足少阴经与手厥阴经交接于胸中,足厥阴经与手太阴经交接于肺中。由此可见 A 为手足少阳经的交接部位,B 为手足太阳经的交接部位,其他选项无在此交接的经脉。

96.C。解析:十二经脉的循行走向规律是:手三阴经从胸走手,手三阳经从手走头,足三阳经从头走足,足三阴经从足走腹胸。

97.B。解析:十五络穴歌诀:列缺偏历肺大肠,通里支正心小肠;心包内关三焦外,公孙丰隆脾胃详;胆络光明肝蠡沟,大钟络肾膀飞扬;脾之大络名大包,任络尾翳督长强。八脉交会穴歌诀:公孙冲脉胃心胸,内关阴维下总同;临泣胆经连带脉,阳维目锐外关逢;后溪督脉内眦颈,申脉阳跷络亦通;列缺任脉行肺系,阴跷照海膈喉咙。

98.B。解析:八会穴为脏、腑、气、血、筋、脉、骨、髓等精气交会的8个腧穴。简易歌诀为:腑会中脘脏章门,髓会绝骨筋阳陵,血会膈俞骨大杼,脉太

渊气膻中寻。血海非特定穴。

99.E。解析:《灵枢·经脉》原文指出:"肺手太阴之脉,起于中焦,下络大肠,还循胃口,上膈属肺。"

100.D。解析:列缺向肘部斜刺 0.5~0.8 寸。合谷直刺 0.5~1.0 寸。血海直刺 1~1.5 寸。太渊避开桡动脉,直刺 0.3~0.5 寸。鱼际直刺 0.5~0.8 寸。孕妇不宜针。

101.A。解析:少商主治咽喉肿痛、鼻衄、高热等肺系实热证,癫狂、昏迷,中暑,指肿,麻木。宜浅刺,或点刺出血。鱼际主治咳嗽、咯血、咽干、咽喉肿痛失音等肺系病证,外感发热,掌中热,以及小儿疳积。宜直刺。侠白主治咳嗽、气短等肺系病证,以及干呕,上臂痛。宜直刺。天府主治咳嗽、气喘、鼻衄等肺系病证,以及瘿气,上臂痛。宜直刺。列缺主治咳嗽、气喘、咽喉肿痛等肺系病证以及头痛、齿痛等头部疾患,手腕痛,宜向肘部斜刺。

102.B。解析:循行于胸腹部的十二经脉主要为足三阴经,其中在胸部循行分布特点:距前正中线旁 2、4、6 寸依次为足少阴肾经、足阳明胃经、足太阴脾经;在腹部循行分布特点:距前正中线旁开 0.5、2、4 寸依次为足少阴肾经、足阳明胃经、足太阴脾经。

103.A。解析:足三里为胃经合穴、胃下合穴,主治胃痛、呕吐、噎膈、腹胀、腹痛、痢疾、便秘等胃肠疾病,下肢痿痹,癫狂等神志病,乳痈、肠痈等外科疾患,气喘、痰多,虚劳诸证,为强壮保健要穴。

104.D。解析:犊鼻位于屈膝髌韧带外侧凹陷中,上巨虚为大肠下合穴,位于犊鼻穴下 6 寸,主治胃肠病证与下肢痿痹;下巨虚为小肠下合穴,位于上巨虚穴下 3 寸;丰隆为胃经络穴,位于外踝尖上 8 寸,胫骨前肌的外缘;地机为脾经郄穴,位于内踝尖与阴陵泉的连线上,阴陵泉穴下 3 寸;解溪位于足背踝关节横纹中央凹陷处,当踇长伸肌腱与趾长伸肌腱之间。

105.D。解析:膏肓为膀胱经腧穴,主治咳嗽、气喘、肺痨等肺之虚损证,肩胛痛,健忘、遗精、盗汗等虚劳诸疾。肾俞为膀胱经腧穴,肾之背俞穴,主治头晕、耳鸣、耳聋、腰酸痛等肾虚病证,遗尿、遗精、阳痿早泄、不育等生殖泌尿系疾病,月经不调、带下、不孕等妇科病证。天宗为小肠经腧穴,主治

肩胛疼痛、肩背损伤等局部病证,乳痈,气喘。养老为小肠经郄穴,主治目视不明,肩背肘臂酸痛,急性腰痛。后溪为小肠经输穴,"输主体重节痛",后溪亦为八脉交会穴通于督脉,精气可随督脉循行输布达背部,主治头项强痛,腰背痛,手指及肘臂挛痛等痛证,耳聋、目赤、癫狂痫,盗汗,疟疾。

106.C。解析:肝俞位于第9胸椎棘突下,旁开1.5寸;膀胱俞位于第2骶椎棘突下,旁开1.5寸,约平第2骶后孔;大肠俞位于第4腰椎棘突下,旁开1.5寸;胃俞位于第12胸椎棘突下,旁开1.5寸;肾俞位于第2腰椎棘突下,旁开1.5寸。

107.B。解析:足太阴脾经主要分布在胸腹任脉旁开第二侧线及下肢内侧前缘。足少阴肾经主要分布在胸腹第一侧线及下肢内侧后缘。足少阳胆经主要分布在下肢的外侧中间。足阳明胃经主要分布在头面、胸腹第二侧线及下肢外侧前缘。足厥阴肝经主要分布在下肢内侧的中间。

108.E。解析:曲池穴主治手臂肿痛、上肢不遂等上肢病;热病;头痛;眩晕;癫狂;腹痛、吐泻等胃肠病证;咽喉肿痛、齿痛、目赤痛等五官热性病证;瘰病、瘾疹等皮肤外科疾患。外关穴主治热病;头痛;目赤肿痛、耳鸣、耳聋等头面五官疾患;瘰病、胁肋痛,上肢痿痹不遂。中冲穴主治中风昏迷、舌强不语、中暑、昏厥、小儿惊风等急症;高热;舌下肿痛。大陵穴主治心痛、心悸、胸胁满痛等心胸病;胃痛、呕吐、口臭等胃腑病证;喜笑悲恐、癫狂痫等神志病证;臂、手挛痛。内关穴主治心痛、胸闷、心动过速或过缓等心疾,胃痛、呕吐、呃逆等胃腑病证,失眠、癫狂、痫证、郁证等神志病证,眩晕,中风,胁痛,肘臂挛痛。

109.D。解析:风池穴归属足少阳胆经,位于胸锁乳突肌与斜方肌上端之间的凹陷处,与风府穴相平,主治中风、癫痫、眩晕等内风所致疾病,感冒、鼻塞、鼻血、目赤肿痛、口眼歪斜等外风所致病证,头痛、耳聋、耳鸣、颈项强痛。

110.D。解析:悬钟穴位于外踝尖上3寸,腓骨前缘。

111.E。解析:足厥阴肝经经脉循行原文指出:"肝足厥阴之脉,起于大趾丛毛之际,上循足跗上廉,去内踝一寸,上踝八寸,交出太阴之后",肝经在内踝上8寸与足太阴相交而循行于其后侧。

112.B。解析:四缝为经外奇穴,位于第2至第5掌侧,近端指关节的中央,每手四穴,左右共八穴,主治小儿疳积、百日咳。

113.B。解析:十宣主治中风、昏迷、晕厥等神志病;中暑、高热等急症;咽喉肿痛;手指麻木。八邪主治毒蛇咬伤;手指疼痛、麻木,手背肿痛;目痛,烦热。

114.E。解析:在提插补泻中,补法的手法是重插轻提,幅度小,频率慢;泻法的手法是轻插重提,幅度大,频率快。

115.A。解析:直接灸分为瘢痕灸和无瘢痕灸,瘢痕灸常用于治疗哮喘、肺痨、瘰疬等慢性顽疾。无瘢痕灸一般用于虚寒性疾患的治疗。

116.D。解析:隔姜灸常用于因寒而致的呕吐、腹痛以及风寒痹痛等,有温中止呕、散寒止痛的作用。隔蒜灸分为隔蒜片灸和隔蒜泥灸,多用于治疗瘰疬、肺痨及初起的肿疡等病证,有清热解毒、杀虫的功效。隔盐灸多用于治疗伤寒阴证或吐泻并作、中风脱证等,有回阳、救逆、固脱之功。隔附子饼灸多用于治疗命门火衰而致的阳痿,早泄或疮疡久溃不敛等,有温补肾阳的作用。

118.B。解析:三棱针主治实证、热证、瘀血、疼痛等。常用于急症和慢性病,如昏厥、高热、中风闭证、咽喉肿痛、中暑、目赤肿痛、丹毒、扭挫伤等。而B为虚证,应以回阳固脱为治疗原则。

120.A。解析:A为多气多血之经脉,可疏通经络,调理气血。B治疗头面五官病、神志病等。C治疗神志病、热病,腰骶、背部等病证。D伴湿热证时选用。E伴眩晕肌肉萎缩严重时选取。本题为痿证,治疗以祛邪通络,濡养筋脉为主。以手足阳明经穴和夹脊穴为主。

121.E。解析:艾灸至阴穴治疗胎位不正。临床可使孕妇仰卧,放松腰带,直接灸。水沟,开窍醒神要穴。申脉,八脉交会穴之一,善于治疗失眠及踝关节损伤。少泽,手太阳小肠经井穴,治疗产后缺乳要穴。昆仑,足太阳膀胱经经穴,善于治疗坐骨神经痛等腰背部疾病。

122.D。解析:阑尾炎必须取阑尾穴,排除A、C。阑尾属于大肠范畴,所以应该取大肠的下合穴上巨虚,以及大肠的募穴天枢。

124.B。解析:患者辨证为眩晕实证之肝阳上穴。主穴为百会、风池、太冲、内关。配穴为行间、侠溪、太溪。

125. C。**解析：**漏肩风病位在肩部经筋，与手三阳、手太阴经密切相关。疼痛以肩前外部为主者为手阳明经证，以肩外侧为主者为手少阳经证，以肩后部为主者为手太阳经证，以肩前部为主者为手太阴经证。

126. B。**解析：**因刺痛明显，所以能判断为局部有瘀血，当取八会穴中的血会膈俞。

127. B。**解析：**根据患者症状可诊断为肾虚腰痛。治法为通经止痛，取局部阿是穴及足太阳经穴为主。主穴为大肠俞、阿是穴、委中。肾虚腰痛配肾俞、太溪。肾俞为肾之背俞穴，太溪为肾经原穴。

128. C。**解析：**痛无定处，为风痹（行痹）。所谓治风先治血，血行风自灭，所以取血会膈俞和血海穴为首选。

129. A。**解析：**头痛根据病位可分为前头痛、后头痛、侧头痛、颠顶痛、全头痛几种。其中，前头痛与阳明经有关，后头痛与太阳经有关，颠顶痛与厥阴经有关，侧头痛与少阳经有关，全头痛与少阴经有关。本症中的后头痛与太阳经有关，所以答案应在 A、E 中选取。但是 E 中的血海与本症没有关系。

130. D。**解析：**该患者为风湿头痛，主穴为百会、太阳、风池、阿是穴、合谷，配穴选头维、阴陵泉。风门、列缺为治疗风寒头痛的主穴；曲池、大椎为治疗风热头痛的主穴；丰隆、中脘为治疗痰浊头痛的主穴；太溪、太冲为治疗肝阳上亢头痛的主穴。

131. E。**解析：**患者因受寒而致颈项疼痛、重着，以项背部疼痛为主，有明显压痛，低头加重，诊断为落枕，病位在督脉与太阳经，配大椎、束骨。病在少阳经配风池、肩井；风寒袭络配风池、合谷；气滞血瘀配内关、合谷；肩痛配肩髃；背痛配天宗。

132. A。**解析：**根据患者症状可诊断为中风中脏腑闭证。治法为平肝息风，醒脑开窍。取督脉、手厥阴和十二井穴为主。主穴为水沟、十二井、太冲、丰隆、劳宫。牙关紧闭配颊车、合谷。

134. E。**解析：**因有上肢肢体不利症状，所以必有局部取穴，排除 B、D；素有高血压，所以必有降压的穴位，排除 A；廉泉是用来治疗口舌不利的，与本证无关，排除 C。

136. D。**解析：**根据患者症状可诊断为眩晕实

证，治法为平肝潜阳，化痰定眩。以督脉、足少阳经及足厥阴经穴为主。

137. D。**解析：**患者中年女性，眩晕已经两个月，并伴有昏眩欲仆，神疲乏力，面色㿠白，时有心悸，夜寐欠安，属于气血不足，不能上荣头目的虚证。故在选取穴位时，应以补为主。脾俞能直接补脾的气血；足三里擅长各种虚证；气海属于任脉，使气血调畅；百会位于颠顶，治疗头晕。四穴配合对此患者有效。

138. B。**解析：**该患者可诊断为哮喘风寒外袭证，主穴为列缺、尺泽、肺俞、中府、定喘，配穴选风门、合谷。痰热阻肺配丰隆、曲池；喘甚者配天突。哮喘虚证主穴为肺俞、膏肓、肾俞、太渊、太溪、足三里、定喘。肺气虚配气海；肾气虚配关元。

139. D。**解析：**心气不足引起的失眠，病位主要在心，所谓五脏有疾也，取之十二原，所以当取心经原穴神门。

140. D。**解析：**心慌头晕，多由于心脏不适造成，所以取穴应首选心经和心包经，正所谓"经脉所过，主治所及"，宁心安神，补益心气，调理气机。

141. E。**解析：**根据患者症状可诊断为风寒感冒，治法为祛风散寒解表，取手太阴、手阳明经穴及督脉穴为主。主穴为列缺、合谷、风池、大椎、太阳。风寒感冒配风门、肺俞以解表散邪。

142. B。**解析：**此类题目一般采用排除法。本次发作，头痛，脉浮紧，以实证为主，所以不用肾俞、膏肓，排除 A、E。太渊，肺经原穴，一般也善于治疗肺的虚性病证，排除 C。B 与 D 的区别在于 B 有列缺，列缺是肺经的络穴，四总穴之一，"头项寻列缺"，与题干头痛相应。

143. D。**解析：**内庭，胃经荥穴，主要作用是泄热；丰隆，祛痰要穴；太冲，肝经原穴，与合谷共称为四关穴。内关，是唯一一个治呕吐要穴。

144. C。**解析：**该患者辨证为不寐心脾两虚证，除主穴外，心脾两虚配心俞、脾俞；心肾不交配太溪、肾俞；心胆气虚配心俞、胆俞；肝火扰神配行间、侠溪；脾胃不和配足三里、内关。噩梦多配厉兑、隐白；头晕配风池、悬钟；重症不寐配夹脊、四神聪。

145. B。**解析：**本题为饮食停滞所致胃痛，所选主穴为中脘、内关、足三里。

146. E。**解析：**嗳腐吞酸，主要病位在胃。选用

下合穴足三里或者胃的募穴中脘均可,但是题干提示近部取穴。

147.A。**解析:**根据患者症状可诊断为便秘。治法为理肠通便,取大肠的背俞穴、募穴及下合穴为主。大肠俞为大肠背俞穴,天枢为大肠募穴,两穴同用属俞募配穴法,上巨虚为大肠下合穴,三穴共用,通调大肠腑气,腑气通则大肠传导功能复常;支沟宣通三焦气机,三焦之气通畅,则肠腑通畅,便秘得愈。

148.A。**解析:**呕吐清水或稀涎,食久乃吐,舌淡,苔薄白,脉迟者为寒邪客胃,配上脘、胃俞;呕吐酸苦热臭,食入即吐,舌红,苔薄黄,脉数者为热邪内蕴,配合谷、金津、玉液;因暴饮暴食而呕吐酸腐,脘腹胀满,嗳气厌食,苔厚腻,脉滑实者为饮食停滞,配梁门、天枢;呕吐多因情志不畅而发作,嗳气吞酸,胸胁胀满,脉弦者为肝气犯胃,配期门、太冲;呕吐清水痰涎,脘痞纳呆,头眩心悸,苔白腻,脉滑者为痰饮内停,配丰隆、公孙。

149.A。**解析:**胁肋部是胆经循行经过的地方,所以治疗上当取足少阳胆经为主,因肝与胆相表里,故应同时配合足厥阴肝经。

150.B。**解析:**神门为心经原穴,功可宁心安神定悸。本题为心悸,治疗应调理心气、安神定悸,首选心经穴位。三阴交为脾经穴位,功用为健脾和胃、调理气血、通经活络。足三里为胃经穴位,有调理脾胃、补中益气、通经活络、疏风化湿、扶正祛邪之功能。太溪为肾经穴位,功可滋补下焦、调理冲任。合谷为阳明经穴,功可镇静止痛、通经活络、清热解表。

151.D。**解析:**A胃俞功为健脾养胃;合谷功可镇静止痛,通经活络,清热解表。B肝俞功用为疏肝利胆,理气明目。内关主治心痛胃疼、反胃呕吐、心悸怔忡、失眠、胸闷等症。C三焦俞可通调三焦水道;公孙可健脾益胃。E关元俞可治腰腿痛,腹泻;三阴交功用为健脾和胃,调理气血,通经活络。D命门可滋补肾阳,培元固本;关元功用为培补元气。本题患者为泄泻之五更泻。治疗应温肾健脾,固肾止泻。

152.E。**解析:**患者男性,出现了面瘫症状,应选择主要循行于面部的经脉进行针刺治疗。首选手足阳明经。

153.A。**解析:**由患者的症状可知本病为感冒之风寒感冒,所以应首选手太阴肺经疏风散寒;手阳明大肠经与肺经相表里,所以其经穴能协助肺经经穴疏风散寒;外感风寒首先犯太阳而伤肺卫,故足太阳膀胱经的腧穴以解表宣肺。

155.C。**解析:**A合谷镇静止痛,通经活络,清热解表;丘墟疏肝利胆,消肿止痛,通经活络。B内庭主治胃热诸证;三阴交治疗腹胀、腹泻等脾胃虚弱诸证。C阳陵泉除通调气机外,尚辅肝之原穴太冲、肝之募穴期门,以疏肝理气;足三里,配期门有疏肝理气,宽胸利气的作用。D内关主要调理心气,疏导气血;行间主治肝经风热病证头目疾患。E足临泣主治头痛、目赤肿痛、乳痈、瘰疬、胁肋痛;曲池泄热之力较强。题中症见两胁胀痛,口苦,为肝郁气滞;恶心呕吐,为肝气犯胃。治疗应疏肝理气,和胃降逆。

157.D。**解析:**该患者可诊断为崩漏。月经量多,色鲜红或深红,质稠,舌红,脉数者为血热;月经时多时少,色紫暗有块,舌暗,脉弦或涩者为血瘀;出血量多,色紫红而黏腻,兼带下量多,苔黄腻,脉濡数者为湿热;血色正常或有血块,兼善太息,小腹胀痛,苔薄,脉弦者为气郁。以上证型为实证,主穴选关元、三阴交、隐白;血热配中极、血海,湿热配中极、阴陵泉,气郁配膻中、太冲。月经量多,色淡质稀,苔白,脉沉弱者为脾虚;经血色淡质清,兼腰酸肢冷,舌淡,苔薄,脉沉细者为肾虚。以上证型为虚证,主穴选气海、三阴交、肾俞、足三里;配穴选百会、脾俞,肾虚配太溪。

158.B。**解析:**患者痛经为血行不畅,妨碍瘀血正常排出所致。治法应化瘀止痛。中极穴为任脉重要穴位,主治痛经。次髎主治月经不调诸证。地机为脾经郄穴,主治月经不调,痛经,崩漏等妇科病证。故三穴合用,可治疗患者痛经。

160.B。**解析:**小儿遗尿主要因为肾气不固,膀胱失约造成,所以治疗上当以补肾气,固膀胱为主。穴取肾俞、膀胱俞,针用补法。另取关元,用灸法;取三阴交,用补法。其他选项中的肺俞、胃俞、三焦俞与小儿遗尿的治疗关系不大。

161.A。**解析:**该患者为年轻男性,左踝部疼痛,行走时加重,无其他病史与症状,故考虑局部的软组织损伤,治疗以局部的穴位为主,故取踝部的申脉、照海、昆仑、丘墟。悬钟、三阴交距踝部较远，不为首选。太溪、阳陵泉同样距踝部较远，不为首选。太冲、太溪、悬钟距离踝部较远，不做首选。悬钟、阴陵泉距离踝部较远，无治踝部疼痛之功。

162.C。解析：该患者可诊断为虚火牙痛，配太溪、行间。风火牙痛，配外关、风池；胃火牙痛配内庭、二间。风池、侠溪和风池、太冲不是牙痛配穴。

163.E。解析：根据题干辨证为胃火牙痛。内庭为足阳明胃经之荥穴，可泄阳明胃热而疗齿痛、鼻衄等五官热性病证。风池属足少阳胆经，可治疗内风、外风所致诸证、颈项痛等；外关属手少阳三焦经，主要治疗目赤肿痛、耳鸣、耳聋等头面五官病证，以及瘰疬、上肢一些病证；足三里为足阳明胃经合穴、胃之下合穴，主要治疗胃肠病证及一些虚劳之证；风门属足太阳膀胱经，可治疗外感诸证。

164.C。解析：本证以外感为主，风犯少阳，伤及眼络，所以取穴应以治疗外感及调和少阳为主。已经取穴治疗眼部疾病的睛明，调和少阳的太冲，治疗外感的太阳和合谷，再加上少商以泄热，上星祛风、祛头痛。

165.B。解析：耳鸣耳聋的治法为疏风泻火，通络开窍。取局部穴及手足少阳经穴为主。手足少阳经脉均绕行于耳之前后并入耳中，听会属足少阳经，翳风属手少阳经，两穴均居耳前，可疏导少阳经气，主治耳疾；循经远取侠溪、中渚，通上达下，疏导少阳经气，宣通耳窍。

166.B。解析：入下齿中的经脉是手阳明大肠经，上述选项中只有A、B包含治疗下牙痛的常用阳明经穴位合谷，所以答案非A即B。根据口臭及便秘症状，判断本证与胃热有关，所以当取胃经荥穴，以泻胃热，所以取内庭穴。

167.C。解析：少泽，小肠经的井穴，治疗产后乳汁不足的首选穴；太溪，肾经的原穴，滋阴潜阳的作用明显；少海，心经的合穴，与本证无关；太渊，肺经的原穴，当用以治疗肺气虚为主的病证。少商，手太阴肺经的井穴，主治咽喉肿痛、鼻衄等肺系实热证。

168.A。解析：该患者为目赤肿痛，采取毫针泻法，太阳、少商点刺出血。毫针泻法，或平补平泻为牙痛的刺灸方法；少商、关冲点刺出血为咽喉肿痛的实证治法。毫针平补平泻，照海用补法，申脉用

泻法为失眠治法。水沟行泻法，其余主穴行平补平泻法，为郁证的治法。

169.C。解析：根据患者症状可诊断为咽喉肿痛之阴虚证。治法为滋阴降火，利咽止痛。取足少阴经穴为主。太溪为肾之原穴，有滋阴降火作用；照海属足少阴肾经，通于阴跷脉，列缺属手太阴肺经，通于任脉，两穴相配，专治咽喉疾患；鱼际为手太阴经的荥穴，可清肺热、利咽喉。诸穴合用，可治肾阴不足之咽喉肿痛。

170.D。解析：患者诊断为头痛，其证型为肝阳上亢头痛，除取主穴外，还应选用太溪、太冲。

171.C。解析：患者由病史及喜温、舌脉可诊断为寒湿腰痛。治疗腰痛的主穴是大肠俞、阿是穴、委中。督脉病证配后溪；足太阳经证配申脉；腰椎病变配腰夹脊。寒湿腰痛配命门、腰阳关；瘀血腰痛配膈俞、次髎；肾虚腰痛配肾俞、太溪。

172.A。解析：患者诊断为痛痹；主穴为阿是穴和局部经穴；行痹加膈俞、血海，排除E；痛痹加肾俞、关元；着痹加阴陵泉、足三里，排除B；热痹加大椎、曲池，排除C。

173.C。解析：患者诊断为中风中脏腑闭证，治疗应以督脉、手厥阴和十二井穴为主。

174.B。解析：A肾俞，主治耳聋、耳鸣等肾虚病证，妇科病证；太溪，功效为滋补下焦，调理冲任。C脾俞，健脾和胃，利湿升清；足三里，主治胃肠病证、下肢痿痹证等，且为保健要穴。D三阴交，治疗腹胀、腹泻等脾胃虚弱证。E内关，主为调理心气，疏导气血；三焦俞，多治疗胃肠腑病证。B关元，功用为温补肾阳，回阳固脱；神阙有回阳救逆之功效，在操作上一般多用艾炷隔盐灸。本题患者为脱证，症见突然昏仆，手撒、四肢厥冷为阳气暴脱，治法应回阳固脱。

175.B。解析：本病患者属面瘫急性发作。治法为祛风通络，疏调经筋。取局部穴、手足阳明经穴为主。主穴为攒竹、阳白、四白、颧髎、颊车、地仓、合谷、太冲。面部诸穴可疏通局部经筋气血，活血通络。"面口合谷收"，合谷为循经远端取穴，可祛除阳明、太阳经筋之邪气，祛风通络。太冲为足厥阴原穴，肝经循行"上出额"，"下颊里，环唇内"，与合谷相配，具有加强疏调面颊部经气作用。

176.E。解析：根据患者临床表现诊断为面瘫。

治疗主穴为攒竹、阳白、四白、颧髎、颊车、地仓、合谷、太冲。面部腧穴均行平补平泻法,恢复期可加灸法。发病初期,面部腧穴取穴宜少,针刺宜浅,手法宜轻;肢体远端腧穴行泻法且手法宜重;恢复期,足三里行补法,合谷、太冲行平补平泻法。

177.C。解析:根据患者临床表现诊断为不寐之心胆气虚证。主穴为百会、安眠、神门、三阴交、照海、申脉。心脾两虚配心俞、脾俞;心肾不交配太溪、肾俞;心胆气虚配心俞、胆俞。

178.A。解析:根据患者症状可诊断为慢性泄泻。治法为健脾温肾,固本止泻,取任脉、足阳明、足太阴经穴为主。主穴为神阙、天枢、足三里、公孙。灸神阙以温补元阳、固本止泻,天枢为大肠募穴,能调理肠胃气机,足三里、公孙健脾益胃。

179.A。解析:患者大便时溏时泄,迁延反复,病属泄泻,稍进油腻食物则便次增多,面黄神疲,舌淡昔白,脉细弱属脾气虚弱型,治疗应健脾温肾、固本止泻,除主穴外配伍脾之背俞穴脾俞,足太阴经输穴、原穴太白,以健脾止泻。

180.D。解析:患者为热秘;除选用主穴外,还应加用曲池、内庭。虚秘者,加用足三里、脾俞、气海,排除A;气秘者,用中脘、太冲,排除B;冷秘者,用神阙、关元,排除C。

181.E。解析:根据患者临床表现诊断为痛经虚证。治法为调补气血,温养冲任。取任脉、足太阴、足阳明经穴为主。主穴为关元、足三里、三阴交。

182.A。解析:崩漏经血暴下,量多势急,经血色红质稠为崩漏实证。治法为清热利湿,固经止血,以任脉及足太阴经穴为主。关元为任脉穴,公孙通冲脉,二穴配合可通调冲任,固摄经血。三阴交为足太阴经交会穴,可清泻三经之湿、热、瘀等病邪,又可疏肝理气,邪除则脾可统血。隐白为脾的井穴,是治疗崩漏的经验穴。

183.B。解析:根据患者临床表现诊断为遗尿之脾肺气虚证。治疗除主穴外应选肺俞、气海、足三里。

184.A。解析:根据患者临床表现诊断为瘾疹。治法为疏风和营。取手阳明、足太阴经穴为主。主穴为曲池、合谷、血海、膈俞、三阴交。

185.B。解析:据患者临床表现,诊断为蛇串疮,证型为肝胆火盛证。肝胆火盛证,加行间、侠溪;脾胃湿热者,加阴陵泉、内庭。

186.A。解析:头枕部痛或下连于项者为太阳头痛;额痛或兼眉棱、鼻根部痛者为阳明头痛;两侧头部疼痛者为少阳头痛;颠顶痛或连于目系者为厥阴头痛;头痛连及耳、目外眦者为太阴头痛。

187.C。解析:头痛主穴为百会、太阳、风池、阿是穴、合谷。

188.C。解析:太阳头痛配天柱、后溪、昆仑;阳明头痛配印堂、内庭;少阳头痛配率谷、外关、足临泣;厥阴头痛配四神聪、太冲、内关。风寒头痛配风门、列缺;风热头痛配曲池、大椎;风湿头痛配头维、阴陵泉;肝阳上亢头痛配太溪、太冲;痰浊头痛配中脘、丰隆;瘀血头痛配血海、膈俞;血虚头痛配脾俞、足三里。

189.D。解析:患者半身不遂,舌强语謇,口眼歪斜,神志清,可诊断为中风之中经络。痉证以项背强直,四肢抽搐,甚至口噤、角弓反张为主要表现。面瘫以口眼歪斜为特点。通常急性发作,常在睡眠醒来时发现一侧面部肌肉板滞、麻木、瘫痪,额纹消失,眼裂变大,露睛流泪,鼻唇沟变浅,口角下垂歪向健侧,病侧不能皱眉、蹙额、闭目、露齿、鼓颊;部分患者初起时有耳后疼痛,还可出现患侧舌前2/3味觉减退或消失,听觉过敏等症状。痹证以关节肌肉疼痛,屈伸不利为特点。痿证可见肢体软弱无力,筋脉弛缓,甚则肌肉萎缩或瘫痪。

190.A。解析:中风中经络的治法为疏通经络,醒脑调神。取督脉、手厥阴及足太阴经穴为主。

191.A。解析:中风之中经络的主穴是内关、水沟、三阴交、极泉、尺泽、委中。

192.C。解析:患者胃脘胀痛,痛连两胁,诊断为胃痛。肝气郁结,横逆犯胃,胃气阻滞,则胃脘胀痛,痛连两胁,嗳气反酸,喜太息;苔薄白,脉弦为肝气犯胃之象,故辨证为肝气犯胃证。

193.E。解析:胃痛的治法为和胃止痛。主穴为中脘、足三里、内关。

194.D。解析:肝气犯胃配期门、太冲;饮食伤胃配梁门、下脘;瘀血停胃配膈俞、三阴交;脾胃虚寒配关元、脾俞、胃俞;胃阴不足配胃俞、三阴交、内庭。

195.A。解析:根据患者临床表现诊断为哮喘。

喘促气短,动则加剧,喉中痰鸣,痰稀,神疲,汗出,舌淡,苔白,脉细弱者为肺气虚;气息短促,呼多吸少,动则喘甚,耳鸣,腰膝酸软,舌淡,苔薄白,脉沉细者为肾气虚。若喉中哮鸣如水鸡声,痰多,色白,稀薄或多泡沫,伴风寒表证,苔薄白,脉浮紧者为风寒外袭;喉中痰鸣如吼,胸高气粗,痰色黄或白,黏着稠厚,伴口渴,便秘,舌红,苔黄腻,脉滑数者为痰热阻肺。

196.C。解析:哮喘虚证主穴选择肺俞、膏肓、肾俞、太渊、太溪、足三里、定喘。

197.D。解析:哮喘肺气虚配气海;肾气虚配关元。风寒外袭配风门、合谷;痰热阻肺配丰隆、曲池。喘甚者配天突。

198.E。解析:患者泄泻半年,诊断为泄泻。泄泻肠鸣,腹痛攻窜,矢气频作,胸胁胀闷,嗳气食少,每因情志因素而发作或加重,舌淡,脉弦者为肝气乘脾。大便清稀或如水样,腹痛肠鸣,身寒喜温,苔白滑,脉濡缓者为寒湿内盛;泻下急迫,或泻而不爽,黄褐臭秽,肛门灼热,舌红,苔黄腻,脉濡数者为肠腑湿热;若大便时溏时泻,迁延反复,稍进油腻食物则便次增多,面黄神疲,舌淡苔白,脉细弱者为脾气虚弱;黎明前脐腹作痛,肠鸣即泻,完谷不化,泻后则安,腹部喜暖,腰膝酸软,舌淡苔白,脉沉细者为肾阳虚衰。

199.B。解析:该患者为慢性泄泻,主穴选择神阙、天枢、足三里、公孙。

200.E。解析:急性泄泻寒湿内盛配神阙;肠腑湿热配内庭、曲池;食滞肠胃配中脘;泻下脓血者配曲池、三阴交、内庭。慢性泄泻脾气虚弱配脾俞、太白;肾阳虚衰配肾俞、关元;肝气乘脾配肝俞、太冲;久泻虚陷配百会。

201.C。解析:根据患者临床表现可诊断为面瘫。病发于感冒之后,舌红,苔薄黄,脉浮数,辨证为风热侵袭证。

202.A。解析:面瘫的治法为祛风通络,疏调经筋。取局部穴、手足阳明经穴为主。主穴为攒竹、阳白、四白、颧髎、颊车、地仓、合谷、太冲。

203.B。解析:治疗除主穴外,乳突部疼痛配翳风。风池为风寒外袭的配穴,水沟为人中沟歪斜的配穴,承浆为颏唇沟歪斜的配穴,廉泉为舌麻、味觉减退的配穴。

204~205.D、D。解析:冲脉能调节十二经脉气血,故称其为"十二经脉之海"或"五脏六腑之海";冲脉起于胞中,调节妇女月事,与人体生殖功能联系密切,又称"血海"。任脉调节阴经气血,为"阴脉之海"。督脉调节阳经气血,为"阳脉之海"。带脉环腰一周,总束诸脉。

206~207.B、E。解析:常用的骨度分寸有前发际至后发际12寸;胫骨内侧髁下方(内辅骨下廉)至内踝尖13寸;前两额发角之间9寸;耳后两乳突之间9寸;脐中至横骨上廉(耻骨联合上缘)5寸;肩胛骨内缘至中线3寸,两肩胛骨内缘间为6寸。

210~211.C、E。解析:手阳明大肠经的五输穴歌:"商阳二三间合谷,阳溪曲池大肠牵。"足少阴肾经的五输穴歌为:"涌泉然谷与太溪,复溜阴谷肾所宜。"所以曲池属合穴,太溪属输穴。

214~215.C、A。解析:内庭主治:①胃痛、吐酸、泄泻、痢疾、便秘等胃肠病证。②足背肿痛。③齿痛、咽喉肿痛、鼻衄等五官病证。④热病。丰隆主治:①头痛、眩晕等头部病证。②癫狂。③咳嗽、哮喘、痰多等肺系病证。④下肢痿痹。

216~217.E、A。解析:阴陵泉主治:①腹痛、泄泻、水肿、黄疸等脾湿证。②小便不利、遗尿、癃闭等泌尿系统病证。③遗精、阴茎痛等男科病证。④带下、妇人阴痛等妇科病证。⑤膝痛、下肢痿痹。隐白主治:①月经过多、崩漏等妇科病证。②鼻衄、便血、尿血等出血证。③腹满、呕吐、泄泻等脾胃病证。④癫狂、多梦等神志病证。⑤惊风。

218~219.D、C。解析:此五穴均分布在肘关节附近,都是五输穴中的合穴。曲池属于手阳明大肠经;曲泽属于手厥阴心包经;尺泽属于手太阴肺经;少海属于手少阴心经;小海属于手太阳小肠经。

220~221.B、D。解析:①后溪穴在手内侧,第5掌指关节尺侧近端赤白肉际凹陷中。②养老穴在前臂后区,腕背横纹上1寸,尺骨头桡侧凹陷中。

222~223.D、B。解析:背俞穴定位歌:一椎大杼二风门,三椎肺俞四厥阴,心五督六膈俞七,九肝十胆八胰俞,十一脾俞十二胃,十三三焦十四肾。一至十二表示第1~12胸椎,十三、十四分别表示第1、2腰椎。

224~225.C、D。解析:足太阳膀胱经从头顶入颅内络脑,再浅出沿枕项部下行。足厥阴肝经沿大腿内侧,上入阴毛中,环绕阴器,再上行抵达小腹。足少阳胆经沿胁肋内下行至腹股沟动脉部,经过外阴部毛际横行入髋关节部。

226～227. D、C。解析:商丘穴位于足内踝前下方凹陷处,舟骨结节与内踝尖连线的中点,当胫骨前肌腱内侧;丘墟穴在踝区,外踝的前下方,趾长伸肌腱的外侧凹陷中;照海穴位于踝区,内踝尖下1寸,内踝下缘边际凹陷中;申脉穴位于踝区,外踝尖直下,外踝下缘与跟骨之间凹陷中;太溪穴在踝区,内踝尖与跟腱之间的凹陷中。

230～231. A、C。解析:攒竹主治:①头痛、面痛、眉棱骨痛、面瘫等头面病证。②眼睑下垂、目视不明、流泪、目赤肿痛等眼疾。③呃逆。④急性腰扭伤。承山主治:①腰腿拘急、疼痛。②痔疾,便秘。③腹痛,疝气。

234～235. A、C。解析:常用灸法主要有三种。①艾炷灸,分直接灸、间接灸,直接灸包括瘢痕灸、无瘢痕灸,间接灸包括隔姜灸、隔蒜灸、隔盐灸、隔附子饼灸。②艾条灸分为悬起灸、实按灸,悬起灸包括温和灸、雀啄灸、回旋灸,实按灸包括太乙针灸、雷火针灸。③温针灸。

236～237. B、C。解析:①隔蒜灸有清热解毒、杀虫等作用,多用于治疗瘰疬、肺痨及肿疡初起等病证。②隔盐灸有回阳、救逆、固脱的作用,多用于治疗伤寒阴证或吐泻并作、中风脱证等病证。治疗时须连续施灸,不拘壮数,以脉起、肢温、证候改善为度。

238～239. B、A。解析:①断续波型,机体不易产生适应,其动力作用颇强,能提高肌肉组织的兴奋性,对横纹肌有良好的刺激收缩作用。常用于治疗痿证、瘫痪等。②疏密波,动力作用较大,治疗时兴奋效应占优势。能增加代谢,促进气血循环,改善组织营养,消除炎性水肿。常用于各种痛症、软

组织损伤、关节周围炎、面瘫、肌无力、局部冻伤、针刺麻醉等。

240～241. A、D。解析:①远近配穴法是以病变部位为依据,在病变附近和远部同时选穴配伍组成处方的方法。临床应用极为广泛,如眼病以局部的睛明、临近的风池、远端的光明相配;痔疮以局部的长强、下肢的承山相配。②同名经配穴法是将手足同名经的腧穴相互配合组成处方的方法。如阳明头痛,取手阳明经的合谷配足阳明经的内庭;失眠,多梦,取手少阴心经的神门配足少阴经的太溪。

242～243. B、C。解析:①属于本经配穴的是头痛取头维、丰隆。本经配穴法是选用本经脉的腧穴配伍组成处方的方法。②属于同名经配穴的是牙痛取合谷、内庭。同名经配穴法是将手足同名经的腧穴相互配合组成处方的方法。

244～245. D、A。解析:八会穴中,脏会为章门,腑会为中脘,气会为膻中,血会为膈俞,筋会为阳陵泉,脉会为太渊,骨会为大杼,髓会为绝骨。

246～247. C、D。解析:痹证的治法为通络止痛,以局部腧穴为主,配合循经取穴及辨证选穴。行痹配膈俞、血海;痛痹配肾俞、腰阳关;着痹配阴陵泉、足三里;热痹配大椎、曲池。

248～249. B、D。解析:痛经针灸治疗宜选用的穴位如下。①痛经实证:中极、次髎、地机、三阴交。②痛经虚证:关元、足三里、三阴交。

250～251. C、B。解析:牙痛配穴:①风火牙痛配外关、风池;②胃火牙痛配内庭、二间。③虚火牙痛配太溪、行间。

252～253. D、E。解析:①瘾疹的治法:疏风和营。取手阳明、足太阴经穴为主。②蛇串疮的治法:泻火解毒,清热利湿。取局部阿是穴及相应夹脊穴为主。